마이봄샘기능장애의 진단과 치료

MEIBOMIAN GLAND DYSFUNCTION

한국마이봄샘연구회

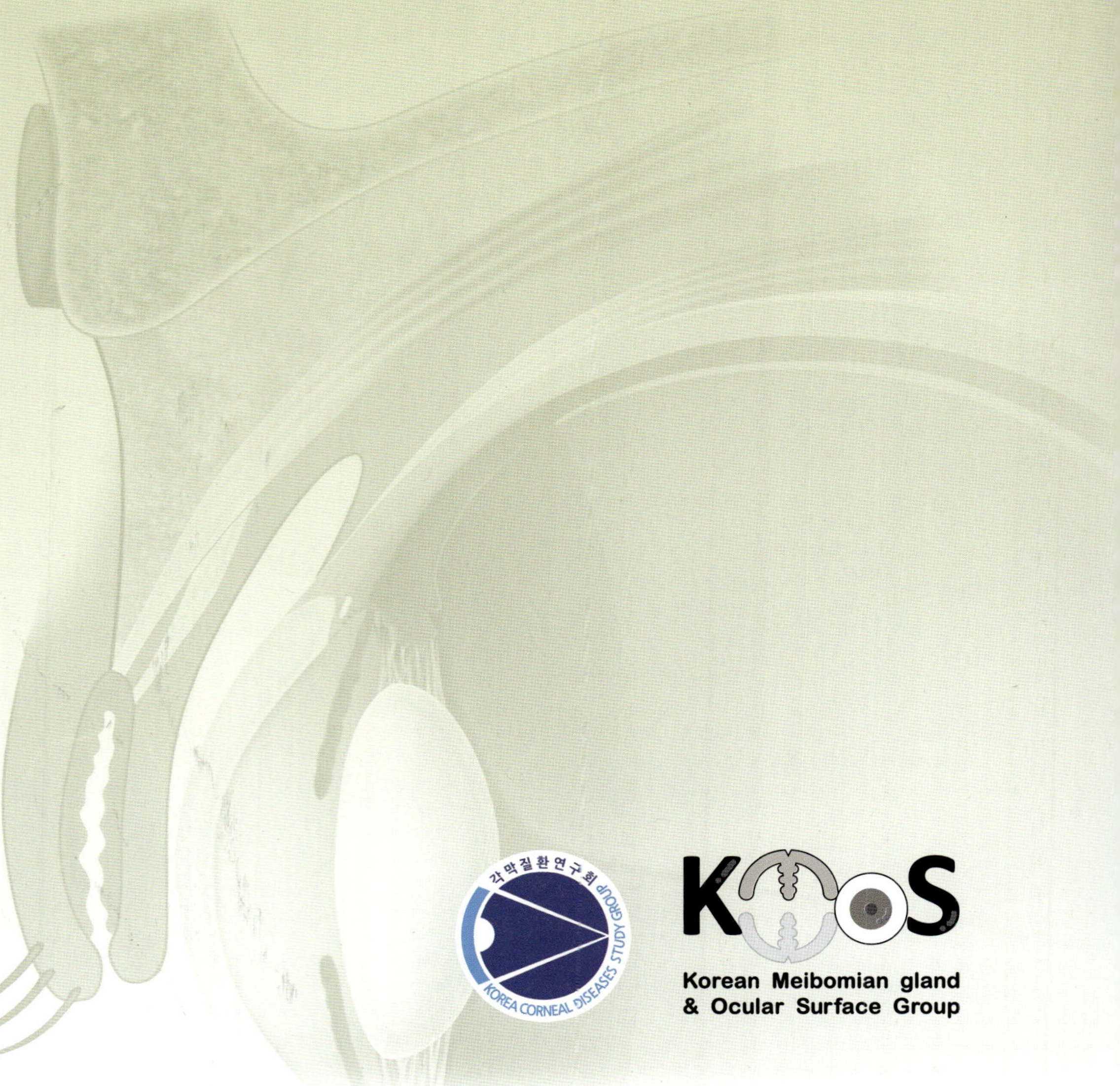

Korean Meibomian gland
& Ocular Surface Group

마이봄샘기능장애의 진단과 치료

MEIBOMIAN GLAND DYSFUNCTION

첫째판 1쇄 인쇄 | 2025년 10월 23일
첫째판 1쇄 발행 | 2025년 11월 11일

지 은 이 한국마이봄샘연구회
발 행 인 장주연
출 판 기 획 임경수
책 임 편 집 이연성
편집디자인 주은미
표지디자인 김재욱
일 러 스 트 유학영
마 케 팅 박예진
발 행 처 군자출판사(주)
등록 제4-139호(1991. 6. 24)
본사 (10881) **파주출판단지** 경기도 파주시 회동길 338(서패동 474-1)
전화 (031) 943-1888 팩스 (031) 955-9545
홈페이지 | www.koonja.co.kr

ISBN 979-11-7068-369-8 (93510)
정가 110,000원

마이봄샘기능장애의 진단과 치료

MEIBOMIAN GLAND DYSFUNCTION

집필진

편집위원

위원장 **황호식** 가톨릭의대

위 원 **김재영** 충남의대
나경선 가톨릭의대
민지상 연세의대
서정원 한림의대
이상목 가톨릭관동의대 / 한길안과병원
전현선 서울의대

저자

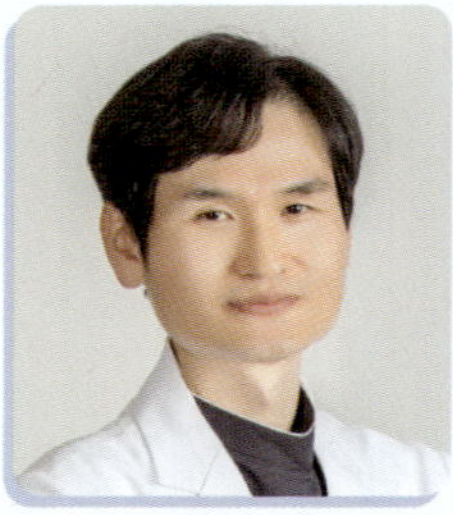

고병이
밝은누리안과병원

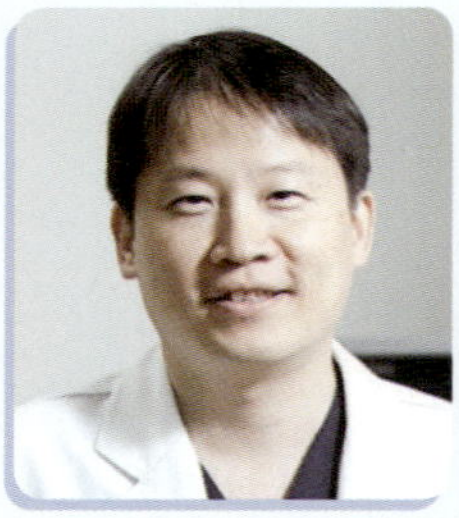

김선웅
연세원주의대

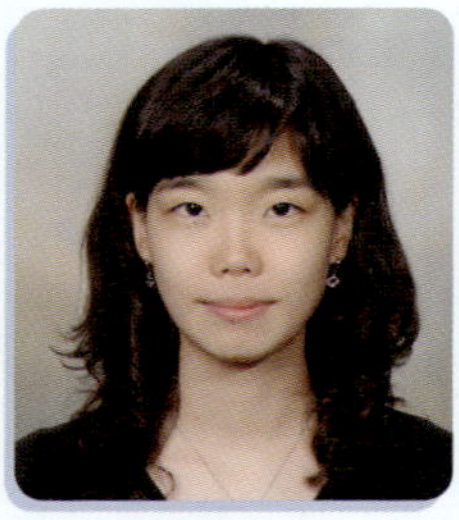

김재영
충남의대

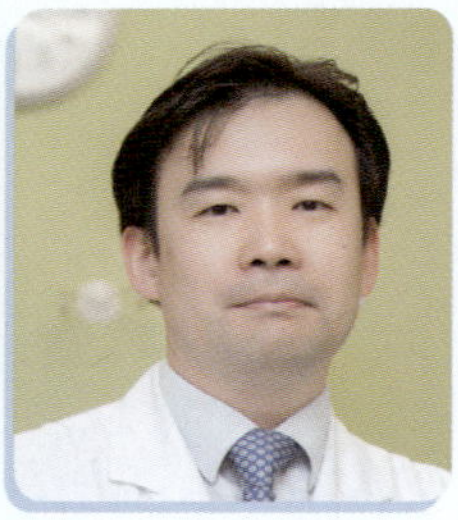

김재용
울산의대

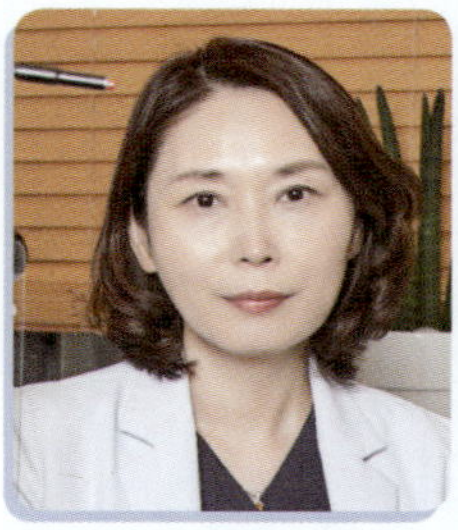

김진형
GS안과

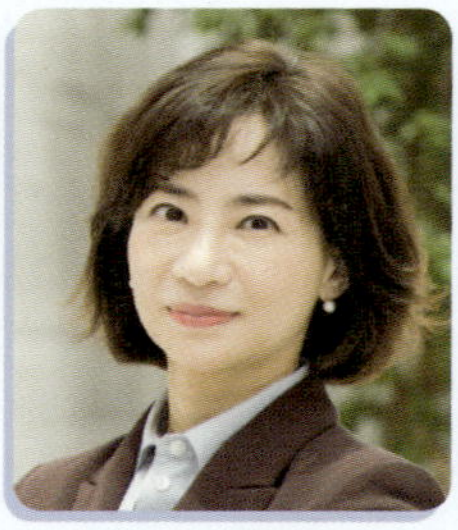

김태임
연세의대

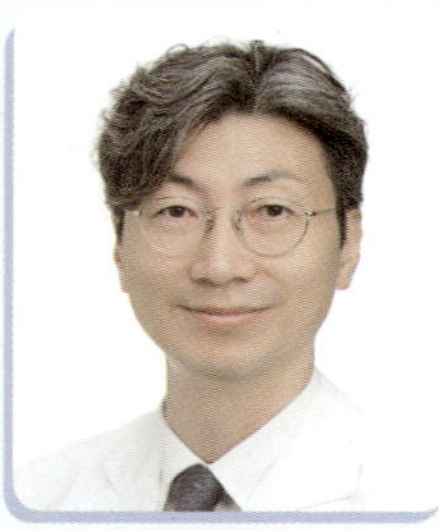

김홍균
경북의대

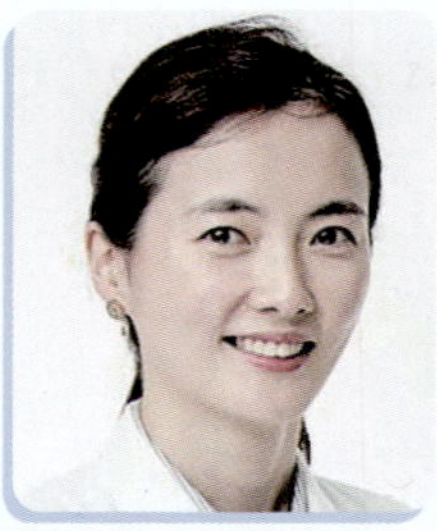

나경선
가톨릭의대

저자

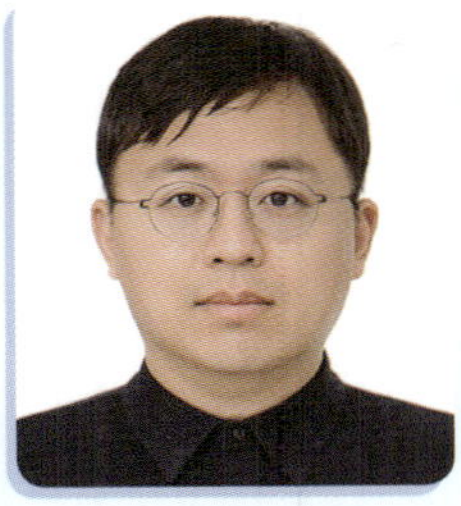

문철원
원광의대

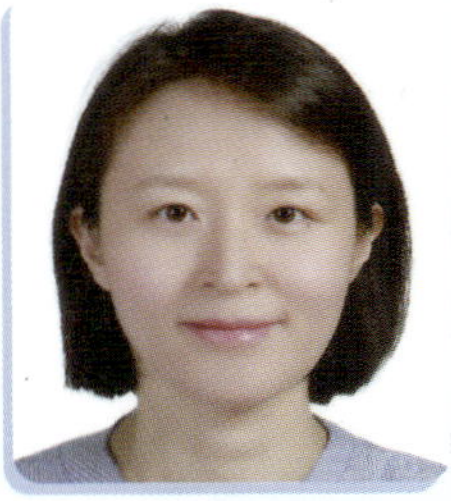

서정원
한림의대

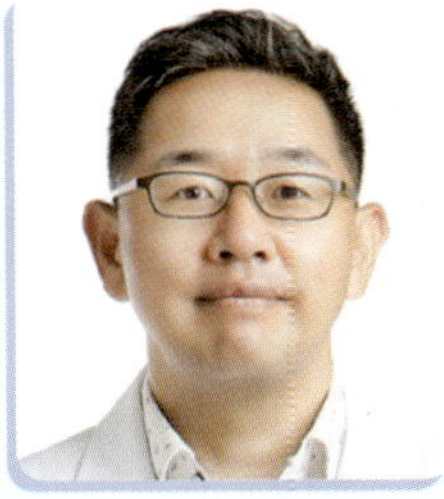

송종석
고려의대

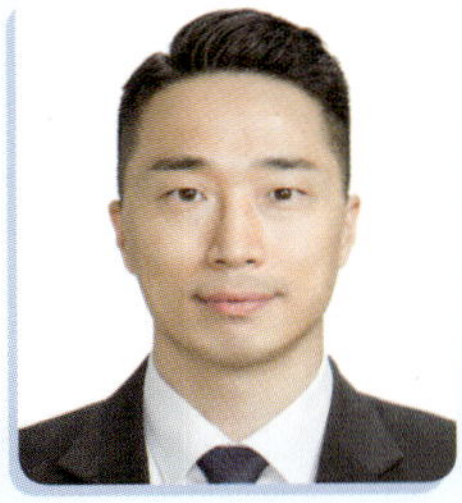

엄영섭
고려의대

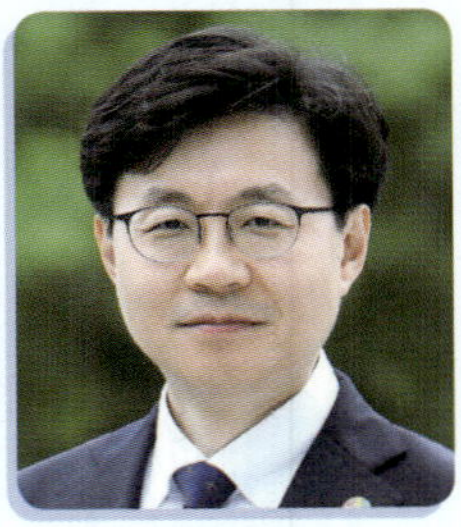

윤경철
전남의대

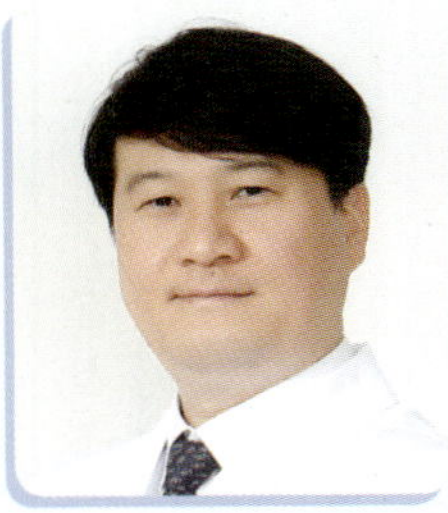

이상목
가톨릭관동의대/한길안과병원

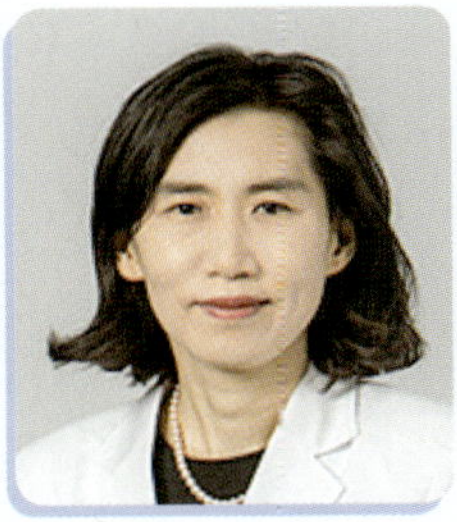

전루민
이화의대

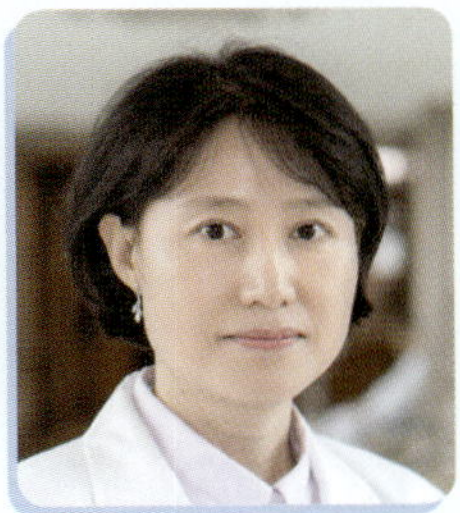

전연숙
중앙의대

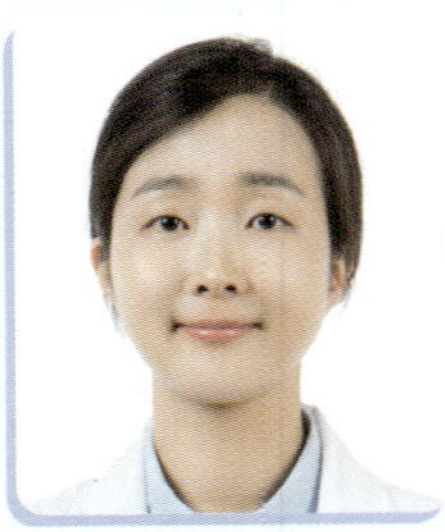

전현선
서울의대

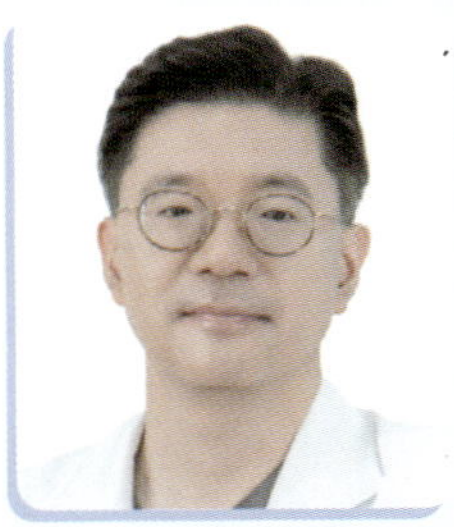

정태영
혜안서울안과

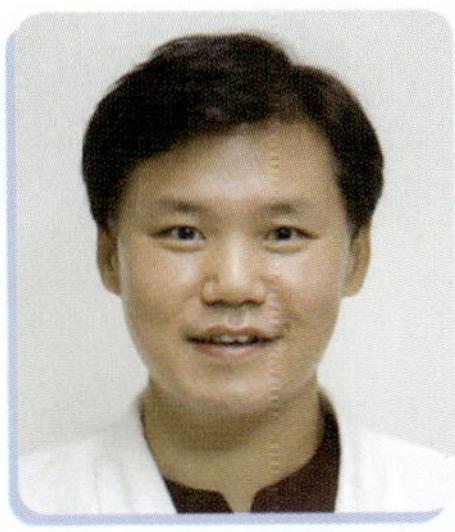

조경진
단국의대

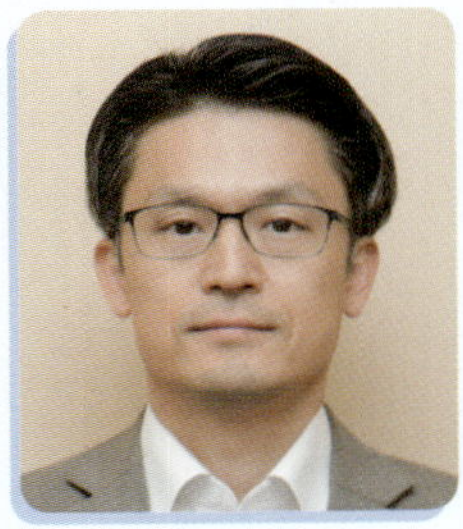

황호식
가톨릭의대

인사말

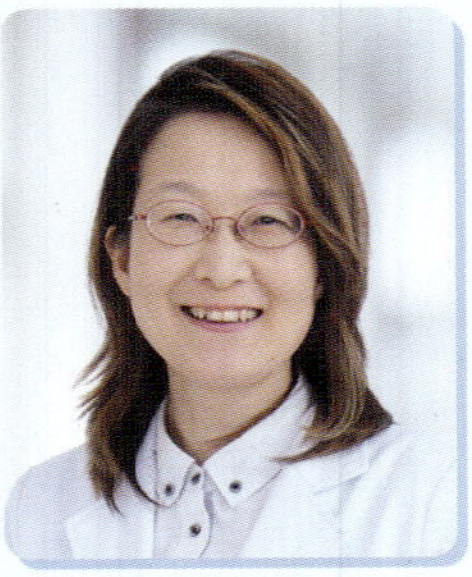

각막질환연구회는 각막 질환을 규명하고 연구하고자 하는 목적으로 1994년 창립되어, 이후 31년의 시간 동안 많은 각막연구자들이 뜨거운 마음으로 공부하면서 발전시켜 온 학술 모임입니다. 각막질환연구회는 진취적인 연구 활동을 하고자 하는 회원님들이 모여 다양한 소모임을 통해 깊이 있는 연구를 진행하며 한국 각막계의 학문 발전을 이끌고, 그를 통해 국민 건강을 지키고자 노력해 왔습니다. 그 일환으로 2020년도에는 소수술 모임 주도로 「외안부 소수술」 교과서를 처음 발간하여, 처음 수술을 시작하는 임상의에게 실용적 정보를 제공하였습니다.

올해는 활발한 학술 활동과 국제적 교류를 통해 마이봄샘 연구를 10여 년간 꾸준히 발전시켜 온 소그룹 KMOS (Korean Meibomian gland and Ocular Surface group)의 저명하신 교수님들과 원장님들을 주축으로 그동안 연구한 evidence-based science와 professional clinical experience가 종합적으로 결집된 마이봄샘 교과서를 출간하게 되어 매우 기쁘게 생각합니다.

「마이봄샘기능장애의 진단과 치료」는 아시아 지역 특히 한국의 노년 인구에 점점 증가하고 있는 마이봄샘 질환의 중요성을 이해하는 데 필요한 기초 병태생리 지식 및 최근 연구의 방향을 제공하고, 진단법과 치료법에 대한 표준적 가이드라인을 제시함으로써, 임상의가 만성질환인 마이봄샘기능장애 환자를 더 잘 치료할 수 있도록 이끄는 매우 중요한 교과서로 자리매김할 것입니다. 이 교과서는 마이봄샘기능장애의 정의, 해부생리학, 병태생리, 임상 양상, 진단 접근법, 영상기술의 활용, 약물 및 시술적 치료 및 관리에 이르기까지 유용한 내용을 포괄적으로 포함하고 있어, 실제 진료에 적용 가능한 실용적 정보를 직접적으로 제공합니다.

「마이봄샘기능장애의 진단과 치료」 집필을 위해 헌신적으로 노력하신 KMOS 소모임 회원님들과 집필진, 편집위원들 모두에게 깊은 감사 말씀을 드리고, 이 교과서가 한국의 "마이봄샘기능장애 질환"의 더욱 진보된 학술 발전과 함께 세계를 선도하는 시작에 기여할 것을 기대합니다.

2025년

한국각막질환연구회 회장 **김 미 금**

추천사

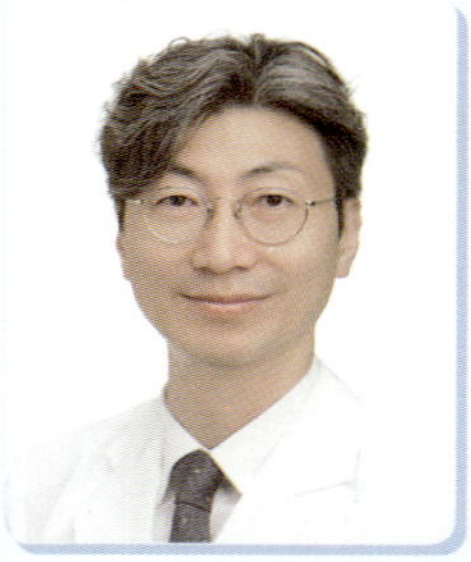

마이봄샘기능장애(Meibomian Gland Dysfunction, 이하 MGD)는 안구건조증의 가장 흔한 원인이자, 다양한 안구표면질환의 중심 병태생리로 점점 더 주목받고 있습니다. 최근 들어 MGD는 단순히 안검의 피지선 질환이 아닌, 눈물막의 안정성 저하, 만성 염증 반응, 시각 질환의 만성화로 이어질 수 있는 중요한 질환군으로 재조명되고 있으며, 이에 따라 진단법과 치료법에 대한 표준화와 지침서의 필요성이 커져 왔습니다.

이러한 맥락에서, 이번에 발간된 교과서 「마이봄샘기능장애의 진단과 치료」는 한국 안과 학계에 매우 의미 있는 이정표라고 할 수 있습니다. 무엇보다도 이번 교과서는 MGD에 특화된 국내 최초의 정식 전문 교과서로, 그 상징성과 실용성 모두에서 높은 가치를 지닙니다. 초판임에도 불구하고 본 교과서는 MGD의 역사적 배경과 정의, 해부생리학, 병태생리, 임상 양상, 진단 접근법, 영상기술의 활용, 약물 및 시술적 치료법, 수술적 관리에 이르기까지 매우 포괄적이고 체계적인 구성을 갖추고 있습니다.

각막질환연구회 산하 마이봄샘연구회의 주도 하에 최고 전문가들이 필진으로 참여한 이번 교과서는 단순한 이론서가 아닌 임상과 실제를 아우르는 실천적 지침서로서도 손색이 없습니다. 특히 각 장마다 안구건조증 및 각막질환과의 연계성을 강조하고 있으며, 진단에 필요한 핵심 검사들, 최신 기기들의 사용법, 실제 치료에서 마주하는 고민들을 사례 중심으로 풀어내 독자들의 이해를 돕고 있습니다. 이는 국내 임상 환경에 적합한 맞춤형 가이드라인으로, 해외 교과서나 리뷰 논문에서는 얻기 어려운 소중한 정보라 할 수 있습니다.

또한, 이번 교과서가 갖는 학문적 의의도 주목할 만합니다. MGD는 이제 단순한 증상 관리가 아닌, 안과 진료의 질적 수준을 결정짓는 중요한 변수로 작용하고 있으며, 이에 대한 정확한 진단과 표준화된 치료는 안과계 전체의 임상 역량 향상에 직결됩니다. 본 교과서는 이러한 흐름 속에서, 안과 전공의와 임상의뿐 아니라 관련 연구자들에게도 중요한 학습의 틀을 제공해 줄 것으로 기대됩니다.

한국각막학회를 대표하여 교과서 「마이봄샘기능장애의 진단과 치료」의 초판 발간을 진심으로 축하드리며, 마이봄샘연구회의 기획력과 헌신, 그리고 집필진 여러분의 깊은 학문적 열정에 경의를 표합니다. 본 교과서가 앞으로 국내는 물론 아시아 각국의 안과 진료 현장에서 널리 활용되어, MGD 및 안구표면질환의 진단과 치료 수준을 한 단계 끌어올리고 관련된 임상 및 기초 연구가 더욱 활발히 진행되어, 세계 안과학계에 당당히 기여할 수 있기를 희망합니다.

2025년

한국각막학회 회장 **김 홍 균**

추천사

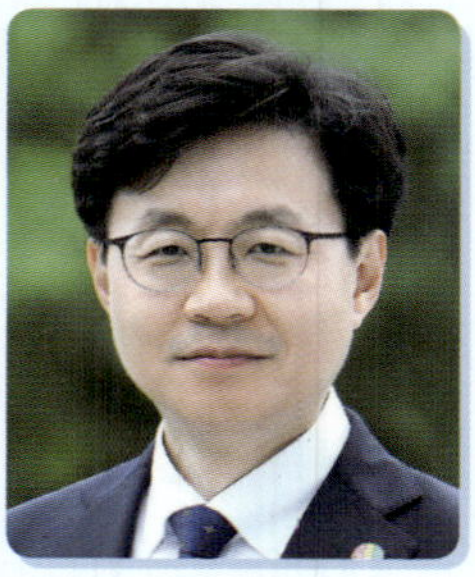

건성안의 주요한 원인인 마이봄샘기능장애(Meibomian Gland Dysfunction, MGD)는 증발우세 건성안(Evaporation Dominant Dry Eye)에 의한 다양한 불편감과 눈 표면 및 눈물막 손상을 일으키는 질환으로 최근 진단과 치료 분야에서 많은 발전이 있었습니다. 그러나 아직 국내에서 진단과 치료에 있어 가이드라인이나 체계적으로 정립된 문헌이 없어서, 주로 외국 논문과 개인적 경험에 의해 환자 진료가 시행되어 왔습니다.

이번에 발간된 교과서 「마이봄샘기능장애의 진단과 치료」는 MGD의 정의와 분류, 마이봄샘의 해부 및 생리, 발병기전, 눈물막의 분석, MGD의 유병률과 위험인자, 그리고 MGD의 진단과 치료 등의 질환 등 방대한 분야를 독자들이 알기 쉽게 기술하였습니다. 특히 진단 분야에서는 임상 소견과 더불어 마이보그라피, 눈물막 지질층 분석기를 포함한 국내에서 사용되는 대부분의 장비를 다루고 있고, 치료 분야에 있어서는 국내 현실에 맞는 치료 방법과 가이드라인을 제시하고 있습니다.

본 교과서는 국내뿐 아니라 국제적으로 MGD를 다루는 첫 번째 전문 교과서로 높은 학술적 가치와 의미가 있습니다. MGD 분야에서 세계적인 연구와 진료 업적을 보유하고 있는 각막질환연구회 산하 마이봄샘연구회 회원들의 주도하에 집필된 본 교과서는 높은 수준의 기초 및 임상 의학 정보를 제공하고 있습니다.

특히 MGD의 발병 기전과 위험 인자들에 대해 체계적으로 분석하고 표준화된 진단과 치료 가이드라인을 제시함으로써, 임상에서 MGD 관련 건성안 환자 진료 시에 많은 도움을 줄 것으로 생각합니다. 향후 본 교과서가 국내의 안과 진료 현장뿐 아니라 다른 나라에서도 널리 활용되기를 희망합니다.

한국건성안학회를 대표하여 각막질환연구회의 교과서 「마이봄샘기능장애의 진단과 치료」의 발간을 진심으로 축하드리며, 김미금 회장님과 원고 교정 및 정리를 위해 고생해 주신 마이봄샘연구회 황호식 편집위원장님과 편집위원님들께 감사드립니다. 본 교과서가 국내 많은 안과 의사들에게 필수 도서로 자리를 잡기를 기대하며, 관련 연구 분야가 발전하고 국민 눈 건강에 크게 이바지하기를 기원합니다.

2025년

한국건성안학회 회장 **윤 경 철**

발간사

안구건조증은 가장 흔한 안과 질환 중 하나이며 마이봄샘기능장애는 안구건조증의 가장 흔한 원인 중 하나입니다. 안구건조증에 대한 교과서는 그래도 여럿 있지만 마이봄샘기능장애에 대한 교과서는 아직까지 하나도 없습니다. 마이봄샘기능장애가 비록 질병의 중증도는 낮지만 유병률이 매우 높은데 아직까지 세계적으로 교과서가 하나도 없다는 것은 다소 의외입니다. 그나마 2011년 International Meibomian gland dysfunction (MGD) workshop에서 논의한 내용이 Investigative Ophthalmology & Visual Science (IOVS) 저널 특별판에 실린 것이 교과서처럼 많이 인용되기는 하지만 이것도 벌써 14년 전 문헌입니다. 이번 우리의 교과서는 비록 영어가 아닌 한글이지만 마이봄샘기능장애에 대한 세계 최초의 교과서라는 큰 의미가 있습니다. 한글로 쓰였다는 것이 단점일 수도 있지만 우리나라 안과 선생님들이 쉽게 읽고 이해할 수 있다는 큰 장점도 있습니다.

10년 전만 해도 우리나라 안과의사에게 마이봄샘기능장애라는 질병은 다소 생소했지만 이제는 안과의사라면 어느 정도는 익숙한 진단명이라는 생각이 듭니다. 2008년 일본의 Reiko Arita 선생이 근적외선을 이용한 noncontact meibography를 처음 사용하면서 마이봄샘기능장애의 진단 및 치료에 대한 관심이 폭발적으로 증가한 것으로 보입니다. 우리나라에서는 2015년에 마이봄샘기능장애에 대한 조그만 연구 모임이 시작되었으며 이후 각막질환연구회의 소모임인 Korean Meibomian gland and Ocular Surface group (KMOS)로 성장하여 벌써 올해로 창립 10주년을 맞이하게 되었습니다. 마이봄샘기능장애에 대한 최근의 SCI 논문편수를 보면 일본이 압도적으로 많지만 미국과 우리나라가 거의 공동 2위를 하고 있어 마이봄샘기능장애는 우리나라가 경쟁력이 꽤 있는 연구 분야입니다.

이번 교과서는 기나긴 코로나가 끝나가면서 KMOS의 초대 회장인 송종석 교수님을 이어 두 번째 회장인 황호식 교수가 임기를 시작하면서 처음 논의가 되었습니다. 처음에는 간단한 소책자(manual) 정도로 생각을 했는데 우리나라뿐 아니라 세계적으로도 마이봄샘기능장애에 대한 교과서가 없다는 것을 고려하여 교과서로 승격하여 진행하기로 했습니다. KMOS는 각막질환연구회의 학술소모임 중 하나인데 당시 각막질환연구회 회장이셨던 연세대 이형근 교수님께서 재정적인 지원을 약속해주셔서 시작할 수 있었습니다. 그 이후 3년의 시간이 걸려 비로소 이번에 교과서로 빛을 보게 되었습니다. 사실 중간에 흐지부지 포기할 뻔도 했지만 저자들의 굳건한 의지로 교과서로 나올 수 있었습니다.

이번 교과서에서는 마이봄샘기능장애와 관련된 검사의 결과를 제대로 해석하고 마이봄샘기능장애에 사용되는 여러 가지 치료법을 정확히 알 수 있도록 하였습니다. 이론적이고 학구적인 것보다는 되도록 실제적이고 임상적으로 도움이 되도록 집필을 하였습니다. 검사결과들은 실제 우리나라 환자의 결과를 넣었으며 마이봄샘기능장애의 진단 및 치료방법도 우리나라에서 실제로 사용할 수 있는 방법을 위주로 자세히 소개하여 장비를 구입하거나 사용하는 데 실제적인 도움이 되도록 하였습니다.

이번 교과서는 많은 분들의 도움으로 세상에 나올 수 있었습니다. KMOS의 초대회장으로서 KMOS의 토대를 만들어 주신 송종석 교수님, 각막질환연구회 회장 재직 시 소모임을 만들어 KMOS가 크게 성장할 수 있도록 기회를 주신 가톨릭의대 김현승 교수님, 교과서 출판을 승인하고 재정적으로 지원해주신 이형근 전임 각막질환연구회 회장님과 김미금 각막질환연구회 회장님, KMOS의 회원으로서 항상 든든한 지원군이 되어 주신 한국각막학회 김홍균 회장님, 한국건성안학회 윤경철 회장님, 선뜻 출판을 맡아주신 군자출판사 관계자 여러분께 깊이 감사드립니다. 언젠가 이 교과서가 더 발전하여 영문으로 된 교과서가 우리나라에서 나올 수 있기를 기대해봅니다.

2025년

KMOS 회원일동

고경민, 고병이, 김선웅, 김재영, 김재용, 김진형, 김태임, 김홍균, 나경선, 민지상, 서정원, 송종석, 엄영섭, 윤경철, 이상목, 전루민, 전연숙, 전익현, 전현선, 정태영, 조경진, 황호식

Contents

Part 2

마이봄샘기능장애의 진단
Diagnosis of Meibomian gland dysfunction

Part 3

마이봄샘기능장애의 치료
Management and treatment of Meibomian gland dysfunction

Part 1

마이봄샘기능장애 총론

Introuction to Meibomian gland dysfucntion

개요

Introduction

Chapter 01

고려의대 송종석

눈이 건조하고 불편하다는 환자들이 점차 늘어간다. 이런 현상은 현대를 살아가는 우리의 생활 패턴과 환경이 그만큼 바뀌고 있어서 그렇지 않을까 생각한다. 주위를 한번만 둘러봐도 스마트폰에서 눈을 떼지 못하거나 길을 걸으면서도 스마트폰을 보는 사람들을 어렵지 않게 볼 수 있다. 지하철이나 버스에서는 대부분의 사람들이 스마트폰을 보는 현대 사회에서 눈의 피로와 불편감을 호소하는 것은 어찌 보면 당연한 것이 아닌가 싶다. 이런 불편감을 가지고 안과에 찾아오는 환자들을 안과의사들은 대부분 안구건조증이라는 광의의 의미로 진단을 하고 치료를 한다. 치료에 증상이 호전되는 환자들도 물론 많지만 또 다른 많은 경우 환자들은 계속 불편해할 때 안과의사로서 어떻게 치료를 할지 고민하게 된다. 일반적인 치료에 잘 반응하지 않는 안구건조증 환자 중 상당수는 마이봄샘기능장애를 동반한 경우이다. 그런 의미에서 환자를 진료할 때 많은 안과의사들에게 도움이 되도록 KMOS (Korean Meibomian gland & Ocular Surface) 소모임에서는 광의의 안구건조증 중 마이봄샘과 관련된 부분에 대해 한글판 교과서를 만들기로 했다.

TFOS (Tear Film Ocular Surface) 미팅에서 2007년 Dry Eye WorkShop (DEWS) report를 처음 제시하여 건성안의 발병기전과 치료방법을 집대성하였고, 2011년에는 TFOS International Workshop on Meibomian Gland Dysfunction (MGD)을 발표하여 마이봄샘기능장애 질환에 대해 체계적으로 정리한 결과를 발표하였다. 그 영향으로 마이봄샘기능장애라는 질환이 널리 알려지게 되고 그 발병기전 및 치료방법들에 관심을 가지게 되었으며 이를 해결하기 위해 다양한 진단 및 치료방법이 논문으로 발표되면서 그 유효성을 입증하였다. 이번 교과서에는 마이봄샘의 기능과 병태생리, 발생기전 및 진단방법, 그리고 효과적인 치료방법을 총정리한 것으로 임상에서 환자를 볼 때 도움을 줄 수 있는 가이드북이 되었으면 한다.

KMOS (Korean Meibomian gland & Ocular Surface) 소모임을 소개하자면 2015년 8월 16일 MGD 연구에 관심이 많았던 황호식, 나경선, 조경진 교수와 함께 모임을 갖게 되었다. 그리고, 그해 추계 안과학회 때 MGD에 대한 유료강좌를 시작하였다. 김현승 교수님이 각막질환 연구회 회장으로 재임하시던 시기에 학문적인 발전을 위해 연구회 내 소모임을 만들면서 4명의 사적 공부모임이 각막질환연구회의 소모임으로 편입되었다. 연구회 참여 회원이 증가하고 더 발전하여 KMOS (Korean Meibomian gland and Ocular Surface group)라는 소그룹 연구모임이 되었다. 그 때 참여한 KMOS의 회원은 연세원주의대 김선웅, 가톨릭의대 김현승, 나경선, 고려의대 송종석, 엄영섭, 이화의대 전루민, 성균관의대 정태영, 단국의대 조경진, 한림의대 황호식 교수였으며 대표는 송종석 교수, 간사는 황호식 교수가 맡았다. 엄영섭 교수가 KMOS 소그룹 로고도 멋지게 만들어주었다.

일본의 Reiko 교수가 주축이 된 일본 MGD 연구 모임인 Lid and Meibomian gland working group (LIME)과도 교류를 하게 되었고 우리나라의 여러 교수님들이 LIME의 international member로 가입을 하였다. 2018년 5월 하와이 ARVO 미팅을 할 때 멋진 장소인 Halekulani Hotel, Hau Terrace에서 첫 번째 KMOS-LIME joint meeting을 개최하여 두 나라에서 각각 발표를 하였고 뉴질랜드의 Craig 교수를 강사로 초청하였다. 제2회 KMOS-LIME joint meeting은 2019년 밴쿠버의 ARVO 미팅 때 Trump 호텔에서 Baylor 대학의 Pflugfelder 교수를 모시고 개최하였다. 이러한 학술모임 및 교류는 2020년 2월부터 시작된 코로나로 인해 3년이라는 시간 동안 대면 학술모임이 거의 불가능해지면서 중단되었다. 그러나 2023년 6월 3일 우리나라에서 제3회 KMOS-LIME joint meeting를 개최하고 2024년 ARVO 미팅 때 제4회 joint meeting을 개최하면서 다시 학술적인 교류가 활발해지게 되었다.

2022년 10월 각막질환연구회 소모임이 개편되면서 KMOS의 대표를 황호식 교수가, 간사는 김재영 교수가 맡게 되었다. 회원은 건양의대 고경민, 밝은누리안과병원 고병이, 연세원주의대 김선웅, 충남의대 김재영, 울산의대 김재용, GS안과 김진형, 연세의대 김태임, 경북의대 김홍균, 가톨릭의대 나경선, 연세의대 민지상, 한림의대 서정원, 고려의대 송종석, 고려의대 엄영섭, 전남의대 윤경철, 가톨릭관동의대 이상목, 이화의대 전루민, 중앙의대 전연숙, 서울의대 전현선, 혜안서울안과 정태영, 단국의대 조경진, 가톨릭의대 황호식 교수이며, 그 이후에도 회원들이 추가로 가입을 하고 있다.

아래는 KMOS의 주요활동 연혁이다. 짧은 시간이지만 그동안 많은 학술모임을 했던 발자취를 느낄 수 있다.

2015년

- 8월 16일 첫 모임, 가톨릭의대 나경선, 고려의대 송종석, 단국의대 조경진, 한림의대 황호식
- 11월 2일 정기학술모임
- 11월 추계안과학회 유료강좌: 증례와 문제를 통한 MGD (마이봄샘 기능장애) 완전정복
- 12월 14일 정기학술모임

2016년

- 6.13 정기학술모임
- 7월 각질 소모임으로 발전
- 7월 22일 KMOS 첫 모임
- 8월 24일 정기학술모임
- 10월 27일 정기학술모임

- 11월 추계안과학회 유료강좌: 증례와 문제를 통한 MGD (마이봄샘 기능장애) 완전정복
- 12월 8일: Reiko Arita 고려의대 안과 방문
- 12월 27일: 정기학술모임

2017년

- 4월 25일 정기학술모임 건양의대 고병이, 중앙의대 전연숙 교수 가입
- 5월 ARVO International LIME 미팅 참석 및 2018년 ARVO때 KMOS–LIME joint meeting 결정
- 6월 20일 정기학술모임
- 8월 2일 정기학술모임
- 10월 18일 정기학술모임
- 11월 추계안과학회 유료강좌: 증례와 문제를 통한 MGD (마이봄샘 기능장애) 완전정복
- 12월 29일 정기학술모임

2018년

- 3월 27일 정기학술모임
- 4월 28일 First KMOS–LIME meeting (하와이, ARVO)
- 6월 21일 정기학술모임: 연세의대 서경률 교수, 인하의대 정지원 교수 가입
- 7월 6일 KMOS–LIME 미팅: 한국과 일본의 MGD 정의, 분류에 대한 consensus 작업
- 9월 20일 정기학술모임
- 10월 19일 UC Irvine James Jester 교수님 한국방문 및 미팅
- 11월 추계안과학회 유료강좌: 증례와 문제를 통한 MGD (마이봄샘 기능장애) 완전정복, '데모덱스 안검염의 진단 및 치료의 실제'로 비디오 학술상 수상
- 12월 27일 정기학술모임

2019년

- 3월 충남의대 김재영, 한림의대 서정원, 가톨릭관동의대 이상목, 서울의대 전현선 교수 가입
- 4월 27일 2nd KMOS–LIME meeting (밴쿠버, ARVO)
- 8월 12일 정기학술모임
- 10월 25일 정기학술모임
- 11월 추계안과학회 유료강좌: 증례와 문제를 통한 MGD (마이봄샘 기능장애) 완전정복, 이후 Covid–19으로 활동중단

2022년

- 10월 KMOS 제2기 출범

2023년

- 3월 14일 정기학술모임
- 6월 3일 3rd KMOS–Lime meeting (서울)
- 6월 건양의대 고경민, 연세의대 민지상 교수 가입
- 11월 추계안과학회 유료강좌: Anterior Blepharitis and Meibomian Gland Dysfunction

2024년

- 5월 5일 제4회 KMOS–LIME joint meeting: ARVO (시애틀) 중
- 5월 6일 International LIME meeting에 참석
- 11월 추계안과학회 유료강좌: Easy and Practical Diagnosis and treatment of Meibomian Gland Dysfunction
- 12월 19일 정기학술모임

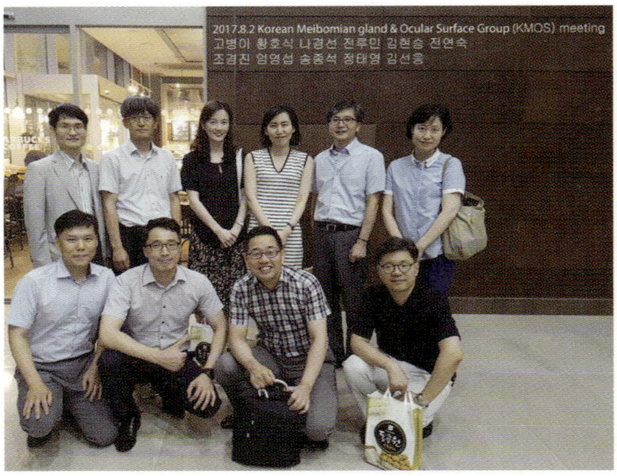

그림 1-1. **2016년 7월 각막질환연구회 소모임으로 Korean Meibomian gland and Ocular Surface (KMOS) group (KMSO)이 된 이후의 첫 학술모임**

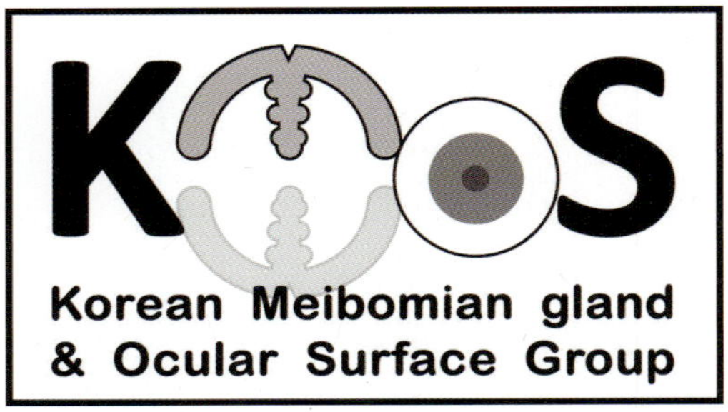

그림 1-2. Korean Meibomian gland and Ocular Surface (KMOS) group의 로고. 고대의대 엄영섭 교수가 디자인하였다.

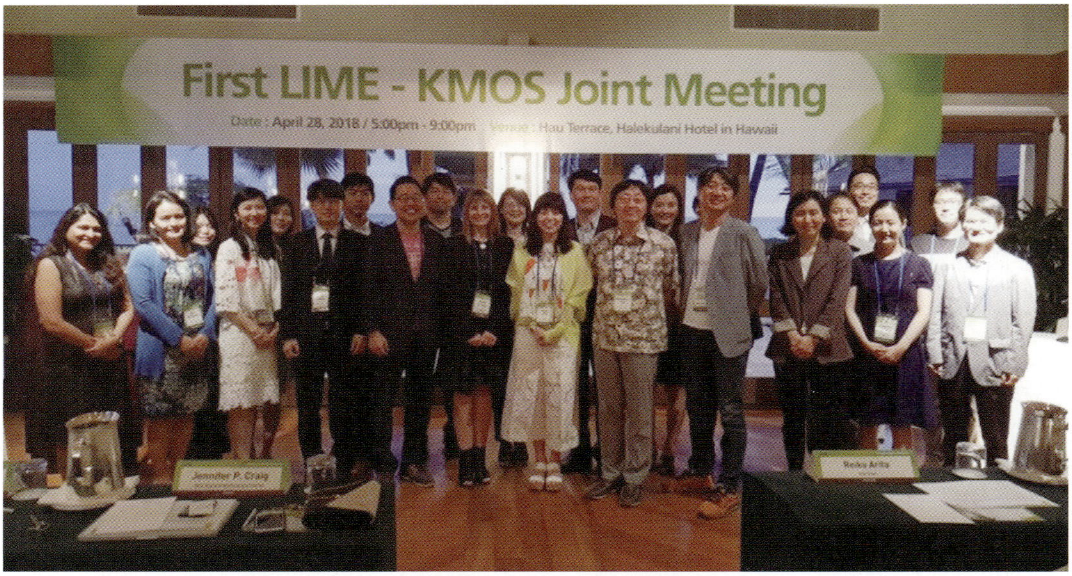

그림 1-3. **일본의 MGD 연구모임인 Lid and Meibomian gland working group (LIME)과의 joint meeting와의 첫 조인트 미팅.** 미팅은 2018 ARVO 미팅(하와이) 중 열렸다.

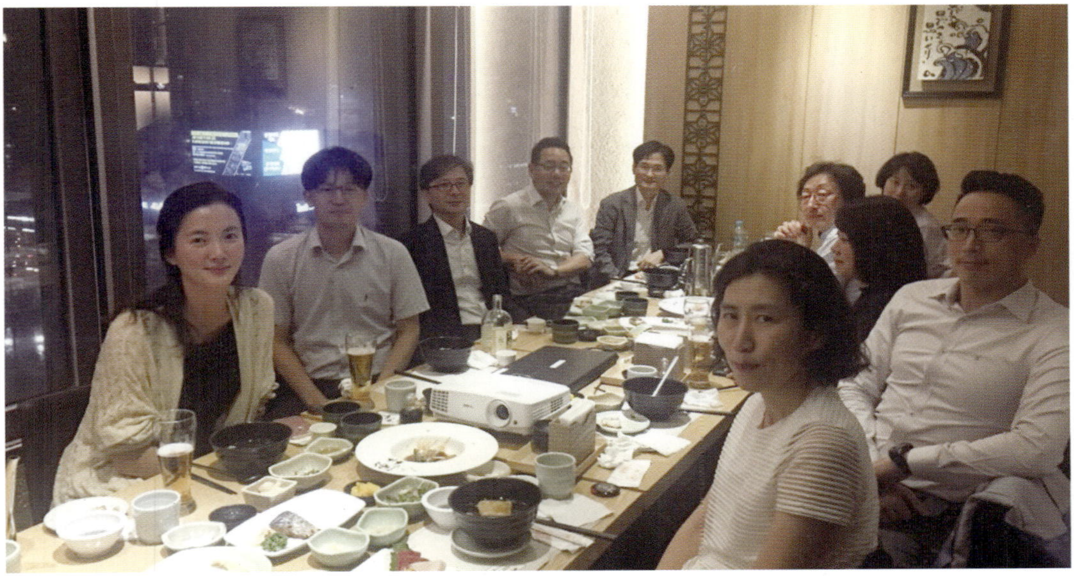

그림 1-4. **2018년 9월의 정기학술 모임**

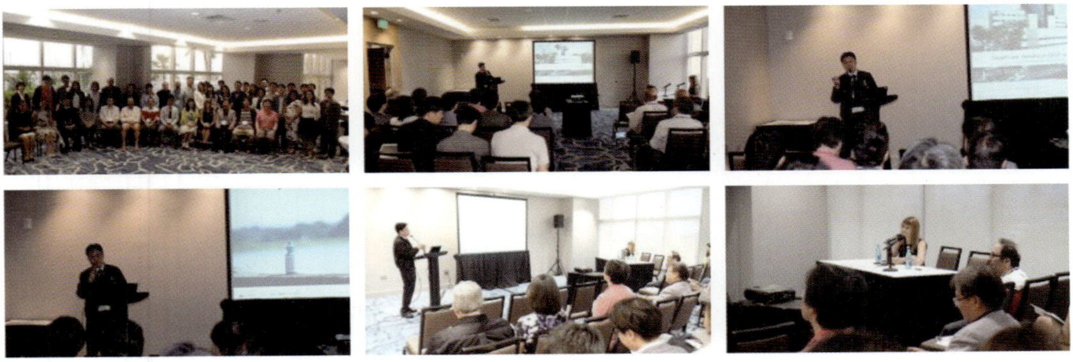

그림 1-5. **일본의 MGD 연구모임인 LIME과의 joint meeting와의 두 번째 조인트 미팅.**
미팅은 2019 ARVO 미팅(밴쿠버) 중 열렸다.

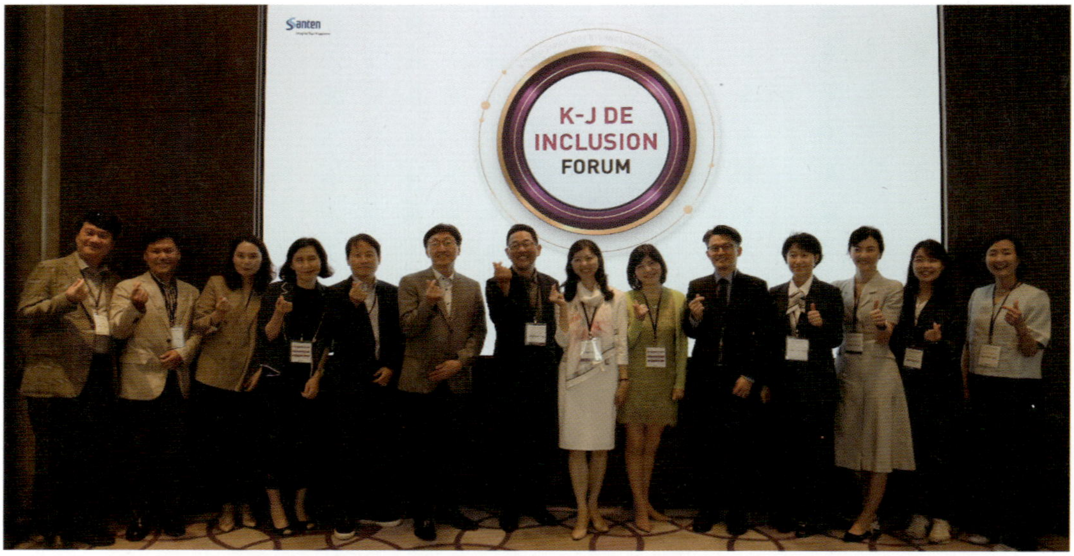

그림 1-6. 코로나 이후 2023년 6월 서울에서 열린 일본의 MGD 연구모임인 LIME과의 세 번째 joint meeting

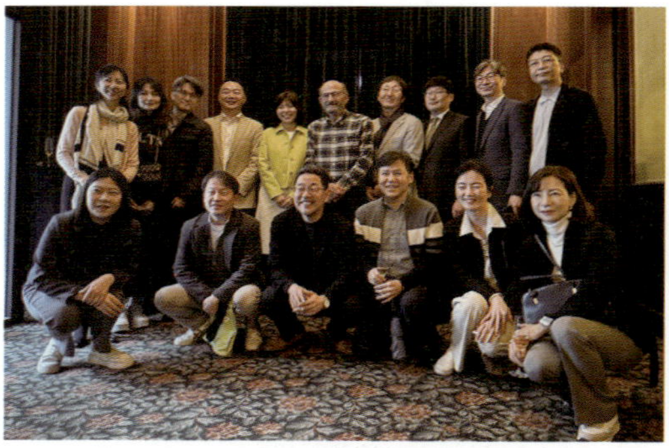

그림 1-7. 2024년 시애틀에서 열린 ARVO 기간 중 5월 5일 제4회 KMOS-LIKME joint meeting

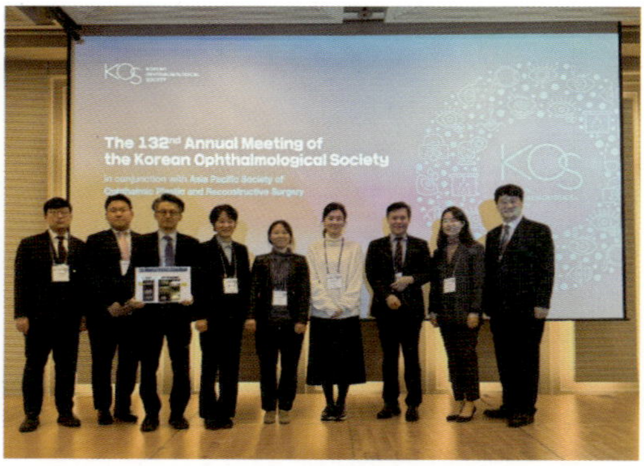

그림 1-8. 2024년 추계안과학회 중 유료강좌 'Easy and Practical Diagnosis and treatment of Meibomian Gland Dysfunction'를 개최함

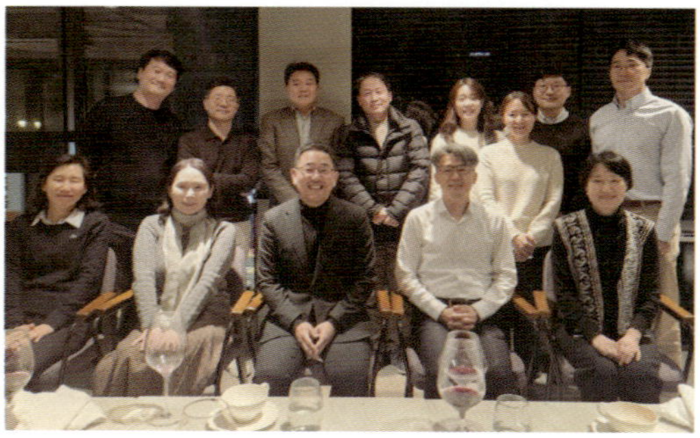

그림 1-9. 2024년 12월 19일 정기학술 모임 겸 송년회

마이봄샘기능장애의 정의와 분류

Definition and classification of Meibomian gland dysfunction

Chapter **02**

혜안서울안과 **정 태 영**

1 마이봄샘기능장애 (Meibomian gland dysfunction)의 정의

마이봄샘기능장애는 그동안 많은 연구자들에 의해서 다양하게 정의되었으나, 2011년도 마이봄샘기능장애 워크샵에서 다음과 같이 정의되었다. '마이봄샘기능장애Meibomian gland dysfunction, MGD'는 마이봄샘의 만성적, 미만성 기능장애로, 말단도관terminal duct의 폐쇄와/또는 질적/양적인 샘분비의 변화를 특징으로 한다. 결과적으로 눈물층의 변화, 안구자극 증상, 임상적으로 명백한 염증, 그리고 안구표면질환을 야기할 수 있다.[1]

> Meibomian gland dysfunction (MGD) is a chronic, diffuse abnormality of the meibomian glands, commonly characterized by terminal duct obstruction and/or qualitative/ quantitative changes in the glandular secretion. It may result in alteration of the tear film, symptoms of eye irritation, clinically apparent inflammation, and ocular surface disease.

'기능장애'라는 용어를 사용한 것은 마이봄샘의 기능에 이상이 생겨서다. 이러한 기능장애는 눈물층의 불안정과 임상적인 증상을 야기하고, 이는 마이봄샘의 해부학적 이상, 혹은 분비 이상으로 생긴다. '미만성'이란 용어는 이런 기능장애가 눈꺼풀 내 마이봄샘의 영역 대부분에서 보이기 때문이다. 다래끼와 같은 국소적인 마이봄샘의 염증은 눈물층 혹은 안구표면에 이상을 유발하지 않는 경우가 많아서 마이봄샘기능장애의 범주에 들어가지 않는다. 마이봄샘 개구부Meibomian gland orifice와 말단도관의 폐쇄는 마이봄샘기능장애의 가장 두드러진 소견이고, 안구자극 증상은 환자들이 가장 걱정하는 부분이며 임상의들이 가장 중요하게 생각하는 치료 목표이기에 정의에 포함하게 되었다.

마이봄샏기능장애의 병인으로서의 염증은 아직까지는 명확하지 않고 논란의 여지가 있다. 임상적으로 눈꺼풀가장자리의 혈관화는 마이봄샘기능장애에서 보이는 염증의 중요한 소견으로 알려져 있어서 진단과 치료에 널리 사용되고 있지만, 노화의 의한 변화로도 생길 수 있다.[2-4] 최근까지도 뒤쪽눈꺼풀염posterior blepharitis과 마이봄샘기능장애가 같은 의미로 사용되고 있지만, 사실은 그 의미가 다르다. 뒤쪽눈꺼풀염은 해부학적 위치상 마이봄샘을 포함한다는 점에서 일부 마이봄샘기능장애를 포함하는 의미일 수 있지만, 감염적인 요인과 알러지 결막염 혹은 주사rosacea와 같은 전신적인 질환에 의해서 생길 수 있고, 아주 초기 마이봄샘기능장애에서는 염증이 아직 동반되지 않을 수 있어서 구별이 필요하다.[5,6] 또 혼용해서 사용하고 있는 용어가 마이봄샘질환Meibomian gland disease인데, 이는 종양이나 선천적인 질환도 포함하고 있어서 보다 광범위한 개념이다.[7]

2 마이봄샘기능장애 (Meibomian gland dysfunction)의 분류

마이봄샘기능장애의 정의와 마찬가지로 분류도 1921년 Gifford 등이 처음 분류한 이후 다양한 연구자에 의해서 최소한 5가지 이상 다양하게 사용되고 있었다.[8] 하지만 2011년도 마이봄샘기능장애 워크샵에서 다음과 같은 분류를 제한했고 현재 가장 널리 사용되고 있다.[1] 마이봄샘의 분비에 따라서 크게 두 개의 카테고리로 분류하고 있는데, 마이붐Meibum이 과하게 분비

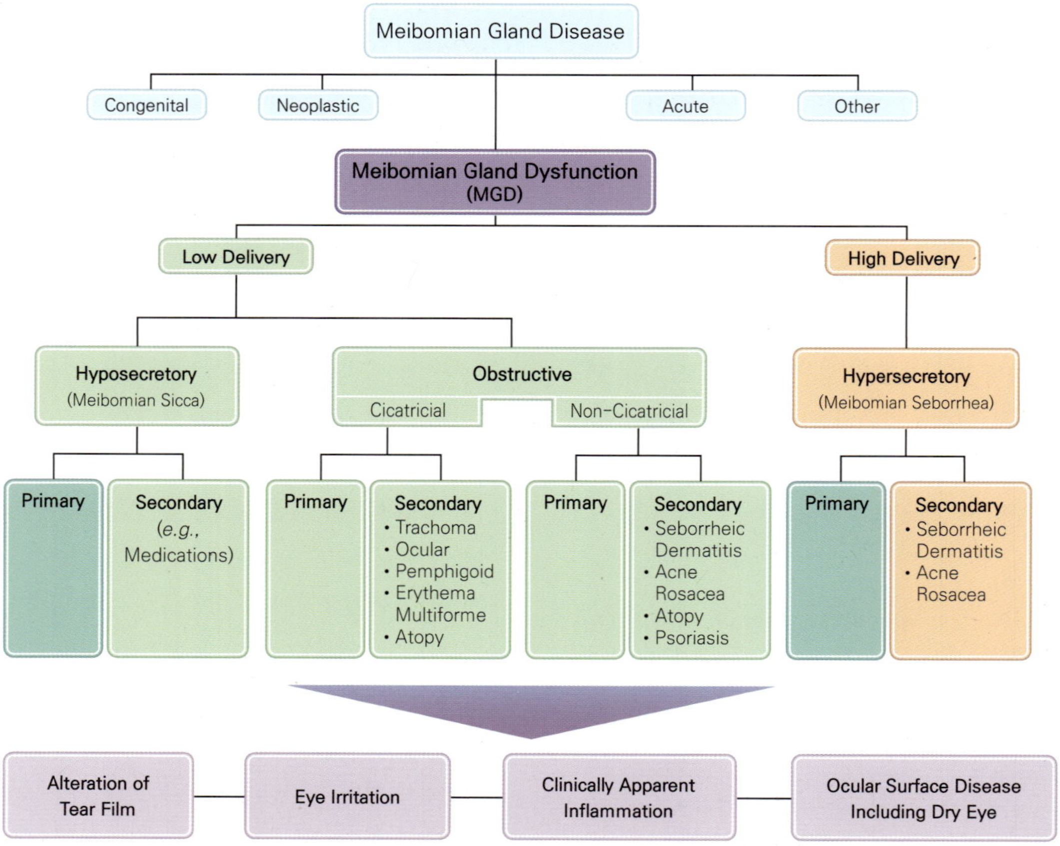

그림 2-1. **마이봄샘기능장애의 분류.** 2011년 마이봄샘기능장애 워크샵

되는 경우high delivery state를 과분비 마이봄샘기능장애hypersecretory MGD라고 하며, 마이붐이 부족하게 분비되는 경우low delivery state는 말단도관 폐쇄가 없는 저분비 마이봄샘기능장애hyposecretory MGD와 말단도관 폐쇄가 있는 폐쇄형 마이봄샘기능장애obstructive MGD로 나뉜다. 폐쇄형 마이봄기능장애는 다시 반흔성cicatricial과 비반흔성non-cicatricial으로 나누고, 모든 경우에서 일차적인 원인과 이차적인 원인에 따른 구분을 하고 있다(그림 2-1).

1) 저배출 상태(Low-delivery states)

마이붐이 저배출되는 상태는 두 개의 카테고리로 나눌 수 있는데, 저분비형 마이봄샘기능장애는 마이봄샘의 말단도관이나 입구의 폐쇄 없이 마이붐의 분비가 감소되는 상황으로 일차적인 경우는 아직 명확하게 알려져 있지는 않지만, 마이봄샘의 위축atrophy을 병인으로 보고 있다. 고령이 가장 중요한 요인이며 일부 약물의 경우 분비를 감소시킬 수 있고, 장기간 콘택트렌즈를 사용하는 경우에도 마이봄샘의 수가 감소하는 것으로 알려져 있다.[9] 마이보그래피에서는 심한 마이봄샘소실dropout이 관찰되며 눈꺼풀을 눌러줘도 마이붐이 거의 나오지 않는 상태이다. Lipiview와 같은 장비로 눈물막 지질층 두께를 측정하면 40 nm 이하로 얇게 측정된다. 이때는 Lipiflow처럼 눈꺼풀을 짜주거나 온찜질, Intense pulsed light (IPL)처럼 마이붐을 녹이는 치료는 큰 도움이 되지 않는다. 대신에 지질성분이 들어있는 안약(예: 바슈헬스코리아사의 리포직)을 넣는 치료를 할 수 있다.

다른 카테고리인 폐쇄형 마이봄샘기능장애는 배출관 상피세포의 비대hypertrophy와 입구 상피세포의 각질화keratinization로 생긴 마이봄샘의 폐쇄가 원인이고, 임상적으로 가장 흔한 형태로 알려져 있다.[10] 말단도관의 폐쇄로 마이붐 배출이 정체되면 이후 도관내 압력이 증가하면서 세엽의 위축이 온다는 것이 마이봄샘기능장애를 설명하는 주된 가설이다. 다만, 미국 어바인 대학의 James Jester 교수 연구팀은 이러한 가설에 부정적이다. Jester 교수는 말단도관의 폐쇄 후 세엽의 위축이 있다기보다는 말단도관의 폐쇄 없이 세엽의 위축이 보다 중요한 병리라고 생각한다. 이런 형태의 마이봄샘기능장애는 노인층에서 많이 관찰되고, 여드름 치료를 위해서 레티노이드retinoid를 사용하거나, 남성호르몬 부족이 동반되는 경우에도 볼 수 있다.[11,12] 폐쇄 마이봄샘기능장애는 다시 반흔성과 비반흔성으로 나눌 수 있다. 반흔성의 경우는 배출관과 입구가 원래의 위치에 있지 않고 점막쪽으로 당겨져 있는데, 트라코마, 다형홍반, 안구반흔유천포창, 아토피와 같은 질환에서 동반될 수 있다.[1] 비반흔성은 이런 변화가 없고, 쇼그렌증후군, 주사, 건선, 아토피 등에서 동반될 수 있다.[1] 마이보그래피에서는 다양한 정도의 마이봄샘 소실이 관찰되며 눈꺼풀을 세게 눌렀을 때 치약이 나오는 것처럼 굳은 마이붐이 나온다. Lipiview와 같은 장비로 눈물막 지질층 두께를 측정하면 40 nm 이하로 얇게 측정되나 그렇지 않은 경우도 있다. 이러한 경우의 치료는 Lipiflow처럼 눈꺼풀을 짜주거나 온찜질을 하거나 IPL처럼 마이붐을 녹이는 치료가 도움이 된다.

2) 과배출 상태(High-delivery states)

마이붐이 과배출되는 상태는 과분비 마이봄샘기능장애로 지루성 피부염과 관련이 높다고 알려져 있지만, 아토피나 주사 등에서도 볼 수 있다.[13] 마이봄샘의 과분비가 진정한 과분비인지, 아니면 가벼운 폐쇄가 있는 마이봄샘에서 눈꺼풀을 눌렀을 때 분비되지 못하고 있던 마이붐이 한꺼번에 분비된 것인지 확실하지는 않지만, 일반적으로 염증을 동반하지 않고, 마이봄샘의 해부학적인 이상도 동반하지 않는다. 과분비 마이봄샘기능장애와 여드름과 관련성이 높은 것으로 알려져 있는데, 여드름이 있는 여성들은 여드름이 없는 여성에 비해서 피지의 분비가 많은 것으로 알려져 있어 남성호르몬에 대한 과반응으로 국소적인 마이붐의 분비 과다가 과분비 마이봄샘기능장애의 병인이 아닐까 생각한다.[14] 마이보그래피에서는 다양한 정도의 마이봄샘 소실을 보이는데 마이봄샘 소실이 상당하고 마이봄샘 개구부 근처에만 마이봄샘이 남아있는 경우에도 눌러보면 뿌옇고 점도가 높은 마이붐이 과다하게 분비되는 경우가 많다. Lipiview에서는 지질층의 두께가 100 nm 이상으로 측정되는 경우가 흔하다. 마이붐이 많이 분비되면 좋을 것 같지만 과분비형 마이봄샘기능장애에서 분비되는 마이붐은 정상적으로 투명한 마이붐과는 달리 안구표면에 악영향을 준다(세균, bacterial lipid-modifying enzyme, 지질구성의 변화, toxic mediator 등). 이러한 경우는 테트라사이클린, 독시사이클린, 미노사이클린과 같은 전신항생제나 눈꺼풀 위생이 도움이 될 수 있다.

그렇다면 이러한 분류법에 따르면 마이봄샘기능장애의 분류의 각 비중은 어느 정도 될까? 황호식 교수팀은 88명의 안구건조증 환자를 대상으로 Lipiview로 측정한 지질층 두께와 같은 장비로 촬영한 마이보그래피로 마이봄샘기능장애가 없는 경우, 폐쇄성 마이봄샘기능장애, 저분비성 마이봄샘기능장애, 과분비성 마이봄샘기능장애로 나누었다. 그 결과에 따르면 마이봄샘기능장애가 없는 경우가 45.5%, 폐쇄성 마이봄샘기능장애가 17.0%, 저분비성 마이봄샘기능장애가 2.3%, 과분비성 마이봄샘기능장애가 19.3%로 우리가 마이봄샘기능장애의 전형적인 경우라고 생각하는 저분비성 마이봄샘기능장애(마이보그래피에서 심한 마이봄샘소실이 있고 지질층이 매우 얇은 경우)는 사실 매우 드물다고 보고하였다(그림 2-2).[16]

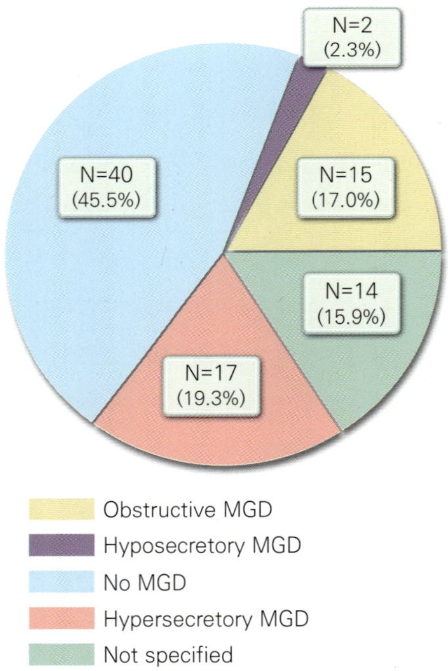

그림 2-2. **마이봄샘기능장애 종류별 비중.** 88명의 안구건조증 환자를 대상으로 조사한 결과 마이봄샘기능장애가 없는 경우가 45.5%, 폐쇄성 마이봄샘기능장애가 17.0%, 저분비성 마이봄샘기능장애가 2.3%, 과분비성 마이봄샘기능장애가 19.3%로 나타남

표 2-1. 마이봄샘기능장애의 새로운 분류법. 본 마이봄샘기능장애 교과서를 집필 중인 KMOS (Korean Meibomian gland & Ocular Surface group)의 분류법

MGD subtype	Nonobvious obstructive	Obvious obstructive	Hypersecretory
Meibomian gland secretion	Low-delivery	Low-del very	High-delivery
Lid margin abnormality*	No	Yes	Yes
Meibum expression†	≤50%	≤50%	≥75%

MGD = meibomian gland dysfunction

* Clinically apparent inflammation and other signs of MGD pathology, such as pouting or capping of the meibomian gland orifices, erythema, an irregular and thickened eyelid margin, telangiectasia, and dimpling or notching of the posterior eyelid margin;

† The proportion of expressible glands of the central eight glands in the eyelid as determined by mild cotton swab pressure.

그 밖에도 다양한 분류가 있는데, 최근에는 본 마이봄샘기증장애 교과서를 집필한 Korean Meibomian gland & Ocular Surface working group (KMOS)에서 196명의 한국 마이봄샘기능장애 환자를 관찰한 후 다음과 같은 분류를 제안하였다.[15] 명확폐쇄obvious obstructive, 불명확폐쇄non-obvious obstructive, 과분비, 혼합 등 4가지 분류이다(표 2-1). 명확폐쇄형 마이봄샘기능장애는 마이붐이 적게 분비되는 마이봄샘기능장애 중, 눈꺼풀가장자리에 충혈, 부종, 혈관확장과 같은 염증소견이나 마이봄샘의 capping 등과 같은 눈꺼풀 이상소견이 동반된 경우를 의미하고, 불명확폐쇄는 위와 같은 소견이 없는 경우로 정의하였다. 과분비는 과배출 마이봄샘기능장애를 의미하는데 본 연구에서는 명확폐쇄가 가장 많았고, 뒤를 이어서 과분비, 불명확폐쇄가 많았다. 흥미롭게도 상안검과 하안검의 분류가 다른 경우가 19.4%로 의미있게 높아 이를 혼합형으로 분류하였다.

References

1. Nelson JD, Shimazaki J, Benitez-del-Castillo JM, Craig JP, McCulley JP, Den S, et al. The international workshop on meibomian gland dysfunction: report of the definition and classification subcommittee. Invest Ophthalmol Vis Sci. 2011;52(4):1930-7.
2. Bron AJ, Benjamin L, Snibson GR. Meibomian gland disease: classification and grading of lid changes. Eye. 1991;5:395-436.
3. Bron AJ, Tiffany JM. The contribution of meibomian disease to dry eye. Ocul Surf. 2004;2:149-64.
4. Hykin PG, Bron AJ. Age-related morphological changes in lid margin and meibomian gland anatomy. Cornea. 1992;11:334.
5. Rolando M, Papadia M. Diagnosis and management of the lid and ocular surface disorders. In: Asbell P, Lemp M, eds. Dry Eye Disease: The Clinician's Guide to Diagnosis and Treatment. New York: Thieme Medical Publishers; 2006. p. 71.
6. Duke-Elder W, MacFaul P. The ocular adnexa, Part 1: inflammations of the lid margins. In: Duke-Elder W, MacFaul P, eds. System of Ophthalmology. London: H. Kimpron; 1974. p. 205-50.
7. Bron AJ, Benjamin L, Snibson GR. Meibomian gland disease: classification and grading of lid changes. Eye. 1991;5:395-411.
8. Gifford S. Meibomian glands in chronic blepharoconjunctivitis. Am J Ophthalmol. 1921;4:489-94.
9. Arita R, Itoh K, Inoue K, Kuchiba A, Yamaguchi T, Amano S. Contact lens wear is associated with de-

crease of meibomian glands. Ophthalmology. 2009;116(3):379-84.

10. Foulks GN, Bron AJ. Meibomian gland dysfunction: a clinical scheme for description, diagnosis, classification, and grading. Ocul Surf. 2003;1:107-26.
11. Landthaler M, Kummermehr J, Wagner A, Plewig G. Inhibitory effects of 13-cis-retinoic acid on human sebaceous glands. Arch Derm Res. 1980;269(3):297-309.
12. Sullivan B, Evans J, Cermak J. Complete androgen insensitivity syndrome. Arch Ophthalmol. 2002;120:1689-99.
13. McCulley JP, Dougherty JM, Deneau DG. Classification of chronic blepharitis. Ophthalmology. 1982;89:1173-80.
14. Cunliffe W. The sebaceous gland and acne: 40 years on. Dermatology. 1998;196:9-15.
15. Eom Y, Na KS, Cho KJ, Hwang HS, Kim SW, Chung TY, et al. Distribution and characteristics of meibomian gland dysfunction subtypes: A multicenter study in South Korea. Korean J Ophthalmol. 2019;33(3):205-13.
16. Pk L, Chung JL, Kim DR. Categorization of Meibomian Gland Dysfunction Using Lipid Layer Thickness and Meibomian Gland Dropout in Dry Eye Patients: A Retrospective Study. Korean J Ophthalmol. 2024;38(1):64-70.

마이봄샘의 해부학

Anatomy of Meibomian gland

Chapter 03

충남의대 **김 재 영**
가톨릭의대 **황 호 식**

마이봄샘Meibomian gland은 위아래 눈꺼풀의 눈꺼풀판tarsus 내부에 있는 '특수한 형태'의 온분비 피지샘holocrine sebaceous gland이다. 마이봄샘은 피지샘처럼 온분비샘인데 피지샘과는 달리 체모hair와 관련이 없기 때문에 '특수한 형태'라고 하는 것이다. 1666년에 독일 의사이자 해부학자인 Heinrich Meibom이 눈꺼풀판 내부의 기름샘을 그림(그림 3-1)과 함께 상세하게 기술하면서 알려지게 되어 그의 이름을 본 따 마이봄샘으로 명명하였으며, 피지sebum를 참고하여 마이봄샘에서 분비되는 기름을 마이붐Meibum으로 명명하였다.

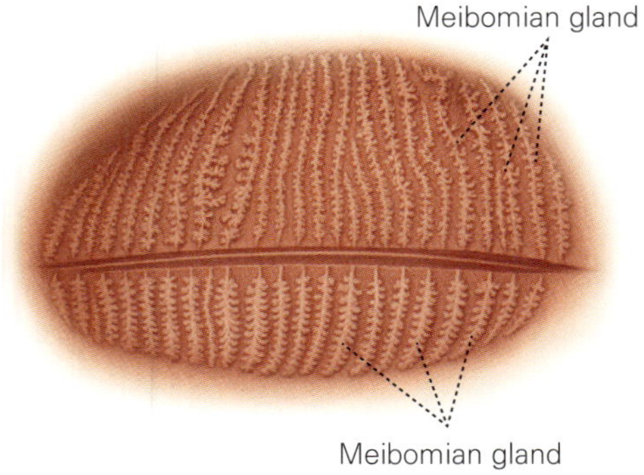

그림 3-1. 위눈꺼풀과 아래눈꺼풀에서 마이봄샘의 모양

정상 마이봄샘은 노란색 포도송이 모양의 군집grapelike cluster 형태로, 세엽acini, 도관duct, 개구부orifice로 구성되어 있다(그림 3-2, 3). 주머니 모양의 세엽 여러 개가 짧은 측면도관ductule을

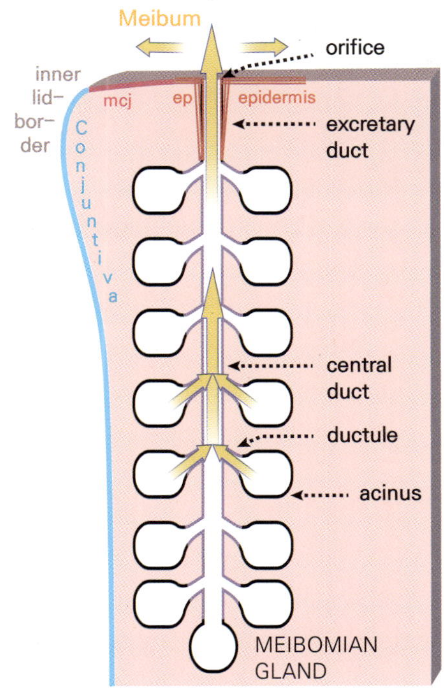

그림 3-2. 마이봄샘의 구조. 마이봄샘은 세엽(acinus), 측면도관(ductule), 중심도관(central duct), 개구부(orifice)로 이루어져 있다.

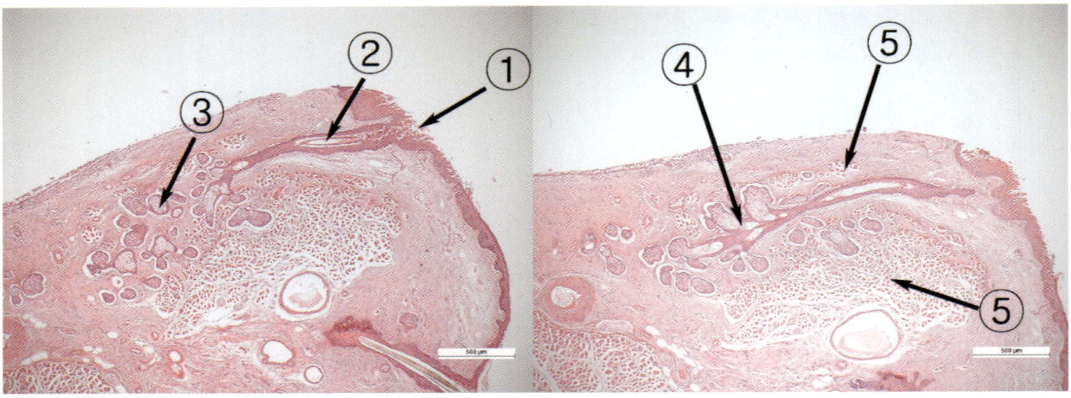

그림 3-3. **사람 눈꺼풀의 구조(HE stain, sagittal section).** ① Orifice of Meibomian gland, ② Terminal duct, ③ Acinus, ④ Ductule, ⑤ Muscle of Riolan (사진 제공: 여의도성모병원 황호식 교수)

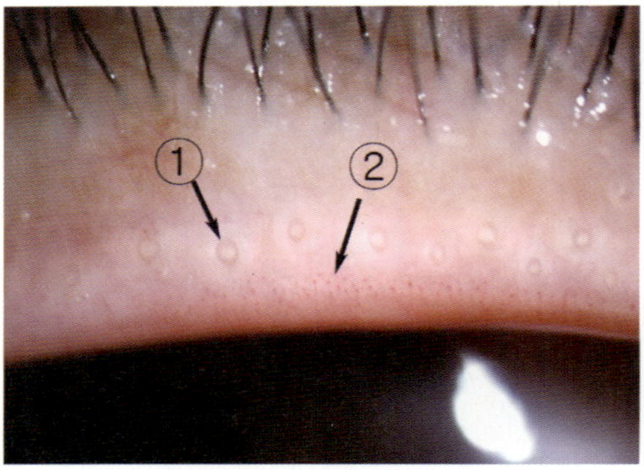

그림 3-4. **30세 여자 환자의 눈꺼풀 가장자리.** ① Orifice가 Bull's eye pattern을 보이고 있다, ② 피부점막 경계부(Mucocutaneous junction). 정상적으로 피부점막 경계부는 orifice보다 뒤쪽에 위치한다.

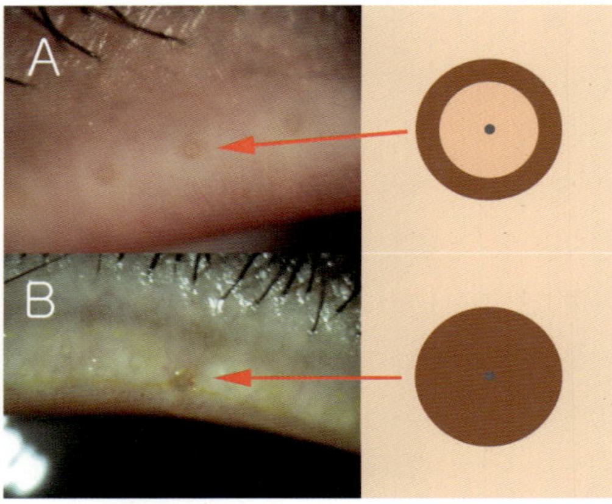

그림 3-5. **마이봄샘의 개구부.** (A) 정상적인 개구부는 마치 과녁판(Bull's eye)처럼 생겼다. 가장 가운데는 말그대로 구멍으로 어두운 색이며 그 바깥은 말단도관(terminal duct)으로 생각되는 밝은 색의 원형띠가 보이고 그 바깥으로는 다시 어두운 색을 보이고 다시 밝아진다. (B) 해당 개구부와 연결된 마이봄샘의 위축이 있는 경우에는 과녁판 모양이 사라진다.

통해 1개의 중심도관에 연결되어 있으며, 중심도관central duct의 한쪽 끝은 막혀 있고, 반대쪽 끝은 눈꺼풀 테두리에서 속눈썹의 뒤, 피부점막 경계부의 바로 앞쪽으로 열린다(그림 3-4).[1] 개구부는 마치 과녁판Bull's eye처럼 생겼다. 가장 가운데는 말그대로 구멍으로 어두운 색이며, 그 바깥은 말단도관terminal duct으로 생각되는 밝은 색의 원형띠가 보이고 그 바깥으로는 다시 어두운 색을 보이고 다시 밝아진다. 이러한 개구부의 과녁판 모양은 해당 개구부와 연결된 마이봄샘의 위축이 있는 경우에는 사라지고(그림 3-5) 주변에 비하여 움푹 들어간다(그림 3-6). 개구부들은 일렬로 배열되어 있기도 하고 두 줄로 배

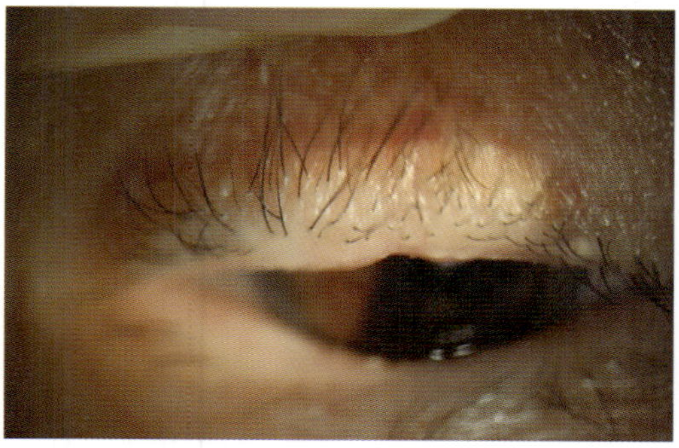

그림 3-6. **눈꺼풀 가장자리의 dimple.** Dimple 아래에 있는 마이봄샘의 개구부는 전형적인 Bull's eye pattern은 사라지고 해당 마이봄샘은 위축이 되어있다.

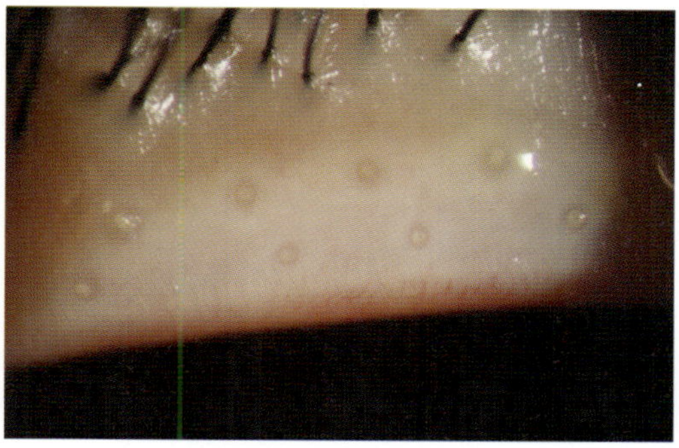

그림 3-7. **마이봄샘 개구부의 배열.** 대개는 일렬로 배열되어 있으나 두 줄로 배열되어 있는 경우도 있다.

열되어 있는 경우도 있다(그림 3-7).

Dr. Maskin은 폐쇄성 마이봄샘기능장애 obstructive Meibomian gland dysfunction에서 intraductal probing으로 직접 말단도관의 폐쇄를 없애는 치료법을 사용하고 있다.[2] 그림 3-3에서 말단도관의 길이는 약 1 mm인데 Maskin probe의 길이가 1 mm라고 하니 어느 정도 일리는 있다.

마이봄샘의 분포 범위가 대체로 윗눈꺼풀과 아래눈꺼풀의 눈꺼풀판의 크기와 일치하기 때문에 눈꺼풀판의 모양에 따라 위, 아래의 마이봄샘 특징에 차이가 생긴다. 윗눈꺼풀의 눈꺼풀판은 중심부의 높이가 약 10 mm이고, 코쪽과 귀쪽으로 갈수록 좁아지는 반원의 형태이다. 반면 아래눈꺼풀의 눈꺼풀판은 더 작고, 코쪽부터 귀쪽까지 높이가 5 mm 정도로 일정한 직사각형 모양이다. 각각의 마이봄샘은 눈꺼풀판을 따라 일렬로 평행하게 정렬되어 있다(그림 3-8). 마이봄샘은 윗눈꺼풀에 25–40개로 대략 평균 31개, 아래눈꺼풀에 20–30개로 대략 평균 26개가 존재하는 것으로 보고되고 있다.[3-5] 윗눈꺼풀의 마이봄샘은 눈꺼풀의 가운데 부분에 있는 샘의 길이가 평균 5.5 mm가량으로 가장 길며, 코쪽

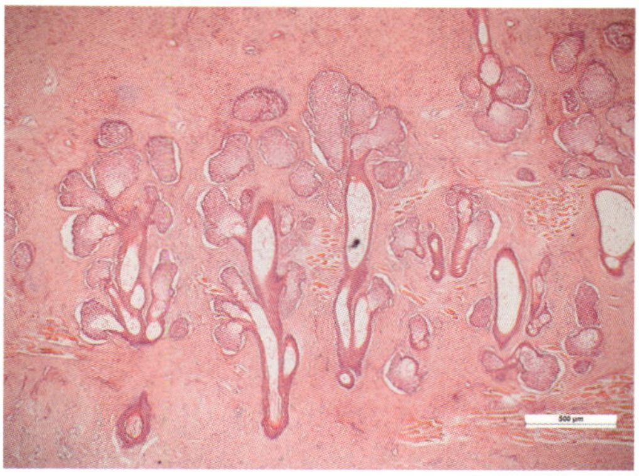

그림 3-8. **사람 위눈꺼풀에서 마이봄샘의 배열(HE stain, coronal section).** 각 마이봄샘은 눈꺼풀 가장자리에 수직으로 있으면서 서로 평행한 구조를 보이고 있다(사진 제공: 여의도성모병원 황호식 교수).

과 가쪽으로 갈수록 짧아지고, 아래눈꺼풀의 마이봄샘은 비교적 일정하게 평균 2 mm가량의 길이로 존재한다.[5] 이러한 것들을 바탕으로 마이봄샘의 전체 부피를 대략 계산해보면, 윗눈꺼풀의 마이봄샘이 약 26 μL이고, 아래눈꺼풀의 마이봄샘이 약 13 μL로, 윗눈꺼풀의 마이봄샘 부피가 아래눈꺼풀 비해 2배가량 크다.[5] 따라서 윗눈꺼풀의 마이봄샘들이 더 많은 양의 마이봄을 생산할 수 있을 것으로 추측된다. 하나의 마

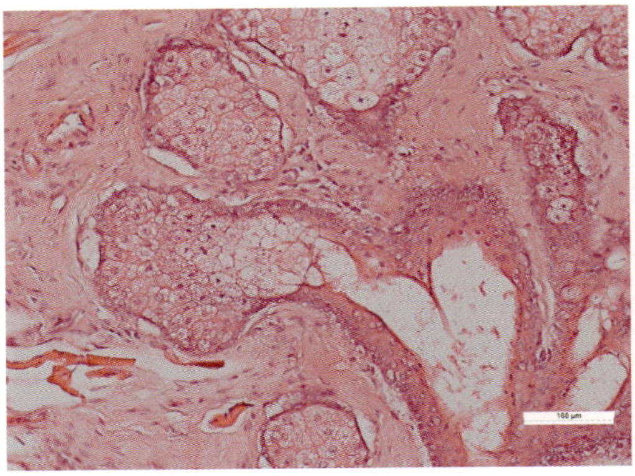

그림 3-9. **마이봄샘 세엽과 마이봄샘세포.** 마이봄세포는 세엽 안에 위치하고 있으며 세포 안에는 lipid droplet에 의해 granule이 보인다. 점차 maturation하여 측면도관 쪽으로 떨어져 나갈 때는 세포가 터지며 이러한 granule이 보이지 않는다(사진 제공: 여의도성모병원 황호식 교수).

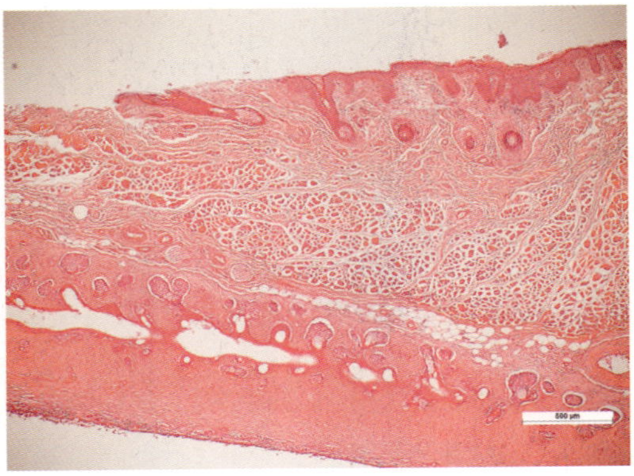

그림 3-10. **사람 위눈꺼풀에서 마이봄샘의 위치(HE stain, sagittal section).** 마이봄샘은 눈꺼풀의 눈꺼풀판 내에 위치하고 있으며 그 위에는 눈둘레근(orbicularis muscle)이 위치하고 있다(사진 제공: 여의도성모병원 황호식 교수).

이봄샘에는 약 10–15개의 세엽이 연결되어 있는데[3] 윗눈꺼풀의 마이봄샘에 더 많은 세엽이 연결되어 있다. 그러나 보통 아래눈꺼풀의 마이봄샘이 윗눈꺼풀의 마이봄샘보다 폭이 넓은 경향이 있다.[6]

세엽은 150–200 μm 직경의 타원 또는 원형의 형태이며, 마이봄세포meibocyte로 불리는 분비 세포들로 거의 가득 채워져 있다(그림 3-9). 세엽의 가장 가장자리 부분의 basal cell로부터 마이봄세포가 분화되어 세포내에 지질을 생산하고 축적하기 시작한다. 마이봄세포가 세엽의 중심부로 이동하면서 세포가 더 성숙하게 되고, 이에 따라 세포 내 지질 방울들의 개수와 크기가 점점 더 증가한다. 이 때까지는 마이봄세포 내의 핵이 온전하게 관찰되나, 이후 세포가 측면 도관의 근처에서 과성숙 단계로 접어들면, 세포의 핵이 쪼그라들면서 세포가 죽게 되고, 이 때 세포막이 터지면서 세포내에 축적된 지질 분비물들이 배출된다. 이를 마이봄Meibum이라 부르며, 측면 도관으로 분비된 마이붐은 중심관으로 이동하게 된다. 마이봄세포 안에 있는 지질 방울들은 빛의 분산scattering을 일으키면서 transillumination meibography에서는 어둡게, non-contact meibography (reflectance)에서는 밝게 보이는 것이다. 반면, 중심도관처럼 마이봄세포가 없이 마이붐만 있는 구조는 투명해서 마이보그래피에서 관찰되지 않는 것이다. 다만, 말단도관은 마이보그래피뿐 아니라 가시광에서도 관찰이 된다. 마이봄샘은 눈꺼풀판 안에 있으며 그 위로는 눈꺼풀결막이 덮고 있기 때문에(그림 3-10) 가시광에서는 잘 보이지 않지만 젊은 사람에서는 잘 보이는 경우도 있다(그림 3-11).

보통 1개의 세엽이 150 μm 길이의 짧은 측면 도관에 연결되어 있다. 이 연결 측면 도관의 직경은 30–50 μm가량으로 내부는 4층의 중층편평상피로 싸여 있다. 연결 측면 도관은 긴 중심관에 비스듬히 연결되며, 이 때문에 주로 상피세포로 구성된 뾰족한 조직의 돌기가 중심관을

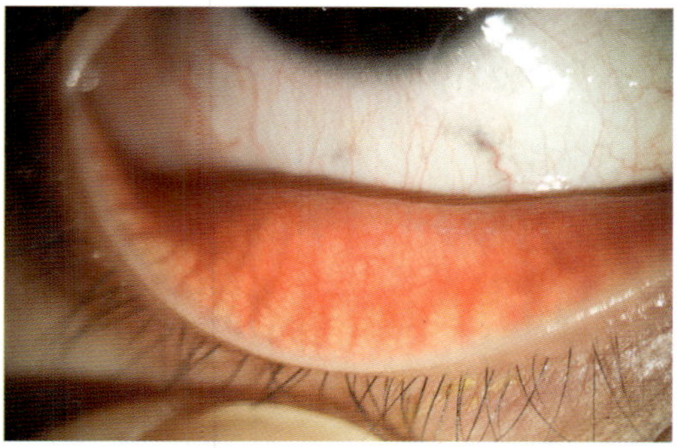

그림 3-11. **아래눈꺼풀에서 보이는 마이봄샘.** 마이봄샘은 눈꺼풀결막에 가려 가시광에서는 잘 보이지 않지만 젊은 환자에서는 잘 보이는 경우도 있다.

향해 형성된다. 아마도 중심도관과 측면도관이 만나는 부위에 마이봄세포의 줄기세포가 있을 것이라고 예상된다.

중심도관 역시 4층의 중층편평상피로 싸여 있으나 그 직경은 100–150 μm로 더 넓고, 중심도관 길이 전체가 마이봄샘의 길이를 이루고 있다. 눈꺼풀테와 가까운 중심관의 말단 부위는 Riolan 근육이 감싸고 있으며,[3,7] 이 부위의 앞쪽은 종종 확장되어 일종의 팽대를 형성한다. 마이봄샘의 끝 0.5 mm가량은 눈꺼풀 테두리에서 자라 들어온 각질화된 상피층으로 덮여 있으며, 개구부로부터 0.5 mm가 떨어진 지점부터 점차 정상적인 마이봄샘 도관의 상피로 이행된다. 중심관 끝부분의 상피가 나머지 부분과 다르기 때문에 이를 분비관secretory duct이라고 부르기도 한다.

중심도관과 측면 도관의 내부는 모두 초기 각질화를 보이는 중층편평상피로 덮여 있으나, 개구부로부터 0.5 mm 정도의 말단도관은 눈꺼풀 테두리로부터 자라 들어온 표피의 각질층으로 덮여 있다.[3,4,8] 도관 상피세포ductal epithelium의 과각화hyperkeratinization에 의해 개구부가 막히고 중심도관내 압력이 증가하면서 세엽위축acini atrophy이 생긴다는 것이 전통적인 폐쇄성 마이봄샘기능장애의 이론이다.[9] 그러나 UC Irvine의 Jamse Jester 교수 등은 개구부주변의 상피세포는 원래 각질이 없어 이러한 일은 불가능하며 도관폐쇄 후 세엽위축이 생긴다는 도관중심가설ductal centric hypothesis보다는 도관폐쇄 없이 세엽위축이 선행된다는 meibocyte-centric hypothesis를 주장하고 있다.[10]

마이봄샘은 눈꺼풀판 내 조밀한 아교질섬유, 섬유모세포, 림프, 혈관, 신경조직으로 둘러싸여 있으며, 탄성조직, 평활근섬유, 눈둘레근이 마이봄샘의 일부와 얽혀, 호르몬, 신경, 혈관 인자들에 의해 지질의 생산과 분비가 조절된다. 마이봄샘에서 마이붐이 분비되는 것은 크게 두 가지 기전이다. 첫 번째는 눈꺼풀을 감을 때 눈둘레근(그림 3-10)의 수축으로 근육 아래 있는 마이봄샘에 압력을 주어 마이봄샘이 분비되는 것이다. 말단도관의 주변에는 Riolan 근육이 있는데(그림 3-3) 이는 일종의 괄약근으로 평소에는 수축하여 마이붐이 새지 않도록 잡고 있다가 눈둘레근이 수축하여 마이봄샘의 압력이 어느 정도 올라가면 한 번에 이완하여 마이붐이 '찍'하고 분비할 수 있도록 한다. 두 번째는 마이봄세포의 분비압력secretory pressure에 의해 분비되는 것으로 마이붐이 '찍'하고 나온다기보다는 '질질질' 샌다고 볼 수 있다. 조범주 등은 피험자의 눈에 saline을 점안하여 lower tear meniscus 면적을 늘인 다음 LED plate를 이용하여 개구부에서 마이붐이 눈물막으로 분비압력에 의해 퍼져 나가는 것을 보여주는 데 성공하였다(그림 3-12).[11]

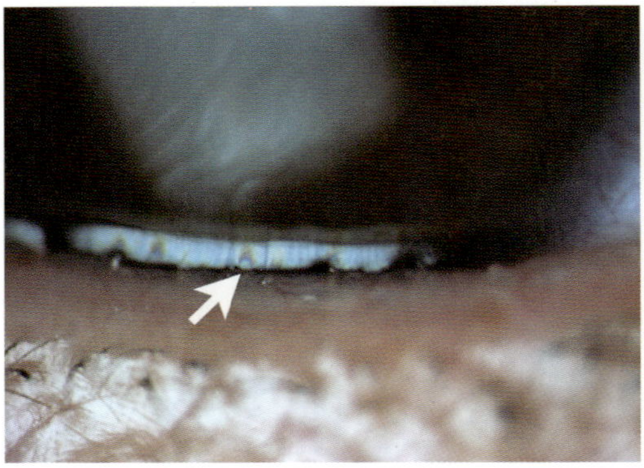

그림 3-12. 마이봄샘 개구부에서 마이봄세포의 secretory pressure에 의해 마이봄이 눈물막 위로 연속적으로 분비되고 있는 모습

References

1. Jester JV, Nicolaides N, Smith RE. Meibomian gland studies: histologic and ultrastructural investigations. Invest Ophthalmol Vis Sci. 1981;20(4):537-47.
2. Maskin SL. Intraductal meibomian gland probing relieves symptoms of obstructive meibomian gland dysfunction. Cornea. 2010 Oct;29(10):1145-52.
3. Bron AJ, Tripathi RC, Chapmbron T. Wolff's anatomy of the eye and orbit. London; New York; New York: Chapman & Hall Medical.an & Hall Medical; 1997.
4. Duke-Elder SS, Wybar KC. The anatomy of the visual system. In: System of ophthalmology. London; Kimpton; 1961.
5. Greiner JV, Glonek T, Korb DR, Whalen AC, Hebert E, Hearn SL, et al. Volume of the human and rabbit meibomian gland system. Adv Exp Med Biol. 1998;438:339-43.
6. Knop E, Knop N, Millar T, Obata H, Sullivan DA. The international workshop on meibomian gland dysfunction: report of the subcommittee on anatomy, physiology, and pathophysiology of the meibomian gland. Invest Ophthalmol Vis Sci. 2011;52(4):1938-78.
7. Kozak I, Bron AJ, Kucharova K, Kluchova D, Marsala M, Heichel CW, et al. Morphologic and volumetric studies of the meibomian glands in elderly human eyelids. Cornea. 2007 Jun;26(5):610-4.
8. Knop N, Knop E. Meibomian glands. Part I: anatomy, embryology and histology of the Meibomian glands. 2009;106:872-83.
9. Gutgesell VJ, Stern GA, Hood CI. Histopathology of meibomian gland dysfunction. Am J Ophthalmol. 1982 Sep;94(3):383-7.
10. Jester JV, Parfitt GJ, Brown DJ. Meibomian gland dysfunction: hyperkeratinization or atrophy? BMC Ophthalmol. 2015 Dec 17;15 Suppl 1(Suppl 1):156.
11. Cho BJ, Jee DH, Kim WJ, Shin MC, Kim EC, Kim MS, et al. Direct Visualization of Continuous Meibum Secretion From the Orifices of Meibomian Glands to the Tear Film. Cornea. 2019 Oct;38(10):1245-52.

마이봄샘의 생리

Physiology of Meibomian gland

Chapter 04

경북의대 김 홍 균
원광의대 문 철 원

1 마이봄샘의 생리

1) 마이봄의 분비(Secretion mode)

기저마이봄세포basal meibocyte는 세포의 성숙 과정에서 지질의 생성 및 축적과 함께 세엽acinus의 바닥에서 중심부 및 측면도관droprii입구로 이동한다.[1] 마이봄세포의 분비와 부산물은 지질 합성과 연관되어 있다.

마이봄세포는 기저, 분화, 성숙, 과성숙의 단계를 거치며 이는 Gorgas에 의해 설명된 여러 구조적 특성에 따라 구분된다.[2] 이 때 지질 합성에 필요한 세포 소기관들은 그 크기와 수가 증가하는데, 특히 활면소포체smooth-surfaced endoplasmic reticulum와 퍼옥시좀peroxisome이 두드러진다.[2] 지질방울lipid droplet은 활면소포체의 막membrane에서 기원한 막성다층구조물들multi-lamellar membrane structures로 둘러싸이며, 이 구조물들은 지질방울에 합쳐져 마이붐Meibum 형성에 기여한다.[2,3] 지질, 단백질, 핵산과 같은 세포 전체의 모든 구성물질들 또한 마이붐이라는 기름 형태의 분비물 형성에 기여한다.[4]

마이붐의 주요 기능은 다음과 같다: ① 눈물막으로부터의 증발을 억제한다. ② 피부 피지로부터의 오염을 방지하기 위해 눈물막에 장벽을 제공한다. ③ 눈물막의 표면장력을 낮추어 물이 눈물막으로 흡수되어 두껍게 만든다. ④ 수면 중에 눈꺼풀테 사이에 밀폐되도록 돕는다. ⑤ 매끄러운 광학 표면을 제공한다. ⑥ 눈물막의 확산성과 안정성을 향상시킨다.[5]

마이봄샘Meibomian gland의 관구조ductal system는 능동 및 수동적으로 뒤쪽 눈꺼풀테posterior lid margin로 분비되는 최종분비물final secretory product의 형성에 기여한다. 신경섬유들이 세엽 주위뿐만 아니라 관구조 주위에 발견되고,[6] 눈꺼풀염blepharitis 환자와 정상인 모두에서 마이봄지질Meibomian lipid이 부분적으로 관구조 내의 공생균commensal bacteria의 가수분해 효소에 의해 변형되어 중성지방triglyceride이 유리지방산free fatty acid과 모노글리세라이드monoglyceride, 디글리세라이드diglyceride 및 다른 형태로 분해된다.[7,8] 이 공생균은 눈꺼풀염 환자와 정상인의 마이붐 샘플의 대부분에서 배양되었다.[9]

(1) 분비(Secretion) 및 이동(Delivery)의 기전

마이봄샘의 길이로 인해 마이붐이 세엽에서 분비되는 과정에서부터 눈꺼풀테로의 이동 사이에는 흔히 거리가 길다. 따라서 Bron과 Tiffany에 의해 제시된 명명법을 따라 마이붐의 분비와 이동을 구분하는 것이 좋다.[10]

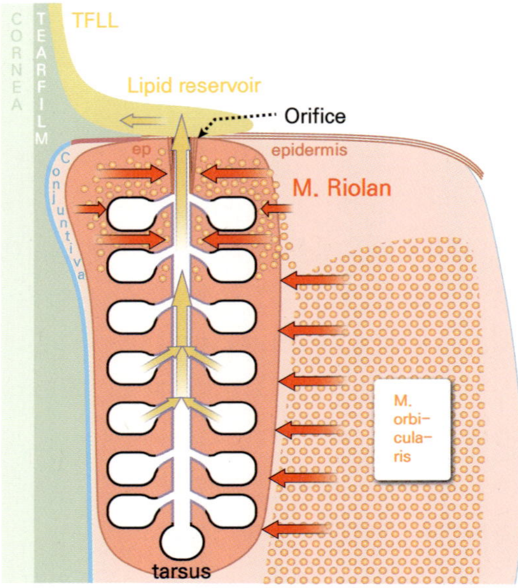

그림 4-1. 마이봄샘에서 오일(마이붐)이 분비되는 데 관여하는 힘

세엽에서 지속적으로 새로운 마이봄세포들이 생산되고 최종분비물로 분해되어 마이봄기름Meibomian oil이 눈꺼풀테의 개구부orifice로 계속 배출된다. 이런 지속적인 생산은 새로운 마이봄세포들의 생성 시간과,[1] 수면 후 눈꺼풀이 감긴 상태에서 관구조 안에 쌓인 지질의 양이 증가하는 현상을 통해 확인된다.[11,12] 마이붐은 지속적으로 분비되므로 마이봄샘의 막힘으로 인해 관내 압력이 상승할 수 있다.

Linton 등은 눈꺼풀 근육들의 기계적 작용이 마이붐을 이동시킨다고 설명하였다.[13] 눈을 깜빡일 때, 눈둘레근orbicularis oculi muscle은 눈꺼풀판과 이에 둘러싸인 마이봄샘tarsal gland을 압박하여 마이붐의 분비를 돕는다(그림 4-1, 2).[13] 이때 눈꺼풀판에 위치한 샘 조직은 눈꺼풀테를 따라 개별 샘 조직에 균일한 압박 효과를 받는 것으로 보인다.[14] 또한 리올란근육Riolan's muscle의 수축은 관 체계와 세엽의 말단부terminal part를 압박하여 마이붐이 눈꺼풀테 쪽으로 이동하도록 하고,[15] 마이봄샘의 말단부를 닫아 유출을 방지하여 마이붐의 흐름에서 눈둘레근과는 다소 반대 작용을 하는 것으로 보인다.[13] 또한 눈

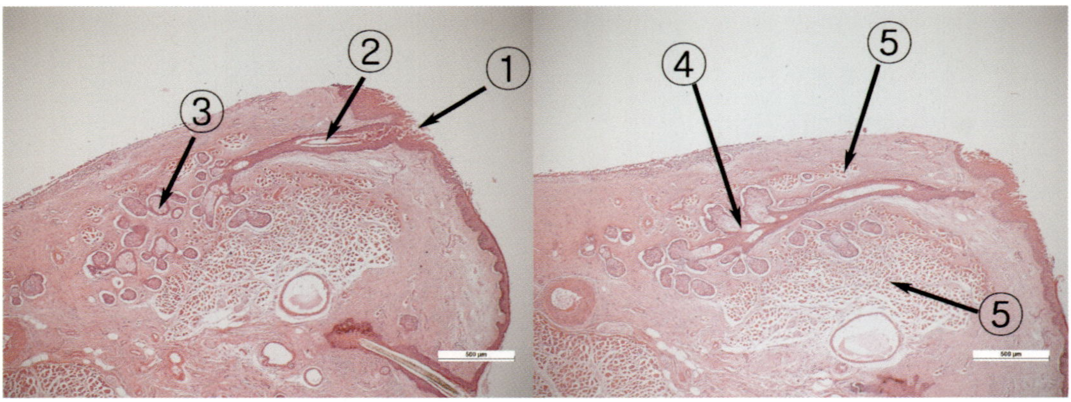

그림 4-2. 사람 눈꺼풀의 구조(HE stain, sagittal section). ① Orifice of Meibomian gland, ② Terminal duct, ③ Acinus, ④ Ductule, ⑤ Muscle of Riolan (사진 제공: 여의도성모병원 황호식 교수)

을 깜빡이면서 눈둘레근이 압박하는 동안 리올란근육이 이완되고, 반대로 눈깜빡임 사이에 눈둘레근이 이완되면서 리올란근육이 수축되어 마이붐의 유출을 방지하는 것으로 추측된다.[13] 리올란근육은 수축 시 밤에 눈둘레근이 이완되어 있어도 마이붐의 불필요한 유출을 막는 데 도움이 될 수 있지만 마이붐을 나오게 하지는 않는다.[13] 그러나 리올란근육과 눈둘레근 간의 길항작용에 대한 명확한 근거는 아직 없다.

눈깜빡임이 없을 때 마이봄샘은 부풀고, 눈꺼풀테의 지질의 양은 감소하나 몇 번의 눈깜빡임으로 지질의 양은 회복된다.[11] 자는 동안에 눈깜빡임에 따른 근육의 활동이 없어지면 관체계 안에 마이붐이 더 축적되어 눈깜빡임 시 더 많은 양이 나오게 된다. 이러한 활동은 아침에 일어난 첫 1시간이나 장시간 일에 집중하여 눈 깜빡임이 줄어든 후에 마이보메트리meibometry를 통해 확인한 바 있다.[11-13] 즉 반복적으로 세게 눈을 감아 눈물층 안의 지질층 두께를 유의하게 늘릴 수 있고, 또한 초기 폐쇄성 마이봄샘 질환이 있는 외래 환자들을 대상으로 경미한 마이봄샘 폐쇄를 해소하는 데 도움이 될 수 있다.[16,17]

(2) 눈꺼풀 형태(Lid topography) 및 마이봄샘의 기능

마이봄샘의 위눈꺼풀 및 아래눈꺼풀 역할 차이에 대하여 아직까지 연구가 부족한 실정이다. 위눈꺼풀의 마이봄샘은 부피가 커서 분비능이 더 좋아 지질층 형성에 더 많이 기여하는 것으로 생각되지만,[18] 마이봄샘의 형태 및 분비능에 대한 연구는 대부분 접근성이 더 좋은 아래눈꺼풀을 대상으로 이루어져 왔다. 이전 연구에서 아래눈꺼풀테 마이봄지질의 양과 나이, 성별, 일중 이동률에 대해 확인할 수 있었다.[10-12,19] 그 결과 변연저장소marginal reservoir에 있는 지질의 양은 14세 미만 어린이가 성인에 비해 적었고, 성인 남성이 성인 여성에 비해 많았으며, 50세 이후에는 남녀 모두 비슷했고 80대까지는 점차 증가하였다.[12,20] 변연저장소에 있는 지질의 양이 나이에 따라 늘어나는 것은 나이가 들면서 활성의 마이봄샘이 줄어드는 것과는 대조적으로 지질층과 저장소에서 지질의 제거 감소에 의한 것으로 생각된다.[10,20,21]

마이봄샘에서의 분비는 한 번에 개구부의 45%에서 나타나고 20세에서 80세가 될 때까지 활성의 마이봄샘의 수가 50% 감소한다.[22] 또한 1.25 g/mm²의 약한 외부 압력을 사용해 마이봄샘에서 분비물의 움직임을 관찰하였을 때, 개구부의 잠재적인 폐쇄 없이 분비물이 이동하여 모든 마이봄샘들이 동시에 기름을 전달하는 것이 아님을 확인하였다.[21,23,24] 게다가 아래 눈꺼풀의 활성의 마이봄샘 수는 비측 1/3 위치에서 가장 많았고, 중앙에서 좀 더 적으며, 이측 1/3 위치에서 더 적게 나타났다.[21] 또한 아래 눈꺼풀에서 활동적인 전달을 하는 마이봄샘의 수와 건성안 증상 사이에 상관관계를 보였다.[21] 특정한 약한 압력으로 전달이 중단될 때까지 마이봄샘의 완전한 압출에 필요한 시간은 평균 약 12초이며, 같은 조직에서 새로운 기름이 다시 압출될 수 있는 회복 시간은 약 2시간 정도였다.[23] 3시간 간격으로 네 차례 각 마이봄샘들이 압출된 경우, 단일 마이봄샘은 작업일 동안 필요에 따라 유동적으로 기름을 분비할 수 있었다.[24] 마이봄샘의 이러한 지속적인 활동은 눈꺼풀테 상의 위치에 따라 다른 경향을 보였다. 위눈꺼풀의 마이봄샘 분비 활동과 분비량에 대한 연구는 마이봄샘의 생리적인 기능을 더 잘 이해하고 다양한 질환에서의 변화를 분석하기 위해 지속적으로 필요한 실정이다.

(3) 신경지배(Innervation)

마이봄샘은 다른 부위의 피지선sebaceous gland이 호르몬 등에 의해 조절되는 것과 달리 신경지배를 받는다. 마이봄샘은 세엽 주위에 무수신경섬유의 밀집된 망인 신경총으로 구성된다.[25,26] 이 신경총의 신경섬유들은 축삭말단terminal button에 신경전달물질을 함유한 과립granule으로 채워진 작은 소포vesicle들을 포함하고 있다. 신경말단은 세엽 주변에 가까이 위치하지만 바닥막basement membrane 외부에 위치하며, 이는 자율신경계와 유사하게 통과연접synapse en passant을 이룬다. 이와 같은 신경섬유들은 관 체계 주위에도 관찰되어 관 상피가 최종적으로 분비되는 마이붐의 조성에 기여할 수 있음을 시사한다.[26] 또한 많은 신경섬유들은 세엽 주변에 형성된 밀집된 혈관망의 작은 혈관들의 벽에도 존재한다.[6,27]

마이봄샘의 신경섬유들은 주로 아세틸콜린에스터분해효소acetylcholinesterase에 양성 반응을 나타내어 콜린성 부교감신경계의 일부로 여겨진다.[26] 또한 칼시토닌 유전자 관련 펩타이드calcitonin gene-related peptide, CGRP와 Substance P와 같은 감각신경계 표지물질뿐만 아니라, 부교감신경계에서 나타나는 세포외 부교감성 혈관작용 내장 폴리펩타이드vasoactive intestinal polypeptide, VIP를 포함해,[28,29] 부교감신경계가 지배적으로 작용한다.

요약하자면, 마이봄샘은 다양한 신경전달물질들을 함유하고 밀집된 신경망을 통해 신경지배를 받는다. 이는 날개입천장신경절pterygopalatine ganglion을 통해 유래된 부교감신경, 위목신경절superior cervical ganglion에서 유래된 교감신경 및 삼차신경절trigeminal ganglion에서 유래된 감각신경섬유들을 포함한다.[30] 이러한 신경지배는 안구 표면의 샘 조직들을 조절하여 눈물막의 다양한 구성요소들을 이루는 것으로 보인다.[31] 눈물층의 분비성뮤신secretory mucin을 만드는 술잔세포goblet cell들 또한 동일하게 조절되는 것으로 보인다.[32] 마이봄샘이 눈물샘과 유사하게 신경되먹임회로neural feedback loop가 있는지, 그리고 어떻게 작용하는지에 대해서는 아직 알려져 있지 않다.[33,34] 현재 신경섬유에서 신경전달물질이 어떻게 방출되고, 표적 조직에서 어떻게 반응하는지에 대한 정보는 부족한 실정이다.

2) 각질화(Keratinization)

(1) 상피세포의 각질화 과정

마이봄샘은 눈썹의 모낭과 유사한 발생과정과 구조를 가지며, 이에는 상피세포의 각질화 과정이 포함된다. 각질유리질과립keratohyaline granule은 각질화의 초기 단계에서 나타나며, 이후에 세포질로 방출되어 중간각질섬유들intermediate keratin filaments을 서로 연결하는 필라그린filaggrin과 같은 단백질을 포함한다. 각질세포keratinocyte의 세포질은 점차 각질그물망keratin meshwork에 의해 점유되며, 이런 그물망은 각질섬유를 서로 연결하여 각질세포의 세포막을 변형시켜 각질막으로 변화시킨다.[35,36] 세포핵이 소실된 후, 이런 세포들은 표면 각질층으로 변화하여 완전한 각질화가 이루어지며, 이는 물리적

및 화학적인 스트레스 요인으로부터 보호 기능을 수행한다.[35]

(2) 초기각질화(Incipient keratinization)

토끼 및 원숭이 실험에서 전자현미경을 통해 정상 마이봄샘의 관 상피에는 첨부세포층apical cell layer에 각질유리질과립이 포함되어 있었다.[25] 조직학적 연구에서 인간의 마이봄샘 중심관 및 세관의 모든 상피세포에서도 각질유리질과립들이 포함되어 각질화에 기여함을 확인할 수 있다(Knop E, et al. IOVS 2009;50:ARVO E-Abstract 4833). 따라서 원칙적으로 마이봄샘은 털줄기hair shaft가 없는 모낭hair follicle으로 간주될 수 있다.[37]

3) 마이봄샘줄기세포(Meibomian gland stem cells) 및 세포역학(Cell dynamics)

마이봄샘은 큰 피지선의 특수한 형태로, 털hair과 관계없이 피부에 있는 일반적인 피지선과 비슷한 생물학 및 세포역학적인 기능을 가진다. 하지만 일반적으로 인간의 마이봄샘에 대한 줄기세포 및 세포역학 관련 기본 지식은 매우 한정적이다. 따라서 피부의 피지선에 대한 일반적인 생물학적 현상을 이해하는 것이 마이봄샘 이해에 도움이 된다.

(1) 마이봄세포의 생산(Generation)과 이동(Migration)

마이봄샘은 피지선으로서, 온분비holocrine 기전을 통해 마이붐을 생성 및 분비한다. 이는 전체 샘세포glandular cell의 내용물이 마이붐을 형성한다는 것을 의미한다. 지질 합성과 축적, 세포의 구심성centripetal 이동, 최종적으로 세포의 퇴행과 세포막의 붕괴와 같은 성숙 과정을 거친 후, 지질과 다른 세포 구성요소는 관구조 안으로 배출된다. 따라서 이런 온분비 과정에서 전체 분비세엽secretory acinus이 분비세포secretory cell로 가득 차게 되며, 분비세포가 지속적으로 손실되고 대체된다. 이 과정은 눈물샘이 분비세포의 손상 없이 분비하는 부분분비merocrine와 대조적이다.[33] 세엽 세포가 계속 손실되면 새로운 세포를 계속 생산해야 해서, 세엽 내 지속적인 세포 교체turnover 및 분화differentiation가 일어난다. 마이봄세포의 재생은 기저막 바깥층의 기저세포에서 기원하고, 이는 다른 상피 조직의 재생과 유사한 방식으로 이루어지는 것으로 여겨진다.[1,39,40] 쥐와 인간의 마이봄샘에서 미분화된 불완전한 세포가 기저층에서 더 많이 관찰되어 조직학적으로도 이를 시사하고 있다.[2,3]

Olami 등은 방사성 핵산 [3H]-타이미딘[3H]-thymidine을 사용하여 쥐 마이봄샘의 분열 중인 세포들을 표지하였다. 초기에는 이 표지된 분열 중인 세포들이 기저세포층에서만 발견되었으나,[1] 그 수가 점차 늘어나고, 기저세포의 유사분열 및 증식이 나타났다. 이후 이들은 세엽 중심에 가까운 위치에서 관찰되어 마이봄세포가 구심성으로 이동함을 보여준다. 쥐의 마이봄샘에서 마이봄세포의 세포분열 간격이 4.1일로, 새로 생성된 세포들은 하루에 0.62 um 속도로 세엽 중심 쪽으로 이동하며, 이는 기저층에서 형성 후 약 9일이 소요된다. 이 결과는 마이봄세포의 선조세포progenitor cell가 기저세포층에 위치해 있고, 그 후손들이 일정하게 계속 마이봄샘 중심부로 움직임을 나타낸다.[1] 이러한 이동은 마이보메트리로 관찰된 마이붐의 지속

PART 01 마이봄샘기능장애 총론

적인 분비를 설명하며, 이러한 작용은 눈꺼풀판의 외부에 위치한 눈둘레근과 마이봄샘의 말단 부분 주변에 위치한 리올란근육의 작용과 함께, 기름이 뒤쪽 눈꺼풀테로 전달되도록 도와준다.[10,11,13] 인간의 마이봄샘에도 유사한 특성이 있을 것으로 추정되지만, 인간의 세엽은 지름이 크고 더 많은 세포로 채워져 있어 정확한 수치는 약간 다를 수 있다.

(2) 마이봄샘줄기세포 (Meibomian gland stem cells)

Olami 등은 마이봄샘의 줄기세포가 각 세엽의 둘레에 위치한다고 하였다. 마이봄샘의 줄기세포에 대한 연구는 현재 몇 연구 외에는 부족한 실정으로(Lavker RM, et al. IOVS 2003;44: ARVO E–Abstract 3781), Lavker는 마이봄샘의 줄기세포를 브로모데옥시우리딘bromodeoxyuridine, BrdU 또는 [3H]–타이미딘으로 표지하여, 가장 빠르게 주기적으로 분열하는 세포의 대부분이 기저피지선세포basal sebocyte인 기저세엽마이봄세포에 위치함을 확인하였다. 이들은 선조세포(일시적증폭세포transient amplifying [TA] cell)로서 TA 세포는 줄기세포의 딸세포로, 더 빠른 분열을 하지만 제한된 횟수의 분열 및 분화 프로그램을 가져 결국 말단 분화세포로 이어지게 된다.[41] 세엽에서는 느린 주기로 분열하는 줄기세포가 거의 없었으며(Lavker RM, et al. IOVS 2003;44: ARVO E–Abstract 3781), 대부분 빠른 주기로 분열하는 세포들이 마이봄샘에서 발견되었다. 기저세엽상피basal acinar epithelium에서 기저 세포 외부의 줄기세포로부터 젊은 TA 세포들이 빠르게 분열 후 이동하여 기저 세포를 지속적으로 보충한다고 가정하였을 때, 마이봄샘의 마이봄세포가 지속적으로 생성되는 것이 설명 가능하다. 마이봄샘의 관 상피에서는 느린 주기로 분열하는 표지된 줄기세포로 추정되는 세포들이 많이 발견되었다(Lavker RM, et al. IOVS 2003;44:ARVO E–Abstract 3781). 또한 마이봄샘 관 상피 상단에 있는 많은 세포들이 빠르게 분열하는 TA 세포로 인해 표지가 희석되었다(Lavker RM, et al. IOVS 2003;44: ARVO E–Abstract 3781). 이렇게 과도하게 증식하는 세포들은 눈꺼풀테의 점막피부경계mucocutaneous junction 영역에서도 나타났다.

(3) 모낭(Hair follicle)과의 유사성

마이봄샘에서의 세포역학은 모낭의 줄기세포 및 TA 세포와 유사하며, 이는 아래쪽으로는 모근hair root의 상피세포와 같이, 위쪽으로는 피부 상피세포와 같이 이동한다. 모발피부단위hair-skin unit에서 느린 주기의 내재적줄기세포putative stem cell는 거의 전적으로 팽창부hair bulge와 같은 특정 영역에 위치한다.[42] TA 세포가 팽창부의 느린 주기 세포에서 유래하며 두 개의 다른 영역에 분포된다.[41] 각기 다른 위치 및 세포 주기 특성에 따라, 이들은 ① 모낭 하부 및 털줄기hair shaft를 형성하고 ② 모낭 상부 및 표피를 형성한다.

결과적으로 팽창부 줄기세포는 양능성bipotent을 가지며, 두 가지 다른 분화 경로를 따르며, 털이나 표피를 형성하는 두 개의 다른 TA 세포 집단을 생성할 수 있다. 모낭 또는 마이봄샘 관 상피의 느린 주기의 줄기세포 외에도, 더 빠른 주기로 분화하는 TA 세포가 두 영역에서 나타난다. TA 세포는 모낭 하부 또는 마이봄샘의 세엽과 같은 하부에도 위치하고, 모낭 상부

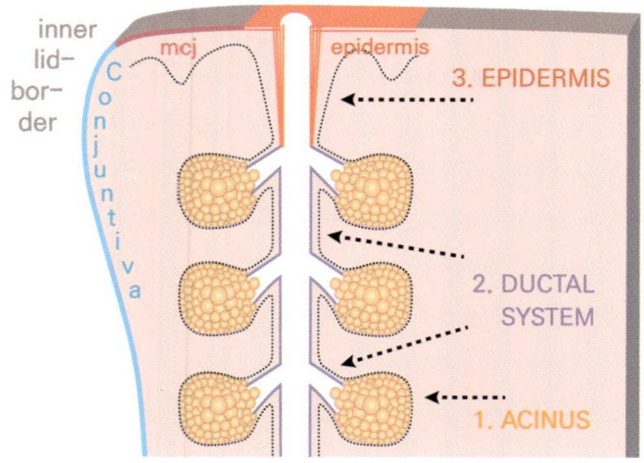

그림 4-3. **마이봄샘의 구조적, 기능적 영역**

및 눈꺼풀테 표피 외부 또는 마이봄샘 관의 가장 상단 및 피부점막접합부mucocutaneous junction와 같은 상부에도 위치한다. 속눈썹과 마이봄샘의 모낭 사이의 유사한 구조와 공통의 배아 발달에 대한 연구를 통해 과각화hyperkeratinization가 왜 마이봄샘기능장애의 전형적인 병리기전이 되는지 설명 가능하다.[31]

마이봄샘은 세 가지 구조 및 기능적 영역을 가지고 있을 것으로 생각된다(그림 4-3). 이러한 영역은 각 세포내신호전달경로intracellular signaling pathway를 다르게 조절하는 특이적인 분화가 일어난다. ① 마이봄기름을 만드는 분비마이봄세포secretory meibocyte로 채워진 세엽의 온분비, ② 이 오일을 배출하는 관상의 네 층 구조의 평편세포 관구조squamous ductal system 및 ③ 배설관excretory duct 가장 상위 부분은 다층의 각화된 피부 상피의 연장으로 오일을 뒤쪽 눈꺼풀테로 전달한다. 현재 이러한 구조 및 기능적 영역의 구분은 명확하지 않으나, 배설관의 세포, 관구조의 세포 및 분비마이봄세포 표면에서 서로 다른 수용체가 발현될 것으로 생각된다. 또한 이런 조직들의 세포질에서 각기 다른 성숙 및 기능에 따라 다른 단백질의 발현이 추정되나 아직 자세한 연구는 부족한 실정이다.[43-48]

4) 피지선에서의 세포역학

마이봄샘을 포함한 피지선의 발달은 계층적인 요인들에 의해 조절된다. ① 미분화된 줄기세포들이 피지선줄기세포로의 계통결정과 ② 선 구조로 증식 및 조직화되며, ③ 이는 세엽 내부의 분비 세포들의 말기분화 및 기능적으로는 지질 생산으로 마무리된다.[49,50] 각 단계는 조절 요인에 의해 통제되며, 이들의 특이성과 상호작용은 여전히 알려진 바가 부족하다.

(1) 피지선줄기세포의 위치와 계통결정 (Lineage commitment)

비록 피지선에 관한 상당한 연구가 있지만, 줄기세포로부터 피지선의 형성에 대한 이해는 아직 부족하다. Taylor는 털의 팽창부 줄기세포의 일부가 표피를 채우기 위해 올라와 털과 관련된 피지선의 줄기세포가 됨을 가정하였다.[41] 이전 연구들에서 분리isolated 후 이식transplanted된 털의 팽창부 줄기세포는 모든 피부세포 계통과 해당 조직(모낭, 피지선 및 표피)을 형성할 수 있었다.[51,52] 또한 모낭 사이 표피의 표피줄기세포epidermal stem cell도 팽창부 줄기세포처럼 양능성을 가지며 두 가지 계통을 이루었다.[41,53] 하나는 각질화 표지자를 발현하는 표피세포로, 다른 하나는 전사인자 c-myc의 영향을 받아 피지세포로 분화한다. 털의 팽창부의 세포와 독립적으로 피부 상피에 다양한 종류의 줄기세포가 존재하며, 이들은 털과 피지선을 포함한 표피 구조의 발달에 기여할 수 있다.[54] 이들은 또

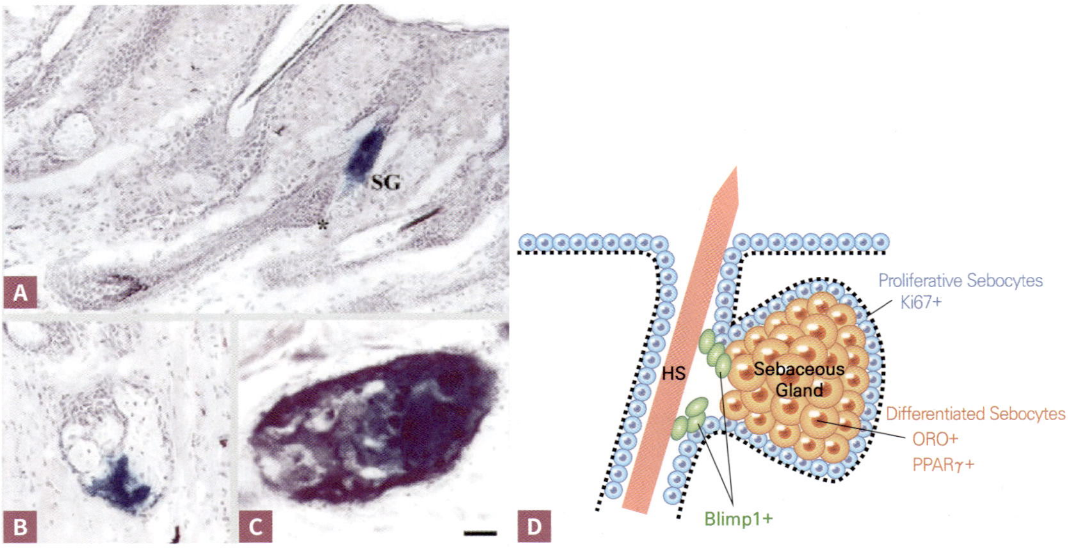

그림 4-4. 마우스 피부에서 피지샘 선조세포의 위치

한 쥐 실험에서 레트로바이러스 계통추적retroviral lineage tracing을 통해, 표지된 털의 약 1/3에서 오직 피지선만 선택적으로 표지되어 이는 오래 생존하는 느린 주기 세포의 집합pool으로서 아마 계통특이 선조직 줄기세포lineage-specific glandular stem cell의 집합이 있을 것으로 추측된다(그림 4-4). 이렇게 추정된 선조직선조세포gland progenitors들은 세엽에서 모낭으로의 이행부transition zone에 위치하며, 같은 위치의 쥐의 피지선 특이 선조 세포들은 이후 전사인자에 의해 특성화되었다.[49,54] 이는 쥐의 마이봄샘 관 상피의 느린 주기 선조세포의 위치와 다소 대조적이다(Lavker RM, et al. IOVS 2003;44:E-Abstract 3781).[55] 온분비 세엽 줄기세포의 위치 차이는 인간의 털 피지선 및 마이봄샘과 달리 쥐의 털과 관련된 피부 피지선들은 분명한 연결세관connecting ductule을 가지고 있지 않다는 것과 관련이 있을 수 있다.

현재 피부에는 최소 세 개의 독립적인 줄기세포군이 있다고 여겨진다: 주기적인 털 재생을 위한 다분화능 팽창부 줄기세포multipotent hair-bulge stem cell, 피지선과 모낭 사이 표피 각각을 위한 계통수임 줄기세포lineage-committed stem cell가 있다.[56] 또한 피지선과 가까운 모낭 상부에는 협부isthmus에 위치한 세포들이 있다.[49,56]

5) 마이봄샘에서의 세포분화 (Cell differentiation) 및 역학

Nien은 피지선의 분화와 기능과 관련된 분자들을 마이봄샘에서 확인하였다.[55] BLIMP1은 피지선세포계의 분화 표지자로 표피와 피부 부속기관에서 나타났고 마이봄샘의 관구조와 눈꺼풀 표피의 내강층luminal layer에서도 나타났다.[49,55,57] 피지선세포의 분화 표지자인 PPAR-γ는 쥐 실험에서 젊은 성인 대부분의 마이봄세포에서는 세포질에, 나이든 동물의 경우 핵에 침착되었다.[55] 이런 재배열은 세엽의 크기 및 지질 생산량의 감소와 함께 기저세엽세포들의 증식은 나이든 동물에서 감소하였다.

마이봄세포의 최종 분화는 지질 생산을 위한 구조와 기능에서 보듯이, 피지선세포와 유사하다. PPAR-γ 의존경로를 통해 합성된 세포 내 지질은 지질 방울 내에 저장되며, 해당 구획의 주변에는 관련 분자인 지방분화 관련 단백질(ADRP 또는 아디포필린)이 포함된다.[68] ADRP는 지질방울과 지질을 생성하는 모든 세포에서 발견되는 고유한 지질 저장 단백질로 긴-사슬 지방산의 흡수를 촉진하며, 지방산이 마이봄기름의 중요한 구성 요소로서 ADRP의 발현을 증가시킨다(Green-Church KB, et al. IOVS 2009;50:ARVO E-Abstract 533).[69-72] 또한 마이봄샘에서 ADRP의 존재가 확인되었으며,[73] 성숙한 마이봄세포에서 더 많이 발현되었다.

6) 줄기세포와 마이봄샘 질환과의 관계

마이봄샘기능장애는 줄기세포 생성 및 이동의 결함이 있을 때 생길 수 있다. 이는 주로 피부의 털과 관련된 피지선을 비롯한 마이봄샘 자체의 연구결과를 바탕으로, 이러한 결함은 마이봄샘의 과각화되는 지루성 상태나 마이봄샘 조직 종양 등으로 나타날 수 있다.[74-77]

피지선의 변화는 줄기세포 계통결정에서부터 선조직 형성 및 세엽 내 최종 피지선세포 성숙에 이르기까지 전 과정에서 일어날 수 있다.[49] 표피와 피지선 형성 사이의 스위치인 기저 전사인자 c-myc의 과발현은 피지선 증식을 촉진하여 일차성 피지선증으로 이어질 수 있다.[78] BLIMP1은 c-myc 및 세포 증식을 억제하지만 선조세포의 분화를 자극하는 하류의 전사인자로서 피지선줄기세포의 계통결정에 필요하다.[79-81] BLIMP1-양성-피지선결정선조세포의 손실로 피지선의 항상성이 교란되면, 과도한 복구과정과 함께 비대하고 과형성된 피지선과 지루피부염seborrhea이 생길 수 있다.[49] 피지선세포의 말기성숙은 PPAR-γ에 의해 세엽 안에서 이루어지며, 이는 지질 생성 세포에 대한 주요 인자가 된다.[66] PPAR-γ의 부족은 나이-관련 위축과정age-related atrophic process에 기여할 수 있고, PPAR-γ의 작용제agonist 및 길항제antagonist는 피지선의 기능을 조절하여 잠재적인 치료법이 될 수 있다.[55]

줄기세포가 손상된 경우 그 분화는 가소성이 높아 계통결정이 전환되어 변형 및 손실된 선조세포를 대체할 수 있다.[49,56] 이 과정은 마이봄샘기능장애에서 관찰될 수 있고 세포에 스트레스를 주는 것으로 보인다. 예를 들어, 막힘으로 인한 물리적 압력이나 세균 성장 증가로 인한 세균 지방분해효소bacterial lipase, 유독 물질, 염증 매개체 등의 방출이 해당된다. 그러나 줄기세포 기반의 복구 기전은 완전한 조직 재구성으로 항상 이어지지는 않고, 구조 및 기능의 변화를 일으킬 수 있다. 이러한 변화는 과형성된 세엽에서 지질 생산을 증가시키고 마이봄샘기능장애나 마이봄샘 종양의 발생에 관련될 수 있다.

2 마이봄샘의 지질합성과 조절

1) 개요

합성된 지질에 대한 정보가 부족하여 마이봄샘에서의 지질 합성과 흡수에 대한 연구는 아직 부족한 실정이다. 합성 중인 지질 체인에 2개의 탄소가 추가되기 위해서는 많은 양의 에너지가 필요하다(1ATP, 2NADPH; 16탄소 팔미틱산 palmitic acid은 7ATP, 14NADPH가 필요). 이를 위해 마이봄세포는 충분한 산소와 탄소 공급이 필요하다. 세엽의 바닥세포basal cell는 혈관을 통해 산소를 받을 수 있지만, 세포가 성숙하면서 지질로 차고 혈관으로부터 멀어지게 된다. 일반적인 탄소 공급원인 포도당과 산소는 지질로 인해 잘 확산되지 않기 때문에 성숙세엽세포 maturing acinar cell에 있어 공급이 어떻게 이루어지는지에 대한 의문이 있다. Jester 등에 따르면 성숙한 마이봄세포에서 미토콘드리아는 축소되고 전자 밀도가 높아진다고 한다.[27] 반면에 Gorgas와 Völkl의 연구에 따르면 성숙한 마이봄세포에서 미토콘드리아의 퇴화는 발견되지 않았고, 마이봄세포의 모든 분화 단계에서 고밀도의 봉입체inclusion body가 발견되었다.[2] 그럼에도 불구하고 세포는 지질로 가득 차므로, 지질을 생산하기 위한 재료는 중심 세엽 세포에 접근 가능해야 한다. 이 과정이 운반 또는 확산을 통해 일어나는지 여전히 명확하지 않다.

일반적으로 인슐린과 글루카곤은 지방과 당의 대사에 관여하므로 지질 생산 과정에서 호르몬 조절에도 관여하는지에 대해서는 의문이다. 이런 호르몬들은 수용성 물질로 성숙세엽세포에 대한 접근성이 떨어진다. 반면에 스테로이드 호르몬(특히 안드로겐)은 세엽 세포에 영향을 미치는 것으로 알려져 있는데, 지용성으로 성숙세엽세포에 접근이 가능하다. 마이봄지질의 합성 외에도, 마이봄세포는 적층된 막 배열과 퍼옥시좀으로 이루어져 있는데, 이를 통해 마이봄세포가 인지질phospholipid과 콜레스테롤과 같은 극성지질polar lipid을 합성하는 것으로 보인다. 그러나 극성지질의 일부와 (O−acyl)−ω−hydroxy 지방산과 같은 다른 지질 성분들도 분비를 위해 합성될 수도 있다. 분비되기 위해 만들어지는 지질과 그 외의 합성되는 지질들에 대한 조절을 체계적으로 연구하기에 앞서, 정상 마이봄샘 분비물의 구성에 대한 일치된 의견이 필요하다. 또한, 지질 합성에 관련된 효소 일부가 막에 결합되어 있을 수 있어 이에 대한 연구가 어려운 실정이다. 면역조직화학적 연구는 효소의 구획화compartmentalization를 확인하여 지질의 최종 목적지를 알 수 있어 이런 딜레마를 해결하는 데 도움이 될 수 있다.

마이봄지질의 주요 성분은 왁스wax 및 스테롤에스터sterol ester로, 이는 지방산, 지방알코올 fatty alcohol, 긴−사슬지방산(> 20C), 알코올, 스테롤(특히 콜레스테롤)로 이루어져 있다. 가장 흔한 지방산은 올레산oleic acid으로 18개의 탄소를 가지고 9번째 결합이 cis 이중결합으로 형성된 단일불포화지방산이다. 왁스에스터wax ester는 지방알코올과 지방산의 유도체의 축합반응 condensation으로 형성되고, 스테롤에스터는 스테롤과 지방산의 축합반응으로 형성된다.[77,91] 이론적으로 이런 지질 성분들은 세엽 세포 내에서 새로 합성될 수도 있고, 혈류로부터 흡수되어 얻어질 수도 있다. 각 성분들에 대한 합성

효소들과 최종 산물을 만들기 위한 트랜스에스터분해효소transesterase가 각각 직간접적으로 세엽 세포 내의 mRNA를 감지한다는 연구결과가 있어 지질 성분들은 세엽 세포 내에서 새로 합성됨에 대한 근거가 된다.[51,55,92] 현재까지 지질이 혈류로부터 흡수되는 것에 대한 연구 결과는 없으나 스테로이드 호르몬이 호르몬 작용의 일부로 세엽 세포에 흡수되는 것으로 단정하기는 어려우며, 추가적인 연구가 필요하다. 식이 변화에 따라 지질 조성이 변할 수 있고, 혈장 콜레스테롤 수준과 눈물 및 마이봄샘 분비물 내의 콜레스테롤 및 콜레스테롤 에스터와의 관련성에 대한 추가적인 연구가 필요하다.[93] 최근 눈꺼풀염 환자에서 아마인유flaxseed oil(오메가-3)를 복용하는 경우, 혈중 오메가-3 지방산이 높아져도, 오메가-3 지방산, 오메가-6 지방산, 단불포화지방산monounsaturated fatty acid, 다불포화지방산polyunsaturated fatty acid의 수준에 차이가 없었다.[94] 또한 식이가 중요한 요소라고 하기에는 코알라의 경우 유칼립투스 잎만 먹어 매우 제한적이고 특정한 지질 섭취만 하는데, 코알라의 마이봄샘 지질이 다른 포유류와 유사한 조성을 가져 한계가 있다(Butovich IA, Millar TJ. IOVS 2009;50:ARVO E-Abstract 2545). 그러나, 쇼그렌 증후군 여성에서 극성지질 성분과 식이 변동 사이에 상관관계가 있는 것으로 나타났다. 말하자면 HPLC 분석에서 단일 극성지질 피크를 나타낸 여성들은 다중 극성지질 피크를 나타낸 여성들에 비해 오메가-3 지방산 섭취량이 약 두 배 높았다.[95] 따라서, 마이봄샘에서 분비되는 모든 지질은 샘 조직에 의해 합성되었을 가능성이 높고, 지방산 및 콜레스테롤 합성, 이러한 경로에 관여하는 주요 효소, 그리고 그들이 어느 세포 구획에 위치해 있는지에 대한 이해가 필요하다.

2) 마이봄샘 조절

피지선은 전신에 존재하며 크게 두 가지 유형이 있다. 하나는 모낭과 관련된 털기름샘pilosebaceous gland이고, 다른 하나는 피부와 점막 사이 이행부에 존재하는 유리기름샘free sebaceous gland(포피preputial 및 마이봄샘)이다.[82] 성스테로이드sex steroid, 코티코스테로이드corticosteroid 시상하부 및 뇌하수체 호르몬, 인슐린, 레티노이드retinoid, 갑상선 호르몬, 멜라노코틴melanocortin, 신경전달물질, 성장인자, 그리고 퍼옥시좀증식체활성화수용체결합체peroxisome proliferator activated receptor ligand 등이 피지선 발달, 증식, 눈화, 성숙, 지방 생성 및 분비를 조절하는 것으로 알려져 있고(표 4-1),[8,66,82-93] 피지선 조절기준점control point은 유전자 발현, 단백질 합성 및 지질 합성에 영향을 미친다.

일반적인 피지선과 달리 마이봄샘의 생리적 조절은 상대적으로 덜 알려졌다. 최근 쥐의 마이봄샘에 270개 이상의 수용체 mRNA가 존재함이 밝혀졌지만, 이 중 대부분의 전사물transcript이 번역translate되어 기능하는지는 알려지지 않았다. 특히 마이봄샘에 대한 신경지배는 알려진 바가 적다. 마이봄샘은 아세틸콜린에스테분해효소, substance P, 혈관작용장폴리펩타이드, 도파민β-수산화효소dopamine β-hydroxylase, 산화질소합성효소nitric oxide synthase, 타이로신수산화효소tyrosine hydroxylase, 성장호르몬억제인자somatostatin 신경펩타이드Yneuropeptide Y, NPY 및 CGRP에 반응하는 신경섬유와 접촉하고,

표 4-1. **피지선 및 피지세포의 성장 및 지질생산**[94]

인자 factor	성장 growth	지질생산 lipid production
Adrenocorticotropic hormone	증가	
Androgen	증가	증가
Basic fibroblast growth factor	증가	
Calcitonin gene-related peptide	R	미확인 기능성수용체
Corticotropin-releasing hormone	증가	증가
Epidermal growth factor	증가	
Estrogen	감소	감소
Growth hormone	증가	
Hydrocortisone	증가	
Insulin	증가	
Insulin-like growth factor-I	증가	
Insulin-like growth factor-II	증가	
Keratinocyte growth factor	증가	
Neuropeptide Y	미확인 기능성수용체	미확인 기능성수용체
Peroxisome proliferator activated receptor ligands		증가
Pituitary extract (bovine)	증가	
Progestin		~
Retinoid	감소	감소
Substance P	증가	증가
Thyroid-stimulating hormone	증가	
Thyroxine	감소	증가
Transforming growth factor-α	증가	
Vasoactive intestinal peptide	미확인 기능성수용체	미확인 기능성수용체
α-Melanocyte stimulating hormone	증가	증가
β-Adrenergic agonist		Permissive
β-Endorphin	감소	증가

감각 신경, 교감 신경 및 부교감 신경섬유를 품고 있는 인체에서 유일한 피지선이다.[6,26,28,30,48,82,95-107] 게다가 마이봄샘에는 세로토닌serotonin, 아드레날린adrenergic, CGRP, 콜린성cholinergic, 도파민, 감마아미노뷰티르산γ-aminobutyric acid, GABA, 글루탐산염glutamate, NPY, 뉴로텐신neurotensin 및 성장호르몬억제인자 수용체의 mRNA도 포함되어 있다.[48] 그러나 신경전달물질이 마이봄샘 주변에서 분비되어 샘수용체glandular receptor에 작용하거나 생리적

효과를 유발하는지에 대해서는 완전히 알려져 있지 않다.

마이봄샘의 생리학적 및 병리학적 조절에 대한 이해는 대부분 안드로젠androgen, 에스트로젠estrogen, 황체호르몬progestin, 올트랜스레티노인산all-trans retinoic acid, ATRA 및 성장 인자가 마이봄샘 조직 및 해당 상피세포에 미치는 영향에 대한 연구를 기반으로 한다.

(1) 마이봄샘과 안드로젠

안드로젠은 마이봄샘 조직 내 유전자 발현과 지질 생산을 조절한다.[44,48,156-160] 이는 부분적으로 고전핵수용체classic nuclear receptor에 결합하여 중재되는 것으로 보인다. 성스테로이드 수용체는 일반적으로 특정 호르몬이 결합하고, 활성화된 호르몬-수용체 복합체는 대상 유전자 조절 시 반응 요소와 결합하여 유전자 전사 및 단백질 합성을 조절한다.[161-163] 마이봄샘은 세엽 상피 세포 핵 안에 안드로젠 수용체 mRNA 및 안드로젠 수용체 단백질을 가지고 있어 안드로젠이 마이봄샘에서 다양한 유전자 발현을 조절할 수 있다.[44,156-160,164-166]

마이봄샘에 대한 안드로젠과 에스트로젠의 영향은 부신전구체adrenal precursor로부터 성스테로이드 호르몬의 국소적인 형성 이후에 나타나는 것으로 보인다. 마이봄샘은 스테로이드 생성 및 대사 효소 mRNA를 모두 포함하고 있다.[45,167] 그리고 3α-HSD, 3β-HSD 및 17β-HSD는 마이봄샘의 상피 세포에서 번역이 이루어진다.[168] 이렇게 마이봄샘은 성스테로이드의 세포내분비 합성 및 대사를 위해 필요한 효소들을 가지고 있다.

안드로젠은 마이봄샘에서 유전자 발현에 상당한 영향을 미친다. 테스토스테론에 의해 마이봄샘에서 높게 발현되는 많은 유전자들은 지질 대사, 지질 운반, 스테롤 생합성, 지방산 대사, 세포내 단백 수송, 산화환원효소oxidoreductase 활성, 퍼옥시좀, 미토콘드리아 및 초기 섭취소체endosome와 관련이 있다.[44,48,156,157,160] 더욱이 이렇게 높게 발현되는 유전자들에 의해 부호화encoding된 일부 단백질과 경로들은 최근 중점적인 연구 대상이 되고 있다:

① ATP-시트르산염분해효소ATP-citrate lyase, 아세틸-CoA 합성효소, 아세틸-CoA-카복실화효소acetyl-CoA-carboxylase, 아세토아세트산-CoA 합성효소, 지방산합성효소, 3-하이드록시-3-메틸글루타릴 CoA3-hydroxy-3-methylglutaryl CoA, HMG-CoA 합성효소, HMG-CoA 환원효소, 메발론산인산화효소mevalonate kinase, 인산메발론산인산화효소phosphomevalonate kinase, 메발론산피로인산염탈탄산효소mevalonate pyrophosphate decarboxylase, 아이소펜테닐피로인산이성질화효소isopentenyl pyrophosphate isomerase, 제라닐제라닐피로인산합성효소geranylgeranyl pyrophosphate synthase, 스쿠알렌에폭시다제squalene epoxidase, 라노스테롤메틸기제거효소lanosterol demethylase, 그리고 Δ7-스테롤 환원효소는 모두 콜레스테롤, 지방산, 성스테로이드 및 지질 합성의 모방과 진행에 관여하는 주요 효소들이다.[169,170] 지방산합성효소는 다른 조직에서 안드로젠에 의해 조절되며, 마이봄샘 상피 세포에서 발현된다(Richards SM, et al. IOVS 2002;43:ARVO E-Abstract 3150).[148,152]

② 지방산 수송 단백질4는 긴-사슬지방산의 세포 흡수 및 대사를 돕는다.[171]

③ 1, 3형과 같은 긴-사슬지방산의 연장은 긴-사슬지방산과 스핑고리피드sphingolipid의 조직 특이적 합성을 증진시킨다.[170,172]

④ 모노글리세라이드지방분해효소mono-glyceride lipase는 트리글리세라이드와 모노글리세라이드를 지방산과 글리세롤로 가수분해하는 것을 촉진한다.[173]

⑤ ATP 결합 카세트 군의 구성원인 Abca1과 Abcd3는 다양한 분자들을 세포외막 및 세포내막을 통해 운반한다. Abca1은 지질 제거 경로에서 콜레스테롤 이동 펌프로 작용하며, 이로 인해 콜레스테롤 분포의 주요 조절인자로 기능한다.[174-176] Abcd3는 지방산 및 지방산 아실-CoA (acyl-CoA)가 퍼옥시좀으로 들어가는 과정을 조절한다.[177]

⑥ 옥시스테롤결합단백질유사체 1Aoxysterol-binding protein-like 1A, 스테롤운반체단백질2sterol carrier protein 2, 간, 리포칼린3lipocalin 3, 인산지질콜린전달단백질phosphatidylcholine transfer protein은 인지질의 결합 및 이동에 관여한다.[170]

⑦ SREBP 1은 지방산합성경로를 촉진하며, SREBP 2는 콜레스테롤 합성 경로를 증진시킨다.[178-181]

⑧ 다양한 유전자들이 퍼옥시좀증식체활성화수용체 신호전달 경로에 관여하며, 이 경로는 지방합성, 케톤생성ketogenesis, 지질 운반, 지방산 운반 및 산화를 조절한다.[66]

안드로젠은 또한 마이봄샘의 내분비 조절에 매우 중요할 수 있는 일련의 유전자들을 조절한다.[48] 예를 들어 테스토스테론은 다음과 같은 mRNA를 증가시킨다:

① 17β-HSD 7은 17-케토스테로이드ketosteroid와 그에 상응하는 17β-하이드록시스테로이드hydroxysteroids 간의 상호전환을 조절하는 효소이다.[182] 이 효소의 활성은 주변 조직에서 모든 활성 안드로젠 및 에스트로젠의 대사에 중요하고, 마이봄샘에서 부신전구체로부터 안드로젠의 국소적인 세포내분비를 위한 합성을 매개할 수 있다.[182]

② 인슐린유사성장인자1insulin-like growth factor 1, IGF 1은 다양한 작용을 하는 단백질로, 피지 세포의 DNA 합성과 분화를 자극한다.[84]

③ 안드로젠에 의해 전립선에서 높게 조절되는 에스트로젠 수용체ER β는 ERα의 활성을 억제할 수 있는 수용체이다.[183,184]

④ 11β-HSD 1은 코티솔을 비활성 대사산물인 코르티손cortisone으로 전환하는 효소이다.[170]

테스토스테론은 각질화와 관련된 유전자, 레틴알데하이드탈수소효소 3retinaldehyde dehydrogenase 3 유전자의 발현을 억제한다.[48,170,185] 안드로젠 섭취소체, 골지체Golgi apparatus, 소포체, 용해소체lysosome, 프로테아좀proteasome, 핵 및 미토콘드리아처럼 다양한 위치에서 단백질의 정렬, 이동 및 가수분해에 관여하는 유전자의 발현을 자극한다.[48]

안드로젠 치료가 암컷 쥐 마이봄샘에서 1,000개 이상의 유전자 발현에 영향을 미쳤다.[185] 테스토스테론에 의해 여성 조직에서 바뀌는 많은 유전자들은 수컷의 마이봄샘에서 안드로젠에 의해 조절되는 유전자들과 동일했다. 그러나 일부는 성별에 따라 다르게 조절된다.[185]

안드로젠은 마이봄샘의 지질 및 단백질 구성에도 영향을 준다. 안드로젠 신호 전달은 마이봄샘 상피 세포에서 시크레토글로빈secretoglobin의 발현을 조절할 수 있는 것으로 추측된다.[186] 이 단백질은 분비될 수 있고 눈물 막에서 리포칼린과 유사한 기능을 할 수 있다.[186]

안드로젠이 마이봄샘에 미치는 모든 효과가 고전수용체classic receptor를 통해 중재되는지는 분명하지 않다. 샘막수용체glandular membrane receptor 결합 및 신호전달 연쇄반응 자극을 통한 순차적인 유전자 전사 변화와 관련될 수 있다.[187,188] 또한 안드로젠은 시상하부 및 뇌하수체전엽 호르몬의 분비를 조절하여 간접적으로 마이봄샘에 영향을 줄 수 있다.

(2) 안드로젠 결핍 및 치료의 영향

안드로젠 결핍 시 마이봄샘에 다음과 같은 영향을 줄 수 있다: 폐경기, 남녀 모두에서의 노화, 자가면역 질환, 완전 안드로젠 무감각 증후군complete androgen insensitivity syndrome, CAIS 및 안드로젠 억제제 사용은 마이봄샘 기능 이상, 마이봄샘 분비물의 지질 프로파일 변경, 눈물막 안정성 감소 및 증발성 안구건조증을 일으킬 수 있다.[130,135,189-197]

안드로젠 억제 요법을 받는 대상들은 대조군에 비해 마이봄샘에서 개구부화생orifice metaplasia, 분비물의 질적 저하, 중성지질 분비물의 현저한 변화가 있었으며 중증질환과 유사한 증상이 나타났다.[195,197,198] 많은 지질 변화는 양쪽 눈에서 동일하게 나타나며 특정한 지방산 패턴 변화를 특징으로 한다.[197] 또한, 눈물막, 결막, 각막, 눈꺼풀 이상, 그리고 안구 표면 증상이 더 자주 나타난다.[195] 또한 테스토스테론을 낮추기 위해 류프롤라이드 아세트산염을 투여하는 것이 일부 환자들에게 안과 문제 및 시야 흐림과 관련이 있었다.[199] 이는 양성 전립선 비대증에 대한 약물치료와 안구건조증 간의 연관성을 설명하는 데 도움된다.[200]

또한 CAIS 환자에서 안드로젠 수용체 기능 이상이 건성안의 증상 및 징후의 증가와 관련있었다. 이때 정상에 비해 마이봄샘 개구부 화생, 불규칙한 뒤쪽 눈꺼풀테 및 마이봄샘 분비물의 질적 저하가 더 많았고, 마이봄샘 분비물의 중성 및 극성지질 유형의 변화가 나타났다.[194,197] 또한 노화 과정에서 마이봄샘 분비물의 질이 감소하고 마이봄샘 개구부 화생의 빈도가 증가하며 마이봄샘 분비물의 극성 및 중성지질 프로파일이 변화된다.[72,201]

이 외에도, 자가면역과 관련없는 건성안과 마이봄샘 기능장애는 안드로젠 결핍이 있었고, 안드로젠 전구체인 DHEA의 국소적인 투여는 마이봄샘 지질의 생성과 분비가 자극되고 눈물막 파괴시간TBUT이 연장되었다.[202,203] 게다가 안구건조증을 가진 여성에서 혈청 테스토스테론이 감소하고, 안구 증상이 심한 정도와 관련 있으며, 폐경기 전후 혈청 테스토스테론 농도가 마이봄샘 분비량 및 개구부 지름과 양의 상관관계를 가진다(Suzuki T, et al. IOVS 2007;48: ARVO E-Abstract 434; Suzuki T, et al. IOVS 2008;49:ARVO E-Abstract 92).[204]

여성에서 대부분의 안드로젠(갱년기 이전 75%, 갱년기 이후 100%)은 부신성스테로이드전

구체인 DHEA와 DHEA-sulfate으로부터 말초 조직에서 합성된다.[205] 인간에서 안드로젠 총량을 정확하게 신뢰할 수 있는 추정치는 말초 조직에서 안드로젠의 총 세포내분비 생산 및 대사를 반영하는 결합 다이하이드로테스토스테론 대사체(안드로스테론 글루쿠로닌androsterone glucuronide 및 안드로스탄-3α 17β-디올글루쿠로닌androstane-3α 17β-diol-glucuronide)일 것으로 생각된다.[189,205-207]

이렇게 안드로젠은 마이봄샘 내에서 지질 생성을 촉진하고 각질화를 억제한다. 또한 안드로젠 결핍은 마이봄샘기능장애와 증발성 안구건조증을 유발할 수 있다. 이에 남녀 모두에서 건성안의 증상과 징후를 완화하기 위해 전신 및 국소 안드로젠 투여로 안드로젠이 결핍된 마이봄샘기능장애 및 증발성 안구건조증의 치료가 시도된 바 있다.[203,208-214] 피부에 테스토스테론을 도포하여 마이봄샘 분비물의 질적 향상과 안구 불편감의 감소 또한 보고된 바 있다 (Schiffman RM, et al. IOVS 2006;47:ARVO E-Abstract 5608).

(3) 마이봄샘과 에스트로젠

마이봄샘에는 에스트로젠 수용체 mRNA와 단백질이 존재하며, 난소가 제거된 쥐에 에스트로젠을 투여하면 샘 조직의 형태에 특징적인 변화가 나타난다.[166,225-227] 17β-에스트라다이올17β-estradiol은 쥐의 마이봄샘에서 대부분의 유전자 발현을 조절하는데, 이는 타이로신인산화효소tyrosine kinase, 제II형 인터루킨 1 수용체, matrix metallopeptidase 3 (MMP 3), HSD 7 (에스트론estrone을 생물학적으로 활성화된 에스트라다이올로 전환하는 효소), 젖분비호르몬prolactin 활동 및 지질 대사 등과 관련된 유전자들을 포함한다.[228,229]

에스트로젠은 지질 역학과 관련된 유전자의 발현(예: 인산지질콜린전달단백질, 원형질막plasma membrane에 인산지질콜린을 보충)을 증가시키고 지방분해효소인 카복실에스터분해효소 3carboxylesterase 3을 포함한 다른 유전자들의 발현을 감소시킨다.[228,230,231] 이러한 호르몬 작용은 17β-에스트라다이올이 마이봄샘에서 지질 생성을 촉진한다. 그러나 이와 반대로 17β-에스트라다이올은 지질 생성 전반에 부정적인 영향을 미친다는 연구 결과도 있었다. 예로 에스트로젠은 STAT5A와 같이 지질 생성을 억제하는 유전자의 발현을 자극하고 지질 생합성, 운반, 가공 및 막 이동과 관련된 유전자의 발현을 억제한다.[228,232]

이러한 상반되는 효과들과 에스트로젠의 피지선에 미치는 영향을 고려할 때, 에스트로젠 치료가 마이봄샘의 지질 합성을 감소시키고 마이봄샘 기능장애와 증발성 안구건조증을 촉진한다고 추정된다. 폐경 후 25,665명의 여성을 대상으로 에스트로젠 대체 요법을 받은 여성이 증상이 심한 건성안과 임상적으로 진단받은 안구건조증의 유병률이 그렇지 않은 여성들보다 높음이 확인되었다.[233] 안구건조증을 가진 44,257명의 여성들 중 에스트로겐 대체 요법 사용한 경우가 다른 선행인자보다 많았다.[234] 그리고 에스트로젠 치료를 받은 여성들에서 눈물막 불안정성, 이물감, 콘택트렌즈 부적응 및 안구 표면 건조증이 발생했다.[235,236]

마이봄샘의 일부 유전자들은 17β-에스트라다이올에 의해 억제되지만, 테스토스테론에 의해 활성화된다.[228] 이 유전자들 중 일부는 산성

시스테인-풍부당단백질cysteine-rich glycoprotein, 혈관 내피 성장인자 A, 카텝신 Kcathepsin K 및 MMP 3를 부호화하고 마이봄샘에서의 세포 성숙, 이동 및 온분비에 관여할 수 있다. 따라서 이러한 호르몬 반응은 에스트로젠의 피지선 억제 효과 및 안드로젠의 피지선 촉진 효과와 일치한다.

(4) 마이봄샘과 황체호르몬

마이봄샘은 황체호르몬 수용체 mRNA와 단백질이 있으며, 황체호르몬에 의해 형태가 변한다.[166,225,227] 황체호르몬을 추가한 에스트로젠 호르몬 대체 요법은 건성안과 관련된 에스트로젠 관련 증상을 감소시킬 수 있고, 이는 마이봄샘 기능이 긍정적인 영향을 받은 것과 관련있다.[233] 샘조직의 황체호르몬과 안구 표면 증상 간의 관련성은 아직 입증되지 않았다.

최근 황체호르몬이 쥐의 마이봄샘의 유전자 발현에 상당한 영향을 미친다는 연구결과가 있다.[228] 황체호르몬은 면역 기전, 포도당신생성gluconeogenesis, 에너지 전달과 관련된 대부분의 유전자와 리보솜 생합성, 조립 및 구조와 관련된 유전자를 억제하여 마이봄샘에서 단백질, 고분자 및 세포 생합성 전반을 억제한다.[228]

또한 황체호르몬과 에스트라다이올17β의 병용 투여는 쥐의 마이봄샘에서 300개 이상의 유전자 발현에 상당한 영향을 미친다.[228] 대부분의 분자 생물학적 반응은 에스트라다이올이나 황체호르몬 단독 치료와 유사하나 일부 유전자는 그렇지 않고, 어떤 경우에는 위치언어학localization ontology과 관련된 유전자 발현의 특이한 상승이 나타나기도 한다.[228] 이러한 황체호르몬/에스트로젠 반응은 아직 연구가 부족한 실정이다.

(5) 성별에 따른 마이봄샘에 대한 성스테로이드(Sex steroid)의 관여

성스테로이드는 마이봄샘 기능에 상당한 영향을 미치며, 특정 스테로이드에 따라 마이봄샘 기능장애와 증발성 안구건조증을 예방 및 촉진할 수 있다. 또한, 다른 피지선과 마찬가지로 성스테로이드의 변화가 마이봄샘의 형태, 유전자 발현, 중성 및 극성지질 프로파일 및 분비와 관련된 성에 따른 차이를 조절할 수 있는 것으로 생각된다.[11,43,72,110,113,119,196,200,201,227,246-252] 안드로젠의 경우 쥐의 마이봄샘의 성에 따른 유전자 발현 변동의 약 30%를 조절한다.[43] 또한 성별-특이방향화효소 활성sex-specific aromatase activity도 마이봄샘의 성에 따른 차이에 기여할 수 있다(Liu S, et al. IOVS 2007;48:ARVO E-Abstract 5657).

(6) 올트랜스레티노인산(all-trans retinoic acid, ATRA)의 마이봄샘에 대한 영향

ATRA는 피지세포의 성장, 발달, 지질 생성을 감소시키며, 눈꺼풀결막염blepharoconjunctivitis을 유발한다.[253-258] 또한, ATRA는 피지세포 내에서 13-cis 레티노산(아이소트레티노인)으로 바뀌어, 마이봄샘 관의 두께 증가 및 각질화, 마이봄샘 세엽 세포의 퇴화 및 사멸, 세엽 주위 섬유화, 그리고 마이봄샘 조직의 지질 함량 감소 등이 관찰된 바 있다.[259-262] 아이소트레티노인은 지난 수십 년간 중증 여드름 치료 약물로 사용되었다.[263]

13-cis 레티노산 투여는 눈꺼풀결막염, 비정상적인 마이봄샘 분비물, 마이봄샘 위축, 눈물막파괴시간 감소, 눈물막 삼투압 증가, 그리고 안구건조증 증상 및 징후를 유발한다.[264-271] 따

라서 레티노산 유도체는 마이봄샘 기능 이상과 증발성 안구건조증을 유발한다.[270,272,273]

레티노산은 안드로젠 수용체 mRNA 및 단백질 억제와 레티놀탈수소효소-4retinol dehydrogenase-4의 억제와 함께 다이하이드로테스트스테론의 국소적인 생산을 감소시킨다.[274-276] 레티노산은 눈 주위에 사용되는 노화 방지 화장품의 주성분으로 마이봄샘에 대한 레티노산의 영향에 대한 이해가 중요하다.[200,252]

(7) 성장인자 및 기타 약물 및 조건이 마이봄샘에 미치는 영향

마이봄샘의 생리학 및 병태생리학에는 영향을 미치는 여러 요소 및 상황은 다음과 같다:

① 표피성장인자epidermal growth factor와 소의 뇌하수체 추출물은 불멸화된 인간 마이봄샘 상피세포의 증식 및 분화를 촉진할 수 있다(Liu S, et al. IOVS 2009;50: ARVO E-Abstract 3669). 표피성장인자는 체외에서 토끼의 마이봄샘 및 인간의 피지선 상피세포의 분화를 자극한다.[92,277] 표피성장인자 억제제를 투여 받는 암 환자의 경우 마이봄샘 기능장애가 나타난다(Joshi J, et al. IOVS 2008;49: ARVO E-Abstract 2363).

② 국소적인 에피네프린epinephrine은 관 상피의 과도한 각질화를 유발하여 마이봄샘의 폐쇄 및 확장을 일으킨다.[278]

③ ω-3 지방산의 섭취는 인간의 마이봄샘 분비물의 극성지질 프로파일과 포화 지방산 함량의 변화와 관련있다.[246,279] 또한, 쇼그렌 증후군을 가진 여성에서 ω-3 지방산 섭취가 적었고, 이러한 여성들은 일반적으로 마이봄샘 기능장애를 가지고 있었다(Krenzer KL, et al. IOVS 1999;31: ARVO Abstract 2864).[280]

④ 35세 남성 환자에서 발견된 시상하부 생식샘저하증은 폐쇄성 마이봄샘 기능장애와 연관되어 있다.[100] 임상의들은 이런 눈꺼풀 상태가 안드로젠 결핍으로 인한 것으로 추측했다.[100]

⑤ 피지선에는 무기질부신피질호르몬mineralocorticoid 수용체가 존재하여 알도스테론도 마이봄샘에 영향을 미칠 것으로 생각되나 아직 마이봄샘에서의 표적은 밝혀지지 않았다.[281] 알도스테론은 마이봄샘 중성지질 및 강글리오사이드ganglioside 구성에 영향주지 않는다.[282]

⑥ 다발성 내분비 결핍증인 애디슨병Addison's disease과 부갑상샘기능저하증hypoparathyroidism은 심한 마이봄샘 기능장애와 관련있다.[283] 부갑상샘 호르몬 수용체 mRNA가 마이봄샘에 존재하나 이것이 어떻게 번역되고 기능하는지는 아직 밝혀지지 않았다.

인간의 마이봄샘은 다른 피지선과 마찬가지로 지질 및 단백질도 분비한다.[134,284-288] 이 단백질은 눈물막의 안정성과 함께 안구 표면의 형태에도 영향을 미칠 수 있다.[284] 그러나 이 단백질 분비 과정의 조절과 역할은 아직 명확히 밝혀지지 않아 마이봄샘에 영향을 주는 내분비, 신경, 영양 및 성장 인자 등의 성질과 정도를 이해하기 위한 추가 연구가 필요하며, 이는 마이봄샘이 조절되는 생리 기전을 이해하는 데 도움이 될 것이다.

References

1. Olami Y, Zajicek G, Cogan M, Gnessin H, Pe'er J. Turnover and migration of meibomian gland cells in rats' eyelids. Ophthalmic Res. 2001;33:170-5.
2. Gorgas K, Volkl A. Peroxisomes in sebaceous glands. IV. Aggregates of tubular peroxisomes in the mouse Meibomian gland. Histochem J. 1984;16:1079-98.
3. Sirigu P, Shen RL, Pinto da Silva P. Human meibomian glands: the ultrastructure of acinar cells as viewed by thin section and freeze-fracture transmission electron microscopies. Invest Ophthalmol Vis Sci. 1992;33:2284-92.
4. Nicolaides N, Kaitaranta JK, Rawdah TN, Macy JI, Boswell FM 3rd, Smith RE. Meibomian gland studies: comparison of steer and human lipids. Invest Ophthalmol Vis Sci. 1981;20:522-36.
5. Foulks GN, Lemp MA. Meibomian Gland Dysfunction and Evaporative Dry Eye. In: Mark J. Mannis M, FACS, Edward J. Holland M, eds. Cornea. 5th ed. Elsevier; 2022. p.336.
6. Seifert P, Spitznas M. Immunocytochemical and ultrastructural evaluation of the distribution of nervous tissue and neuropeptides in the meibomian gland. Graefes Arch Clin Exp Ophthalmol. 1996;234:648-56.
7. Dougherty JM, McCulley JP. Bacterial lipases and chronic blepharitis. Invest Ophthalmol Vis Sci. 1986;27:486-91.
8. Thiboutot D. Regulation of human sebaceous glands. J Invest Dermatol. 2004;123:1-12.
9. Dougherty JM, McCulley JP. Comparative bacteriology of chronic blepharitis. Br J Ophthalmol. 1984;68:524-8.
10. Bron AJ, Tiffany JM. The meibomian glands and tear film lipids. Structure, function, and control. Adv Exp Med Biol. 1998;438:281-95.
11. Chew CK, Hykin PG, Jansweijer C, Dikstein S, Tiffany JM, Bron AJ. The casual level of meibomian lipids in humans. Curr Eye Res. 1993;12:255-9.
12. Chew CK, Jansweijer C, Tiffany JM, Dikstein S, Bron AJ. An instrument for quantifying meibomian lipid on the lid margin: the Meibometer. Curr Eye Res. 1993;12:247-54.
13. Linton RG, Curnow DH, Riley WJ. THE MEIBOMIAN GLANDS: AN INVESTIGATION INTO THE SECRETION AND SOME ASPECTS OF THE PHYSIOLOGY. Br J Ophthalmol. 1961;45:718-23.
14. Knop E, Knop N, Schirra F. [Meibomian glands. Part II: physiology, characteristics, distribution and function of meibomian oil]. Ophthalmologe. 2009;106:884-92.
15. JOSEPHSON JE. Appearance of the preocular tear film lipid layer. Optometry and Vision Science. 1983;60:883-7.
16. Korb DR, Baron DF, Herman JP, Finnemore VM, Exford JM, Hermosa JL, et al. Tear film lipid layer thickness as a function of blinking. Cornea. 1994;13:354-9.
17. Korb DR, Henriquez AS. Meibomian gland dysfunction and contact lens intolerance. J Am Optom Assoc. 1980;51:243-51.
18. Greiner JV Glonek T, Korb DR, Whalen AC, Hebert E, Hearn SL, et al. Volume of the human and rabbit meibomian gland system. Adv Exp Med Biol 1998;438:339-43.
19. Yokoi N, Mossa F, Tiffany JM, Bron AJ. Assessment of meibomian gland function in dry eye using meibometry. Arch Ophthalmol. 1999;117:723-9.
20. Norn M. Expressibility of meibomian secretion. Relation to age, lipid precorneal film, scales, foam, hair and pigmentation. Acta Ophthalmol (Copenh). 1987;65:137-42.
21. Korb DR, Blackie CA. Meibomian gland diagnostic expressibility: correlation with dry eye symptoms and gland location. Cornea. 2008;27:1142-7.
22. Norn M. Meibomian orifices and Marx's line. Studied by triple vital staining. Acta Ophthalmol (Copenh). 1985;63:698-700.
23. Blackie CA, Korb DR. Recovery time of an optimally secreting meibomian gland. Cornea. 2009;28:293-7.
24. Blackie CA, Korb DR. The diurnal secretory characteristics of individual meibomian glands. Cornea. 2010;29:34-8.
25. Jester JV, Nicolaides N, Smith RE. Meibomian gland studies: histologic and ultrastructural investigations. Invest Ophthalmol Vis Sci. 1981;20:537-47.
26. Perra MT, Serra A, Sirigu P, Turno F. Histochemical demonstration of acetylcholinesterase activity in human Meibomian glands. Eur J Histochem. 1996;40:39-44.
27. Bron AJ, Tripathi RC, Tripathi BJ. Wolff's anatomy of the eye and orbit. Cahpman & Hall Medical; 1997.
28. Luhtala J, Palkama A, Uusitalo H. Calcitonin gene-related peptide immunoreactive nerve fibers in the rat conjunctiva. Invest Ophthalmol Vis Sci. 1991;32:640-5.

29. Hartschuh W, Weihe E, Reinecke M. Peptidergic (neurotensin, VIP, substance P) nerve fibres in the skin. Immunohistochemical evidence of an involvement of neuropeptides in nociception, pruritus and inflammation. Br J Dermatol. 1983;109 Suppl 25:14-7.
30. eDoux MS, Zhou Q, Murphy RB, Greene ML, Ryan P. Parasympathetic innervation of the meibomian glands in rats. Invest Ophthalmol Vis Sci. 2001;42:2434-41.
31. Knop N, Knop E. [Meibomian glands. Part I: anatomy, embryology and histology of the Meibomian glands]. Ophthalmologe. 2009;106:872-83.
32. Diebold Y, Ríos JD, Hodges RR, Rawe I, Dartt DA. Presence of nerves and their receptors in mouse and human conjunctival goblet cells. Invest Ophthalmol Vis Sci. 2001;42(10):2270-82.
33. Stern ME, Beuerman RW, Fox RI, Gao J, Mircheff AK, Pflugfelder SC. The pathology of dry eye: the interaction between the ocular surface and lacrimal glands. Cornea. 1998;17(6):584-9.
34. Stern ME, Gao J, Siemasko KF, Beuerman RW, Pflugfelder SC. The role of the lacrimal functional unit in the pathophysiology of dry eye. Exp Eye Res. 2004;78(3):409-16.
35. Alibardi L. Structural and immunocytochemical characterization of keratinization in vertebrate epidermis and epidermal derivatives. Int Rev Cytol. 2006;253:177-259.
36. Candi E, Schmidt R, Melino G. The cornified envelope: a model of cell death in the skin. Nat Rev Mol Cell Biol. 2005;6:328-40.
37. Knop E, Ludescher M, Knop N. Keratinisation status and cytokeratins of the human Meibomian gland epithelium. Acta Ophthalmologica. 2009;87.
38. Dartt DA. Signal transduction and control of lacrimal gland protein secretion: a review. Curr Eye Res. 1989;8:619-36.
39. Wolff E. The Anatomy of Eye and Orbit. London: Lewis; 1954. p.231.
40. Fuchs E. Skin stem cells: rising to the surface. J Cell Biol. 2008;180:273-84.
41. 41. Taylor G, Lehrer MS, Jensen PJ, Sun TT, Lavker RM. Involvement of follicular stem cells in forming not only the follicle but also the epidermis. Cell. 2000;102(4):451-61.
42. Cotsarelis G, Sun TT, Lavker RM. Label-retaining cells reside in the bulge area of pilosebaceous unit: implications for follicular stem cells, hair cycle, and skin carcinogenesis. Cell. 1990;61:1329-37.
43. Richards SM, Yamagami H, Schirra F, Suzuki T, Jensen RV, Sullivan DA. Sex-related effect on gene expression in the mouse meibomian gland. Curr Eye Res. 2006;31(2):119-28.
44. Schirra F, Richards SM, Liu M, Suzuki T, Yamagami H, Sullivan DA. Androgen regulation of lipogenic pathways in the mouse meibomian gland. Exp Eye Res. 2006;83(2):291-6.
45. Schirra F, Suzuki T, Dickinson DP, Townsend DJ, Gipson IK, Sullivan DA. Identification of steroidogenic enzyme mRNAs in the human lacrimal gland, meibomian gland, cornea, and conjunctiva. Cornea. 2006;25:438-42.
46. Suzuki T, Schirra F, Richards SM, Treister NS, Lombardi MJ, Rowley P, et al. Estrogen's and progesterone's impact on gene expression in the mouse lacrimal gland. Invest Ophthalmol Vis Sci. 2006;47:158-68.
47. Richards SM, Liu M, Jensen RV, Schirra F, Yamagami H, Lombardi MJ, et al. Androgen regulation of gene expression in the mouse lacrimal gland. J Steroid Biochem Mol Biol. 2005;96:401-13.
48. Schirra F, Suzuki T, Richards SM, Jensen RV, Liu M, Lombardi MJ, et al. Androgen control of gene expression in the mouse meibomian gland. Invest Ophthalmol Vis Sci. 2005;46:3666-75.
49. Horsley V, O'Carroll D, Tooze R, Ohinata Y, Saitou M, Obukhanych T, et al. Blimp1 defines a progenitor population that governs cellular input to the sebaceous gland. Cell. 2006;126:597-609.
50. Fuchs E. Scratching the surface of skin development. Nature. 2007;445:834-42.
51. Morris RJ, Liu Y, Marles L, Yang Z, Trempus C, Li S, et al. Capturing and profiling adult hair follicle stem cells. Nat Biotechnol 2004;22:411-7.
52. Oshima H, Rochat A, Kedzia C, Kobayashi K, Barrandon Y. Morphogenesis and renewal of hair follicles from adult multipotent stem cells. Cell. 2001;104:233-45.
53. Lo Celso C, Berta MA, Braun KM, Frye M, Lyle S, Zouboulis CC, et al. Characterization of bipotential epidermal progenitors derived from human sebaceous gland: contrasting roles of c-Myc and beta-catenin. Stem Cells. 2008;26:1241-52.
54. Ghazizadeh S, Taichman LB. Multiple classes of stem

cells in cutaneous epithelium: a lineage analysis of adult mouse skin. Embo j. 2001;20:1215-22.

55. Nien CJ, Paugh JR, Massei S, Wahlert AJ, Kao WW, Jester JV. Age-related changes in the meibomian gland. Exp Eye Res. 2009;89:1021-7.

56. Blanpain C, Fuchs E. Epidermal homeostasis: a balancing act of stem cells in the skin. Nat Rev Mol Cell Biol. 2009;10:207-17.

57. Sellheyer K, Krahl D. Blimp-1: a marker of terminal differentiation but not of sebocytic progenitor cells. J Cutan Pathol. 2010;37:362-70.

58. Fuchs E, Horsley V. More than one way to skin. Genes Dev. 2008;22:976-85.

59. Allen M, Grachtchouk M, Sheng H, Grachtchouk V, Wang A, Wei L, et al. Hedgehog signaling regulates sebaceous gland development. Am J Pathol. 2003;163:2173-8.

60. Niemann C, Unden AB, Lyle S, Zouboulis CC, Toftgård R, Watt FM. Indian hedgehog and beta-catenin signaling: role in the sebaceous lineage of normal and neoplastic mammalian epidermis. Proc Natl Acad Sci U S A. 2003;100 Suppl 1:11873-80.

61. Mao-Qiang M, Fowler AJ, Schmuth M, Lau P, Chang S, Brown BE, et al. Peroxisome-proliferator-activated receptor (PPAR)-gamma activation stimulates keratinocyte differentiation. J Invest Dermatol. 2004;123:305-12.

62. Tontonoz P, Spiegelman BM. Fat and beyond: the diverse biology of PPARgamma. Annu Rev Biochem. 2008;77:289-312.

63. Schoonjans K, Staels B, Auwerx J. The peroxisome proliferator activated receptors (PPARS) and their effects on lipid metabolism and adipocyte differentiation. Biochim Biophys Acta. 1996;1302:93-109.

64. Rosen ED, Sarraf P, Troy AE, Bradwin G, Moore K, Milstone DS, et al. PPAR gamma is required for the differentiation of adipose tissue in vivo and in vitro. Mol Cell. 1999;4:611-7.

65. Rosenfield RL, Kentsis A, Deplewski D, Ciletti N. Rat preputial sebocyte differentiation involves peroxisome proliferator-activated receptors. J Invest Dermatol. 1999;112:226-32.

66. Trivedi NR, Cong Z, Nelson AM, Albert AJ, Rosamilia LL, Sivarajah S, et al. Peroxisome proliferator-activated receptors increase human sebum production. Journal of Investigative Dermatology. 2006;126:2002-9.

67. Rosenfield RL, Deplewski D, Kentsis A, Ciletti N. Mechanisms of androgen induction of sebocyte differentiation. Dermatology. 1998;196:43-6.

68. Heid HW, Moll R, Schwetlick I, Rackwitz HR, Keenan TW. Adipophilin is a specific marker of lipid accumulation in diverse cell types and diseases. Cell Tissue Res. 1998;294:309-21.

69. Butovich IA, Millar TJ, Ham BM. Understanding and analyzing meibomian lipids--a review. Curr Eye Res. 2008;33:405-20.

70. Butovich IA, Uchiyama E, McCulley JP. Lipids of human meibum: mass-spectrometric analysis and structural elucidation. J Lipid Res. 2007;48:2220-35.

71. Tiffany JM. The lipid secretion of the meibomian glands. Adv Lipid Res. 1987;22:1-62.

72. Sullivan BD, Evans JE, Dana MR, Sullivan DA. Influence of aging on the polar and neutral lipid profiles in human meibomian gland secretions. Arch Ophthalmol. 2006;124:1286-92.

73. Kutsuna M, Kodama T, Sumida M, Nagai A, Higashine M, Zhang W, et al. Presence of adipose differentiation-related protein in rat meibomian gland cells. Exp Eye Res. 2007;84:687-93.

74. Driver PJ, Lemp MA. Meibomian gland dysfunction. Surv Ophthalmol. 1996;40:343-67.

75. Keith CG. Seborrhoeic blepharo-kerato-conjunctivitis. Trans Ophthalmol Soc U K (1962), 1967;87:85-103.

76. Cowper H. Meibomian seborrhea. American Journal of Ophthalmology. 1922;5:25-30.

77. Shields JA, Demirci H, Marr BP, Eagle RC Jr, Shields CL. Sebaceous carcinoma of the eyelids: personal experience with 60 cases. Ophthalmology. 2004;111:2151-7.

78. Bull JJ, Pelengaris S, Hendrix S, Chronnell CMT, Khan M, Philpott MP. Ectopic expression of c-Myc in the skin affects the hair growth cycle and causes an enlargement of the sebaceous gland. Br J Dermatol. 2005;152:1125-33.

79. Lin Y, Wong K, Calame K. Repression of c-myc transcription by Blimp-1, an inducer of terminal B cell differentiation. Science. 1997;276:596-9.

80. Ohinata Y, Payer B, O'Carroll D, Ancelin K, Ono Y, Sano M, et al. Blimp1 is a critical determinant of the germ cell lineage in mice. Nature. 2005;436(7048):207-13.

81. Saitou M, Payer B, O'Carroll D, Ohinata Y, Surani MA. Blimp1 and the emergence of the germ line during development in the mouse. Cell Cycle. 2005;4(12):1736-40.

82. Thody AJ, Shuster S. Control and function of sebaceous glands. Physiol Rev. 1989;69(2):383-416.
83. Thody A, Shuster S. Control of sebaceous gland function in the rat by α-melanocyte-stimulating hormone. Journal of Endocrinology. 1975;64:503-10.
84. Deplewski D, Rosenfield RL. Growth hormone and insulin-like growth factors have different effects on sebaceous cell growth and differentiation. Endocrinology. 1999;140:4089-94.
85. Zouboulis CC, Xia L, Akamatsu H, Seltmann H, Fritsch M, Hornemann S, et al. The human sebocyte culture model provides new insights into development and management of seborrhoea and acne. Dermatology. 1998;196(1):21-31.
86. Boudou P, Soliman H, Chivot M, Villette JM, Vexiau P, Belanger A, et al. Effect of oral isotretinoin treatment on skin androgen receptor levels in male acneic patients. J Clin Endocrinol Metab. 1995;80(4):1158-61.
87. Chen W, Kelly MA, Opitz-Araya X, Thomas RE, Low MJ, Cone RD. Exocrine gland dysfunction in MC5-R-deficient mice: evidence for coordinated regulation of exocrine gland function by melanocortin peptides. Cell. 1997;91(6):789-98.
88. Christos CZ. Acne and sebaceous gland function. Clinics in Dermatology. 2004;22:360-6.
89. Cabeza M, Miranda R, Arias E, Diaz de Leon L. Inhibitory effect of propranolol on lipid synthesis in gonadectomized male hamster flank organs. Archives of medical research. 1998;29:291-5.
90. Zouboulis CC, Böhm M. Neuroendocrine regulation of sebocytes-a pathogenetic link between stress and acne. Experimental dermatology. 2004;13:31-5.
91. Zouboulis CC, Seltmann H, Hiroi N, Chen W, Young M, Oeff M, et al. Corticotropin-releasing hormone: an autocrine hormone that promotes lipogenesis in human sebocytes. Proc Natl Acad Sci U S A. 2002;99(10):7148-53.
92. Zhang L, Anthonavage M, Huang Q, Li W-H, Eisinger M. Proopiomelanocortin peptides and sebogenesis. Ann N Y Acad Sci. 2003;994(1):154-61.
93. Downie M, Guy R, Kealey T. Advances in sebaceous gland research: potential new approaches to acne management. International journal of cosmetic science. 2004;26:291-311.
94. Knop E, Knop N, Millar T, Obata H, Sullivan DA. The international workshop on meibomian gland dysfunction: report of the subcommittee on anatomy, physiology, and pathophysiology of the meibomian gland. Invest Ophthalmol Vis Sci. 2011;52(4):1938-78.
95. Aisa J, Lahoz M, Serrano P, Pérez-Castejón MC, Junquera C, Martínez-Ciriano MC, et al. Acetylcholinesterase-positive and paraformaldehyde-induced-fluorescence-positive innervation in the upper eyelid of the sheep (Ovis aries). Histol Histopathol. 2001;16(2):487-96.
96. Chanthaphavong RS, Murphy SM, Anderson CR. Chemical coding of sympathetic neurons controlling the tarsal muscle of the rat. Auton Neurosci. 2003;105(2):77-89.
97. Chung CW, Tigges M, Stone RA. Peptidergic innervation of the primate meibomian gland. Invest Ophthalmol Vis Sci. 1996;37(1):238-45.
98. Fan Q, Smith PG. Decreased vasoactive intestinal polypeptide-immunoreactivity of parasympathetic neurons and target innervation following long-term sympathectomy. Regulatory peptides. 1993;48:337-43.
99. Hartschuh W, Reinecke M, Weihe E, Yanaihara N. VIP-immunoreactivity in the skin of various mammals: immunohistochemical, radioimmunological and experimental evidence for a dual localization in cutaneous nerves and merkel cells. Peptides. 1984;5:239-45.
100. Horwath-Winter J, Flögel I, Ramschak-Schwarzer S. Psoriasis und Hypogonadismus bei chronischer Blepharokeratokonjunktivitis Ein Fallbericht: Ein Fallbericht. Der Ophthalmologe. 2002;99:380-3.
101. Kirch W, Horneber M, Tamm ER. Characterization of Meibomian gland innervation in the cynomolgus monkey (Macaca fascicularis). Anat Embryol (Berl). 1996;193(4):365-75.
102. Lorber M. Somatostatin-like immunoreactivity (SLIR) in rat harderian and meibomian glands and glands of Zeis. Lacrimal Gland, Tear Film, and Dry Eye Syndromes 3: Basic Science and Clinical Relevance Part A and B. 2002;81-9.
103. Luhtala J, Uusitalo H. The distribution and origin of substance P immunoreactive nerve fibres in the rat conjunctiva. Experimental eye research. 1991;53:641-6.
104. Montagna W, Ellis RA. Cholinergic innervation of the Meibomian glands. The Anatomical Record. 1959;135:121-7.
105. Simons E, Smith PG. Sensory and autonomic innervation of the rat eyelid: neuronal origins and peptide

phenotypes. Journal of chemical neuroanatomy. 1994;7:35-47.

106. Smith PG, Reddy H. Reorganization of cranial sympathetic pathways following neonatal ganglionectomy in the rat. Journal of comparative neurology. 1990;301:490-500.

107. Sokolov V, Shabadash S, Zelikina T. Innervation of specific skin glands in the rabbit: the cholinergic terminal reticulum. Doklady Akademii nauk SSSR. 1984;277:1245-9.

108. Akamatsu H, Zouboulis CC, Orfanos CE. Control of human sebocyte proliferation in vitro by testosterone and 5-alpha-dihydrotestosterone is dependent on the localization of the sebaceous glands. Journal of investigative dermatology. 1992;99:509-11.

109. Choudhry R, Hodgins MB, Van der Kwast TH, Brinkmann AO, Boersma WJ. Localization of androgen receptors in human skin by immunohistochemistry: implications for the hormonal regulation of hair growth, sebaceous glands and sweat glands. J Endocrinol. 1992;133(3):467-75.

110. Deplewski D. Role of hormones in pilosebaceous unit development. Endocr Rev. 2000;21(4):363-92.

111. Hall DW, Van den Hoven WE, Noordzij-Kamermans NJ, Jaitly KD. Hormonal control of hamster ear sebaceous gland lipogenesis. Arch Derm Res. 1983;275(1):1-7.

112. Hamilton JB. MALE HORMONE SUBSTANCE: A PRIME FACTOR IN ACNE1. J Clin Endocrinol Metab. 1941;1(7):570-92.

113. Imperato-McGinley J, Gautier T, Cai LQ, Yee B, Epstein J, Pochi P. The androgen control of sebum production. Studies of subjects with dihydrotestosterone deficiency and complete androgen insensitivity. J Clin Endocrinol Metab. 1993;76(2):524-8.

114. Ito A, Sakiguchi T, Kitamura K, Akamatsu H, Horio T. Establishment of a tissue culture system for hamster sebaceous gland cells. Dermatology. 1998;197(3):238-44.

115. Luderschmidt C, Eiermann W, Jawny J. Steroid hormone receptors and their relevance for sebum production in the sebaceous gland ear model of the Syrian hamster. Arch Derm Res. 1983;275(3):175-80.

116. Luu-The V, Sugimoto Y, Puy L. Characterization, expression, and immunohistochemical localization of 5α-reductase in human skin. Journal of investigative dermatology. 1994;102:221-6.

117. Miyake K, Ciletti N, Liao S, Rosenfield RL. Androgen receptor expression in the preputial gland and its sebocytes. J Invest Dermatol. 1994;103(5):721-5.

118. Pochi PE. Acne: endocrinologic aspects. Cutis 1982;30:212-4, 6-7, 9 passim.

119. Pochi PE, Strauss JS. Endocrinologic control to the development and activity of the human sebaceous gland. Journal of Investigative Dermatology. 1974;62:191-201.

120. Puy LA, Turgeon C, Gagné D, Labrie Y, Chen C, Pelletier G, et al. Localization and regulation of expression of the FAR-17A gene in the hamster flank organs. J Invest Dermatol. 1996;107(1):44-50.

121. Rony HR. Effect of androgen on the sebaceous glands of human skin. Arch Dermatol. 1943;48(6):601.

122. Rosignoli C, Nicolas JC, Jomard A, Michel S. Involvement of the SREBP pathway in the mode of action of androgens in sebaceous glands in vivo. Exp Dermatol. 2003;12:480-9.

123. Stewart ME, Downing DT, Cook JS, Hansen JR, Strauss JS. Sebaceous gland activity and serum dehydroepiandrosterone sulfate levels in boys and girls. Arch Dermatol. 1992;128(10):1345-8.

124. Strauss JS, Pochi PE. THE HUMAN SEBACEOUS GLAND: ITS REGULATION BY STEROIDAL HORMONES AND ITS USE AS AN END ORGAN FOR ASSAYING ANDROGENICITY IN VIVO. Recent Prog Horm Res. 1963;19:385-444.

125. Zouboulis CC, Akamatsu H, Stephanek K, Orfanos CE. Androgens affect the activity of human sebocytes in culture in a manner dependent on the localization of the sebaceous glands and their effect is antagonized by spironolactone. Skin Pharmacol. 1994;7(1-2):33-40.

126. Zouboulis CC, Seltmann H, Neitzel H, Orfanos CE. Establishment and characterization of an immortalized human sebaceous gland cell line (SZ95). J Invest Dermatol. 1999;113(6):1011-20.

127. Bolognia JL. Aging skin. Am J Med. 1995;98:99s-103s.

128. Labrie F. Extragonadal synthesis of sex steroids: intracrinology. Ann Endocrinol (Paris) 2003;64:95-107.

129. Labrie F. Adrenal androgens and intracrinology. Semin Reprod Med 2004;22:299-309.

130. Labrie F, Bélanger A, Simard J, et al. DHEA and peripheral androgen and estrogen formation: intracinology. Ann N Y Acad Sci 1995;774:16-28.

131. Labrie F, Luu-The V, Bélanger A, Lin S-X, Simard J, Pel-

letier G, et al. Is dehydroepiandrosterone a hormone? J Endocrinol. 2005;187(2):169-96.

132. Sawaya ME, Penneys NS. Immunohistochemical distribution of aromatase and 3B-hydroxysteroid dehydrogenase in human hair follicle and sebaceous gland. J Cutan Pathol. 1992;19(4):309-14.

133. Thiboutot D, Gilliland K, Light J, Lookingbill D. Androgen metabolism in sebaceous glands from subjects with and without acne. Arch Dermatol. 1999;135(9):1041-5.

134. Thiboutot D, Harris G, Iles V, Cimis G, Gilliland K, Hagari S. Activity of the type 1 5 alpha-reductase exhibits regional differences in isolated sebaceous glands and whole skin. J Invest Dermatol. 1995;105(2):209-14.

135. Sullivan DA. Sex hormones and Sjögren's syndrome. J Rheumatol Suppl. 1997;50:17-32.

136. Thiboutot D, Martin P, Volikos L, Gilliland K. Oxidative activity of the type 2 isozyme of 17beta-hydroxysteroid dehydrogenase (17beta-HSD) predominates in human sebaceous glands. J Invest Dermatol. 1998;111:390-5.

137. Thiboutot DM, Knaggs H, Gilliland K, Hagari S. Activity of type 1 5 alpha-reductase is greater in the follicular infrainfundibulum compared with the epidermis. Br J Dermatol. 1997;136:166-71.

138. Bain J. The many faces of testosterone. Clin Interv Aging. 2007;2:567-76.

139. Cinci G, Pagani R, Pandolfi ML, Porcelli B, Pizzichini M, Marinello E. Effects of testosterone on cholesterol levels and fatty acid composition in the rat. Life Sci. 1993;53(2):91-7.

140. Gross SK, Lyerla TA, Evans JE, McCluer RH. Expression of glycosphingolipids in serum-free primary cultures of mouse kidney cells: male-female differences and androgen sensitivity. Mol Cell Biochem. 1994;137:25-31.

141. Hall RE, Birrell SN, Tilley WD, Sutherland RL. MDA-MB-453, an androgen-responsive human breast carcinoma cell line with high level androgen receptor expression. Eur J Cancer. 1994;30a:484-90.

142. Ideta R, Seki T, Adachi K. Sequence analysis and characterization of FAR-17c, an androgen-dependent gene in the flank organs of hamsters. J Dermatol Sci. 1995;9:94-102.

143. Marra CA, de Alaniz MJ. Regulatory effect of various steroid hormones on the incorporation and metabolism of [14 C] stearate in rat hepatoma cells in culture. Molecular and cellular biochemistry. 1995;145:1-9.

144. Mayes JS, Watson GH. Direct effects of sex steroid hormones on adipose tissues and obesity. Obes Rev. 2004;5:197-216.

145. Ojeda MS, Gomez N, Giménez MS. Androgen regulation of lung lipids in the male rat. Lipids. 1997;32:57-62.

146. Saad F, Gooren L. The role of testosterone in the metabolic syndrome: a review. J Steroid Biochem Mol Biol. 2009;114:40-3.

147. Seyama Y, Hida A, Hayashi S, Buzzell GR. Androgenic control of 1-alkyl-2,3-diacylglycerol in the harderian gland of the golden hamster, Mesocricetus auratus. J Biochem. 1996;119:799-804.

148. Swinnen JV, Esquenet M, Goossens K, Heyns W, Verhoeven G. Androgens stimulate fatty acid synthase in the human prostate cancer cell line LNCaP. Cancer Res. 1997;57:1086-90.

149. Swinnen JV, Heemers H, Heyns W, Verhoeven G. Androgen regulation of lipogenesis. Adv Exp Med Biol. 2002;506:379-87.

150. Swinnen JV, Ulrix W, Heyns W, Verhoeven G. Coordinate regulation of lipogenic gene expression by androgens: evidence for a cascade mechanism involving sterol regulatory element binding proteins. Proc Natl Acad Sci U S A. 1997;94:12975-80.

151. Swinnen JV, Van Veldhoven PP, Esquenet M, Heyns W, Verhoeven G. Androgens markedly stimulate the accumulation of neutral lipids in the human prostatic adenocarcinoma cell line LNCaP. Endocrinology. 1996;137:4468-74.

152. Swinnen JV, Verhoeven G. Androgens and the control of lipid metabolism in human prostate cancer cells. J Steroid Biochem Mol Biol. 1998;65:191-8.

153. Yamamoto A, Ito M. Sebaceous gland activity and urinary androgen levels in children. J Dermatol Sci. 1992;4:98-104.

154. Heemers H, Vanderhoydonc F, Roskams T, Shechter I, Heyns W, Verhoeven G, et al. Androgens stimulate coordinated lipogenic gene expression in normal target tissues in vivo. Mol Cell Endocrinol 2003;205:21-31.

155. Heemers HV, Verhoeven G, Swinnen JV. Androgen activation of the sterol regulatory element-binding protein pathway: Current insights. Mol Endocrinol.

2006;20:2265-77.

156. Schirra F, Richards SM, Sullivan DA. Androgen influence on cholesterogenic enzyme mRNA levels in the mouse meibomian gland. Curr Eye Res. 2007;32:393-8.

157. Steagall RJ, Yamagami H, Wickham LA, Sullivan DA. Androgen control of gene expression in the rabbit meibomian gland. Adv Exp Med Biol. 2002;506:465-76.

158. Sullivan DA, Sullivan BD, Ullman MD, Rocha EM, Krenzer KL, Cermak JM, et al. Androgen influence on the meibomian gland. Invest Ophthalmol Vis Sci. 2000;41(12):3732-42.

159. Yamagami H, Richards SM, Sullivan BD, Liu M, Steagall RJ, Sullivan DA. Gender-associated differences in gene expression of the meibomian gland. Adv Exp Med Biol. 2002:506(Pt A):459-63.

160. Yamagami H, Schirra F, Liu M, Richards SM, Sullivan BD, Sullivan DA. Androgen influence on gene expression in the meibomian gland. Adv Exp Med Biol. 2002;506(Pt A):477-81.

161. Clark J. Mechanism of action of steroid hormones. Williams textbook of endocrinology. 1992:35-90.

162. Lee HJ, Chang C. Recent advances in androgen receptor action. Cell Mol Life Sci. 2003;60:1613-22.

163. Smithson G, Couse JF, Lubahn DB, Korach KS, Kincade PW. The role of estrogen receptors and androgen receptors in sex steroid regulation of B lymphopoiesis. J Immunol. 1998;161(1):27-34.

164. Liu S, Hatton MP, Khandelwal P, Sullivan DA. Culture, immortalization, and characterization of human meibomian gland epithelial cells. Invest Ophthalmol Vis Sci. 2010;51:3993-4005.

165. Rocha EM, Wickham LA, da Silveira LA, Krenzer KL, Yu FS, Toda I, et al. Identification of androgen receptor protein and 5alpha-reductase mRNA in human ocular tissues. Br J Ophthalmol. 2000;84(1):76-84.

166. Wickham LA, Gao J, Toda I, Rocha EM, Ono M, Sullivan DA. Identification of androgen, estrogen and progesterone receptor mRNAs in the eye. Acta Ophthalmol Scand. 2000;78(2):146-53.

167. Rocha EM, Wickham LA, Da Silveira LA. Identification of androgen receptor protein and 5α-reductase mRNA in human ocular tissues. British Journal of Ophthalmology. 2000;84:76-84.

168. Perra MT, Lantini MS, Serra A, Cossu M, De Martini G, Sirigu P. Human meibomian glands: a histochemical study for androgen metabolic enzymes. Invest Ophthalmol Vis Sci. 1990;31(4):771-5.

169. Voet D. Biochemistry. 2 ed ed. New York: John Wiley & Sons; 1995.

170. Swiss Institute of Bioinformatics: Universal Protein Resource Knowledgebase, Available from: http://www.expasy.uniprot.org/index.shtml.2002. Accessed July 14, 2010.

171. Herrmann T, Buchkremer F, Gosch I, Hall AM, Bernlohr DA, Stremmel W. Mouse fatty acid transport protein 4 (FATP4): characterization of the gene and functional assessment as a very long chain acyl-CoA synthetase. Gene. 2001;270(1-2):31-40.

172. Tvrdik P, Westerberg R, Silve S, Asadi A, Jakobsson A, Cannon B, et al. Role of a new mammalian gene family in the biosynthesis of very long chain fatty acids and sphingolipids. J Cell Biol. 2000;149(3):707-18.

173. Karlsson M, Reue K, Xia YR, Lusis AJ, Langin D, Tornqvist H, et al. Exon-intron organization and chromosomal localization of the mouse monoglyceride lipase gene. Gene. 2001;272(1-2):11-8.

174. Lawn RM, Wade DP, Garvin MR, Wang X, Schwartz K, Porter JG, et al. The Tangier disease gene product ABC1 controls the cellular apolipoprotein-mediated lipid removal pathway. J Clin Invest. 1999;104(8):R25-31.

175. Santamarina-Fojo S, Remaley AT, Neufeld EB, Brewer HB Jr. Regulation and intracellular trafficking of the ABCA1 transporter. J Lipid Res. 2001;42(9):1339-45.

176. Wang N, Silver DL, Thiele C, Tall AR. ATP-binding cassette transporter A1 (ABCA1) functions as a cholesterol efflux regulatory protein. J Biol Chem. 2001;276(26):23742-7.

177. Hettema EH, Tabak HF. Transport of fatty acids and metabolites across the peroxisomal membrane. Biochim Biophys Acta Mol Cell Biol Lipids. 2000;1486(1):18-27.

178. Sakakura Y, Shimano H, Sone H, Takahashi A, Inoue N, Toyoshima H, Suzuki S, Yamada N. Sterol regulatory element-binding proteins induce an entire pathway of cholesterol synthesis. Biochem Biophys Res Commun. 2001 Aug 10;286(1):176-83.

179. Shimano H, Horton JD, Shimomura I, Hammer RE, Brown MS, Goldstein JL. Isoform 1c of sterol regulatory element binding protein is less active than isoform 1a in livers of transgenic mice and in cultured cells. J Clin Invest. 1997;99(5):846-54.

180. Shimano H, Yahagi N, Amemiya-Kudo M, Hasty AH, Osuga J, Tamura Y, et al. Sterol regulatory element-binding protein-1 as a key transcription factor for nutritional induction of lipogenic enzyme genes. J Biol Chem. 1999;274(50):35832-9.
181. Shimano H. Sterol regulatory element-binding proteins (SREBPs): transcriptional regulators of lipid synthetic genes. Prog Lipid Res. 2001;40(6):439-52.
182. Labrie F, Luu-The V, Lin SX, Simard J, Labrie C, El-Alfy M, et al. Intracrinology: role of the family of 17 beta-hydroxysteroid dehydrogenases in human physiology and disease. J Mol Endocrinol. 2000;25(1):1-16.
183. Asano K, Maruyama S, Usui T, Fujimoto N. Regulation of estrogen receptor alpha and beta expression by testosterone in the rat prostate gland. Endocr J. 2003;50:281-7.
184. Lindberg MK, Movérare S, Skrtic S, Gao H, Dahlman-Wright K, Gustafsson J-A, et al. Estrogen receptor (ER)-beta reduces ERalpha-regulated gene transcription, supporting a "ying yang" relationship between ERalpha and ERbeta in mice. Mol Endocrinol. 2003;17(2):203-8.
185. Sullivan DA, Jensen RV, Suzuki T, Richards SM. Do sex steroids exert sex-specific and/or opposite effects on gene expression in lacrimal and meibomian glands? Mol Vis. 2009;15:1553-72.
186. Stoeckelhuber M, Messmer EM, Schmidt C, Xiao F, Schubert C, Klug J. Immunohistochemical analysis of secretoglobin SCGB 2A1 expression in human ocular glands and tissues. Histochem Cell Biol. 2006;126(1):103-9.
187. Beato M, Klug J. Steroid hormone receptors: an update. Hum Reprod Update 2000;6:225-36.
188. Kampa M, Pelekanou V, Castanas E. Membrane-initiated steroid action in breast and prostate cancer. Steroids. 2008;73:953-60.
189. Labrie F, Bélanger A, Cusan L, Gomez JL, Candas B. Marked decline in serum concentrations of adrenal C19 sex steroid precursors and conjugated androgen metabolites during aging. J Clin Endocrinol Metab. 1997;82(8):2396-402.
190. Sullivan DA, Bélanger A, Cermak JM, Bérubé R, Papas AS, Sullivan RM, et al. Are women with Sjögren's syndrome androgen-deficient? J Rheumatol. 2003;30(11):2413-9.
191. Loy CJ, Yong EL. Sex, infertility and the molecular biology of the androgen receptor. Curr Opin Obstet Gynecol. 2001;13(3):315-21.
192. Brinkmann AO. Molecular basis of androgen insensitivity. Mol Cell Endocrinol. 2001;179:105-9.
193. Anderson J, Abrahamsson P-A, Crawford D, Miller K, Tombal B. Management of advanced prostate cancer: can we improve on androgen deprivation therapy? BJU Int. 2008;101(12):1497-501.
194. Cermak JM, Krenzer KL, Sullivan RM, Dana MR, Sullivan DA. Is complete androgen insensitivity syndrome associated with alterations in the meibomian gland and ocular surface? Cornea. 2003;22(6):516-21.
195. Krenzer KL, Dana MR, Ullman MD, Cermak JM, Tolls DB, Evans JE, et al. Effect of androgen deficiency on the human meibomian gland and ocular surface. J Clin Endocrinol Metab. 2000;85(12):4874-82.
196. Sullivan BD, Evans JE, Cermak JM, Krenzer KL, Dana MR, Sullivan DA. Complete androgen insensitivity syndrome: effect on human meibomian gland secretions. Arch Ophthalmol. 2002;120(12):1689-99.
197. Sullivan BD, Evans JE, Krenzer KL, Reza Dana M, Sullivan DA. Impact of antiandrogen treatment on the fatty acid profile of neutral lipids in human meibomian gland secretions. J Clin Endocrinol Metab. 2000;85(12):4866-73.
198. Pflugfelder SC, Tseng SC, Sanabria O, Kell H, Garcia CG, Felix C, et al. Evaluation of subjective assessments and objective diagnostic tests for diagnosing tear-film disorders known to cause ocular irritation. Cornea. 1998;17(1):38-56.
199. Montvale N. The Physicians' Desk Reference 53rd ed: Medical Economics Co. 1999.
200. Schaumberg DA, Dana R, Buring JE, Sullivan DA. Prevalence of dry eye disease among US men: estimates from the Physicians' Health Studies. Arch Ophthalmol. 2009;127:763-8.
201. Sullivan BD, Evans JE, Dana MR, Sullivan DA. Impact of androgen deficiency on the lipid profiles in human meibomian gland secretions. Adv Exp Med Biol. 2002;506:449-58.
202. Tamer C, Oksuz H, Sogut S. Androgen status of the nonautoimmune dry eye subtypes. Ophthalmic Res. 2006;38:280-6.
203. Zeligs M, Gordon K. Dehydroepiandrosterone Therapy for the Treatment of Dry Eye Disorders. International Patent Application WOL 94/04144, March 1994.

204. Mamalis N, Harrison D, Hiura G. Dry eyes and testosterone deficiency in women. Centennial Annual Meeting of the American Academy of Ophthalmology; 1996.
205. Labrie F. Intracrinology. Mol Cell Endocrinol. 1991;78:C113-8.
206. Labrie F, Diamond P, Cusan L, Gomez JL, Bélanger A, Candas B. Effect of 12-month dehydroepiandrosterone replacement therapy on bone, vagina, and endometrium in postmenopausal women. J Clin Endocrinol Metab. 1997;82(10):3498-505.
207. Labrie F, Bélanger A, Cusan L, Candas B. Physiological changes in dehydroepiandrosterone are not reflected by serum levels of active androgens and estrogens but of their metabolites: intracrinology. J Clin Endocrinol Metab. 1997;82:2403-9.
208. Appelmans M. La kerato-conjonctivite seche de Gougerot-Sjogren. Arch Ophtalmol. 1948;81:577-88.
209. Bizzarro A, Valentini G, Di Martino G, DaPonte A, De Bellis A, Iacono G. Influence of testosterone therapy on clinical and immunological features of autoimmune diseases associated with Klinefelter's syndrome. J Clin Endocrinol Metab. 1987;64(1):32-6.
210. Bruckner R. [About A Case Of Sjogren's Symptom Complex Successfully Treated With Perandren]. Ophthalmologica. 1945;110:37-42.
211. Lagresa M. Inducers of tears: androgens and human gammaglobulin. Rev Cubana Oftalmol 2000:35-43.
212. Radnot M, Nemeth B. [The effect of testosterone preparations on the lacrimal glands]. Orv Hetil 1954;95:580-1.
213. Radnot M, Nemeth B. [Effect of testosterone preparation on the lacrymal glands]. Ophthalmologica. 1955;129:376-80.
214. Worda C, Nepp J, Huber JC, Sator MO. Treatment of keratoconjunctivitis sicca with topical androgen. Maturitas. 2001;37:209-12.
215. Wirth H, Gloor M, Kimmel W. Influence of cyproterone acetate and estradiol on cell kinetics in the sebaceous gland of the golden hamster ear. Archives of dermatological research. 1980;268:277-81.
216. Schäfer G, Krause W. The effect of estradiol on the sebaceous gland of the hamster ear and its antagonism by tamoxifen. Arch Dermatol Res. 1985;277:230-4.
217. Sweeney TM, Szarnicki RJ, Strauss JS, Pochi PE. The effect of estrogen and androgen on the sebaceous gland turnover time. J Invest Dermatol. 1969;53:8-10.
218. Strauss JS, Kligman AM, Pochi PE. The effect of androgens and estrogens on human sebaceous glands. J Invest Dermatol. 1962;39:139-55.
219. Sansone-Eazzano G, Reisner RM, Bazzano G. A possible mechanism of action of estrogen at the cellular level in a model sebaceous gland. J Invest Dermatol. 1972;59:299-304.
220. Azzi L, El-Alfy M, Labrie F. Gender differences and effects of sex steroids and dehydroepiandrosterone on androgen and oestrogen alpha receptors in mouse sebaceous glands. Br J Dermatol. 2006;154:21-7.
221. Saihan EM, Burton JL. Sebaceous gland suppression in female acne patients by combined glucocorticoid-oestrogen therapy. Br J Dermatol. 1980;103:139-42.
222. Pochi PE, Strauss JS. Sebaceous gland inhibition from combined glucocorticoid-estrogen treatment. Arch Dermatol. 1976;112:1108-9.
223. Smith E, Szego C. Direct photomicroscopic evidence for rapid nuclear penetration of lysosomal products in steroid targets after estrogen in vivo. Endocrinology. 1971;88.
224. Wiren KM. Androgens and bone growth: it's location, location, location. Curr Opin Pharmacol. 2005;5:626-32.
225. Esmaeli B, Harvey JT, Hewlett B. Immunohistochemical evidence for estrogen receptors in meibomian glands. Ophthalmology. 2000;107:180-4.
226. Auw-Haedrich C, Feltgen N. Estrogen receptor expression in meibomian glands and its correlation with age and dry-eye parameters. Graefes Arch Clin Exp Ophthalmol. 2003;241:705-9.
227. Suzuki T, Sullivan BD, Liu M, Schirra F, Richards SM, Yamagami H, et al. Estrogen and progesterone effects on the morphology of the mouse meibomian gland. Adv Exp Med Biol. 2002;506(Pt A):483-8.
228. Suzuki T, Schirra F, Richards SM, Jensen RV, Sullivan DA. Estrogen and progesterone control of gene expression in the mouse meibomian gland. Invest Ophthalmol Vis Sci. 2008;49(5):1797-808.
229. Nokelainen P, Peltoketo H, Vihko R, Vihko P. Expression cloning of a novel estrogenic mouse 17 beta-hydroxysteroid dehydrogenase/17-ketosteroid reductase (m17HSD7), previously described as a prolactin receptor-associated protein (PRAP) in rat. Mol Endocrinol. 1998;12(7):1048-59.

230. Baez JM, Barbour SE, Cohen DE. Phosphatidylcholine transfer protein promotes apolipoprotein A-I-mediated lipid efflux in Chinese hamster ovary cells. J Biol Chem. 2002;277:6198-206.
231. Soni KG, Lehner R, Metalnikov P, O'Donnell P, Semache M, Gao W, et al. Carboxylesterase 3 (EC 3.1.1.1) is a major adipocyte lipase. J Biol Chem. 2004;279(39):40683-9.
232. Furuyama N, Fujisawa Y. Regulation of collagenolytic cysteine protease synthesis by estrogen in osteoclasts. Steroids. 2000;65:371-8.
233. Schaumberg DA, Buring JE, Sullivan DA, Dana MR. Hormone replacement therapy and dry eye syndrome. Jama. 2001;286:2114-9.
234. PharMetrics. Prevalence and treatment of dry eye in a managed care population. Atlanta, GA: NDC Health Information Services 2000.
235. Gurwood AS, Gurwood I, Gubman DT, Brzezicki LJ. Idiosyncratic ocular symptoms associated with the estradiol transdermal estrogen replacement patch system. Optom Vis Sci. 1995;72:29-33.
236. Verbeck B. [Ocular and metabolic findings in patients on oral contraceptives]. Klin Monbl Augenheilkd. 1973;162:612-21.
237. Cabeza M, Miranda R. Stimulatory effect of progesterone and 5 beta-progesterone on lipid synthesis in hamster flank organs. Steroids. 1997;62:782-8.
238. Smith JG, Brunot F. Hormonal effects on aged human sebaceous glands. ACTA DERMATO-VENEREOLOGICA. 1961;41:61-&.
239. Foreman MI, Devitt H, Clanachan I. Inhibition of dihydrotestosterone-mediated hamster sebaceous gland hypertrophy by progesterone. Br J Dermatol. 1984;110:185-6.
240. Girard J, Barbier A, Lafille C. Inhibition of testosterone metabolism and lipogenesis in animal sebaceous glands by progesterone. Arch Dermatol Res. 1980;269:281-90.
241. Matias JR, Malloy VL, Orentreich N. Synergistic antiandrogenic effects of topical combinations of 5 alpha-reductase and androgen receptor inhibitors in the hamster sebaceous glands. J Invest Dermatol. 1988;91:429-33.
242. Nuck BA, Fogelson SL, Lucky AW. Topical minoxidil does not act as an antiandrogen in the flank organ of the golden Syrian hamster. Arch Dermatol. 1987;123:59-61.
243. Hinks WM, Thody AJ, Shuster S. Proceedings: Effect of progesterone on sebaceous gland activity in the rat. J Endocrinol. 1975;64:48p-9p.
244. Pal P, Bhattacharyya SP. Influence of progesterone on the activity of sebaceous gland in rat. Indian J Dermatol. 1985;30:11-9.
245. van der Lely MA. The nature of the action of progesterone on the sebaceous gland of the rat. Dermatologica. 1966;133:452-5.
246. Sullivan BD, Cermak JM, Sullivan RM, Papas AS, Evans JE, Dana MR, et al. Correlations between nutrient intake and the polar lipid profiles of meibomian gland secretions in women with Sjögren's syndrome. Adv Exp Med Biol. 2002;506:441-7.
247. Emanuel S. Quantitative determinations of the sebaceous glands' function, with particular mention of the method employed. Acta Derm Venereol (Stockh). 1936;17:444-56.
248. Zheng Y, Prouty SM, Harmon A, Sundberg JP, Stenn KS, Parimoo S. Scd3--a novel gene of the stearoyl-CoA desaturase family with restricted expression in skin. Genomics. 2001;71(2):182-91.
249. Chia E-M, Mitchell P, Rochtchina E, Lee AJ, Maroun R, Wang JJ. Prevalence and associations of dry eye syndrome in an older population: the Blue Mountains Eye Study. Clin Experiment Ophthalmol. 2003;31(3):229-32.
250. Den S, Shimizu K, Ikeda T, Tsubota K, Shimmura S, Shimazaki J. Association between meibomian gland changes and aging, sex, or tear function. Cornea. 2006;25(6):651-5.
251. Lin P-Y, Tsai S-Y, Cheng C-Y, Liu J-H, Chou P, Hsu W-M. Prevalence of dry eye among an elderly Chinese population in Taiwan: the Shihpai Eye Study. Ophthalmology. 2003;110(6):1096-101.
252. Schaumberg DA, Sullivan DA, Buring JE, Dana MR. Prevalence of dry eye syndrome among US women. Am J Ophthalmol. 2003;136(2):318-26.
253. Soong HK, Martin NF, Wagoner MD, Alfonso E, Mandelbaum SH, Laibson PR, et al. Topical retinoid therapy for squamous metaplasia of various ocular surface disorders. A multicenter, placebo-controlled double-masked study. Ophthalmology. 1988;95(10):1442-6.
254. Egger SF, Huber-Spitzy V, Böhler K, Scholda C. [Isotretinoin administration in treatment of acne vulgaris. A prospective study of the kind and extent of

ocular complications]. Ophthalmologe. 1995;92:17-20.

255. Guy R, Ridden C, Kealey T. The improved organ maintenance of the human sebaceous gland: modeling in vitro the effects of epidermal growth factor, androgens, estrogens, 13-cis retinoic acid, and phenol red. J Invest Dermatol. 1996;106:454-60.

256. Orfanos CE, Zouboulis CC. Oral retinoids in the treatment of seborrhoea and acne. Dermatology. 1998;196:140-7.

257. Sato T, Imai N, Akimoto N, Sakiguchi T, Kitamura K, Ito A. Epidermal growth factor and 1alpha,25-dihydroxyvitamin D3 suppress lipogenesis in hamster sebaceous gland cells in vitro. J Invest Dermatol. 2001;117(4):965-70.

258. Zouboulis CC, Korge B, Akamatsu H, Xia LQ, Schiller S, Gollnick H, et al. Effects of 13-cis-retinoic acid, all-trans-retinoic acid, and acitretin on the proliferation, lipid synthesis and keratin expression of cultured human sebocytes in vitro. J Invest Dermatol. 1991;96(5):792-7.

259. Tsukada M, Schröder M, Roos TC, Chandraratna RA, Reichert U, Merk HF, et al. 13-cis retinoic acid exerts its specific activity on human sebocytes through selective intracellular isomerization to all-trans retinoic acid and binding to retinoid acid receptors. J Invest Dermatol. 2000;115(2):321-7.

260. Lambert RW, Smith RE. Pathogenesis of blepharoconjunctivitis complicating 13-cis-retinoic acid (isotretinoin) therapy in a laboratory model. Invest Ophthalmol Vis Sci. 1988;29:1559-64.

261. Lambert RW, Smith RE. Effects of 13-cis-retinoic acid on the hamster meibomian gland. J Invest Dermatol. 1989;92:321-5.

262. Kremer I, Gaton DD, David M, Gaton E, Shapiro A. Toxic effects of systemic retinoids on meibomian glands. Ophthalmic Res. 1994;26(2):124-8.

263. Zouboulis CC. Isotretinoin revisited: pluripotent effects on human sebaceous gland cells. J Invest Dermatol. 2006;126:2154-6.

264. Caffery BE, Josephson JE. Ocular side effects of isotretinoin therapy. J Am Optom Assoc. 1988;59:221-4.

265. Egger SF, Huber-Spitzy V, Böhler K, Raff M, Scholda C, Barisani T, et al. Ocular side effects associated with 13-cis-retinoic acid therapy for acne vulgaris: clinical features, alterations of tearfilm and conjunctival flora. Acta Ophthalmol Scand. 1995;73(4):355-7.

266. Fraunfelder FT, LaBraico JM, Meyer SM. Adverse ocular reactions possibly associated with isotretinoin. Am J Ophthalmol. 1985;100:534-7.

267. Fraunfelder FT, Fraunfelder FW, Edwards R. Ocular side effects possibly associated with isotretinoin usage. Am J Ophthalmol. 2001;132:299-305.

268. Gross EG. Helfgott MA. Retinoids and the eye. Dermatol Clin. 1992;10:521-31.

269. Jaanus SD. Ocular side effects of selected systemic drugs. Optom Clin. 1992;2:73-96.

270. Mathers WD, Shields WJ, Sachdev MS, Petroll WM, Jester JV. Meibomian gland morphology and tear osmolarity: changes with Accutane therapy. Cornea. 1991;10(4):286-90.

271. Perry MD, McEvoy GK. Isotretinoin: new therapy for severe acne. Clin Pharm. 1983;2:12-9.

272. Bozkurt B, Irkeç MT, Atakan N, Orhan M, Geyik PO. Lacrimal function and ocular complications in patients treated with systemic isotretinoin. Eur J Ophthalmol. 2002;12(3):173-6.

273. Denis P, Nordmann JP, Saiag P, Liotet S, Laroche L, Saraux H. [Chronic blepharoconjunctivitis during a treatment with acitretin (Soriatane)]. J Fr Ophtalmol. 1993;16:191-4.

274. Ubels JL, Veenstra E, Ditlev J, Ingersoll K. Interactions of testosterone and all-trans retinoic acid in regulation of androgen receptor expression in rat lacrimal gland. Exp Eye Res. 2003;77:741-8.

275. Ubels JL, Wertz JT, Ingersoll KE, Jackson RS 2nd, Aupperlee MD. Down-regulation of androgen receptor expression and inhibition of lacrimal gland cell proliferation by retinoic acid. Exp Eye Res 2002;75:561-71.

276. Karlsson T, Vahlquist A, Kedishvili N, Törmä H. 13-cis-retinoic acid competitively inhibits 3 alpha-hydroxysteroid oxidation by retinol dehydrogenase RoDH-4: a mechanism for its anti-androgenic effects in sebaceous glands? Biochem Biophys Res Commun. 2003;303:273-8.

277. Maskin SL, Tseng SC. Clonal growth and differentiation of rabbit meibomian gland epithelium in serum-free culture: differential modulation by EGF and FGF. Invest Ophthalmol Vis Sci. 1992;33:205-17.

278. Jester JV, Nicolaides N, Kiss-Palvolgyi I, Smith RE. Meibomian gland dysfunction. II. The role of keratinization in a rabbit model of MGD. Invest Ophthalmol Vis Sci. 1989;30:936-45.

279. Macsai MS. The role of omega-3 dietary supplementation in blepharitis and meibomian gland dysfunction (an AOS thesis). Trans Am Ophthalmol Soc. 2008;106:336-56.

280. Cermak JM, Papas AS, Sullivan RM, Dana MR, Sullivan DA. Nutrient intake in women with primary and secondary Sjögren's syndrome. Eur J Clin Nutr. 2003;57:328-34.

281. Kenouch S, Lombes M, Delahaye F, Eugene E, Bonvalet JP, Farman N. Human skin as target for aldosterone: coexpression of mineralocorticoid receptors and 11 beta-hydroxysteroid dehydrogenase. J Clin Endocrinol Metab. 1994;79:1334-41.

282. Millar TJ, Pearson ML. The effects of dietary and pharmacological manipulation on lipid production in the meibomian and harderian glands of the rabbit. Adv Exp Med Biol. 2002;506:431-40.

283. Mohammadpour M, Javadi MA, Karimian F. Limbal stem cell deficiency in the context of autoimmune polyendocrinopathy. Eur J Ophthalmol. 2006;16:870-2.

284. Tsai PS, Evans JE, Green KM, Sullivan RM, Schaumberg DA, Richards SM, et al. Proteomic analysis of human meibomian gland secretions. Br J Ophthalmol. 2006;90:372-7.

285. Böhm M, Luger TA. The pilosebaceous unit is part of the skin immune system. Dermatology. 1998;196:75-9.

286. De Andrade AD, Birnbaum J, Magalon C, Magnol JP, Lanteaume A, Charpin D, et al. Fel d I levels in cat anal glands. Clin Exp Allergy. 1996;26:178-80.

287. Hornemann S, Seltmann H, Kodelja V, et al. Interleukin 1α mRNA and protein are expressed in cultured human sebocytes at steady-state and their levels are barely influenced by lipopolysaccharides. Journal of Investigative Dermatology. 1997;3:382.

288. Metze D, Jurecka W, Gebhart W, Schmidt J, Mainitz M, Niebauer G. Immunohistochemical demonstration of immunoglobulin A in human sebaceous and sweat glands. J Invest Dermatol. 1989;92:13-7.

마이봄샘기능장애의 병태생리학

Pathophysiology of Meibomian gland dysfunction

Chapter 05

연세원주의대 김 선 웅

1 과각질화 (Hyperkeratinization)

과각질화hyperkeratinization는 폐쇄마이봄샘기능장애obstructive MGD의 가장 주요한 원인으로 알려져 왔다. 과각질화로 인한 폐쇄마이봄샘기능장애는 Korb와 Henriquez가 처음 기술하였는데, 손으로 짜보니 마이봄샘의 폐쇄가 느껴지고, 과각질화되고 딱딱한 마이붐이 나온다고 기술하였으며, 짜준 후에는 눈물막이 개선되고 콘택트렌즈 부적응이 해결되었다고 보고하였다.[1,2] 이후에 마이봄샘 입구(개구부) 폐쇄와 짜주었을 때 매우 점도가 높은 마이붐이 배출되는 건성안 환자의 조직학적 소견에서 말단도관 쪽의 폐쇄와 과각질화를 확인하였다.[3] 또한, 마이봄샘의 내부에서는 중심도관 및 측면도관의 확장과 세엽acini의 퇴행소견이 관찰되었다.[4] 이러한 관찰을 통하여 배출구의 폐쇄와 이에 따른 도관의 확장으로 인해 세엽의 퇴행과 위축이 유도되고 결국 마이붐의 저배출hyposecretion이 나타난다고 가정할 수 있다.[5] 72명의 부검을 통한 마이봄샘 조직병리 연구에서 34.7%(25명)에서 도관과 세엽의 낭포성cystic 확장을 관찰할 수 있었다.[6]

2 마이봄샘기능장애의 동물모델

토끼에서 에피네프린의 국소 점안과 isotretinoin의 전신투여[7,8], 원숭이에서 polychlorinated biphenyl의 독성작용으로 인한 과각질화가 유도되었다.[9] 이들 모델에서 비정상적인 도관duct의 확장과 각질화 물질들이 보였고, 개구부의 상피는 과각질화되었고 폐쇄되었다. 이러한 관찰은 폐쇄마이봄샘기능장애를 이해하는 초석이 되었고, 현재까지도 개구부와 개구부 상피의 과각질화가 폐쇄마이봄샘기능장애에서 보이는 막힘에 기여한다고 생각하고 있다. 이 밖에도 마이봄샘기능장어의 생쥐 모델은 다양한 종류가 소개되었고, 도관의 과각질화, 마이봄샘의 소실, 진행성 샘의 위축, 혹은 마이봄샘이 없거나 확대된 경우까지 다양한 특성을 지녔고, 이들 중 일부는 증발과다형의 건성안과 이에 수반하는 안표면 부작용을 보여주고 있다. Acyl-CoA:cholesterol acyltransferase-1 소실 생쥐의 경우 마이봄샘소실과 각막미란이 나타났다.[10] 특별한 조작 없이 노령 쥐가 마이봄샘의 분화이상과 마이봄샘소실 및 마이봄샘기능장애가 나타나며, 마이붐을 만드는 데 핵심적인 역할을 하는 몇 가지 효소가 결핍된 생쥐들이 마이봄샘기능장애와 유사한 병변을 보인다는 것은 마이붐의 조성이나 마이봄샘의 분화가 병태생리에 중요한 역할을 한다는 증거가 될 수 있다. 가령, Acyl CoA-Wax alcohol acyltransferase 2 (Awat2)의 유전적 소실 생쥐는 마이봄샘 개구부의 폐쇄와, 도관의 확장과 더불어 진행성 마이봄샘소실과 증발과다형의 건성안이 나타난다.[11] 이러한 다양한 동물모델은 향후 이 질환을 잘 이해하고 근본적인 치료전략을 수립하는 데 도움이 될 것으로 기대한다.[12]

3 마이붐의 세포학

정상의 마이봄샘 분비물은 투명하다고 생각되지만 마이봄샘기능장애 환자에서는 혼탁하고, 점도가 매우 높거나 치약 같은 느낌일 때도 있다. Ong 등이 60세 이상 50명의 노인 환자에서 혼탁한 마이붐의 세포학적 검사를 시행한 결과 거의 모든 경우에 각질화된 물질이 발견되었고, 염증세포들은 발견되지 않았다.[13] 마이붐의 유동성 상태 3가지(기름형, 크림형, 치약형)를 3가지 색(누런색, 노르스름한 흰색, 흰색)으로 나누어 분석하여도 세포학적인 특성에서는 차이가 없었다. 이러한 발견은 마이붐의 색깔이나 상태는 각질화 정도보다는 지질의 조성과 관련 있음을 시사하는 것이며, 색깔의 변화는 지질의 과산화의 결과로 생각된다. 배출되는 마이붐의 지질 조성은 공생세균의 효소(lipases나 esterases)에 의해 변하는데, 유리 지방산과 같은 것들은 상피를 자극하고, 과각질화를 유도할 수도 있다. 지질 조성이 바뀌어 녹는점이 상승하면, 지질이 더욱 찐득해지고 폐쇄마이봄샘기능장애가 유도될 수 있다.[14,15] 또한 지질조성의 변화는 마이봄샘 상피세포 내에서의 지질합성의 변동으로 유발될 수도 있는데, 이러한 변화가 마이봄샘 폐쇄를 어느 정도 유도하는지는 아직 잘 모른다.

4 세엽 위축(Acinar atrophy)

과각질화로 인한 폐쇄가 마이봄샘기능장애의 주요 원인으로 인식되고 있지만, 마이봄샘 세엽의 위축도 주요 병태생리로 인식되고 있다. 위축성 퇴행은 마이붐의 저류로 인한 도관내 압력의 증가로 나타날 수 있으며, 나이가 들어감에 따른 변화로도 생각되고 있다.

1) 나이의 영향

노화가 진행하면서 활동성 샘의 수가 줄어들고, 이는 마이보그래피를 통해서도 확인이 가능하다. 그러나 마이봄샘의 수가 줄어들어도 눈꺼풀테에 모이는 지질의 양은 별로 영향을 받지 않거나 약간 증가한 경우도 있어, 노인에서는 배출의 감소와는 별도로 지질의 순환이 감소되어 있음도 고려해야 한다.[16] 나이의 영향을 쥐의 마이봄샘에서 연구한 바에 따르면 샘의 기능저하와 위축성 소실의 다양한 증거가 보고되었다.[17] 가령, 노화에 따라 기저부 마이봄세포meibocyte의 체세포분열이 줄어들었고, 세엽의 크기가 감소하였으며, 노령(2세) 쥐에서는 마이봄샘세포의 성숙지표 중 하나인 PPAR−γ의 발현이 세포질에서는 나타나지 않고 핵내에서만 나타났고, 마이봄샘 내 지질생성도 줄었다. 인간에서의 노화에 따른 영향은 Obata 등이 보고하였는데, 뚜렷한 도관 확장 없이 세엽 위축소견을 병리적 소견으로 보고하였고, 일차적인 세엽의 소실을 노화에 따른 마이봄샘 배출 감소의 원인으로 제시하였다.[6] Arita 등도 나이에 의존하는 마이봄샘소실 소견을 마이보그래피를 통해 보고하였고, 이는 눈물막파괴시간의 감소와 동반된다고 하였다.[18] 현재 마이봄샘소실 소견이 실제 샘조직이 사라지는 것인지 혹은 주변 결막조직의 특성에 따라 마이봄샘이 보이지 않게 되는 것인지 확실하지 않다. 동일 그룹은 콘택트렌즈 사용자에서 마이봄샘소실이 많이 나타나고, 렌즈 사용기간과 관련 있다고 보고하였다.[19] 렌즈 사용자들에게서 나타나는 마이봄샘소실의 기전은 확실하지 않으나 만성적인 눈꺼풀결막쪽의 자극이 관련 있을 것으로 생각된다. 또한, 거대유두결막염에서도 마이봄샘소실이 관찰되는바, 결막내 염증도 마이봄샘소실과 위축에 기여하는 것으로 생각된다.[20] 노화로 인한 쥐의 마이봄샘에 나타나는 변화는 과각질화나 도관과 세엽의 확장을 보이지 않는 점에서 폐쇄마이봄샘기능장애에서 기술된 전형적인 세엽 위축과는 다르다. 현재로서는 노령 쥐에서 나타나는 병변이 사람에서 가끔 나타난다고 생각되는 일차성 마이봄샘위축과 연관이 있는지는 확실하지 않다. 현 시점에서 병리적인 폐쇄에서 나타난 마이봄샘위축과 노령쥐에서 나타난 마이봄샘소실의 기전에는 차이가 있어 보인다. 현 시점에서는 나이가 들어가면서 점차 마이봄샘의 기능이 떨어지는 연령 의존성 마이봄샘기능장애가 존재할 가능성이 있으며, 마이봄샘기능장애의 흔한 형태는 도관 확장을 동반한 과각질화성 폐쇄로 인한 마이봄샘기능장애로 여겨진다. Straatsma는 개구부의 폐쇄가 도관과 세엽의 확장을 유도하고, 결막판의 저항을 받으면서 낭포성 변화가 생기고 낭포내 높은 압력은 마이봄샘세포의 분화를 억제한다는 이론을 제시하였다.[5] 침샘에서도 도관을 결찰하여 폐쇄를 유발하면 침샘 위축이 나타나며, 마이봄샘에서 관찰되는 현상과 유사하다.[21]

2) 세엽의 기저막과 혈류의 영향

마이봄샘 위축과 세엽의 기저막이 두꺼워진 소견이 동반되는 것이 관찰된다. 기저막이 두꺼워지는 것이 원발성 변화인지 세엽위축이 일어난 후 나타나는 이차성 변화인지는 확실하지 않다. 어떤 경우에든 기저막이 두꺼워지면 세엽 주변의 모세혈관을 통한 혈류공급을 방해할 것이고, 이는 마이봄샘의 항상성 유지에 좋지 않은 영향을 줄 것이다. 마이봄샘 주변에 큰 혈관들은 없으나 모세혈관들은 마이봄샘의 영양을 담당한다.

5 염증

마이봄샘의 염증의 정의는 몇 가지 이유에서 불명확하다. 첫째로 몇 가지 용어가 혼재하고 있다. 즉, 뒤눈꺼풀염posterior blepharitis, 마이봄샘염meibomitis, 마이봄샘기능장애Meibomian gland dysfunction 같은 용어들이 서로 다른 질병으로 구별하기 모호한 상태로 혼용되고 있다. 둘째로 염증 자체의 정의도 확립되지 않았는데, 병리적으로 염증세포들의 침윤으로 정의할지, 아니면 염증성 싸이토카인의 관여로 정의할지 결론이 나지 않았다. 세 번째로 염증은 감염성과 비감염성으로 나누는데, 발견되는 세균들이 정상인에서도 발견되는 공생 종이라 하더라도 눈꺼풀염에서는 더 많은 수가 발견된다.[22] 이는 감염이기보다는 증식으로 생각되지만, 이러한 소견들에 대한 일관된 정의가 부족하다. 현재까지의 연구에서는 낭포성 확장이나 세엽 위축이 나타난 환자의 마이봄샘에서 염증세포 침윤은 관찰되지 않았다. 하지만, 눈꺼풀염이나 마이봄샘이 있는 경우에는 염증소견이 눈꺼풀결막에 나타나는 것으로 미루어 염증성 침윤의 유무가 마이봄샘기능장애와 마이봄샘염을 구별하는 요소이다. 또다른 공초점현미경 연구에서는 폐쇄 마이봄샘기능장애 환자의 눈꺼풀에서 마이봄샘 주변에 염증세포 침윤이 관찰되었다.[23] 공초점현미경 소견으로는 염증세포의 종류를 알기 어렵고, 활성화된 기질세포와 leukocytes를 구별하는 것도 어렵다.[24] 만약 마이봄샘내 압력이 높아지면, 도관이나 세엽 세포에 스트레스가 되고, 이는 MAPK 활성을 증가시켜서 결국 케모카인이나 싸이토카인이 분비되어 염증상태가 될 수 있을 것이다.[25]

6 감염

세균감염이 마이봄샘기능장애의 원인 중 하나인지는 확실치 않다. Coagulase negative Staphylococcus, 포도상구균, propionibacterium과 같은 공생 세균이 만성 눈꺼풀염의 병리에 영향을 준다는 것이 잘 알려져 있다. 반면, 폐쇄마이봄샘기능장애에서 염증 세포가 거의 발견되지 않기 때문에, 이러한 세균감염과 염증은 중요한 요소가 아니라는 견해도 있다. 세균에서 분비하는 lipase나 독소가 병태생리에 관여할 것이라고 믿고 있다.[14] Lipase로 인해 마이붐의 지질조성이 달라질 수 있으며, 이는 눈물막의 물리적 특성에 영향을 주어 증발과다형 건성안을 유발할 수 있다. 마이봄샘기능장애에는 테트라싸이클린, 독시싸이크린, 미노싸이클린 등의 항생제가 사용되어 왔고, 이 약제들은 lipase와 염증을 억제하는 것으로 알려져 있다.[26] 최근에는 데모덱스가 눈꺼풀염과 관련이 있는 것으로 보고되고 있는데, 마이봄샘기능장애의 병태생리에서 데모덱스의 역할은 현재까지는 불분명하다.[27]

7 구조적인 상호작용

1) 폐쇄마이봄샘기능장애에서 구조적인 변형의 진행

폐쇄마이봄샘기능장애로 인한 임상적으로 분명한 영향은 건성안의 증상발현으로 나타난다. 즉, 눈물막내 지질층 감소와 이로 인한 눈물층 증발과다와 눈물막 불안정성 증가는 안표면의 마찰증가로 인한 기계적 자극과 염증반응을 유도한다.[28] 더욱이 폐쇄마이봄샘기능장애는 조직 내에서 위축성 변화를 보이는 것으로 알려져 있다. 이러한 위축성 변화는 마이보그래피를 통해 확인하기 전에는 임상적으로 확인이 어렵고 저평가되어 왔다.[29] 그동안 폐쇄마이봄샘기능장애의 병리적 변화는 과각질화로 인한 개구부와 도관의 폐쇄 또는 병적으로 높은 점도의 마이봄에 의해 시작된다고 생각하였다(그림 5-1).[30] 불투명하고 찐득하게 배출된 마이봄에서 각화된 세포물질이 발견된 임상적 관찰에서 시작하여 폐쇄마이봄샘기능장애에서는 과각질화를 원인으로 포함하게 되었다. 또한, 폐쇄마이봄샘기능장애의 동물모델도 과각질화를 유력한 원인으로 제시하였다.[31-33] 폐쇄로 인해 마이봄의 배출이 방해를 받으면 마이봄은 연속적으로 분비되고 있기 때문에 마이봄샘 도관내에서 축적되게 된다. 이는 점차 도관 내 압력을 높이고 이로 인해 점차 도관이 확장되고, 이러한 상태가 지속되면 높아진 내부압력이 세엽에까지 전달되고 세엽은 위축성 변화를 겪게 되고, 결국 도관과 세엽의 상피층이 각화cornification되며, 마이봄세포meibocyte가 소실되고 각화된 편평세포로 대치된다.[34] 이렇게 세엽 위축이 되면 마이봄이 적게 분비되고 되고, 마이보그래피에서는 마이봄샘소실로 보인다. 초창기 조직학적 연구에서 마이봄샘의 확장과 위축의 과정은 염증이 없이 나타나고, 염증세포들이 조직에서 발견되지 않는다고 보고하였다.

2) 마이봄샘기능장애의 병태생리에 관여하는 기전

(1) 핵심기전

마이봄 조성의 변화 외에도 나이, 성별, 호르몬 이상, 환경적 요인과 같은 다양한 요인이 폐쇄마이봄샘기능장애의 병태생리에 기여한다. 이러한 요소들은 서로 다른 과정을 통하지만 순차적으로 연관되고 악화 순환고리를 이루면서 기능장애를 유도하게 된다(그림 5-1).[30]

① 폐쇄

마이봄샘기능부전의 핵심 기전으로서 폐쇄는 두 갈래로 영향을 주게 되는데, 두 경우가 모두가 결국 지질층 부족을 유도하고 증발과다형 건성안을 야기하게 된다. 즉 직접적으로는 눈꺼풀가장자리에 도달하는 지질배출이 줄어드는 것과 간접적으로 마이봄의 저류로 인해 샘내 압력의 증가, 도관의 확장, 세엽의 위축이 유도되고 결국 다이붐의 저분비로 이어지게 된다.

② 과각질화

다양한 내적, 외적 요소가 직접적으로 혹은 세포분화어 영향을 주어 눈꺼풀가장자리 상피와 마이봄샘 과각질화를 유도한다. 과각질화는 마이봄샘기능부전의 주된 병태생리로 인식되고 있다. 마이봄샘은 발생학적으로 모낭hair follicle과 유사하여 마이봄샘 도관 상피세포는 미성숙한 각질화의 단계를 보존하고 있다. 마이봄샘기능장애에서 나타나는 과각질화는 각질화의 진행을 억제하던 발생학적 저해요인이 없어져서 나타나는 것으로 볼 수 있다.[35] 또는 마이봄샘세포의 분화 이상 혹은 줄기세포의 이동으로 인해 영향을 받을 수 있다.[36] 이외에도 국소적이나 전신적인 약제, 화학독성 반응으로 과각질화가 증가할 수도 있다.[7,9,37] 나이가 증가함에 따라 퇴행성변화가 나타나며, 후부 눈꺼풀가장자리에서는 과각질화가 증가하고, 마이봄샘 개구부도 좁아지게 되고, 마이봄샘소실도 나타난다. 호르몬의 영향도 잘 보고되었는데, 주로 남성호르몬의 변동은 과각질화를 유도하고, 폐쇄마이봄샘기능장애와 관련된 건성안 증상을 유도한다.[18]

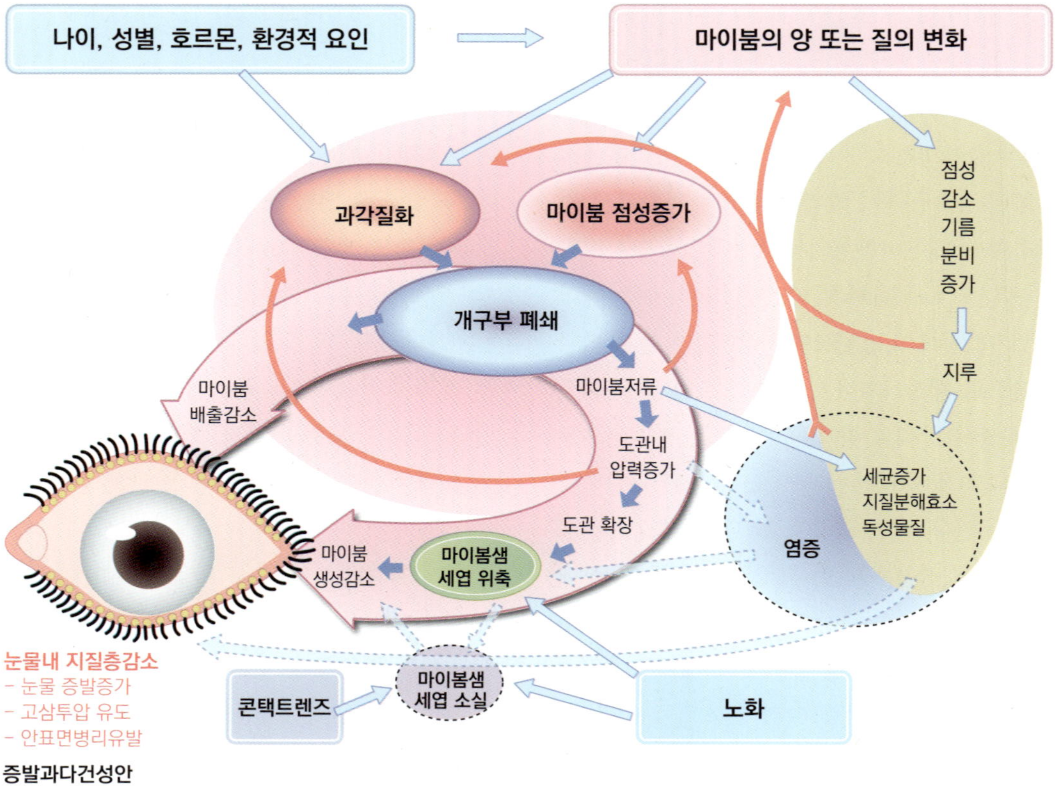

그림 5-1. 마이봄샘기능장애의 기전

③ 높은 점성

과각질화 이외에 마이붐의 점성이 증가된 것도 가장 중요한 병인 요소이다. 이러한 특징은 모든 폐쇄마이봄샘기능장애의 경우에서 관찰할 수 있고, 여러 마이붐생성과 관련된 효소결핍 동물모델에서도 나타난다. 폐쇄마이봄샘기능장애에서 나타나는 이차성 변화는 마이붐의 도관 내 정체와 지질 분해 효소의 잠재적 영향 때문이다. 즉, 마이붐의 정체는 악화 순환고리에서 폐쇄를 더욱 악화시키는 요소이다. 나이가 들면서 지질의 조성이 변하게 되고, 이러한 변화는 마이붐의 점성을 증가시키게 된다.[9] 가령, 만성 눈꺼풀염환자에서 단일불포화지방산의 감소가 관찰되는데, 불포화지방의 감소는 녹는점을 상승시키기 때문에 점도를 증가시키고, 이는 폐쇄 과정을 조장하는 역할을 한다.[38]

(2) 관련된 기능적 복합체

과각질화로 인한 폐쇄과정이나 마이붐의 점성증가가 핵심기전이라면 이외에도 기능적으로 연관된 요인들이 있다.

① 세포의 분화이상

나이, 연령, 호르몬 등 여러 가지 내적 외적 요인에 의해 마이봄샘 내부나 눈꺼풀가장자리에 줄기세포의 분화이상이 나타날 수 있다. 도관에서는 이러한 변화가 과각질화를 유도하고 세엽세포에서는 지질의 조성변화에 기여할 것이다. 세포분화이상은 노화와 관련된 것으로 생각되고 있으며 마이봄샘의 병리적인 변화의 원인으로 생각된다.[17]

② 지루(Seborrhea)

McCulley 등은 눈꺼풀염의 분류에서 지루성 눈꺼풀염이 상당 비율 존재한다고 하였다. 이러한 환자들은 주로 지루성 피부염과 연관된 경우가 많고, 일반적으로 점도가 낮은 기름과 과각질화가 나타난다. 지루와 만성 눈꺼풀염을 가진 환자에서 단일불포화지방산의 증가를 포함하는 마이봄의 지질조성 변화가 관찰되었는데, 이는 녹는점을 낮추어 기름을 유동적으로 만든다.[39] 지루성 눈꺼풀염은 세균증식과 연관되어 있고, 세균의 지질조절효소들의 영향을 받을 뿐 아니라 독성 매개인자는 조직과 눈물막에 영향을 준다. 지루는 증가된 세균 증식과 염증과 연관지을 수 있다.

③ 세균의 영향

마이봄샘기능장애는 눈꺼풀가장자리나 폐쇄된 도관 내에도 세균증식과 연관될 수 있다. 눈꺼풀과 마이봄샘에서 포도상구균, coagulase negative Staphylococcus, Corynebacterium, P. acne 등의 공생세균이 관찰되었다.[22] 지루성 눈꺼풀염을 가진 환자에서 높은 빈도로 마이봄샘기능장애가 동반되는 것이 관찰되고, 이전에 배양된 세균들이 지질분해효소를 분비하여 마이봄 지질을 분해시킬 수 있다는 것이 보고되었다.[40] 이러한 지질 분해는 자유지방산에 변화를 야기한다. 자유지방산은 상피에 자극적이고 상피를 투과하여 염증과 과각질화를 유발할 수 있으며, 자유지방산이나 자유지방알코올이 만성 눈꺼풀염에 기여하는 것으로 알려져 있다.[41] 또한 콜레스테롤의 증가는 세균의 증식을 더욱 조장한다. 공생세균의 증가와 자극적인 지질의 유리가 마이봄샘기능장애의 일차적인 원인은 아닌 것으로 보이지만 폐쇄와 마이봄 정체가 있는 경우에 과각질화를 강화하고 마이봄의 질적 양적 변화를 유발하는 요소가 될 수 있다.[42]

④ 염증성 매개인자

공생세균의 증가로 인한 유리지방산과 같은 매개체들은 염증반응을 유발하다. 눈꺼풀염 환자의 마이봄에서 phospholipase A2 증가가 관찰되었는데, 이 효소는 arachidonic acid와 불포화지방산을 형성시키고 이로부터 prostaglandin과 leukotrien이 합성되는데, 이들은 염증과정의 중요한 요소이다.[43] 이들에 의해 활성화된 상피세포는 TNF−α나 Interleukin과 같은 염증성 싸이토카인을 생산한다.[44] 피지샘의 폐쇄성 질환인 여드름에서는 비슷한 과정들이 중요한 작용을 한다.[45] 불포화지방산이나 lipoperoxides 같은 것들이 염증성 싸이토카인의 증가를 유도하고, IL−1α 같은 염증성 싸이토카인은 상피세포의 분화를 변화시켜, 증식과 과각질화를 유도하여 폐쇄성 피지질환을 유발한다.[46] 마이붐의 변성과정에서도 생성되는 lipoperoxides는 PPARγ의 리간드로 작용하여 피지샘세포의 성숙과 지질생성을 증진시킨다.[47] 이러한 일련의 과정들은 여드름에서뿐만 아니라 지루성 눈꺼풀염과 동반된 마이봄샘기능장애에서도 영향을 줄 것으로 생각된다.

⑤ 생리적인 노화

노화와 관련한 마이봄샘의 퇴행성 변화가 관찰되는데, 눈꺼풀가장자리의 뒤쪽에서 나타나는 과각질화와 마이봄샘 개구부의 협착이 폐쇄마이봄샘기능장애를 유발하는 것으로 생각된다. 노화는 마이붐의 조성을 변화시키고 폐쇄마이봄샘기능장애에서는 기능하는 샘들의 수도 급격히 감소한 것을 관찰할 수 있다. 폐쇄로 인해 나타나는 마이봄샘의 변화 이외에도 노화가 직접적으로 영향을 줄 수도 있다. 노령 쥐에서 마이봄샘의 폐쇄나 과각질화 없이 마이봄샘의 위축이 관찰되고 마이봄세포의 유사분열 감소와 PPARγ 발현이 세포질 내에서만 나타나고, 지질 생성이 감소되었음이 보고되었다.[17] 이러한 관찰들은 폐쇄로 인한 이차적인 병리적 변화와는 달리 일차적인 노화로 인한 마이봄샘의 기능 감소를 겪을 수 있음을 시사한다.

⑥ 콘택트렌즈

콘택트렌즈의 사용은 마이봄샘기능장애를 유발하는 환경적 요인 중 하나이다. 콘택트렌즈 부적응 환자에서 폐쇄마이봄샘기능장애가 원인으로 지목된 이래 많은 보고들이 상충되는 의견들을 제시하였는데, 콘택트렌즈 사용으로 인해 거대유두결막염을 가진 환자에서 마이봄샘기능장애와 마이봄샘소실이 증가하였다는 보고도 있다.[20] 최근 Arita는 콘택트렌즈 사용자에서 렌즈 사용기간과 비례하여 마이봄샘소실이 증가하였다고 보고하였다.[19] 콘택트렌즈 착용이 마이봄샘의 노화과정을 촉진하는지에 대한 정확한 기전은 알 수 없다.

3) 중심 병태생리에 대한 고찰: 과각질화로 인한 폐쇄 vs. 마이봄세포 중심 이론

오랫동안 마이봄샘기능장애의 주요한 요인으로 마이봄샘도관의 과각질화로 인한 폐쇄를 가장 중요한 요소로 인식하고, 그로 인해 도관의 확장과 마이붐의 정체, 그리고 높아진 압력으로 인한 풍선형 확장을 거쳐 결국 마이봄샘의 위축이 나타난다고 생각하였다. 최근 연구들은 마이봄샘기능장애가 여러 가지 병인으로 발생할 수 있음을 제시하고 있다. Reneker 등은 4명의 조직학 연구에서 30세 남자에서 마이봄샘관의 폐쇄를 확인하였으나 과각질화가 아닌 도관세포의 과증식과 분화이상으로 인한 cytokeratin의 생산 증가가 폐쇄의 원인이라고 제시하였다. 반면 60대 남자에서는 마이봄샘 기저부 상피세포의 증식감소와 그로 인한 마이봄샘위축을 주요 병인으로 제시하였다.[48] Hwang 등은 마이봄샘 위축을 비롯한 변화가 노령 쥐와 노인에서 유사하게 나타난다는 연구를 바탕으로 마이봄샘의 세엽세포 자가재생 능력이 중요한 역할을 하며, 마이봄샘의 감소된 기저부 증식과 비정상적인 분화가 마이봄샘기능장애를 유발하는 주요 원인이라는 마이보싸이트 중심이론을 제시하였다.[49] 마이봄샘의 마이붐 배출은 holocrine 분비라는 독특한 형태의 세포사멸을 거쳐 나타난다는 점을 고려하면, 마이봄샘의 기능은 세엽세포의 지속적인 세포재생능력에 의존할 것임은 합리적인 가설이다. 마이붐을 생성하는 마이봄세포의 분화 이상은 비정상적인 마이붐을 생성하고, 이러한 마이붐은 흔히 점도가 올라가 마이붐의 저류를 유발한다. 앞서 제시된 마이봄샘기능장애의 병인에서도 점도가 올라간 마이붐이 폐쇄를 유도하는 핵심기전 중 하나로 설명하였으나, 최근에는 과각질화가 생기기 이전에도 폐쇄마이봄샘기능장애가 나타난다는 설명도 함께 제시되고 있다.[50] 실제로 많은 폐쇄마이봄샘기능장애 환자에서 과각질화가 관찰되지 않으나 점도가 매우 높아 마이붐이 잘 배출되지 않는 경우를 임상에서 흔히 볼 수 있다.[51] 최근 보고된 단일세포 RNAseq와 spatial transcriptomics 연구에 의하면, 마이봄샘 내 마이봄세포의 분화단계가 존재하며, 분화단계에 따라 마이붐을 만드는 중요한 효소(단백질)의 발현이 달라진다고 하였다.[52] 이로 인해 마이봄세포의 분화단계에 따라, 각 단계의 세포 내에서 주로 형성되는 지질의 조성이 달라질 것이다. 이는 눈물막을 안정화시키는 질 좋은 마이붐의 생성은 생리적으로 여러 단계의 마이봄세포 분화과정을 거친 결과임을 시사하는 것이고, 병리적 상태에서 마이봄세포의 분화이상은 곧 마이붐 조성의 변화를 가져온다는 것을 의미한다. 앞서도 기술한 바 있는 Acyl CoA–Wax alcohol acyltransferase 2 (Awat2)의 유전적 소실 생쥐모델은 마이붐의 조성변화로 폐쇄마이봄샘기능장애가 나타난 전형적인 예이다. 즉, Awat2 −/− 생쥐는 마이붐내 Wax ester를 만들지 못했으나 Cholesterol ester의 양이 비약적으로 늘어났으며, 점도가 매우 높은 마이붐이 생성되어 폐쇄마이봄샘기능장애와 마이봄샘의 소실 및 증발과다형 건성안의 형태를 보여주었다.[11]

노령 쥐에도 보고된 바와 같이 뚜렷한 과각질화의 소견은 없으나, PPARγ 발현의 이상과 이에 따른 지질의 감소도 마이봄세포 분화과정의 이상이 병태생리를 유발한 사례이다. 마이봄샘소실 소견을 보이는 연령관련 마이봄샘기능장애 환자들의 경우 마이봄세포의 재생과 분화 이상이 질병을 유발하였다는 마이봄세포 중심이론[49]이 더욱 설득력 있어 보인다. 마이봄세포의 분화와 재생에 영향을 주는 요소들은 다양한 내인성(나이, 성별, 호르몬 등), 외인성(환경적 요인, 약물 등) 요인이 있다. 현재까지는 마이봄샘의 세엽의 마이봄세포가 자가재생과 증식이 된다고 알려져 있으나 성체줄기세포를 특정할 수 있는 특이 마커와 마이봄세포의 분화과정이 온전히 밝혀지지 않았기 때문에 마이봄샘기능장애를 유발하는 중심이론에 관한 결론은 추가적인 논쟁과 연구가 뒷받침되어야 가능할 것이다. 현재로서는 마이봄샘 도관의 과각질화와 세엽세포의 자가재생기능 이상, 잘못된 분화가 모두 마이봄샘기능장애를 유발한다고 생각된다. 향후 마이봄세포의 분화과정을 규명하고, 이상분화를 유발하는 요인들과 정상적인 분화를 회복시킬 수 있는 방법들에 관한 연구가 뒤따른다면, 마이봄샘기능장애에 관한 근본적인 치료가 가능할 것이다.[53]

References

1. Henricuez AS, Korb DR. Meibomian glands and contact lens wear. British Journal of Ophthalmology. 1981;65(2):108-11.
2. Korb DR, Henriquez A. Meibomian gland dysfunction and contact lens intolerance. Journal of the American Optometric Association. 1980;51(3):243-51.
3. Meibom H. De vasis palpebrarum novis epistola. Generic; 2019.
4. Gutgesell VJ, Stern GA, Hood CI. Histopathology of meibomian gland dysfunction. American journal of

ophthalmology. 1982;94(3):383-7.

5. STRAATSMA BR. Cystic degeneration of the meibomian glands. AMA Archives of Ophthalmology. 1959;61(6):918-27.
6. Obata H, Horiuchi H, Miyata K, Tsuru T, Machinami R. Histopathological study of the meibomian glands in 72 autopsy cases. Nippon Ganka Gakkai Zasshi. 1994;98(8):765-71.
7. Lambert R, Smith R. Pathogenesis of blepharoconjunctivitis complicating 13-cis-retinoic acid (isotretinoin) therapy in a laboratory model. Investigative ophthalmology & visual science. 1988;29(10):1559-64.
8. Jester J, Nicolaides N, Kiss-Palvolgyi I, Smith R. Meibomian gland dysfunction. II. The role of keratinization in a rabbit model of MGD. Investigative ophthalmology & visual science. 1989;30(5):936-45.
9. Ohnishi Y, Kohno T. Polychlorinated biphenyls poisoning in monkey eye. Investigative ophthalmology & visual science. 1979;18(9):981-4.
10. Yagyu H, Kitamine T, Osuga J, Tozawa R, Chen Z, Kaji Y, et al. Absence of ACAT-1 attenuates atherosclerosis but causes dry eye and cutaneous xanthomatosis in mice with congenital hyperlipidemia. Journal of Biological Chemistry. 2000;275(28):21324-30.
11. Widjaja-Adhi MAK, Silvaroli JA, Chelstowska S, Trischman T, Bederman I, Sayegh R, et al. Deficiency in Acyl-CoA: Wax Alcohol Acyltransferase 2 causes evaporative dry eye disease by abolishing biosynthesis of wax esters. FASEB journal: official publication of the Federation of American Societies for Experimental Biology. 2020;34(10):13792.
12. Knop E, Knop N, Millar T, Obata H, Sullivan DA. The international workshop on meibomian gland dysfunction: report of the subcommittee on anatomy, physiology, and pathophysiology of the meibomian gland. Investigative ophthalmology & visual science. 2011;52(4):1938-78.
13. Ong BL, Hodson SA, Wigham T, Miller F, Larke JR. Evidence for keratin proteins in normal and abnormal human meibomian fluids. Current eye research. 1991;10(12):1113-9.
14. Dougherty JM, McCulley JP. Bacterial lipases and chronic blepharitis. Investigative ophthalmology & visual science. 1986;27(4):486-91.
15. McCulley JP, Dougherty J. Bacterial aspects of chronic blepharitis. Transactions of the ophthalmological societies of the United Kingdom. 1986;105:314-8.
16. Norn M. Expressibility of meibomian secretion: relation to age, lipid precorneal film, scales, foam, hair and pigmentation. Acta ophthalmologica. 1987;65(2):137-42.
17. Nien CJ, Paugh JR, Massei S, Wahlert AJ, Kao WW, Jester JV. Age-related changes in the meibomian gland. Exp Eye Res. 2009;89(6):1021-7.
18. Arita R, Itoh K, Inoue K, Amano S. Noncontact infrared meibography to document age-related changes of the meibomian glands in a normal population. Ophthalmology. 2008;115(5):911-5.
19. Arita R, Itoh K, Inoue K, Kuchiba A, Yamaguchi T, Amano S. Contact lens wear is associated with decrease of meibomian glands. Ophthalmology. 2009;116(3):379-84.
20. Mathers WD, Billborough M. Meibomian gland function and giant papillary conjunctivitis. American journal of ophthalmology. 1992;114(2):188-92.
21. Proctor GB, Carpenter GH. Regulation of salivary gland function by autonomic nerves. Autonomic Neuroscience. 2007;133(1):3-18.
22. Dougherty JM, McCULLEY JP. Comparative bacteriology of chronic blepharitis. British journal of ophthalmology. 1984;68(8):524-8.
23. Messmer E, Mackert M, Zapp D, Kampik A. In vivo confocal microscopy in blepharitis. Klinische Monatsblatter fur Augenheilkunde. 2005;222(11):894-900.
24. Matsumoto Y, Shigeno Y, Sato EA. The evaluation of the treatment response in obstructive meibomian gland disease by in vivo laser confocal microscopy. Graefe's Archive for Clinical and Experimental Ophthalmology. 2009;247:821-9.
25. Luo L, Li D-Q, Doshi A, Farley W, Corrales RM, Pflugfelder SC. Experimental dry eye stimulates production of inflammatory cytokines and MMP-9 and activates MAPK signaling pathways on the ocular surface. Investigative ophthalmology & visual science. 2004;45(12):4293-301.
26. Aronowicz JD, Shine WE, Oral D, Vargas JM, McCulley JP. Short term oral minocycline treatment of meibomianitis. British journal of ophthalmology. 2006;90(7):856-60.
27. English FP, Nutting WB. Demodicosis of ophthalmic concern. American journal of ophthalmology. 1981;91(3):362-72.
28. Pflugfelder SC. Tear fluid influence on the ocular surface. Lacrimal Gland, Tear Film, and Dry Eye Syn-

dromes 2: Basic Science and Clinical Relevance. 1998:611-7.
29. Nichols JJ, Berntsen DA, Mitchell GL, Nichols KK. An assessment of grading scales for meibography images. Cornea. 2005;24(4):382-8.
30. Knop E, Knop N. Meibomian glands: Part IV: Functional interactions in the pathogenesis of meibomian gland dysfunction (MGD). Der Ophthalmologe. 2009;106:980-7.
31. Ohnishi Y, Kohno T, Ishibashi T, Shinoda Y. Macroscopic observation of the meibomian gland of the monkeys with experimental PCB intoxication. Fukuoka Igaku Zasshi. 1983;74:240-5.
32. Jester JV, Rajagopalan S, Rodrigues M. Meibomian gland changes in the rhino (hrrhhrrh) mouse. Investigative ophthalmology & visual science. 1988;29(7):1190-4.
33. Jester JV, Rife L, Nii D, Luttrull JK, Wilson L, Smith RE. In vivo biomicroscopy and photography of meibomian glands in a rabbit model of meibomian gland dysfunction. Investigative ophthalmology & visual science. 1982;22(5):660-7.
34. Olami Y, Zajicek G, Cogan M, Gnessin H, Pe'er J. Turnover and migration of meibomian gland cells in rats' eyelids. Ophthalmic Res. 2001;33(3):170-5.
35. Knop E, Ludescher M, Knop N. Keratinisation status and cytokeratins of the human Meibomian gland epithelium. Acta Ophthalmologica. 2009;87.
36. Fuchs E. The tortoise and the hair: slow-cycling cells in the stem cell race. Cell. 2009;137(5):811-9.
37. Gupta S, Silliman C, Trump D. Docetaxel-induced Meibomian duct inflammation and blockage leading to chalazion formation. Prostate Cancer and Prostatic Diseases. 2007;10(4):396-7.
38. Sullivan BD, Evans JE, Dana MR, Sullivan DA. Influence of aging on the polar and neutral lipid profiles in human meibomian gland secretions. Archives of ophthalmology. 2006;124(9):1286-92.
39. Shine WE, McCulley JP. Association of meibum oleic acid with meibomian seborrhea. Cornea. 2000;19(1):72-4.
40. Shine WE, McCulley JP. Meibomian gland triglyceride fatty acid differences in chronic blepharitis patients. Cornea. 1996;15(4):340-6.
41. Dougherty JM, Osgood JK, McCulley JP. The role of wax and sterol ester fatty acids in chronic blepharitis. Investigative ophthalmology & visual science. 1991;32(6):1932-7.
42. Shine WE, McCulley JP. Role of wax ester fatty alcohols in chronic blepharitis. Investigative ophthalmology & visual science. 1993;34(13):3515-21.
43. Shine WE, McCulley JP. Polar lipids in human meibomian gland secretions. Current eye research. 2003;26(2):89-94.
44. Boehm KD, Yun JK, Strohl KP, Elmets CA. Messenger RNAs for the multifunctional cytokines interleukin-1α, interleukin-1β and tumor necrosis factor-α are present in adnexal tissues and in dermis of normal human skin. Experimental dermatology. 1995;4(6):335-41.
45. Kurokawa I, Danby FW, Ju Q, Wang X, Xiang LF, Xia L, et al. New developments in our understanding of acne pathogenesis and treatment. Exp Dermatol. 2009;18(10):821-32.
46. Nagy I, Pivarcsi A, Kis K, Koreck A, Bodai L, McDowell A, et al. Propionibacterium acnes and lipopolysaccharide induce the expression of antimicrobial peptides and proinflammatory cytokines/chemokines in human sebocytes. Microbes Infect. 2006;8(8):2195-205.
47. Freedberg IM, Tomic-Canic M, Komine M, Blumenberg M. Keratins and the keratinocyte activation cycle. Journal of Investigative Dermatology. 2001;116(5):633-40.
48. Reneker LW, Irlmeier RT, Shui Y-B, Liu Y, Huang AJW. Histopathology and selective biomarker expression in human meibomian glands. British Journal of Ophthalmology. 2020;104(7):999-1004.
49. Hwang HS, Parfitt GJ, Brown DJ, Jester JV. Meibocyte differentiation and renewal: Insights into novel mechanisms of meibomian gland dysfunction (MGD). Experimental eye research. 2017;163:37-45.
50. Jester JV, Parfitt GJ, Brown DJ. Meibomian gland dysfunction: hyperkeratinization or atrophy? BMC ophthalmology. 2015;15:3-11.
51. Jun IH, Kim S, Kim H, Kim SW, Ji YW, Kim KP, et al. Evaluation of meibum lipid composition according to tear interferometric patterns. Am J Ophthalmol. 2022;240:37-50.
52. Julie W, Kashgari G, Lane S. The effects of age and dysfunction on meibomian gland population dynamics. Ocul Surf. 2024;34:194-209.
53. Nuwormegbe S, Park N-Y, Park HJ, Jin Y, Kim SW, Jester JV. Induction of meibocyte differentiation by three-dimensional, matrigel culture of immortalized human meibomian gland epithelial cells to form acinar organoids. Ocul Surf. 2022;26:271-82.

눈물막 지질과 지질-단백질 상호작용

Chapter 06

Tear film lipids and lipid-protein interactions

가톨릭의대 나경선

1 서론

눈물막은 눈 표면 상피와 외부 환경 사이에 경계를 이룬다. 각막앞눈물막의 두께는 대략 3 μm로 측정되며, 수분, 전해질, 뮤신 및 단백질과 지질 등을 포함한다. 지질의 액체크로마토그래피 질량분광학liquid chromatography-mass spectroscopy, LC-MS을 이용하여 조사한 연구에서는 1,500개가 넘는 단백질을 발견했다고 보고한 바 있다. 눈물막 구조에 대한 이론은 계속 변화해 왔는데, 전통적으로 눈물막은 각막표면부터 점액층, 수성층, 지질층으로 3개의 층으로 구성되어 있다고 보았다. 그중 점액층은 주로 결막의 술잔세포에서 분비되는 점액, 수성층은 눈물샘에서 분비되는 눈물, 지질층은 마이봄샘에서 분비되는 마이붐Meibum에 의해 형성된다(그림 6-1).

현재는 수화된 점액층(분비성 점액층) 위로 지질층이 덮여 있다고 이해되고 있으며(이 경우 눈물막을 수화된 점액층과 지질층의 두 층으로 이루어졌다고 보기도 한다), 수성과 점액성 구성성분이 상호작용한다고 알려져 있다. 눈물막의 안정성은, 눈의 편안함 유지, 감염 차단, 염증 억제, 창상 치유, 이물질 제거 및 시력 유지 등과 관련이 있다. 눈물의 안정성 유지를 위해서는 눈물의 주요 구성성분인 점액층과 지질층 사이에 역동적 상호작용이 필요하다.

눈물막의 불안정성을 이해하는 데에는, 눈물막의 분자 구성요소(단백질 및 지질)와 마이봄샘 역할에 대한 이해가 중요하다. 이러한 기능 중에서, 눈물막의 지질층은 수성층의 증발을 지연시키고, 깨끗한 안구 표면을 보존하고, 미생물과 먼지와 꽃가루와 같은 유기물로부터 눈을 보호하는 장벽을 형성한다.[1] 눈물막은 단백질, 효소, 지질, 뮤신 및 염분의 복합적인 물질을 포함하고 있으며, 이중 지질층은 주로 wax와 sterol esters로 구성되어 있다. 눈물막의 지질층은 5–10개 분자 크기로 계산되며, 간섭계를 이용하면 20–60 nm 정도의 두께로 측정된다.[2] 눈물막의 임상적 불안정성의 징후와 증상의 특성은 많이 연구되어 있는 반면에, 눈물막 자체의 구체적 분자 성분 및 그 성분들이 질환과 눈물막의 안정성에 대하여 갖고 있는 관계는 많이

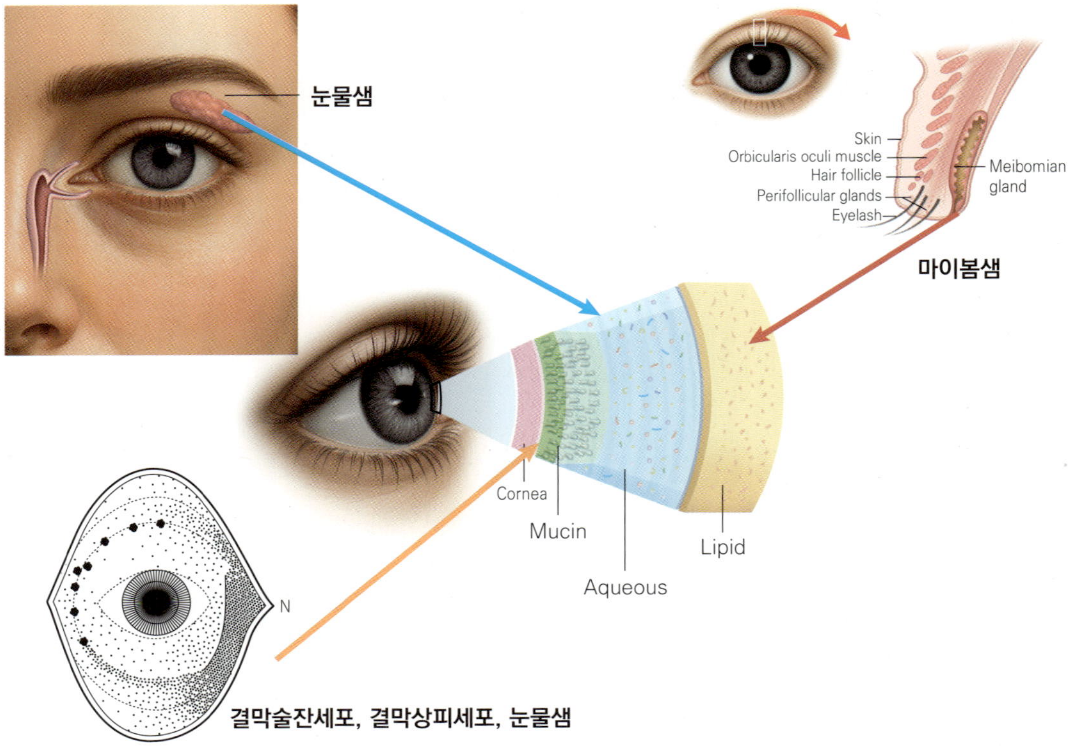

그림 6-1. **눈물막의 구조.** 지질층은 마이봄샘에서 수성층은 눈물샘에서 점액층은 결막술잔세포에서 유래된다.

알려져 있지 않다. 본 장에서는 마이봄샘이 눈물막 지질층에 미치는 영향과 지질-단백질 상호작용을 알아보도록 한다.

2 눈물막 지질층

눈물막 지질층은 보통 2층 구조처럼 묘사되는데 이 개념은 Holly가 처음 제안하였고, Shine 및 McCulley가 후에 더 자세히 설명하였다.[1,3] 눈물막의 표면 지질층은 주로 마이봄샘으로부터 유래되며, 외부 공기와 접하는 비극성nonpolar 지질의 두꺼운 층과 및 기저 분비 점액층과 접하는 극성지질의polar 얇은 층으로 구성되어 있다(그림 6-2). 지질층은 매끄러운 눈 표면을 만들며, 눈물막의 표면 장력을 줄여주고, 눈꺼풀 가장자리에서 수성눈물이 앞쪽으로 이동하는 것을 막고, 증발을 지연시킨다.[4] 지질층은 깜빡이는 동안 아래 눈꺼풀을 향하여 압축되고, 눈꺼풀이 열리면서 위로 퍼지는데, 마이봄샘 질환으로 지질층의 분포가 변화하고 국소적으로 얇아지는 것이 눈물 불안정의 원인이 된다.[5]

마이봄샘은 눈물막 지질층의 주요 분비샘으로, 마이봄샘 분비물은 콜레스테롤 에스테르cholesteryl esters, CE, 트리아실글리세롤triacylglycerol, 유리콜레스테롤free cholesterol, 유리지방산free fatty acids, FFA, 인지질phospholipids, 왁스에스테르wax esters, WE 및 다이에스테르diester를 포함한

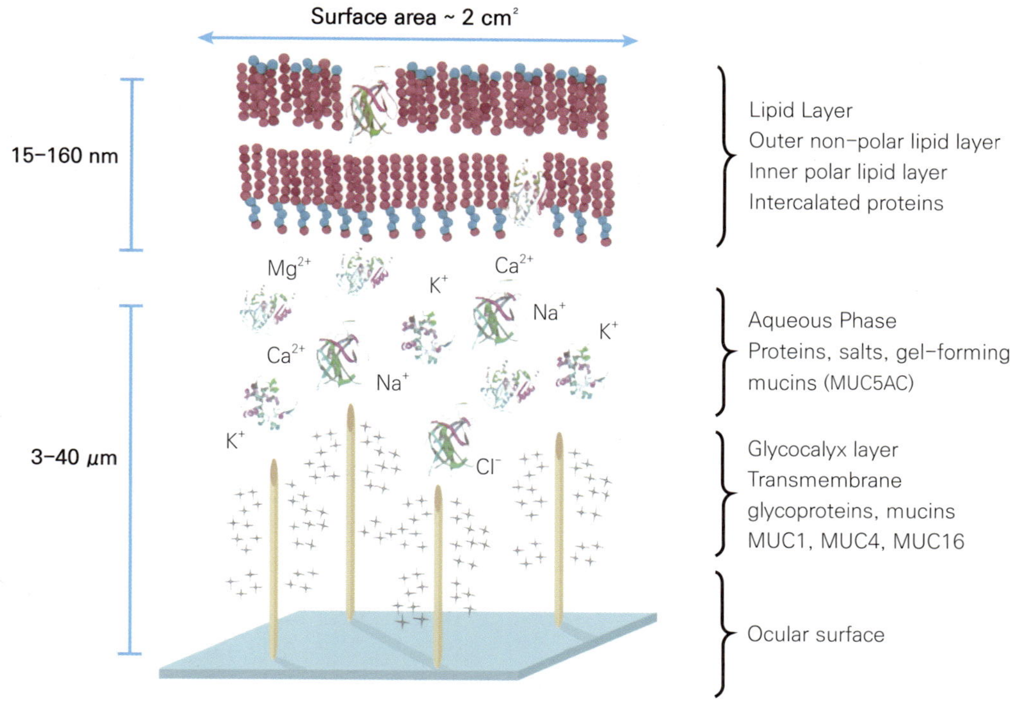

그림 6-2. **눈물막 지질층의 분자구조.** 눈물막의 표면 지질층은 주로 마이봄샘으로부터 유래되며, 외부 공기와 접하는 비극성(nonpolar) 지질의 두꺼운 층과 및 기저 분비 점액층과 접하는 극성지질의(polar) 얇은 층으로 구성되어 있다.

다양한 극성 및 무극성 지질들의 극도로 복잡한 혼합성분으로 구성되어 있다(그림 6-3).[6]

1950년부터 시작된 눈물막의 구조의 모델은 당질피질 층, 중간 수성층 및 가장 바깥 쪽의 눈물막 지질층의 3개의 층을 포함하고 있다. 각막 상피를 덮고 있는 당질피질층은, 분비된 뮤신의 많은 양이 막에 결합되어 있기 때문에 상대적으로 점성이 있다고 본다. 수성층은 수용성 단백질, 뮤신 및 염분이 풍부하고, 반면에 눈물막 지질층은 거의 지질만으로 구성되어 있거나, 단백질이 삽입된 상태로 형성되어 있다.[2] 앞서 제시한 2층의 눈물막 지질층은 서로 다른 역할을 갖고 있다. 지질층의 상부층은 아래 수성층에 두껍게 덮으면서 지질막의 두께 및 구성요소에 따라 수증기 투과율이 낮아, 수분 증발을 지연시킬 수 있다.[3] 그러나, 무극성의 지질은 하부의 수성층으로 퍼질 때, 열역학적으로 불안정하므로 쉽게 붕괴하여 지질 방울 형태를 만든다. 이렇게 되면, 눈물층의 수성 부분은 보호받지 못하고 빠르게 증발하게 되므로, 지질의 하부층은 상부 부분이 안정화되도록 계면을 생성한다. 이 계면은, 극성 지질이 무극성 지질 하위층에 소수성 꼬리가 담겨 수직으로 형성되어 있고, 그들의 극성 맨 윗부분 머리가 수성층에 노출되어 있다. 최근에는, 양극성 지질의 또다른 군인 매우 긴 사슬을 가진 (O-acyl)-w-hydroxy 유리 지방산이 마이붐의 다른 성분 중 하나이며, 이것이 극성 지질 하부층에 분포한다고 보고한 바 있다.[7] 극성 및 무극성 지질층의 두께와 비율은 정확하게 밝혀지지 않았으나, 극성 지질이 전체 지질 부분의 5%에서 15% 정도 차지한다고 여겨진다.[2] 그러므로, 극성 계면활성층은 7–20개 분자 두께 사이라고 예측되고 있으며, 극성 지질층 위쪽에 소수성 지질이 자리 잡고 있다고 알려지고 있다.[6,8] 사실, 이 예측에는 눈물막 지질층의 전체 지질 구성요소는 마이붐의 지질 구성요소와 동일하다는 가정을 기반으로 되어있지만, 최근 연구에 따르면 지질만이 눈물막의 지질층을 형성하는 유일한 분자는 아닐 가능성이 높다. 이 중에서, 단백질이 눈물막 지질층의 본질적인 부분으로 고려되고 있다.[2] 많은 단백질은 표면 활성 복합체인데 이는 자연스럽게 공기–액체 계면에 축적되고, 물의 표면 장력을 낮추며, 표면 단백질 층을 만든다는 것을 의미한다. 단백질이 수성층에서 공기–수성층 계면으로 이동하는 것은 일반적으로 단백질의 비가역적 변성을 동반한다. 변성된 단백질은 수성층으로 다시 들어가기 어렵게 되어 결과적으로 단백질층을 형성하게 되는데, 마이붐 지질이 존재할 때 표면공간에서 단백질과 지질은 서로 경쟁을 하게 된다. 이 경쟁으로 인해 지질층에 단백질이 삽입되거나 부착되면, 눈물막 지질층의 특성 변화를 초래한다. 따라서 앞서 언급한 눈물막의 3개의 층과 눈물막 지질층의 2개의 층은 개정이 필요하다. 즉, 새로운 모델에서는 눈물막 지질층에 삽입 및/또는 흡착된 단백질(리포칼린, 리소자임, 뮤신 및 기타)과 최근에 인간 마이붐에서 확인된 새로운 종류의 지질을 추가한다.[8-10]

3 눈물막 지질층의 분석

지질을 평가하고 분석할 때 가장 중요한 것은 눈물막 지질의 검체 채취이다. 최근에는 장비의 발전으로 지질내 다양한 복합체를 감지할 수 있고 구조에 대한 정확한 정보를 확인할 수 있다. 따라서, 이전에 마이붐 지질에서 감지 혹은 확인이 불가능했던 극소량의 검체들도 분석이 가능하게 되었다.

지질 검체의 운용 및 보관은 플라스틱이나 실리콘 등의 재질에 검체가 노출되거나 접촉하는 것을 최소화하는 것이 중요하다.[11] 유리, 스테인리스 및 테프론 등이 수집 및 보관 재료로 권장된다. 일반적으로 지질 검체를 저장하기 위해 선호되는 조건은 어둡고 건조하며, −80°C의 온도, 아르곤 또는 질소내 보관을 추천한다. 마이붐 및 눈물검체를 수집하는 방법은 세 가지로 나눌 수 있는데 (1) 눈꺼풀을 눌러 마이봄샘 개구부로부터 마이붐이 나오도록 하는 방법,[12,13] (2) 마이봄샘 개구부로부터 직접적으로 마이붐 및 수성 눈물 검체를 마이크로모세관으로 수집하는 방법,[14] (3) 수성눈물을 적신 쉬르머 검사 스트립 등을 사용하는 방법이다.[15] 마이봄샘 및 눈꺼풀의 외과적 제거는 사체 혹은 동물에서는 실행된 바 있으나, 임상에서 실제 적용은 불가능하다.[15,16] 눈꺼풀에 압력을 주어 마이붐을 배출시켜 검체를 얻는 방법은 주변조직에 오염이 될 가능성이 많으며, 환자와 검사자에 따라 편차가 크다. 검체 채취 시에는 파우더와 라텍스가 없는 장갑을 착용하고 하는 것이 좋으며, 세극등현미경을 보면서 하는 것이 오염의 가능성을 최소화할 수 있다. 또한, 마이크로모세관을 이용하여 아래눈꺼풀에 있는 눈물띠에서 직접 눈물을 채취하는 방법(2–5 $\mu\ell$)은 통증이 없는 장점이 있다.[9] 같은 방법으로 마이봄샘 개구부에서 마이붐을 채취하는 방법도 있다.[17] 지질검체의 분석법은 박층크로마토그래피Thin-Layer Chromatography, 질량분석법Mass Spectrometry, 핵자기공명법Nuclear Magnetic Resonance Spectroscopy, 및 공명라만분광법Infrared and Raman Spectroscopy 등이 사용된다.[18,19]

4 지질의 화학적 특성

지질은 구조적, 기능적으로 극히 복잡한 분자의 집합체이다. 화학적 특성을 분류하는 기준 중 하나는 극성, 양극성 및 무극성 지질로 나누는 것이다(그림 6-3).[20] 정의에 따라서, 극성 지질은 상대적으로 수용성이며, 수산화지방산, 히드록시-세라마이드hydroxy-ceramides, OH-Cer, 모노아실글리세롤monoacyl glycerols, MAG, 짧은 사슬 지방산, 글라이코실레이트 지질, 인지질 등을 포함한다.[20] 이러한 지질은 상대적으로 지질친화성과 수성친화성 모두를 가지며, 극성(수성)상과 무극성(유성)상 사이의 물리화학적 매개변수이다. 따라서 지질 내의 수분의 유화액 내에서 극성 지질은 수성상에 모이는 경향이 있다. 반면, 비극성 지질은 물에 녹지 않으며, 탄화수소, 매우 긴 사슬의 아실-세라마이드, wax esters (WE), cholesteryl esters (CE) 및 트리아실글리세롤이 이에 속한다.[20] 지질의 친수성 정도는 탄소 사슬의 길이, 구조상에 존재하는 친수성(히드록시, 아미노 및 카르복시)기의 유형 및 수, 구조상에 존재하는 친수성(히드록시, 아미노 및 카르복시)기의 유형 및 수 등 복합적인 요인이 작용하므로, 명확한 구분이 쉽지 않다.[20] 복합 지질은 압축 반응을 통해 형성되는데, 주로 에스터화 반응 및 아미드화이다. 에스터화 반응은 사실상 모든 주요 복합 지질군의 생합성(wax esters, cholesteryl esters, 아실글리세롤 및 리포사카라이드)에 관련되어 있는 반면에, 아미드화는 지방산 아미드FA, Cer, sphingomyelin (SM), 세레브로사이드류와 같이 더 소수의 지질 형태에 관여한다.[20] 이러한 반응은 가역적인데, 이는 복잡한 지질이 그대로 효소적 또는 비효소적 가수분해를 경험할 수도 있고, 그 과정에서 탄수화물(리포사카라이드), 글리세롤(아실

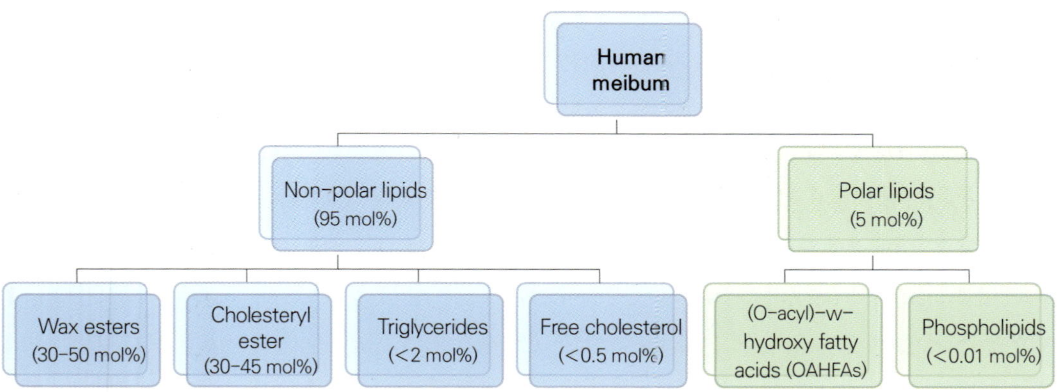

그림 6-3. 사람 마이봄샘에서 분비되는 마이붐의 구성요소

글리세롤의 경우)과 같이 기타 복합체 및 더 단순한 지질의 혼합물로 전환된다는 것을 의미한다.[20] 눈물 혹은 눈물막 지질에 연관된 지질 변환의 또다른 주요 유형은 지질의 산화이다. 지질 산화에 대한 주요 전제 조건 중 하나는 지질 구조에서 하나 또는 그 이상의 이중 결합이 존재하는 것인데, 이중 결합은 효소적 또는 비효소적 산화를 거칠 수도 있다. 지질은 효소적 변환을 통해, 혹은 자발적으로 이성질체화될 수 있고, 높은 기온, 자외선 및 산화는 이성질체화의 전형적인 원인이다. 이러한 반응이 일어나면 지질의 물리적 화학적 특성은 완전히 변화하게 된다. 그 이유로는, (1) 가수분해의 산물은 초기 복합적 지질보다 더 수용성이며, (2) 지질의 산화 물질은 산소가 추가되면서 친수성이 되고, (3) 이성질체화는 지질의 물리적 특성(예를 들어 녹는 점, 끓는 점 및 밀도)에 영향을 준다.[20]

5 눈물막의 지질

마이봄의 생화학적 특성을 분석하기 시작한 것은 1897년대로, Orlando Pes는 지질의 특성을 확인하였고, 지방, 유리지방산free fatty acid, FFA 및 콜레스테롤이 풍부하다고 보고하였다. 그 후, Linton, Andrews, 및 Ehler는 각각 마이붐에 중성 지방, 스테릴 및 wax esters가 풍부하다는 것을 입증하였다.[21-23] 후속 연구에서, 마이붐에는 아실글리세롤, 세라마이드, 인지질 및 기타 극성 지질이 존재한다고 보고하였고, 대부분 마이붐 성분은 기타 종류의 무극성 지질이다.[19,24,25] 극성 지질은 양은 적으나, 눈물막의 안정화 및 분해에 중요한 역할을 한다. 마이붐 지질에서 가장 흔하게 확인되는 성분은 wax esters 및 cholesteryl esters로 전체의 약 60% 정도를 차지한다. Wax esters 및 cholesteryl esters는 마이붐의 대부분 소수성 요소 중 하나이며, 비슷한 수준의 지질친화성은 탄화수소에서만 발견된다. 크로마토그래피를 이용하여 마이붐을 분석한 결과, 수많은 wax esters 종이 발견되었다. 그중 가장 두드러진 화합물은 C18에서 C30 탄소를 포함한 가장 긴 사슬 포화지방 알코올의 에스테르를 기반으로 한 C18:1-지방산이고, C18:2-, C18:3-, C18:4-지방산 계열의 다중 구조도 발견되었다.[9,12,26] 마이붐의 분석은 아직도 계속 이루어지고 있으나, 개별적 wax esters 종의 전체 수가 100개 이상이 발견할 정도로 복잡하다. 마찬가지로 cholesteryl esters도 매우 20개 이상의 많은 종이 발견되고 있다.[10] 주요 지방산이 긴 C18:1에서 C18:4까지의 종류의 wax esters와 다르게, 마이붐에서 발견된 cholesteryl esters는 C18과 C34 사이의 사슬 범위에서 매우 긴 포화 및 불포화 지방산을 가지고 있다. 유리콜레스테롤은 Meibomian sterol과 steryl esters의 0.5% 미만으로 확인되며,[8] 인지질의 양은 이전에 생각한 것보다 훨씬 적은 것으로 보인다.[6,26] 인지질의 식별은 아직까지 논란의 여지가 많은데, 검체 기술의 변화, 수성 눈물을 포함한 마이붐 검체의 다양한 오염의 정도 및 계측 및 관련된 기술의 차이로 인해 연구마다 다르게 나타나는 것으로 보인다. 그러나, 인지질이 세포막에 풍부하다는 근거에 비추어, 인지질은 적어도 초기에 마이봄샘을 통해 마이붐 내로 분비되는 것으로 이해된다. 극성 지질의 검출 정확도는 마이붐 내 지질 구성의 변이 특성과 범위를 평가하는 데 사용되는 데이터 분석 방법에 따라 달라진다.[27] 마이붐 검체의 지질 패턴은 개인들 간의 많은 유사성을 보여준다.[27,28] Joffre, Souchier 등은 마이봄샘기능장애 또는 수성눈물 결핍 안구건조증의 치료 전과 미노신 minocycline 치료 후의 피험자 및 정상 대조군에서 유리지방산 구성요소의 변화를 평가하였다.[29,30] 정상 피험자의 유리지방산 조성은 일정하게 유지되었고, 안구건조증을 가진 피험자와 크게 다르지 않았다. 그러나, 마이봄샘기능장애 환자는 분지형 유리지방산 대비 직선 사슬형 유리지방산의 비율이 더 높았고, 포화 유리지방산 대비 불포화 유리지방산의 비율이 더 낮은 패턴을 보였다.[29,30] Butovich 등은 정상 기증자에게서 채취한 마이봄 지질의 조성이 검체 간에 동일하다는 것을 발견하였다.[12] 최근의 연구에서, 마이봄 및 수성 눈물이 서로 다른 지질 구성성분을 갖고 있으며 개별 지질의 상대적인 양도 다소 다르다고 보고하였다. 대부분 두드러진 차이는 저분자량 wax esters형 화합물의 분자비의 증가이며, 마이봄의 지질과 수성 눈물 사이의 탄화수소 사슬 순서도 차이가 있다고 알려졌다.[12,26,27]

6 질병에서의 마이봄 지질 변화

McCulley 등은 다양한 형태의 눈꺼풀염이 마이봄샘 분비물의 지질 조성 변화와 연관되어 있다고 발표하였다.[31] 또한, 마이봄샘기능장애를 동반한 각결막염 환자의 마이봄 분비물을 분석한결과, 정상 검체와 비교하여, wax esters와 cholesteryl esters의 불포화 지방산과 알코올이 낮은 수준을 보였다.[32] 여러 다른 형태의 눈꺼풀염과 동반된 지질 유형에서 보이는 차이의 일부는 아마드 지질을 가수분해할 수 있는 특정 유형의 공생균 눈꺼풀 박테리아가 존재하기 때문일 수도 있다. 포도상구균 감염의 임상양상을 보이는 마이봄성 지루 환자들은 정상인 사람과 비교하여, 콜레스테롤 올리산을 가수분해할 수 있는 혈장응고효소 포도상구균 변종이 더 많이 확인된다.[33] 쇼그렌 증후군, 안드로젠 불감성 증후군 여성, 항안드로젠 치료를 받는 남성 및 안드로젠 호르몬 결핍을 가진 환자들의 마이봄은 극성 및 무극성 지질 요소의 변화를 보였다.[34,35] 마이봄샘기능장애 환자에서의 지질 요소 분석 결과, 트리글리세라이드 및 콜레스테롤이 상당히 감소하였고 특히 올레산에서, 단일 불포화 지방산 양의 감소를 보여주었다.[36,37] 무극성 지방산의 불포화도가 감소하면, 녹는 점이 증가하는 경향을 나타낸다. 적외선을 이용한 연구에서 마이봄샘기능장애를 가진 환자의 마이봄 지질의 상전이 온도가 더 높다는 것을 입증한 바 있다.[38] Joffre 등은 쉬르머 스트렙을 이용하여 마이봄 검체를 채취하여, 지방산 프로파일에서 눈꺼풀염 환자들과 정상 대조군이 지방산 구성이 상당히 다르다는 것을 보여주었다. 총 포화 지방산은 눈꺼풀염 환자에서 9.3%이었으며, 대조군에서 24.6%였다. 분지 사슬 지방산은 마이봄샘기능장애 환자에서 더 많은 비율로 나타났다.[39] 마이봄샘 기능장애에서 눈물막 지질층의 이차적 변화는 시력의 질을 떨어뜨리고, 안구표면 눈물증발량에 부정적인 영향을 미친다.[40] 이는 삼투압 증가의 원인이 되며, 염증반응 및 안구표면 상피부분에 손상을 일으킬 수 있다.[41] 마이봄샘의 생화학적 변화는 유리지방산이 여드름 피부에 자극이 되는 것처럼, 안구조직에 직접적 독성작용을 일으킬 수도 있다.[42]

7 눈물내 지질-단백질 상호작용

마이봄 지질은 높은 표면 압력 및 낮은 표면 장력을 갖고 있으며 방울로 합쳐지고, 물의 표면 쪽으로 퍼지지 않는다. 이런 지질이 눈물막 표면으로 확산되는 것은 뮤신에 의해 촉진되는데, 뮤신이 눈물막의 뮤신-수성층으로 용해되면서, 표면 장력은 낮아지면 마이봄 지질이 수성의 표면에 퍼지게 된다.[43]

1) 리포칼린

눈물막에서 콜레스테롤, 지방산, 지방 알코올, 당지질 및 인지질은 리포칼린에 의해 결합되고, 결합은 여러 차례의 크로마토그래피 분리 후에도 유지된다.[44] 눈물 리포칼린은 인지질 및 스테아르산에 높은 친화성을 가지며, 콜레스테롤에 대한 친화성은 적다. 지방산의 결합 친화성은 탄화수소 사슬의 길이와 상관관계가 있다. 눈물 리포칼린은 수용성이 가장 낮은 지질에 가장 강하게 결합하여 이들 지질의 용해성을 최대한으로 증가시킨다. 이는 눈물 리포칼린이 눈물막에서 지질을 용해하고 수송하는 데 관련이 있음을 시사한다.[44] 리포칼린은 눈물 검체 내 총 단백질의 33%를 구성하는 주요 눈물 단백질이며, 눈물샘과 마이봄샘 분비물에서 모두 발견되었다.[45,46] 리포칼린은 각막의 표면에서 지질과 결합하고, 눈물의 지질 표면층에서 지질의 전이 및 평형을 증강시킬 수 있다고 밝혀졌다.[47] 눈물 리포칼린의 구조는 아직까지 완전히 밝혀지지 않았으며, 형광검사법 등을 이용하여 새로운 내용들이 알려지고 있다. 리간드에 결합되는 눈물 리포칼린의 구조가 밝혀졌고, 모양과 크기가 다양한 여러 리간드에 맞춰질 수 있는 구조라고 생각되고 있다. 지질이 단백질과 결합할 때 리포칼린이 이합체를 형성할 수 있다는 보고도 있고, 눈물막 내에 다량의 리포칼린 단량체로 존재한다는 보고도 있다.[48] 최근 활발하게 이루어지고 있는 연구 주제는 리포칼린/지질 복합체가 지질층과 상호작용하는지 여부이다. 생체 내에서 눈물 지질-단백질 상호작용이 발생하여 눈물의 물리적 특성을 변화시키는 것처럼 생각되나, 아직까지는 정확한 답을 얻지 못한 상태이다.

2) 리소자임

눈물에서 찾을 수 있는 주요 단백질인 리소자임은 뮤코다당류를 탈중합화시키는 용균성 단백질로서 역할을 한다. 리소자임은 리포칼린처럼 지질을 분리하지는 않고, 세포막의 인지질과 마이붐막Meibum films과 상호작용하고 결합한다.[49,50] 리소자임은 지질층의 구조를 안정화하는 역할이 있어, 질환이나 약물로 인한 눈물 리소자임의 농도 변화는 눈물막에서 지질층의 구조를 무너뜨릴 수 있다. 분광학적 접근법을 이용하여 생체 외 리소자임 및 눈물 지질 사이의 상호작용을 정의하는 것이 유용할 수 있고 리소자임의 농도 변화로 인해 지질층의 구조적 변화가 야기되는지 여부가 눈물의 증발률 증가로 이어지는지를 판단하는 것도 유용할 것이다.

3) 아포지질단백질 D

아포지질단백질 DapoD는 눈물샘에서 분비되

어 눈물에서 발견된다.[51] 아포지질단백질 D의 생리학적 기능은 현재 알려지지 않았지만, 인지질, 콜레스테롤 및 기타 지질과 결합하는 능력을 가지고 있는 것으로 알려져 있다. 몇 가지 가설로는 아포지질단백질 D가 마이봄샘 지질과 상호작용을 하면서, 눈물막에서 지질의 표면확산을 돕거나, 해로운 지방친화성 분자로부터 각막을 보호하는 제거 인자로서 기능할 수 있다고 제시되고 있다.[51]

4) 인지질전이단백질

인지질전이단백질은 눈물 내에 존재하며, 혈장에서보다 두 배가량 높게 측정된다. 아마도 인지질전이단백질이 눈물내 지질 수송을 중재함으로써 눈물막 형성에 관여할 수 있다는 의견이 있다. 그러나, 눈물 내에서 이 단백질의 농도는 상대적으로 리포칼린과 비교하여 적고, 인지질전이단백질이 눈물 내에서 지질과 결합하는지 여부는 명확하게 증명되지 않았다.[52]

8 눈물막 지질에서 세균의 영향

눈의 정상 세균총인 S. aureus, Haemophilus influenza, Coagulase-negative staphylococci (CNS), Propionibacterium, Corynebacterium 등은 눈물막의 지질을 분해하는 효소를 생산한다.[53] 만성 눈꺼풀염 환자로부터 얻은 CNS, Propionibacterium, Corynebacterium 등은 wax esters, cholesteryl esters를 가수분해할 수 있는 지방분해 효소(콜레스테롤 에스테라제cholesterol esterase, 지방산 왁스에스 테라제fatty wax esterase 및 트리글리서리드 리 파아제triglyceride lipase)를 생산한다.[54] 지루눈꺼풀염 및 마이봄샘 각결막염 환자의 눈꺼풀에서 검출된 CNS도 이러한 효소를 생산한다.[54] 이런 환자에서는 마이붐 분비물에서 유리지방산의 변화도 확인된다. 테트라사이클린이 박테리아의 성장을 억제하며, 지방분해 효소를 억제하기 때문에, 마이봄샘염이 있든 없는 상관없이 눈꺼풀염에서 효과가 있음을 설명할 수도 있다.[55] 눈꺼풀염 환자를 미노신으로 치료하였을 때 마이붐 분비물의 diglyceride, 유리지방산 및 유리콜레스테롤 농도가 감소되었는데, 이는 이 항생제가 환자의 트리글리세라이드, 콜레스테롤에스테르 및 지방산 왁스 분자에 대한 지방분해 효소 활동을 억제했음을 시사한다. 눈물막지질의 변화에 세균이 미치는 영향은 아직 완전히 이해되고 있지 않았으며, 추후 세균의 집락화 및 항생제 사용과 관련된 분자적 변화에 대하여 추가적 연구가 필요하다.

9 눈물막의 계면활성제 단백질, 눈의 표면 및 눈물기관

폐의 계견활성제 시스템과 유사한 표면 활성물질은 눈굴막 뿐만 아니라, 귀, 피부에도 중요하다.[56] 계면활성제 관련 단백질 Dsurfactant-associated protein D, SP-D의 존재는 눈물막과 눈물샘에서 발견되었다.[57] 최근 안구 표면, 눈물샘, 눈물 연구에서는 SP-D뿐만 아니라 계면활성제 관련 단백질 ASP-A가 SP-B, SP-C와 함께 존재한다는 사실이 입증되었다.[58] 눈물에서 발견되는 계면활성제 관련 단백질들은 표면 장력을 낮추는 것을 제외하면 폐 계면활성제 단백질과는 다른 발현 패턴을 보인다.[53] 이러한 차이는 아마도 단백질의 조직 특이적 전사 후 변형에 기인한다고 이해할 수 있고, 계면활성제 단백질의 활성 스펙트럼에 차이를 초래할 수 있다. 소수성 계면활성제 단백질 SP-B 및 SP-C가 폐포피막에 공기-액체 계면의 맨 위에서 표면 장력에 영향을 미치는 것처럼, 눈 표면 및 눈물관에서 눈물막과 눈물 사이에 유사한 효과를 기대할 수 있다. 따라서 눈물막의 지질내 구성성분인 단백질에 계면활성제 단백질을 포함할 수 있다는 의견도 있다. 이 가설은 안구 표면의 질병(안구건조증 및 박테리아나 바이러스 감염)에 관한 계면활성제 단백질의 기능적 가능성을 뒷받침한다. 가설상, 작은 소수성 표면활성제 단백질 B 및 C의 부재는 눈물막의 안정성을 깨뜨릴 수도 있다.

10 결론

눈물막의 분자 구성(프로테오믹스, 지질체학)의 이해 및 눈물막에서 마이봄샘이 미치는 영향과 관련된 이해는 눈물막의 불안정과 이로 인한 안구표면의 질환을 이해하고 설명하는 데 있어서 중요하다. 과거에는 기술의 제한으로 인해 눈물막과 마이봄샘 분비물에 구성적 요소의 설명이 어려웠다. 대부분 분석 기술은 낮은 민감성 및 해상도를 갖고 있었고, 많은 검체의 양(검체들을 합쳐야 함)을 필요로 했고, 검출을 위한 화학적 유도체화가 필요하였다. 이러한 한계는 장시간 노출로 인한 시료의 변질 가능성, 지속적인 고온 분석으로 인한 유도체화, 이성질체화 또는 분해로 인한 낮은 시료 회수율, 긴 분석 시간, 지질의 실제 분자 구성에 대한 정보 부족 및 오염 등의 문제를 야기했다. 최근에, 분석적 및 생화학적 기술에 대한 새로운 진보로 인해 연구자들은 지질, 단백질, 번역 후 변형 및 단백질-지질 상호작용의 실제 특정 분자 구성요소의 확인이 가능해졌다. 눈물막의 특정적 분자 구성요소 등이 파악되면, 마이봄샘기능장애 및 눈물막의 불안정성과 관련된 역학관계를 좀 더 명확하게 이해할 수 있을 것으로 기대된다.

References

1. Holly FJ, Lemp MA. Tear physiology and dry eyes. Surv Ophthalmol. 1977;22(2):69-87. (In eng).
2. Butovich IA, Millar TJ, Ham BM. Understanding and analyzing meibomian lipids--a review. Curr Eye Res 2008;33(5):405-20. (In eng).
3. Shine WE, McCulley JP. Polar lipids in human meibomian gland secretions. Curr Eye Res. 2003;26(2):89-94. (In eng).
4. Georgiev GA, Yokoi N, Nencheva Y, Peev N, Daull P. Surface Chemistry Interactions of Cationorm with Films by Human Meibum and Tear Film Compounds. Int J Mol Sci 2017;18(7) (In eng).
5. Braun RJ, King-Smith PE, Begley CG, Li L, Gewecke NR. Dynamics and function of the tear film in relation to the blink cycle. Prog Retin Eye Res. 2015;45:132-64. (In eng).
6. Butovich IA. The Meibomian puzzle: combining pieces together. Prog Retin Eye Res. 2009;28(6):483-98. (In eng).
7. Butovich IA, Wojtowicz JC, Molai M. Human tear film and meibum. Very long chain wax esters and (O-acyl)-omega-hydroxy fatty acids of meibum. J Lipid Res. 2009;50(12):2471-85. (In eng).
8. Butovich IA. Cholesteryl esters as a depot for very long chain fatty acids in human meibum. J Lipid Res. 2009;50(3):501-513. (In eng).
9. Butovich IA. Lipidomic analysis of human meibum using HPLC-MSn. Methods Mol Biol. 2009;579:221-46. (In eng).
10. Chen J, Green-Church KB, Nichols KK. Shotgun lipid-

omic analysis of human meibomian gland secretions with electrospray ionization tandem mass spectrometry. Invest Ophthalmol Vis Sci. 2010;51(12):6220-31. (In eng).

11. Griffiths WJ, Gilmore I, Yutuc E, Abdel-Khalik J, Crick PJ, Hearn T, et al. Identification of unusual oxysterols and bile acids with 7-oxo or 3β,5α,6β-trihydroxy functions in human plasma by charge-tagging mass spectrometry with multistage fragmentation. J Lipid Res. 2018;59(6):1058-70.

12. Butovich IA, Uchiyama E, McCulley JP. Lipids of human meibum: mass-spectrometric analysis and structural elucidation. J Lipid Res. 2007;48(10):2220-35. (In eng).

13. McCulley JP, Shine WE. Meibomian secretions in chronic blepharitis. Adv Exp Med Biol. 1998;438:319-26. (In eng).

14. Nichols KK, Ham BM, Nichols JJ, Ziegler C, Green-Church KB. Identification of fatty acids and fatty acid amides in human meibomian gland secretions. Invest Ophthalmol Vis Sci. 2007;48(1):34-9. (In eng).

15. Borchman D, Foulks GN, Yappert MC, Ho DV. Temperature-induced conformational changes in human tearlipids hydrocarbon chains. Biopolymers. 2007;87(2-3):124-33. (In eng

16. Greiner JV, Glonek T, Korb DR, Leahy CD. Meibomian gland phospholipids. Curr Eye Res. 1996;15(4):371-5. (In eng).

17. Butovich IA. On the lipid composition of human meibum and tears: comparative analysis of nonpolar lipids. Invest Ophthalmol Vis Sci. 2008;49(9):3779-89. (In eng).

18. Linton RG, Curnow DH, Riley WJ. THE MEIBOMIAN GLANDS: AN INVESTIGATION INTO THE SECRETION AND SOME ASPECTS OF THE PHYSIOLOGY. Br J Ophthalmol. 1961;45(11):718-23. (In eng).

19. Baron C, Blough HA. Composition of the neutral lipids of bovine meilbomian secretions. J Lipid Res. 1976;17(4):373-6. (In eng).

20. Fahy E, Subramaniam S, Brown HA, Glass CK, Merrill AH Jr, Murphy RC, et al. A comprehensive classification system for lipids. J Lipid Res. 2005;46(5):839-61. (In eng).

21. Jacob JT, Ham B. Compositional profiling and biomarker identification of the tear film. Ocul Surf. 2008;6(4):175-85. (In eng).

22. Ehlers N. THE PRECORNEAL FILM. BIOMICROSCOPICAL, HISTOLOGICAL AND CHEMICAL INVESTIGATIONS. Acta Ophthalmol Suppl. 1965:Suppl 81:1-134. (In eng).

23. Andrews JS. Human tear film lipids. I. Composition of the principal non-polar component. Exp Eye Res. 1970;10(2):223-7. (In eng).

24. Kolattukudy PE, Rogers LM, Nicolaides N. Biosynthesis of lipids by bovine meibomian glands. Lipids 1985;20(7):468-74. (In eng).

25. Cory CC, Hinks W, Burton JL, Shuster S. Meibomian gland secretion in the red eyes of rosacea. Br J Dermatol. 1973;89(1):25-7. (In eng).

26. Butovich IA, Uchiyama E, Di Pascuale MA, McCulley JP. Liquid chromatography-mass spectrometric analysis of lipids present in human meibomian gland secretions. Lipids. 2007;42(8):765-76. (In eng).

27. Sullivan BD, Evans JE, Dana MR, Sullivan DA. Influence of aging on the polar and neutral lipid profiles in human meibomian gland secretions. Arch Ophthalmol. 2006;124(9):1286-92. (In eng).

28. Sullivan BD, Evans JE, Cermak JM, Krenzer KL, Dana MR, Sullivan DA. Complete androgen insensitivity syndrome: effect on human meibomian gland secretions. Arch Ophthalmol. 2002;120(12):1689-99. (In eng).

29. Joffre C, Souchier M, Gregoire S, Viau S, Bretillon L, Acar N, et al. Differences in meibomian fatty acid composition in patients with meibomian gland dysfunction and aqueous-deficient dry eye. Br J Ophthalmol 2008;92(1):116-9. (In eng).

30. Souchier M, Joffre C, Gregoire S, Bretillon L, Muselier A, Acar N, et al. Changes in meibomian fatty acids and clinical signs in patients with meibomian gland dysfunction after minocycline treatment. Br J Ophthalmol. 2008;92(6):819-22.

31. McCulley JP, Dougherty JM, Deneau DG. Classification of chronic blepharitis. Ophthalmology. 1982;89(10):1173-80. (In eng).

32. Shine WE, McCulley JP. The role of cholesterol in chronic blepharitis. Invest Ophthalmol Vis Sci. 1991;32(8):2272-80. (In eng).

33. Dougherty JM, McCulley JP. Analysis of the free fatty acid component of meibomian secretions in chronic blepharitis. Invest Ophthalmol Vis Sci. 1986;27(1):52-6. (In eng).

34. Sullivan BD, Evans JE, Krenzer KL, Reza Dana M,

Sullivan DA. Impact of antiandrogen treatment on the fatty acid profile of neutral lipids in human meibomian gland secretions. J Clin Endocrinol Metab 2000;85(12):4866-73. (In eng).

35. Ham BM, Jacob JT, Cole RB. MALDI-TOF MS of phosphorylated lipids in biological fluids using immobilized metal affinity chromatography and a solid ionic crystal matrix. Anal Chem. 2005;77(14):4439-47. (In eng).
36. Shine WE, McCulley JP. Association of meibum oleic acid with meibomian seborrhea. Cornea. 2000;19(1):72-4. (In eng).
37. Mathers WD, Stovall D, Lane JA, Zimmerman MB, Johnson S. Menopause and tear function: the influence of prolactin and sex hormones on human tear production. Cornea. 1998;17(4):353-8. (In eng).
38. Foulks GN, Borchman D, Yappert M, Kim SH, McKay JW. Topical azithromycin therapy for meibomian gland dysfunction: clinical response and lipid alterations. Cornea. 2010;29(7):781-8. (In eng).
39. Joffre C, Souchier M, Leclere L, Buteau B, Gregoire S, Lizard G, et al. Branched-chain fatty acids, increased in tears of blepharitis patients, are not toxic for conjunctival cells. Br J Ophthalmol. 2009;93(10):1391-5.
40. Rolando M, Iester M, Macrí A, Calabria G. Low spatial-contrast sensitivity in dry eyes. Cornea. 1998;17(4):376-9. (In eng).
41. Goto E, Tseng SC. Differentiation of lipid tear deficiency dry eye by kinetic analysis of tear interference images. Arch Ophthalmol. 2003;121(2):173-80. (In eng).
42. McCulley JP, Shine WE. The lipid layer of tears: dependent on meibomian gland function. Exp Eye Res. 2004;78(3):361-5. (In eng).
43. Holly FJ. Formation and rupture of the tear film. Exp Eye Res. 1973;15(5):515-25. (In eng).
44. Gasymov OK, Abduragimov AR, Yusifov TN, Glasgow BJ. Binding studies of tear lipocalin: the role of the conserved tryptophan in maintaining structure, stability and ligand affinity. Biochim Biophys Acta. 1999;1433(1-2):307-20. (In eng).
45. Fullard RJ. Identification of proteins in small tear volumes with and without size exclusion HPLC fractionation. Curr Eye Res. 1988;7(2):163-79. (In eng).
46. Tsai PS. Proteomic analysis of human meibomian gland secretions. Br J Ophthalmol. 2006;90(3):372-7.
47. Glasgow BJ, Marshall G, Gasymov OK, Abduragimov AR, Yusifov TN, Knobler CM. Tear lipocalins: potential lipid scavengers for the corneal surface. Invest Ophthalmol Vis Sci. 1999;40(13):3100-7. (In eng).
48. Gasymov OK, Abduragimov AR, Glasgow BJ. Intracavitary ligand distribution in tear lipocalin by site-directed tryptophan fluorescence. Biochemistry. 2009;48(30):7219-28. (In eng).
49. Mudgil P, Torres M, Millar TJ. Adsorption of lysozyme to phospholipid and meibomian lipid monolayer films. Colloids Surf B Biointerfaces. 2006;48(2):128-37.
50. Mateu L, Caron F, Luzzati V, Billecocq A. The influence of protein-lipid interactions on the order-disorder conformational transitions of the hydrocarbon chain. Biochim Biophys Acta. 1978;508(1):109-21. (In eng).
51. Holzfeind P, Merschak P, Dieplinger H, Redl B. The human lacrimal gland synthesizes apolipoprotein D mRNA in addition to tear prealbumin mRNA, both species encoding members of the lipocalin superfamily. Exp Eye Res. 1995;61(4):495-500. (In eng).
52. Jauhiainen M, Setälä NL, Ehnholm C, Metso J, Tervo TMT, Eriksson O, et al. Phospholipid transfer protein is present in human tear fluid. Biochemistry. 2005;44(22):8111-6. (In eng).
53. Perkins RE, Kundsin RB, Pratt MV, Abrahamsen I, Leibowitz HM. Bacteriology of normal and infected conjunctiva. J Clin Microbiol. 1975;1(2):147-9. (In eng).
54. Dougherty JM, McCulley JP. Bacterial lipases and chronic blepharitis. Invest Ophthalmol Vis Sci. 1986;27(4):486-91. (In eng).
55. Nicolaides N, Santos EC, Papadakis K, Ruth EC, Müller L. The occurrence of long chain alpha, omega-diols in the lipids of steer and human meibomian glands. Lipids 1984;19(12):990-3. (In eng).
56. Ridsdale RA, Palaniyar N, Possmayer F, Harauz G. Formation of folds and vesicles by dipalmitoylphosphatidylcholine monolayers spread in excess. J Membr Biol. 2001;180(1):21-32. (In eng).
57. Akiyama J, Hoffman A, Brown C, Allen L, Edmondson J, Poulain F, et al. Tissue distribution of surfactant proteins A and D in the mouse. J Histochem Cytochem. 2002;50(7):993-6.
58. Bräuer L, Johl M, Börgermann J, Pleyer U, Tsokos M, Paulsen FP. Detection and localization of the hydrophobic surfactant proteins B and C in human tear fluid and the human lacrimal system. Curr Eye Res 2007;32(11):931-8. (In eng).

마이봄샘기능장애의 역학 및 위험인자

Chapter 07

Epidemiology of, and associated risk factors for Meibomian gland dysfunction

한림의대 **서 정 원**

마이봄샘기능장애는 매우 흔한 뒤눈꺼풀의 만성 질환으로 20세기 초반부터 의학문헌에 언급되기 시작하였다.[1-5] '마이봄샘기능장애'라는 용어는 1980년 Korb와 Henriquez[6]가 처음으로 사용하였으며, 이후 Bron 등[7]에 의해 종양 및 선천적 이상을 포함하는 '마이봄샘질환'이라는 용어가 사용되기도 하였다. 마이봄샘기능장애의 병인은 눈물분비부족형 건성안aqueous deficiency dry eye의 병인과 일치하지는 않지만, 두 질환은 안구 표면 자극 증상 및 시력 변동, 눈물막 안정성의 변화, 안구 표면 손상과 같은 임상적 특성을 공유한다. 마이봄샘기능장애가 진행할 경우 증발과다형 건성안evaporative dry eye 이 발생할 수도 있다.

1 역학적 연구 방법

1) 객관적인 접근법

특화된 장비를 이용한 방법으로 소규모 연구에는 적용 가능하지만 대규모 역학 연구에 적용하기는 어렵다. 1차적인 접근법은 생화학적 분석법으로 마이봄샘 또는 분비물을 분석, 크로마토그래피, 질량 분석 및 분광법을 이용하여 평가한다. 이러한 접근법을 이용할 경우 마이봄을 지질 또는 단백질 성분 측면에서 직접적으로 평가할 수 있다. 2차적인 접근법은 증발측정계evaporometry나 간섭측정기interferometry를 통한 지질층을 분석하거나 삼투압을 측정하여 평가하는 것을 이른다.

2) 주관적, 임상적 접근법

현미경을 이용하여 눈꺼풀테의 모세혈관확장증, 충혈 및 과각화를 관찰하는 방법, 마이봄샘 개구부 폐쇄 정도 및 눈꺼풀테를 눌렀을 때 마이봄의 압출정도 및 마이봄의 성상을 평가하는 방법, 마이보그래피를 통한 마이봄샘의 생체 내 분석이 여기에 포함된다.[8-10] 또한 임상의가 평가한 각막 및 결막 염색 소견, 쉬르머 검사, 페놀 레드 검사, 또는 눈물막파괴시간 측정도 주관적, 임상적 접근법에 해당된다.

3) 주관적, 환자보고 접근법

마이봄샘기능장애는 가려움, 작열감, 무겁고 부은 눈꺼풀, 건조증, 눈물, 속눈썹 가피, 아침에 눈꺼풀이 들러붙는 증상, 눈꺼풀의 발적 및 안구충혈을 동반한다.[11-15] 이러한 증상은 건성안 및 앞눈꺼풀염의 증상과 매우 유사하기 때문에 마이봄샘기능장애에 특이적인 증상으로 간주하기는 어렵다. 따라서 임상적 증상만으로 마이봄샘기능장애를 정의하는 것은 적절하지 않으며 특정 증상을 진단 기준으로 삼을 경우 질병의 유병률을 과소평가할 수 있다.

4) 통합적인 접근법

객관적 평가와 임상적 평가, 증상 평가를 종합적으로 고려하여 접근하는 방식으로 위에서 언급한 접근 방식들의 문제점을 완화시킬 수 있다. Beijing Eye Study[16]는 건성안 증상이 있는 집단에서 눈꺼풀 모세혈관확장증의 유병률을 69%로 보고함으로써 통합적인 접근법에 가장 근접한 방식으로 역학적 연구를 시행하였으며 이는 증상을 포함시키지 않은 다른 연구와 비교할 때 상대적으로 높은 수치이다.

2 유병률

1) 인구 기반 연구

대부분의 인구 기반 연구는 마이봄샘기능장애가 아닌 건성안 연구를 위해 개발된 증상 결과를 사용하지만 최근 여러 연구에서는 눈꺼풀 모세혈관확장증, 마이봄샘 개구부의 캡핑capping, 마이봄샘의 수, 마이붐의 압출정도, 눈물

표 7-1. **인구 기반 연구에서 마이봄샘기능장애의 유병률**

임상연구	대상자수(명)	인종	나이(세)	진단기준	유병률
Bangkok Study	550	태국	>40	Telangiectasia or Meibomian gland plugging or collarettes	46.2%(95% CI, 42-51)
Beijing Eye Study	1,957	중국	>40	Telangiectasia (무증상)	68.0%(95% CI, 65.6-70.4)
				Telangiectasia (안구건조)	69.3%(95% CI, 64.5-73.8)
Japanese Study	113	일본	>60	Gland dropout, expressibility and nature of Meibum secretion	61.9%(95% CI, 52.1-70.9)
Shihpai Eye Study	1,361	대만	>65	Telangiectasia or Meibomian gland orifice plugging	60.8%(95% CI, 59.5-62.1)
Melbourne Visual Impairment Project	926	호주	40-97	Tear break up time < 1SD (10s)	19.9%(95% CI, 17.4-22.7)
				Tear break up time < 1.5SD (8s)	8.6%(95% CI, 6.9-10.7)
Salisbury Eye Evaluation	2,482	미국	>65	Meibomian gland plugging or collarettes (clinical grades 2, 3)	3.5%(95% CI, 2.8-4.4)

막파괴시간을 포함하여 임상적 상관관계를 평가하였다.

마이봄샘기능장애의 유병률은 연구에 따라 3.5%에서 70%로 다양하게 나타나며 아시아 인구에서 더 높게 보고되었다.[11,16-20] 서양인의 유병률이 Salisbury 연구에서 3.5%,[11] Melbourne 연구에서 19.9%로[20] 보고된 것에 비해 아시아인의 유병률은 Bangkok 연구 46.2%,[17] Shihpai 연구 60.8%,[18] Japan 연구 61.9%,[19] Beijing 연구 69.3%로[16] 월등히 높았다. 다만 마이봄샘기능장애의 정의가 다양한 연구에서 다르게 적용되었고 각기 다른 임상 징후가 사용되었기에 연구 결과를 직접 비교하거나 결론을 도출할 때는 주의가 필요하다. 또한 마이봄샘기능장애의 많은 증상 및 징후는 콘택트렌즈의 착용,[16,21-25] 앞눈꺼풀염[26-29] 및 알레르기 질환 등 안구 표면 상태에 영향을 주는 다른 요인의 영향을 받을 수도 있다. 이 외에도 다양한 연구 그룹의 연령 분포의 잠재적 영향도 고려해야 한다. 다양한 인구 기반 연구들에 대한 상세한 내용은 표 7-1에 요약되어 있다.

2) 임상 기반 연구

표본의 크기가 보다 작은 임상 기반 연구도 수행되었는데 마이봄샘기능장애의 유병률은 20%에서 61.9%까지 다양하게 보고되었다.[21,30] 이러한 연구들은 특별하고 고도로 선택된 환자 코호트를 포함하기 대문에 유병률을 예측하는 데는 한계가 있으나 적절한 대조군을 설정한다면 마이봄샘기능장애를 특이적으로 진단하고 위험인자를 평가하는 데는 더 적합할 수 있다. 다양한 임상 기반 연구들에 대한 상세한 내용은 표 7-2에 요약되어 있다.

PART 01 마이봄샘기능장애 총론

표 7-2. 임상 기반 연구에서 마이봄샘기능장애의 빈도

임상연구	대상자수(명)	진단기준	발생빈도
오스트리아[31]	97	Meibomian gland dysfunction	32.9% (95% CI, 23.8-43.5)
미국[24]	398	Cloudy or absent secretion of Meibum in lower lid	38.9% (95% CI, 34.0-44.0)
중국[32]	115	Meibomian gland dysfunction	34.8% (95% CI, 26.2-44.4)
일본[30,33]	Sjogren's 19 Non-Sjogren's 27 Asymptomatic 54	Meibomian gland dropout in > 1/2 of inferior tarsus Meibomian gland dysfunction	57.9% 18.5% 61.0% (95% CI, 46.6-73.9)
말레이시아[34]	231	Meibomian gland dysfunction	43.0% (95% CI, 36.7-50.0)
영국[21]	N/A	Meibomian gland dysfunction	30% contact lens wearers 20% Non-contact lens wearers

3 위험인자

1) 안과적 위험인자

각결막 상피, 눈물샘, 덧눈물샘, 마이봄샘, 크라우제샘, 몰샘, 자이스샘 등으로 구성된 안구 표면 시스템의 주된 기능은 각막 굴절표면을 유지 및 보호하는 데 있다.[35] 이러한 안구 표면 시스템의 모든 구성 요소들은 상피, 신경분포, 내분비계, 혈관계 및 면역계에 의해 기능적으로 연결되어 있다. 이론적으로 안구 표면 시스템의 구성요소에 대한 만성적인 손상은 임상적 후유증을 유발할 수 있는데, 마이봄샘이 수행하는 중심적인 역할을 감안하면 마이봄샘기능장애는 안구 표면 시스템의 다른 요인에 의해서도 영향을 받을 수 있다. 실제로 건성안, 눈꺼풀염 및 마이봄샘기능장애와 같은 만성 질환을 정의하고 분류하는 데 있어 이러한 점에서 어려움이 있다. 표 7-3은 마이봄샘기능장애와 관련이 있을 것으로 생각되는 안과적 위험인자들을 보여주고 있다.

건성안의 경우 전통적으로 눈물분비부족형 건성안과 증발과다형 건성안으로 나뉜다. 마이봄샘기능장애는 이 중 고전적인 눈물 증발과다형 건성안의 주요 병인으로 생각되었는데, 최근에는 건성안 환자가 두 가지 기전과 모두 관련이 있다고 생각한다. 예를 들어 수성눈물생성의 원발성 결핍이 있는 쇼그렌 증후군 환자에서도 눈물막 지질층의 결손 및 확산 감소와 같은 마이봄샘기능장애가 관찰된다.[33] 이는 원발성 결

표 7-3. **마이봄샘기능장애와 관련된 위험인자**

Ophthalmic factors	Systemic factors		Medication
Aniridia	Aging	Androgen deficiency	Isotretinoin therapy
Chronic blepharitis	Atopy	Benign prostate hyperplasia	Antiandrogens
Contact lens wear	Cicatricial pemphigoid	Complete androgen-insensitivity syndrome	Antidepressants
Demodex folliculorum	Discoid lupus erythematosus	Ectodermal dysplasia syndrome	Antihistamines
Eyelid tattooing	Hematopoietic stem cell transplantation	Hypertension	Medications used to treat benign prostate hyperplasia
Floppy eyelid syndrome	Menopause	Parkinson's disease	ω-3 Fatty acids (possibly protective)
Giant papillary conjunctivitis	Pemphigoid	Polycystic ovary syndrome	Postmenopausal hormone therapy
Ichthyosis	Psoriasis	Rosacea	
Salzmann's nodular corneal degeneration	Sjogren's syndrome	Stevens-Johnson syndrome	
Trachoma	Toxic epidermal necrolysis	Turner syndrome	

팝일 수도 있으나 건성안으로 인한 안구 표면의 장기적인 변화의 결과일 수도 있다.

눈꺼풀염은 다양한 원인에 의해 눈꺼풀 전체에 염증성 변화가 동반된 상태를 가리키며, 임상에서 가장 흔한 안구 질환 중 하나이다. 마이봄샘기능장애는 뒤눈꺼풀염의 원인 중 하나이므로 많은 부분에서 그 특징이 겹쳐 명확한 구분이 어렵다. 뒤눈꺼풀염은 뒤눈꺼풀 가장자리의 염증을 나타내며 과도한 마이봄 생성과 관련된 지루성 병인이 관여하는 것으로 생각된다.

그 외 마이봄샘기능장애에서 고려해야 할 안과적 위험인자로는 데모덱스(모낭충) 눈꺼풀염이 있다. 최근 연구에 따르면 데모덱스눈꺼풀염 환자의 5/6에서 마이봄샘기능장애가 관찰된다고 하였다. 데모덱스 감염은 피부의 만성적인 염증 상태인 주사rosacea와도 관련이 있다.

2) 노화와 전신적 위험인자

연령과 관련된 요인 및 기타 전신적인 요인도 마이봄샘의 구조 및 기능에 영향을 줄 수 있다. Den 등은 177명 354안을 대상으로 눈꺼풀테의 해부학적 변화, 마이봄샘, 안구표면상피세포 및 눈물 기능을 평가하는 단면 연구를 시행하였다. 이 연구에 따르면 50세가 넘으면서 눈꺼풀테 및 마이봄샘의 이상이 관찰되는 빈도가 급격히 증가한다고 하였다. Hykin과 Bron은 5세에서 87세 사이의 피험자 80명을 대상으로 한 단면 연구에서 노화가 일어나며 눈꺼풀테의 혈관생성, 각질화, 모세관확장증 및 마이봄샘 분비물의 혼탁이 증가한다고 보고하였다. Sullivan 등은 지질 크로마토그래피 및 질량 분광분석기를 통하여 마이봄샘 분비물을 분석하였더니 나이에 따라 극성 및 중성 지질 프로파일이 유의하게 변화하는 것을 관찰하였다. 이러한 변화는 노화에 따른 건성안 발병률 및 유병률의 증가와 일치하며, 이는 노화의 직접적인 영향일 수도 있고 성호르몬 생성 감소로 인한 부차적인 결과일 수도 있다.

안드로젠과 같은 성호르몬은 전신 피지샘의 발달, 분화 및 지질 생성을 조절하는 것으로 알려져 있으며, 마이봄샘에도 유사한 영향을 미친다는 연구 결과가 있다. 따라서 안드로젠-마이봄샘 상호작용은 마이봄샘기능장애의 발병기전에서 중요한 인자로 작용할 것으로 생각된다. Sullivan 등은 항안드로젠 치료를 받는 환자에서 마이봄샘기능장애, 눈물막 불안정성 증가 및 건성안 증상이 나타남을 보고하였다. 안드로젠 불감성 증후군 환자에서 마이봄샘 분비물 질량 분광분석을 시행한 추가 연구에서도 중성 및 극성 지질 프로파일에 유의한 변화가 관찰되었고, 이는 마이봄샘기능장애와 눈물막 지질층의 불안정성으로 인한 건성안 증상이 발생하는 것과 관련이 있다고 생각된다. Mathers 등은 110명의 여성을 대상으로 폐경 전후 성호르몬의 수치와 눈물 기능과의 관련성을 살펴보았는데, 폐경 후 여성에서는 테스토스테론 수치와 눈물 기능 사이에 양의 상관관계를 보였으나 폐경 전 여성에서는 음의 상관관계를 보인다고 보고하였다. 마이봄샘기능장애에 대한 보고는 없었지만 이러한 사실은 서로 다른 호르몬 사이의 균형이 중요함을 시사한다.

쇼그렌증후군은 침샘과 눈물샘을 포함한 외분비샘에 영향을 미쳐 눈물분비부족형 건성안을 유발하는 자가면역 질환이다. Shimazaki 등은 쇼그렌증후군 환자(38.9%)에서 중증 마이봄샘 폐쇄의 빈도가 쇼그렌증후군이 없는 건성안 환자(11.1%)보다 높게 나타남을 보고하였다. 이를 통해 순수한 눈물분비부족형 건성안으로 생각되었던 쇼그렌증후군에서 마이봄샘기능장애가 빈번하게 동반된다는 사실에 처음으로 주목하게 되었다. Goto 등도 쇼그렌증후군 눈물분비부족형 건성안 환자군에서 눈물의 증발률이 쇼그렌증후군이 아닌 눈물분비부족형 건성안 환자군에 비해 증가되어 있음을 보고하였다. Pflugfelder 등은 쇼그렌증후군 환자에서 안구 표면 상피의 각질화를 보고하며 이것이 마이봄샘기능장애의 발생과 관련이 있을 수 있다고 가정하였다. 쇼그렌증후군 환자에서 마이봄샘기능장애가 발생하는 것이 질환의 일차적 영향인지 만성적인 수성눈물의 생성부족으로 인한 안구 표면 손상의 이차적 결과인지에 대해서는 추가적인 연구가 필요하다.

전신적인 질환도 마이봄샘기능장애의 발생에 영향을 줄 수 있는데 대표적인 예가 주사 rosacea이다. 주사 환자의 8–50%에서 안구 주사가 발생하는 것으로 보고되었다. Alvarenga와 Mannis에 따르면 안구 주사 환자의 90%에서 눈꺼풀의 변화가 동반되며 50%에서 앞눈꺼풀염이 관찰된다고 하였다. Sotozono 등은 스티븐스–존슨 증후군 환자에 대한 연구에서 80.4%에서 마이봄샘 이상이 발견되었다고 보고하였다. Ogawa 등은 줄기세포이식을 받은 53명의 환자를 대상으로 시행한 전향적 연구에서 만성적 이식편대숙주병으로 인한 건성안 환자들에서 중증의 마이봄샘기능장애가 관찰되었다고 보고하였다. 외배엽 이형성 증후군은 치아, 모발, 손톱 및 땀샘과 같은 외배엽 유도체의 결핍을 특징으로 하는 드문 유전 질환인데 Kaercher에 의하면 22명의 환자 중 21명에서 마이봄샘의 부분적 소실 및 결손과 같은 변형이 관찰되었다고 한다. Foulks와 Bron이 제시한 마이봄샘질환 분류체계에 따르면 선천성 마이봄샘 질환은 마이봄샘기능장애와는 별개로 다루어지는데, 외배엽 이형성 증후군에서 보이는 마이봄샘의 변화가 마이봄샘기능장애의 결과인지 마이봄샘 무형성으로 인한 것인지 구별이 필요하다.

3) 약물 관련 위험인자

마이봄샘의 구조와 기능에 대한 약물의 영향을 평가한 연구로는 여드름 치료제인 13–시스 레티노산 복용에 대한 연구가 대표적이다. 13–시스 레티노산을 복용할 경우 비정상적인 마이봄샘 분비, 마이봄샘 위축, 눈물막파괴시간 감소, 눈물막 삼투압 증가, 건성안 증상이 유발되는 것으로 알려져 있다. 결과적으로 레티노산 유도체는 마이봄샘기능장애와 증발과다형 건성안을 유발한다.

그 외 약물 복용이 건성안의 발병에 미치는 영향을 보고한 여러 연구들이 있는데, 건성안과 마이봄샘기능장애가 임상적으로 상당 부분 유사하다는 점을 감안하면 마이봄샘기능장애와도 밀접한 관련이 있을 수 있다. 폐경 후 호르몬 요법이 건성안의 유병률 증가와 관련이 있는데, 25,000명 이상의 여성을 대상으로 한 대규모 코호트 연구에서 에스트로겐 단독 용법의 경우 70%, 에스트로겐–프로게스테론 병합 요법의 경우 30%까지 위험도가 증가하는 것으로 밝혀졌다. 폐경 후 호르몬 요법이 마이봄샘을 영향을 끼쳐 마이봄샘기능장애와 증발과다형 건성안을 유발했을 가능성이 있다. Erdem 등은 건성안이 있는 여성 20명과 건성안이 없는 여성 20명을 대상으로 폐경 후 호르몬 요법을 시행하고 건성안의 유병률을 평가하였는데 건성안 군은 모두 여전히 증상을 가지고 있었고 건성안이 없었던 군에서는 11명의 환자가 새롭게 건성안 증상을 호소하였다. 3,500명의 주민을 대상으로 한 Blue Mountains Eye Study에서도 폐경 후 호르몬 요법을 받는 경우 건성안의 유병률이 60% 정도 증가하는 것으로 나타났다.

Physicians' Health Studies에 따르면 양성 전립선 비대증 치료제가 건성안의 위험을 유의하게 증가시키며, 스타틴과 항고혈압제의 경우는 건성안과 관계가 없으나 항우울제를 복용하는 경우 건성안의 유병률이 2배 가까이 증가한다고 보고하였다. Beaver Dam Eye Study와 Blue Mountains Eye Study에서도 항우울제의 복용이 건성안 발생의 위험인자임을 보여주고 있다.

항히스타민제도 건성안의 발병과 관련이 있을 것으로 생각되는 약물이다. Beaver Dam Eye Study의 전향적 분석에 따르면 항히스타민제의 복용이 건성안 발생의 위험인자라고 보고하였으나, 이 후 다른 연구에서는 눈물막파괴시간의 변화는 관찰되지 않았다고 하였다.

ω-3 지방산의 식이 섭취와 ω-6 지방산과의 섭취 비율이 신체의 전반적인 염증성 활동에 영향을 미친다는 연구도 보고되었다. Miljanovic 등은 ω-3 지방산의 식이 섭취가 증가할수록 건성안의 발병 위험은 감소하였다고 보고하였으나, 39,876명의 여성을 대상으로 한 단면 연구인 Women's Health Study에 따르면 ω-3 대 ω-6 지방산의 비율이 높을수록 건성안의 위험은 감소하였다. 최근 Macsai는 눈꺼풀염과 단순 폐쇄 마이봄샘기능장애를 가진 환자 38명을 대상으로 무작위 위약 대조 이중맹검법 연구결과를 발표하였다. ω-3 지방산을 12개월 동안 복용한 군에서 위약군과 비교할 때, 눈물막파괴시간, 안구표면 자각증상 점수 및 마이봄 점수가 개선되었다. 마이봄 조성의 변화도 관찰되었는데, 크로마토그래피로 측정하였을 때 마이봄의 포화 지방산 수치가 감소하였다.

4) 환경적 위험인자

지리적 인자, 기온, 습도 및 시각적 업무량과 같은 환경적 요인이 마이봄샘기능장애의 발생에 중요한 역할을 할 수도 있다. 이미 언급했듯이 아시아 인구에서 마이봄샘기능장애의 유병률이 높게 나타났는데, 이는 기온, 습도, 대기질과 같은 지리적 인자의 차이와 관련이 있을 수 있다. 마찬가지로 컴퓨터 사용자는 눈의 피로감, 작열감, 자극증상, 충혈, 시야 흐림 및 건조함을 호소하는데, 이러한 일련의 증상들은 비디오 디스플레이 단말기 및 컴퓨터 모니터를 지속적으로 집중하여 봄으로써 눈깜빡임 횟수가 줄어드는 것과 관련이 있으며 '컴퓨터 시각 증후군'으로 알려져 있다. Fenga 등은 70명의 비디오 디스플레이 단말기 사용자를 대상으로 시행한 임상연구에서 마이봄샘기능장애가 74.3%에서 관찰되었으며 안구자극증상의 중증도와 시각적 업무 시간 사이에 유의한 상관 관계가 있음을 보고하였다. 다만 이러한 인자들이 마이봄샘기능장애의 발생에 기여하는 것인지 아니면 기존의 마이봄샘기능장애를 악화시키는 것인지는 명확하지 않다.

4 콘택트렌즈 착용과 마이봄샘기능장애

콘택트렌즈의 착용이 마이봄샘기능장애의 발생 위험을 증가시킬 것이라는 임상적인 의구심은 오래 전부터 있었으나 상대적으로 관련 연구는 많지 않다. 콘택트렌즈 착용자에서 마이봄샘기능장애의 특성에 대해 알아보고자 한다.

1) 마이봄샘기능장애의 위험인자

Korb와 Henriquez는 마이봄샘기능장애에 수반되는 조직 변화에 대해 기술하였는데, 마이봄샘의 분비관에서 탈락된 상피세포가 축적되어 도관이 폐쇄되고 이로 인해 마이붐이 정체되어 분비관이 확장되며 정상적인 분비 기능이 손상된다고 하였다. 이들은 38명의 안과적 증상이 있는 콘택트렌즈 착용자와 40명의 무증상 콘택트렌즈 착용자를 비교하였는데, 전자에서 마이봄샘기능장애가 높은 빈도로 나타났으며 두 군 사이에 통계적으로 유의한 차이가 관찰되었다. 이를 근거로 저자들은 마이봄샘기능장애가 콘택트렌즈 착용을 어렵게 하는 주요한 원인일 수 있다고 주장하였다.

Ong과 Larke는 콘택트렌즈 착용군의 30%는 6개월 후에 마이봄샘기능장애가 관찰되었던 반면, 콘택트렌즈를 착용하지 않는 군에서는 20%에서만 마이봄샘기능장애가 관찰된다고 보고하였다. 두 군 사이의 마이봄샘기능장애 발생률은 통계적으로 유의한 차이를 보였으나, 렌즈의 종류나 성별에 따른 차이는 보이지 않았다.

Hom 등은 콘택트렌즈 착용군과 미착용군에서의 마이봄샘기능장애 발생 빈도를 살펴본 대규모 연구에서 마이봄샘기능장애가 각각 41%, 38%로 관찰되었으며, 두 군 사이의 통계적으로 유의한 차이는 없다고 보고하였다. 저자들은 이 연구에서 마이봄샘기능장애의 진단 기준을 하안검의 속눈썹 아래 부위를 손으로 강한 압력을 주어 눌렀을 때, 한 번 또는 두 번의 시도에서 탁한 분비물이 나오거나 분비물이 나오지 않는 상태로 정의하였다. Marren은 좀 더 작은 크기의 표본을 대상으로 연구를 시행하였는데 마이봄샘기능장애의 빈도를 콘택트렌즈 착용군에서 60%, 미착용군에서 57%로 다소 높게 보고하였으나 두 군 사이에 통계적으로 유의한 차이는 없었다. 이 연구에서는 마이봄샘기능장애의 진단 기준을 하안검 아래 부위를 손으로 부드럽게 눌렀을 때 막혀 있는 마이봄샘 개구부가 관찰되는 상태로 정의하였다. Ong은 또 다른 연구에서 콘택트렌즈 착용군에서 마이봄기능장애의 빈도를 43%, 미착용군에서는 35%로 보고하였으나, 통계적으로 유의한 차이는 없었다. Molinari에 의하면 마이봄샘기능장애는 콘택트렌즈 착용군에서 미착용군에 비해 높은 빈도로 관찰되었으나, 이 연구에서 마이봄샘기능장애의 빈도는 5% 정도로 다른 연구들에 비해 낮은 편이었다.

Arita 등은 최근 연구에서 콘택트렌즈 착용이 마이봄샘의 형태에 영향을 줄 수 있다는 직접적인 근거를 제시하고 있다. 저자들은 마이보그래피를 이용하여 마이봄샘을 관찰하고 마이봄샘의 손실 정도를 0–3 사이의 점수를 매겨 마이보스코어를 기록하였는데, 마이보스코어가 높을수록 마이봄샘의 손실이 심각함을 의미한다. 이 연구에서 모든 종류의 콘택트렌즈 착용자는 미착용자에 비해 통계적으로 유의하게 높은 마이보스코어를 기록하였으나, 콘택트렌즈의 착용기간은 마이보스코어와 약한 상관 관계만 나타내었다. 또한 이러한 마이보스코어의 차이는 하안검에 비해 상안검에서 더 두드러지게 관찰되었는데, 저자들은 이러한 사실이 콘택트렌즈에 의한 눈꺼풀 자극이 마이봄샘의 형태학적 변화를 초래하는 원인이 될 수 있다고 제안하였다.

다만 이런 연구 결과들을 해석할 때 주의할 점은 마이봄샘기능장애의 진단 기준과 마이봄샘 손실 정도를 해석하는 기준이 각기 상이하다는 것이다. 예를 들어 마이보스코어와 마이봄샘 분비기능의 장애가 어느 정도로 연관성을 가지는지는 명확하지 않다.

2) 콘택트렌즈 착용자에서의 증상

Korb와 Henriquez는 마이봄샘 분비물이 부족하거나 충분하지 않고, 안구건조를 시사하는 증상이 동반되며, 각막의 형광 염색 소견을 보이면서 콘택트렌즈 착용이 어려운 상태를 특징으로 하는 증후군에 대해 기술하였다. 이러한 대상군의 71안 중 36%에서는 하안검을 손으로 눌렀을 때 마이봄샘 분비물이 배출되지 않았으나, 80안의 증상이 없는 콘택트렌즈 착용 대조군에서는 오직 2.5%에서만 비슷한 소견을 보였다. 또한 증상이 없는 콘택트렌즈 착용군에서는 정상 마이봄샘 분비기능을 보일 가능성이 증상이 있는 군에 비해 5배 정도 더 높다고 보고하였다.

Paugh 등은 마이봄샘기능장애가 동반된 콘택트렌즈 착용자 21명에서 눈꺼풀 위생과 마사지의 시행이 눈물막파괴시간 및 증상 완화에 미치는 영향에 대해 발표하였는데, 이 연구에서는 마이봄샘기능장애를 반복적인 배출 시도에도 마이봄샘 분비물이 배출되지 않거나 혼탁한 분비물이 배출되는 상태로 정의하였다. 2주간 눈꺼풀 위생 및 마사지를 시행한 후 눈물막파괴시간은 유의하게 증가하였으며 주관적인 불편감과 건조함은 감소하였다.

반면 Nichols와 Sinnott는 360명의 콘택트렌즈 착용자를 대상으로 콘택트렌즈 착용과 관련된 건성안의 위험인자들을 찾기 위한 연구를 진행하였는데 마이봄샘의 결손과 주관적 증상 사이에 유의한 연관성은 관찰되지 않았다. 이 연구에 따르면 임상증상을 동반한 콘택트렌즈 착용자에서 지질층 두께의 감소, 렌즈앞 눈물막이 얇아지는 시간의 감소, 삼투압의 증가가 관찰되었는데 이는 주관적 증상이 마이봄샘 소실과는 다른 기전으로 발생함을 의미한다.

여러 연구들에서 대조적인 결과를 보이는 것은 각 연구들이 서로 다른 진단 기준을 적용했기 때문으로 Nichols와 Sinnott의 경우 마이보그래피를 이용하여 마이봄샘의 소실을 정량화하고자 하였으나, Korb와 Henriquez, Paugh 등은 마이봄샘 분비물의 특성에 근거하여 마이봄샘기능장애를 진단하였다.

3) 콘택트렌즈 관련 유두결막염

콘택트렌즈 관련 유두결막염 또는 거대유두결막염과 마이봄샘기능장애 사이의 관련성을 살펴본 연구는 그리 많지 않다. Mathers와 Billborough에 따르면 42명을 콘택트렌즈 착용자를 대상으로 한 연구에서 거대유두결막염을 보였던 27명의 대상군에서 마이봄샘 소실이 유의하게 증가되어 있었다고 보고하였다. Martin 등은 거대유두결막염이 있는 42명의 대상군에서 마이봄샘기능장애가 관찰되었다고 보고한 반면, Molinari와 Stanek은 105명의 콘택트렌즈 착용자 중 23명에서 마이봄샘기능장애를 나타냈으나 거대유두결막염은 관찰되지 않았다고 보고하였다. 이를 종합하여 볼 때, 콘택트렌즈 착용자에서 거대유두결막염 및 마이봄샘기능장애가 동시에 발생할 수는 있으나 인과적인 상관관계가 존재하는지는 불명확하다.

5 요약

마이봄샘기능장애는 만성적인 마이봄샘의 병적 상태로 분비관의 말단 부위가 폐쇄되고, 분비물의 정성적, 정량적 변화가 동반된 상태를 가리킨다. 마이봄샘기능장애 유병률은 연구마다 3.5%부터 70%까지 다양하게 보고되는데, 대체로 아시아 인구에서 높게 나타나는 특징이 있다. 이러한 차이는 마이봄샘기능장애의 정의가 다양한 연구에서 다르게 적용되었고 각기 다른 임상징후가 사용되었기 때문으로 연구결과를 해석할 때 주의가 필요하다. 여러 안과 및 전신적인 요인과 약물 관련 요인이 마이봄샘기능장애의 발생과 관련 있음이 알려졌는데, 대표적인 안과적 요인으로는 만성 눈꺼풀염, 콘택트렌즈 착용, Demodex folliculorum, 건성안 등이 있다. 전신적인 관련 인자로는 노화, 안드로젠 결핍, 폐경, 쇼그렌증후군, 건선, 아토피, 주사 등이 보고되어 있다. 약물 관련 위험인자로는 레티노산, 폐경 후 호르몬 요법, 전립선 비대증 치료제, 항고혈압제, 항우울제, 항히스타민제 등이 있으며, ω-3 지방산의 복용은 마이봄샘기능장애에 대해 보호 효과를 나타낼 수 있다. 그 외 지리적 인자, 기온, 습도 및 시각적 업무량과 같은 환경적 요인도 마이봄샘기능장애의 발생에 중요한 역할을 할 수 있다.

References

1. Knapp H. Hypertrophy and degeneration of the meibomian glands: I. Subsequent History of the Case of Adenoma of the Meibomian Glands, Reported at the Meeting of this Society in 1901. Transactions of the American Ophthalmological Society. 1903;10(Pt 1):57.
2. Randall BA. Sarcoma of the eyelid, simulating a meibomian cyst. Trans Am Ophthalmol Soc. 1887;4:516.2-520.
3. Florey M, McFarlan A, Mann I. Report of forty-eight cases of marginal blepharitis treated with penicillin. The British Journal of Ophthalmology. 1945;29(7):333.
4. Somerset E. The significance of errors of refraction in chronic blepharitis of children. The British Journal of Ophthalmology. 1939;23(3):205.
5. Abu-Saif N. The x-ray treatment of blepharitis. The British Journal of Ophthalmology. 1934;18(10):589.
6. Korb DR, Henriquez A. Meibomian gland dysfunction and contact lens intolerance. Journal of the American Optometric Association. 1980;51(3):243-51.
7. Foulks GN, Bron AJ. Meibomian gland dysfunction: a clinical scheme for description, diagnosis, classification, and grading. The ocular surface. 2003;1(3):107-26.
8. Mathers WD, Daley T, Verdick R. Video imaging of the meibomian gland. Archives of ophthalmology. 1994;112(4):448-9.
9. Hom M. In-office meibography. Rev Optom. 2002;139:22-3.
10. Nichols JJ, Berntsen DA, Mitchell GL, Nichols KK. An assessment of grading scales for meibography images. Cornea. 2005;24(4):382-8.
11. Schein OD, MUÑO B, Tielsch JM, Bandeen-Roche K, West S. Prevalence of dry eye among the elderly. American journal of ophthalmology. 1997;124(6):723-8.
12. Oden NL, Lilienfeld DE, Lemp MA, Nelson JD, Eder-

er F. Sensitivity and specificity of a screening questionnaire for dry eye. Lacrimal Gland, Tear Film, and Dry Eye Syndromes 2: Basic Science and Clinical Relevance. 1998;807-20.

13. Schiffman RM, Christianson MD, Jacobsen G, Hirsch JD, Reis BL. Reliability and validity of the ocular surface disease index. Archives of ophthalmology. 2000;118(5):615-21.
14. Schaumberg DA, Gulati A, Mathers WD, Clinch T, Lemp MA, Nelson JD, et al. Development and validation of a short global dry eye symptom index. The ocular surface. 2007;5(1):50-7.
15. Gulati A, Sullivan R, Buring JE, Sullivan DA, Dana R, Schaumberg DA. Validation and repeatability of a short questionnaire for dry eye syndrome. American journal of ophthalmology. 2006;142(1):125-31. e122.
16. Jie Y, Xu L, Wu Y, Jonas J. Prevalence of dry eye among adult Chinese in the Beijing Eye Study. Eye. 2009;23(3):688-93.
17. Lekhanont K, Rojanaporn D, Chuck RS, Vongthongsri A. Prevalence of dry eye in Bangkok, Thailand. Cornea. 2006:25(10):1162-7.
18. Lin PY, Tsai SY, Cheng CY, Liu JH, Chou P, Hsu WM. Prevalence of dry eye among an elderly Chinese population in Taiwan: the Shihpai Eye Study. Ophthalmology. 2003;110(6):1096-101.
19. Uchino M, Dogru M, Yagi Y, Goto E, Tomita M, Kon T, et al. The features of dry eye disease in a Japanese elderly population. Optometry and vision science. 2006;83(11):797-802.
20. McCarty CA, Bansal AK, Livingston PM, Stanislavsky YL, Taylor HR. The epidemiology of dry eye in Melbourne, Australia. Ophthalmology. 1998;105(6):1114-9.
21. Ong B, Larke J. Meibomian gland dysfunction: some clinical, biochemical and physical observations. Ophthalmic and physiological optics. 1990;10(2):144-8.
22. Marren SE. Contact lens wear, use of eye cosmetics, and Meibomian gland dysfunction. Optometry and vision science. 1994;71(1):60-2.
23. Molinari JF, Stanek S. Meibomian gland status and prevalence of giant papillary conjunctivitis in contact lens wearers. Optometry (St Louis, Mo). 2000;71(7):459-61.
24. Hom MM, Martinson JR, Knapp LL, Paugh JR. Prevalence of meibomian gland dysfunction. Optometry and vision science. 1990;67(9):710-2.
25. Arita R, Itoh K, Inoue K, Kuchiba A, Yamaguchi T, Amano S. Contact lens wear is associated with decrease of meibomian glands. Ophthalmology. 2009;116(3):379-84.
26. Mathers WD, Shields WJ, Sachdev MS, Petroll WM, Jester JV. Meibomian gland dysfunction in chronic blepharitis. Cornea. 1991;10(4):277-85.
27. Jackson WB. Blepharitis: current strategies for diagnosis and management. Canadian journal of ophthalmology. 2008;43(2):170-9.
28. McCulley JP, Dougherty JM, Deneau DG. Classification of chronic blepharitis. Ophthalmology. 1982;89(10):1173-80.
29. Auw-Haedrich C, Reinhard T. Chronic blepharitis. Pathogenesis, clinical features, and therapy. Der Ophthalmologe: Zeitschrift der Deutschen Ophthalmologischen Gesellschaft. 2007;104(9):817-28.
30. Shimazaki J, Sakata M, Tsubota K. Ocular surface changes and discomfort in patients with meibomian gland dysfunction. Archives of ophthalmology. 1995;113(10):1266-70.
31. Horwath-Winter J, Berghold A, Schmut O, Floegel I, Solhdju V, Bodner E, et al. Evaluation of the clinical course of dry eye syndrome. Archives of ophthalmology. 2003;121(10):1364-8.
32. Zhang M, Chen J, Liu Z, Lou L, Xiao Q, Yao Y, et al. Clinical characteristics of patients with dry eye syndrome. [Zhonghua yan ke za Zhi] Chinese Journal of Ophthalmology. 2003;39(1):5-9.
33. Shimazaki J, Goto E, Ono M, Shimmura S, Tsubota K. Meibomian gland dysfunction in patients with Sjögren syndrome. Ophthalmology. 1998;105(8):1485-8.
34. Ong BL. Relation between contact lens wear and Meibomian gland dysfunction. Optometry and vision science: official publication of the American Academy of Optometry. 1996;73(3):208-10.
35. Gipson IK. The ocular surface: the challenge to enable and protect vision: the Friedenwald lecture. Investigative ophthalmology & visual science. 2007;48(10):4391-8.

Part 2

마이봄샘기능장애의 진단

Diagnosis of Meibomian gland dysfunction

마이봄샘기능장애의 기본진단법

Diagnosis of Meibomian gland dysfunction: General tests

Chapter 08

서울의대 **전 현 선**

마이봄샘기능장애는 마이봄샘의 만성적인 기능이상으로 눈물막의 변화를 일으키고, 안구표면 손상이나 건성안에 영향을 주어 증상을 유발할 수 있다. 증상이 없이 마이봄샘 평가를 통해서만 마이봄샘기능장애를 확인할 수 있는 경우도 있고, 임상적 증상과 징후가 함께 있는 경우도 있다.[1] 마이봄샘기능장애의 임상적 징후는 마이봄샘 소실, 마이붐 질과 양의 변화, 눈꺼풀 형태학적 변화로 이에 대한 검사를 통해 마이봄샘기능장애를 진단할 수 있다.[2]

마이봄샘기능장애, 특히 저분비형low-delivery type 마이봄샘기능장애를 진단하는 국제적으로 표준화된 진단 기준은 아직 마련되지 않았으나, 2011년에 보고된 마이봄샘기능장애에 대한 국제 워크샵 보고서International Workshop on Meibomian Gland Dysfunction가 가장 많이 참조되고 있으며, 주관적인 증상, 눈꺼풀 형태 및 마이붐의 질과 양의 변화, 마이보그래피에서의 마이봄샘 소실 정도를 정량적으로 평가하여 진단하고 있다.[1] Arita 등[3]은 마이봄샘기능장애 진단과 관련된 변수에 대한 연구에서 주관적 증상, 눈꺼풀 가장자리 이상, meiboscore, 눈물막파괴시간 순으로 유용하다는 결과를 발표한 바 있고, 이는 마이봄샘기능장애 진단 시 여러 변수를 함께 고려해야 한다는 것을 알려준다.

마이봄샘기능장애의 진단은 다른 안구표면 질환을 진단하는 것과 크게 다르지 않다. 마이봄샘의 해부학적 구조와 기능을 파악하는 검사를 기본으로, 눈꺼풀을 포함한 안구표면 전반을 살펴야 하며, 건성안의 진단을 위한 검사를 포함하여 진행한다.[4]

1 마이봄샘기능장애의 유형

임상적으로 마이봄샘기능장애는 다음의 4가지 하위 유형 1) 단독 마이봄샘기능장애: 무증상/증상, 2) 안구 표면 손상을 동반한 마이봄샘기능장애, 3) 마이봄샘기능장애와 관련된 과다증발형 건성안, 4) 다른 안구표면질환관 연관된 마이봄샘기능장애로 분류할 수 있다. 이 분류를 위해서는 우선 마이봄샘기능장애를 평가하고 진단 후 다른 안구표면질환과 관련이 있는지 판단해야 한다.

무증상 마이봄샘기능장애는 임상 전 단계로 생각할 수 있으며, 정상으로 보이는 눈꺼풀을 압출했을 때, 크림 혹은 치약 같은 마이붐이 나오는 경우로 눈꺼풀의 압출이나 마이보그래피 촬영을 통해 진단할 수 있다.[5,6] 마이봄샘기능장애의 증상은 건성안의 증상과 유사하며 이물감, 통증, 가려움, 충혈, 시력저하 및 변화 등이 포함될 수 있으나 진단에 특이적인 증상은 아니다. 또한 현재 사용 가능한 증상 설문지들이 마이봄샘기능장애와 건성안을 구분할 수 있도록 고안된 것은 아니다. 가려움과 이물감의 완화를 위해 눈을 비비는 행위, 눈꺼풀 가장자리의 충혈 등은 마이봄샘기능장애를 시사하는 증상 또는 증후일 수 있어 이를 참조할 수 있다.

마이봄샘기능장애와 관련한 안구표면 손상은 안구표면 미생물의 지방분해효소lipase에 의해 변화된 마이붐 지질의 부산물 및 눈물층에 방출된 염증매개물질, 과다증발형 건성안으로 인한 것으로 생각되고, 눈꺼풀염과 관련된 플릭텐phlyctenular keratitis이 가장 심한 형태로 생각할 수 있다.[7-9] 안구표면 손상의 평가는 마이봄샘기능장애 평가의 특이적 방법은 아니나 각막과 결막의 염색, impression cytology 검체를 통한 면역화학염색이나 flow cytometry, 눈물의 염증매개체 정량화 등의 방법으로 확인하여 마이봄샘기능장애의 하위 분류를 하는 데 도움이 될 수 있다.[10]

건성안에서 과다증발형 건성안의 비중이 크고, 마이봄샘기능장애가 과다증발형 건성안의 주요 원인으로 알려져 있어, 건성안 환자에서 눈꺼풀을 살펴보는 것은 매우 중요하다.[11] 마이봄샘기능장애가 진행함에 따라, 마이봄샘의 폐쇄나 소실으로 눈물층에 분비되는 마이붐의 양이 감소하면, 눈물막 지질층이 얇아지고 이에 따라 눈물의 증발이 증가하여 과다증발형 건성안이 생길 수 있다.[12-15]

마이봄샘기능장애가 여드름, 주사rosacea, 아토피 피부염, 지루성 피부염 등의 피부과 질환이나, 스티븐스-존슨 증후군, 안구 천포창 등의 반흔성 결막염에 이차적으로 동반되는 경우도 있어, 이들의 동반 여부를 살펴보는 것이 치료에 중요할 수 있다.[16,17] 콘택트렌즈 착용자에서 마이봄샘기능장애가 콘택트렌즈 착용 불내성intolerance에 영향을 준다는 보고가 있어 이를 염두에 두어야 한다.[18-22]

2 임상에서 마이봄샘기능장애의 진단

병원에 내원하는 마이봄샘기능장애 환자는 크게 두 가지로 생각해볼 수 있겠다. 첫 번째는 백내장 수술 등을 위해 내원하는 환자에서 무증상 마이봄샘기능장애를 확인하는 경우이고, 두 번째는 증상을 동반한 마이봄샘기능장애 혹은 건성안 환자이다. 첫 번째는 수술 후 증상을 호소하게 될 수 있어, 수술 전 이에 대한 평가와 치료를 염두에 두어야 하는 경우이고, 두 번째가 일반적으로 만나는 환자의 경우이므로 이를 가정하여 기술하고자 한다. 마이봄샘기능장애 관련 건성안 환자를 진단할 때는 두 단계로 평가할 수 있는데, 우선 대상자가 건성안이 있는지 확인하고, 다음으로 건성안 타입을 분류(과다증발형 vs. 눈물분비부족형)하는 것이다. 일반적으로 눈물량이 정상일 경우 과다증발형 건성안을 시사하고, 추가적인 마이봄샘기능장

표 8-1. **마이봄샘기능장애 진단 검사**

Test Category	Specific Tests
Symptoms	OSDI, DEQ, SPEED, etc.
Signs	
Meibomian function	Lid morphology
	Meibomian gland morphology (meibography)
	Meibum expressibility
	Meibum quality
	Meibum volume
	Tear Film Lipid Layer Thickness (interferometry)
Tear osmolarity	TearLab device, etc.
Tear stability	TFBUT, TFLL
Tear secretion	Schirmer I
Tear volume	Tear meniscus height
Ocular surface inflammation	Ocular surface staining scores
	Biomarkers (MMP-9)
Evaporation	Evaporometry

OSDI, Ocular Surface Disease Index; DEQ, Dry Eye Questionnaire; SPEED, Standard Patient Evaluation of Eye Dryness; TFBUT, tear film breakup time; TFLL, tear film lipid layer; MMP, matrix metalloproteinase

애의 평가를 통해 마이봄샘기능장애가 건성안에 기여하는 정도를 확인할 수 있다.

마이봄샘기능장애의 진단을 위한 검사는 크게 네 가지로 분류하여 증상, 마이봄샘 기능, 눈물, 안구표면염증을 평가하는 검사들로 구성된다(표 8-1). 마이봄샘 기능은 눈꺼풀 형태학적 평가, 마이붐 압출, 마이붐의 양적 및 질적 평가, 마이보그래피, 눈물지질층두께에 대한 검사를 통해 평가한다. 눈물 상태는 눈물 삼투압, 눈물 분비능 및 눈물량, 눈물층 안정성에 대한 검사를 통해 평가한다. 안구표면염증은 안구표면 손상정도 파악을 위한 각결막염색, MMP-9 등의 염증매개물질 검사로 평가한다. 진료 환경에 따라 검사 장비를 갖춘 정도가 다르기 때문에, 검사는 다른 검사로 대체될 수도 있다. 건성안이나 마이봄샘기능장애의 진단에 유용한 단일 진단검사가 있는 것이 아니기 때문에, 여러 진단 검사를 통해 환자의 상태를 평가하고 분류하는 것이 치료의 방향을 정하는 데 도움이 된다. 또 각각의 검사 결과는 치료과정에서 환자의 치료 반응을 확인하는 데 활용할 수 있다.

여러 검사를 시행할 경우, 검사들 간의 영향이 최소화되도록 순서를 정해서 시행하는 것이 중요하다. 마이보그래피는 눈꺼풀을 뒤집거나 누르게 되어 마이붐이 분비되면서 눈물막 지질층을 두껍게 할 수 있고 다른 검사에 영향을 받지 않으므로 가장 마지막에 시행하는 것이 추천된다. 추천되는 검사 순서는 주관적 증상을

표 8-2. **건성안 환자 내원 시 추천되는 검사 순서**

환자의 병력 및 주관적 증상 조사
눈물지질층 두께(Interferometry)*
Tear meniscus height 측정*
눈물 삼투압*
MMP-9*
TFBUT
각막 및 결막 염색
Schirmer test
눈꺼풀 형태학적 평가
마이붐 압출 후 양적 및 질적 평가
마이보그래피*

*진료 환경에 따라 생략할 수 있고, 동선을 고려하여 순서를 변경할 수 있음

MMP, matrix metalloproteinase; TFBUT, tear film breakup time

위한 설문지 작성 후 비침습적 검사들(눈물지질층 두께, Tear meniscus height, 눈물 삼투압)을 우선 시행 후, 침습적인 검사들(안구표면염색, 마이봄샘 압출 후 양적 및 질적 평가, 마이보그래피)을 시행하는 것이다. 쉬르머 검사는 플루오레신 점안 후 안구표면 염색을 확인한 후, 염색약이 제거된 후에 시행하는 것이 좋다(표 8-2).[16] 현실적으로는 환자의 동선이 복잡해질 경우 진료 지연 및 환자의 불편함을 야기하므로 결과에 영향을 최소화하는 방향과 환자의 동선을 동시에 고려해야 한다.

1) 환자의 병력, 주관적 증상 조사

마이봄샘기능장애의 증상은 눈 불편감, 이물감, 건조감, 압박감, 안구 통증, 타는 듯한 느낌, 눈물흘림, 눈 피로감, 시야흐림, 가려움, 분비물, 눈부심 등이 있으나, 이는 진단에 특이적이지는 않으며, 증상만으로 다른 안구표면 질환과 감별할 수는 없다. 2011년 제안된 마이봄샘기능장애에 대한 국제 워크샵 보고서의 진단기준에 따르면, 증상이 진단기준에 포함되어 있으나, 증상이 없는 것도 마이봄샘기능장애 전단계(1단계)로 분류하고 있다. 안구 불편감을 가진 환자의 60% 이상에서 마이봄샘기능장애가 있었다는 보고가 있다.[23-28] 주관적 증상을 평가하기 위한 설문지로는 McMonnies 설문지, Schein 설문지, Ocular Surface Disease Index (OSDI), Dry Eye Questionnaire, Ocular Comfort Index 및 Standard Patient Evaluation of Eye Dryness Questionnaire (SPEED) 등이 있다.[29-34] 현재의 설문지들이 안구 불편감의 다른 원인을 감별하는 데 최적화된 것은 아니나, 이러한 설문을 이용하여 주관적 증상을 조사하여 환자의 불편함 정도를 파악하는 것은 환자의 마이봄샘기능이상의 단계를 파악하고, 치료효과를 평가하는 데 도움이 될 수 있어 적절히 활용할 필요가 있다. 이 중 Allergan사에서 개발한 OSDI(표 8-3)는 안구 표면 질환 점수를 0–100으로 환산하여, 정상(0–12), 경도(13–22), 중등도(23–32), 중증(33–100)으로 분류하였으며 7 이상의 변화를 임상적으로 유의미한 것으로 간주하는데, OSDI가 안구건조증의 중증도를 잘 반영한다는 여러 연구가 있어 가장 널리 사용되고 있다.[28,35]

2) 눈물 평가

(1) 눈물 삼투압

눈물의 고삼투압이 안구건조증의 병인 중 하나로 제기되며, 건성안 환자에서 정상 대조군에 비해 눈물삼투압이 유의하게 높다는 여러 연구

표 8-3. **안구표면질환지수 설문지**

안구표면질환지수
(Korean version of the OSDI)

아래 질문에서 원하는 답변에 가장 적합한 칸에 체크(V) 표시를 하십시오.
지난 일주일 동안 귀하가 다음의 내용 가운데 한 가지라도 경험한 적이 있습니까?

		항상	대부분	절반가량	가끔	전혀
1	눈이 빛에 민감했습니까?					
2	눈에 껄끄러운 느낌이 들었습니까?					
3	눈이 아프거나 쑤셨습니까?					
4	시야가 흐릿하게 보였습니까?					
5	잘 안보이셨습니까?					

지난 일주일 동안 눈 문제로 다음 활동 중 한 가지라도 수행하는 데 제한이 있었습니까?

		항상	대부분	절반가량	가끔	전혀
6	독서					
7	야간 운전					
8	컴퓨터나 현금자동지급기 (ATM)사용					
9	TV 시청					

지난 일주일 동안 다음 여건에서 눈에 불편한 느낌이 있었습니까?

		항상	대부분	절반가량	가끔	전혀
10	바람이 부는 상황					
11	습도가 낮은 장소					
12	냉방(에어컨) 구역					

항상 - 4점/ 대부분 3점/ 절반가량 2점/ 가끔 1점/전혀 - 0점
OSDI 점수 = (질문 응답의 합계 점수 x 25)/ (응답한 질문의 개수)
0-12점: 정상/ 13-22점: 경도(mild)/ 23-32점: 중등도(moderate)/ 33-100점: 중증(severe) 안구건조증

들이 보고되었고, 이를 건성안의 객관적인 지표로 사용될 수 있다는 여러 보고가 있다.[36-38] 마이봄샘기능장애는 과다증발형 건성안으로 눈물 삼투압이 높을 것으로 예상되며, 이를 지지하는 보고들이 있는 반면, 눈물삼투압은 마이봄샘기능장애의 지표들과 관련성이 없다는 상반된 결과도 보고되고 있어, 현재 눈물 삼투압 검사는 마이봄샘기능장애 환자의 상태를 파악하는 데 참조하는 수준으로 고려할 수 있다.

316 mOsm/L을 기준값으로 했을 때, 건성안 진단의 민감도가 59%, 특이도가 94%이며, 다른 건성안 검사 중 가장 예측도가 높은 것으로 보고되기도 했다.[39] 그러나 눈물 삼투압 측정치의 재현성이 떨어진다는 보고도 있고,[40] 제시된 316 mOsm/L를 기준으로 적용했을 때 국내 환자 건성안 진단에 도움이 되지 않는다는 보고도 있어, 임상적 유용성에 대한 의문이 제기되고 있다.[41] 2017년 Tear Film and Ocular Surface Society (TFOS) Dry Eye Workshop (DEWS) II에서 보고하는 기준으로는 308 mOsm/L 이상이거나, 두 눈 삼투압의 차이가 8 mOsm/L 이상일 경우 양성 결과로 간주된다.[42-45] 그러나 눈물 삼투압 수치의 높은 변동폭, 기준값 미확립, 건성안 지표의 인종 간 차이[46]로 위의 기준값을 국내 환자에게 적용하기 어려우며, 현재로서는 임상적 유용성은 제한적이다.

TearLab Osmolarity System (TearLab Corporation, San Diego, CA, USA)이 최초의 비침습적 삼투압 측정 장치로, 일회용 테스트 카드를 사용하여 전기 임피던스를 이용하여 50 nL의 눈물로 삼투압을 측정한다.[37] 환자의 턱을 위로 약간 든 상태에서, 천장을 바라보게 하고, 센서를 안구에 직접 닿지 않도록 한 후 아래쪽 tear meniscus에서 눈물을 채취한다(그림 8-1). 보다 최근에 I-Pen (I-MED Pharma Inc, Dollard-des-Ormeaux, Quebec, Canada)이 보급되었고, 측정방법은 비슷하나, 결막 조직의 세포외액의 삼투압을 측정하여, TearLab 값보다 높게 측정되는 경향이 있어, 호환하여 사용할 수 없다고 알려져 있다. 제조업체의 사용설명서에서 제시되는 건성안 환자의 평균값은 327 mOsm/L 이며, 이의 기준값에 대해서는 추가적인 연구가 필요하다.[41]

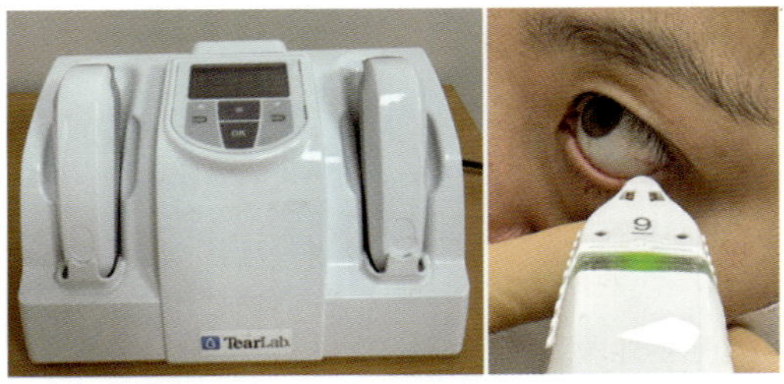

그림 8-1. TearLab Osmolarity System (TearLab Corporation, San Diego, CA, USA). 환자를 위쪽으로 주시하게 한 뒤, 아래쪽 tear meniscus에서 눈물을 채취 후 장비에서 분석한다.

(2) 눈물 분비능: Schirmer I

쉬르머검사는 눈물생성량을 측정하는 데 가장 널리 사용되는 방법으로, 직접적으로 마이봄샘기능장애를 진단하는 방법은 아니지만, 눈물분비부족형/과다증발형 안구건조증의 타입을 구별하는 데 도움이 될 수 있다. 마이봄샘기능장애가 과다증발형 건성안의 원인이 될 수 있고, 눈물분비부족형 안구건조증에 마이봄샘기능장애가 동반될 수도 있어 쉬르머검사가 치료 방향을 결정하는 데 중요하다.

쉬르머검사는 그림 8-2의 표준화된 쉬르머 검사지Schirmer strip를 아래 눈꺼풀 결막낭 이측

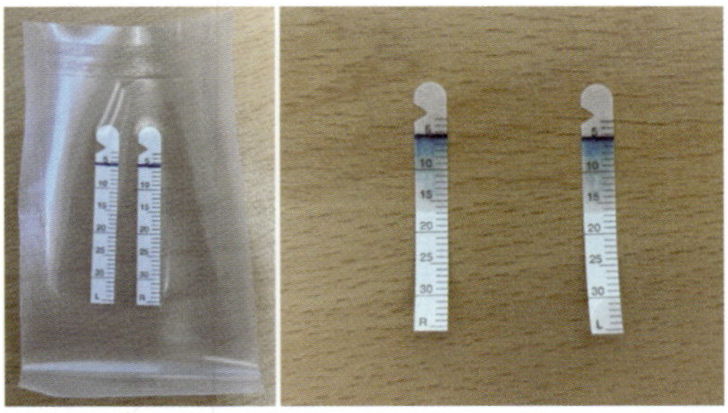

그림 8-2. **쉬르머 검사지와 예시.** 쉬르머 검사지를 아래 눈꺼풀 결막낭 측면 1/3 부위에 위치시킨 후 눈을 감은 상태에서 5분 동안 검사지가 젖은 양을 밀리미터(mm)로 측정한다.

1/3 부위에 위치시킨 후 눈을 감은 상태에서 5분 동안 검사지가 젖은 양을 밀리미터mm로 측정한다. 5.5 mm를 기준으로 하였을 때, 민감도 77–85%, 특이도 70–83%로 보고되고 있다.[47] 5분 동안 5.0 mm 이내의 값일 경우 눈물분비부족형 건성안으로 진단할 수 있으며, 기준값을 낮추면 민감도는 낮아지고 특이도는 높아진다. 쉬르머검사는 점안마취 없이 시행하는 쉬르머검사 I과 점안마취 후 시행하는 쉬르머검사 II가 있으며, 쉬르머검사 II는 점안마취 후 시행하여 기저 눈물 생성량을 측정할 수 있다는 가설하에 시행되었으나, 점안마취 후에도 눈꺼풀, 속눈썹, 기류 등에 따른 감각 자극도 눈물 생성을 자극할 수 있는 것으로 알려져 현재 쉬르머검사 I이 일반적으로 시행되고 있는 방법이다. 같은 대상자 내에서도 검사값이 다르기도 하지만, 저렴한 가격, 시행의 용이성으로 눈물생성량 측정에 널리 사용되고 있으며, 쇼그렌증후군Sjögren syndrome이나 안구 이식편대숙주질환graft-versus-host disease 같은 심한 눈물분비부족형 안구건조증 환자에서는 재현성이 높은 것으로 알려져 있다.[48] 쉬르머검사 I, 눈물 안정성, 각결막염색점수의 상관관계는 여러 연구에서 보고되기도 하였으나,[49] 단순 마이봄샘기능장애와 대조군에서는 쉬르머 검사값의 차이가 없다는 보고도 있어 마이봄샘기능장애의 진단에 적용하기는 어렵겠다.[50-54]

(3) 눈물량

눈물량은 안구표면 항상성 유지에 중요하며, 마이봄샘기능장애를 진단하는 방법은 아니나, 동반된 눈물분비부족형 건성안을 진단하는 데 도움이 되며, 눈물띠 높이tear meniscus height, TMH를 측정하거나, 단면적tear meniscus area, TMA, 곡률tear meniscus radius of curvature, TMR을 측정함으로써 정량화할 수 있다.[55] 눈물이 안구결막과 위/아래 결각 눈꺼풀 경계에 눈물띠를 형성하고, 현재 주로 아래 눈꺼풀띠를 양적 평가하고 있다.[56] 세극등현미경을 이용하여 눈물띠의 높이를 정성적으로 판단하는 것은 임상에서 가장 쉽게 활용할 수 있는 방법이다.[57,58] 그러나 검사자, 플루오레신 용액, 눈깜빡임 등에 영향을 받을 수 있다.

눈물띠 높이는 눈물량을 측정하는 방법으로 slit-lamp로 측정할 수 있고, 빛간섭단층촬영Optical coherence tomography (OCT), Keratograph 5M (Oculus, Wetzler, Germany)를 통해 정량적으로 측정할 수 있다. 빛간섭단층촬영을 활용하여 눈물띠 높이, 단면적, 곡률을 측정하는 것이 2007년 TFOS DEWS 보고서에서 소개된 후 여러 연구들이 이루어졌다.[59] 비침습적으로 빠르게 이미지를 얻을 수 있는 장점이 있으나, 이미지 분석이 필요하고, 머리 및 눈 움직임, 결막질환 등에 의해 결과값이 영향을 받을 수 있어 이를 최소화하여 분석하는 프로그램의

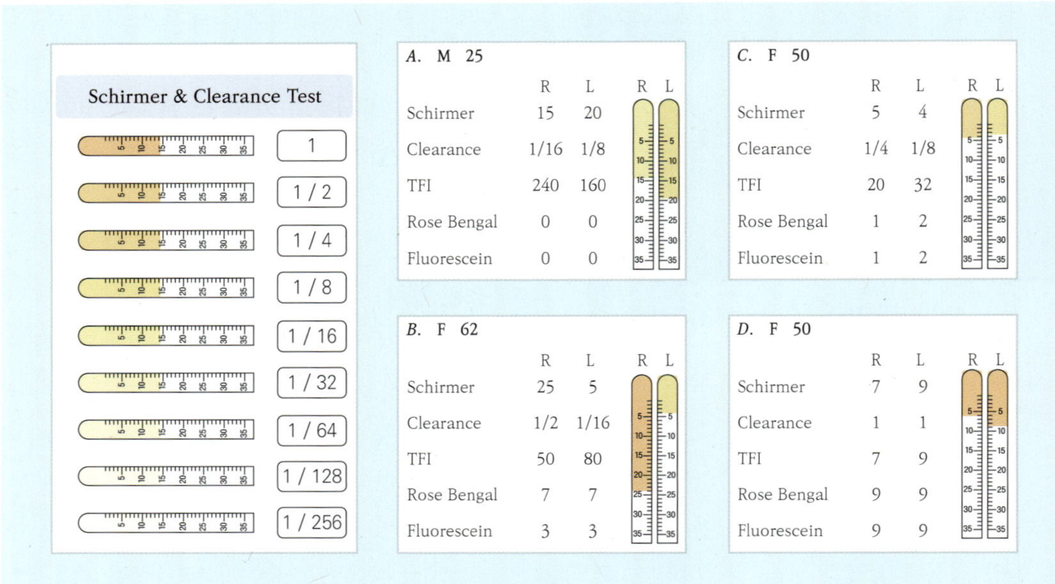

그림 8-3. **점안 마취 후 쉬르머검사 II와 눈물청소율의 예시.** Tear Function Index (TFI)는 쉬르머검사 II값을 눈물청소율로 나눈 값이다.

개발이 필요하다.[60]

각막지형도 검사장비인 Keratograph 5M (OCULUS, Wetzlar, Germany)는 눈물띠 높이TMH뿐 아니라 비침습적 눈물막 파괴시간non-invasive keratograph break-up time, NIKBUT, 충혈평가, 마이보그래피 촬영도 가능하다. 현재까지 연구결과에서는 눈물띠 높이가 널리 사용되는 건성안 임상 측정치와 상관관계가 낮아 이들을 대체하여 사용하기는 어렵지만,[61] 추가적인 연구가 필요하고, 각 기관에서 각 환자의 개별 측정치를 연속적으로 평가하여 호전 정도를 비교하는 데는 활용할 수 있을 것으로 생각된다. 한 연구에서, Keratograph 5M으로 측정한 눈물띠 높이가 OCT로 측정한 눈물띠 높이보다 유의하게 낮게 측정되었으나, 두 값은 유의한 상관관계가 있고 높은 재현성을 보였다.[62] 두 장비의 기준값을 달리하여 평가해야 하겠고, 한 환자에서는 한 장비로 평가하여 비교해야 하겠다.

(4) Tear Function Index

Tear Function Index (TFI)은 마취 후 쉬르머검사값을 눈물청소율tear clearance rate, TCR로 나눈 값을 뜻하며 Xu 등[63]에 의해 제시되었고(TFI = 쉬르머검사 II/ TCR), 눈물의 분비와 배출을 반영하여, 쉬르머검사 또는 눈물청소율 단독에 비해 안구건조증을 잘 반영한다는 보고도 있다.[64] 눈물청소율TCR은 점안마취 후 쉬르머검사 II를 시행 후, 쉬르머 검사지를 5분 동안 더 유지한 후, 염색의 강도를 1, 1/2, 1/4, 1/8, 1/16, 1/32, 1/64, 1/128, 1/256 으로 그림 8-3와 같이 등급화한 것이다. 그러나 이 지표는 눈물의 증발을 고려하지 않는 단점이 있고, 임상에서 진단에 바로 쓰기에는 불편하다.

(5) 눈물층 안정성: 눈물막 파괴시간 TBUT

플루오레신 스트립에 용액 한 방울을 떨어뜨린 후 하안검 결막에 점안 후 환자에게 3–4회 정도 자연스럽게 깜빡이게 하여, 눈물막에 형광이 고루 퍼지면 환자에게 눈을 뜬 상태를 유지하도록 한 후 마지막으로 깜빡인 시점부터 눈물막이 깨져 어두운 반점(마르는 부분), 줄의 형태 또는 결손이 생기는 시간을 측정하여 1회 내지 3회 평균을 기록한다. Slit–lamp 현미경에서 코발트 블루 필터를 통해 관찰하는데, 노란색 필터를 통해 관찰하면 더 잘 볼 수 있다. 스트립 대신 액체 형태의 플루오레신 2–5% 농도로 1–5 μL 양을 사용할 수도 있다.[65] 검사의 정확도를 높이려면 적은 양의 플루오레신을 점안하는 것이(2 μL 이내) 중요하며 기관별로 표준화된 절차를 사용하는 것이 중요하다.

눈물막 파괴시간 검사는 눈물 안정성을 확인하는 대표적인 검사로, 건성안 진단 및 평가에서 가장 널리 사용되고 있다. 눈물막의 불안정성은 건성안의 주요 기전이며, 눈물막 지질층의 영향을 받을 수 있으며, 마이봄샘기능장애 환자에서 눈물막 파괴시간이 대조군에 비해 감소한다는 여러 연구가 있다.[65-73] 그러나 유의한 차이가 없다는 연구도 있으며, 이러한 결과의 차이는 연구에 포함된 대상자 및 진단기준의 차이에 기인할 수 있으며, 마이봄샘기능장애와 눈물막 파괴시간 감소가 관련이 있더라도, 마이봄샘기능장애와 관련된 건성안인지, 마이봄샘 이상이 원인인지에 대해 정확히 파악할 수 없어, 눈물막 파괴시간은 마이봄샘기능장애를 진단하기 위한 특이적인 검사는 아니다. 건성안을 진단하는 데 민감도 72% 특이도 62%로 보고되고 있으며,[71] 일반적으로는 10초의 기준으로 건성안과 정상안을 구별하고 있으나, 5, 7초 등 다른 기준을 적용하는 경우도 있다.[65,74,75]

최근에 활용되는 비침습 눈물막 파괴시간 noninvasive breakup time, NIBUT은 눈물막에 투사된 무늬 혹은 패턴 이미지가 왜곡되는 것을 영상화하여 측정하는 것으로 비침습적으로 눈물막 파괴시간을 자동측정하는 방법이다.[76] OCULUS Keratograph 5M (OCULUS, Wetzlar, Germany)는 비침습적 눈물막 파괴시간NIKBUT 측정이 가능한데, 현재까지 연구결과에서는 NIBUT 측정값이 플루오레신 점안 후 측정한 TFBUT 검사값에 비해 유의하게 큰 것으로 보고되고 있어 TFBUT와 호환해서 사용할 수는 없다.[72,77-79] 아직 관련 연구 수가 적고, 표준화된 기준값이 없으며 일관되지 않은 결과로 진단으로 추천되지 않으나, 이에 대해서는 보다 표준화된 기준값 제시와 추가적 연구를 통해 향후 마이봄샘기능장애 진단에 유용하게 활용될 가능성이 있다.

3) 안구표면 염증 평가

(1) Ocular surface staining

안구표면 손상은 각막과 결막의 염색을 등급화하여 평가할 수 있는데, 일반적으로 염색약으로 플루오레신sodium fluorescein을 가장 흔히 이용한다.[80] 안구건조증 임상시험에서 약물의 효과 등을 판정할 때, 각결막 염색을 많이 활용하는데, van Bijsterveld system,[81] the National Eye Institute (NEI)/Industry Workshop guildlines,[74] the Oxford Scheme,[82] NEI/Industry Schema, the Sjogren's International Collaborative Clinical Alliance (SICCA) score[83] 등이 활용된다.[82] 임상시험 목적이 아니더라도 염색된

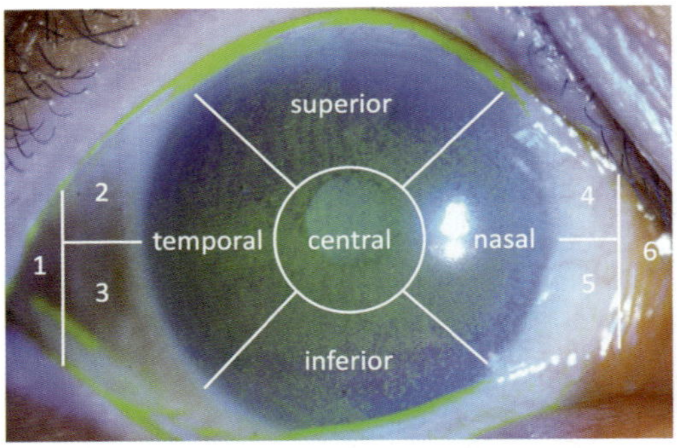

그림 8-4. **National Eye Institute (NEI) Schema에 기초한 우안의 각막과 결막 염색 점수 구역 예시.** 각막은 5개 구역을 4단계 척도(0-3점)으로 하여 총점 0-15점, 결막은 6개 구역으로 하여 총 점수범위는 0-18점이다.

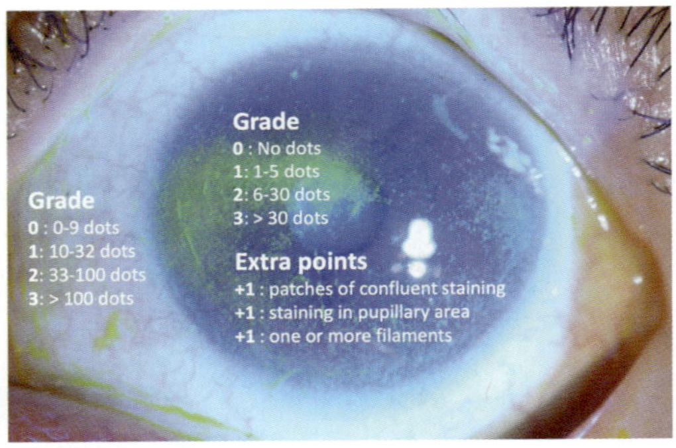

그림 8-5. **Sjogren's International Collaborative Clinical Alliance (SICCA) Ocular Staining Score에 기초한 각막과 결막의 염색 기준.** 각막은 기본 염색 점수 0-3점에 추가 점수 1-3점, 결막은 비측과 이측의 염색점수 각 0-3점으로 각 눈은 총 점수범위는 0-12점이다.

모양을 사진으로 저장해두거나, 등급화하여 평가하면 환자 상태의 호전을 확인하는 데 도움이 되어, 임상의별로 선호하는 방법을 선택하여 사용하는 것을 추천한다. 각막염색점수는 눈물막 파괴시간 검사 직후 평가하고, 결막염색은 리사민 그린lissamine green을 이용하면 염색이 잘 되나, 플루오레신 점안 후 노란색 필터를 통해 관찰하면 결막염색도 잘 관찰할 수 있다.

Oxford Scheme은 각막과 결막 영역을 0부터 5까지 등급으로 분류하여 총 점수범위는 0-15점이다.[82] National Eye Institute (NEI)/Industry Schema은 각막염색정도를 5개 구역(central, nasal, temporal, inferior, superior)의 각각 4단계 척도(0-3점)로 평가하여 총 점수범위는 0-15점이며, 결막염색정도는 비측nasal zone 및 이측 부위temporal zone의 6개의 구역을 각각 4단계 척도(0-3점)로 평가하여 총 점수범위는 0-18점이다(그림 8-4). NEI scale 점수 척도는 다음과 같다. 0점: 염색된 부분 없음, 1점: 염색된 작은 반점이 흩어져 있음(반점이 서로 떨어져 있어 셀 수 있음), 2점: 염색된 작은 반점이 조밀하게 모여 있거나 하나의 염색된 큰 반점이 있음, 3점: 염색된 작은 반점이 밀집하여 합쳐져 있거나 두 개 이상의 염색된 큰 반점이 있음

Sjogren's International Collaborative Clinical Alliance (SICCA) Ocular Staining Score (OSS)는 쇼그렌증후군 환자의 각결막을 평가하기 위해 제안되었으나, 각막염색의 경우 기본 0-3점에 염색 부위의 융합, 동공 부위 침범, 필라멘트가 있을 경우 각 1점의 추가점수를 두어 중증도를 반영하였고, 결막의 경우 구간을 따로 나누지 않고 0-3점으로 등급화한 후, 각 눈을 각막과 결막의 염색점수를 합하여 계산하는 방법으로, 임상에서 환자의 경과를 확인하기 용이하여 추천하는 방법이다. 류마티스 내과에서 쇼그렌증후군을 진단하는 데 사용하기 때문에 정확히 알아두는 것이 좋다(그림 8-5).

(2) Matrix metalloproteinase 9 (MMP-9)

건성안에서 염증이 중요한 역할을 하고, 건성안 환자 중 항염증치료가 효과가 있는 경우가

있다는 것은 여러 연구에서 보고되었다.[84] Matrix metalloproteinase 9 (MMP-9)은 상처 치유 등 조직 재구성에 중요한 효소로 염증성 질환, 관절염, 심혈관질환 등에 중요한 역할을 하는 것으로 알려져 있고, 세포간 상호작용 및 사이토카인 매개 경로에 의해 활성화가 조절되는 것으로 알려져 있다.[85] 눈물에서 MMP-9의 정상 수준은 3-41 ng/mL로 알려져 있고, 90% 이상에서는 30 ng/mL 미만으로 보고되고 있다. 건성안 환자의 안구표면에서 눈물 고삼투압에 의해 활성화된 신호 전달을 통해 각막 상피세포에서 MMP-9이 분비되어 단백질 분해 및 다른 염증성 사이토카인 분비의 활성화되면 상피장벽 파괴, 분비기능 이상 등에 영향을 주고 염증 반응이 촉진, 악화된다. 이처럼 건성안 환자에서 MMP-9이 증가되어 있다는 여러 연구를 기반으로 이를 검사하는 진단 키트 InflammaDry (QUIDEL Corporation, Inc, San Diego, CA, USA)가 개발되어 건성안 진단에 활용되고 있고, 이는 40 ng/mL 이상에서 모두 양성 결과를 보이는 정성적인 검사법으로 정량적으로 평가할 수는 없다는 단점이 있다.[86-88] 또한 30-40 ng/mL 사이에서는 약하게 양성 소견이 나올 수 있어, weak positive, positive, strong positive로 구분하여 판독하도록 제시되기도 하였다. 최근 연구에서 눈물분비부족형 건성안에서 눈물양이 적을 경우 위음성이 나올 수 있고, 반사눈물에 의해 위양성이 나올 수 있다는 보고도 있어 눈물양이 결과에 영향이 미칠 수 있음이 제시되었다.[89] 또한 양성과 음성 결과를 보인 대상자들에서 건성안 지표가 유의한 차이가 없었다는 보고도 있어, 이의 해석에 유의해야 하겠다.[90] 이들의 건성안의 활용에 대해서는 추가적인 연구가 필요하다. 또한 MMP-9의 증가는 건성안과 관련된 염증에 특이적인 소견은 아니어서 다른 진단검사와 함께 환자의 안구표면 염증 상태 파악에 참고용으로 이용할 수 있겠다.

4) 마이봄샘 기능 평가

(1) 눈꺼풀 형태학적 평가

마이봄샘기능장애를 진단하기 위해 가장 중요한 것은 환자의 눈꺼풀을 살펴보는 것이다. 마이봄샘기능장애는 눈꺼풀 가장자리에 1) 마이봄샘 개구부의 변화plugging, pouting, capping, and ridge formation, 2) 눈꺼풀 가장자리 혈관성, 3) 점막피부경계mucocutaneous junction, MCJ의 위치변화, 4) 눈꺼풀 가장자리 불규칙성, 5) 눈꺼풀 가장자리 두께의 해부학적 변화를 일으키므로 이의 변화에 대한 평가를 통해 진단과 중증도 평가에 활용될 수 있다.[91] 이에 대해 15장에서 자세히 다루고 있다.

(2) 마이붐 압출의 양적 및 질적 평가

마이봄샘기능장애는 마이봄샘 기능에 영향을 받아 마이붐Meibum의 양과 질이 변화하므로, 마이븀을 관찰하는 것은 중요하다. 마이봄샘기능장애는 크게 저분비형 마이봄샘기능장애hyposecretory MGD, 폐쇄형 마이봄샘 기능장애obstructive MGD와 과다분비형 마이봄샘기능장애hypersecretory MGD로 분류되나, 과다분비 유형의 평가 방법에 대해서는 정립되지 않았고, 저분비유형에서는 눈꺼풀에 압력을 가하여 마이붐의 압출정도expressibility와 질quality을 반정량적으로 평가한다.

마이븀 압출정도 평가는 현재 표준화된 국제

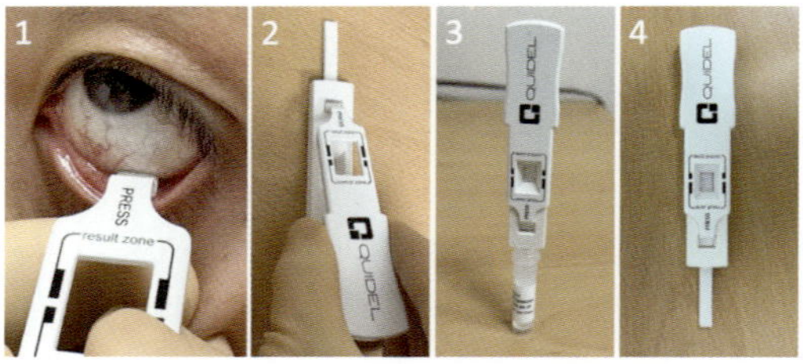

그림 8-6. **MMP-9 진단키트(InflammaDry) 사용법.** 1) 아래 눈꺼풀결막에서 눈물을 채취한다. 2) 채취한 검체를 테스터에 끼운다. 3) 테스터를 용액에 담가 적신다. 4) 10분 후 결과를 판독한다.

기준은 없다. 위, 아래 눈꺼풀의 가운데 1/3을 가볍게 눌러 마이붐의 압출정도 및 질을 확인하여 마이봄샘기능장애의 정도 및 중증도 평가를 한다. 검사는 중간 정도의 압력을 가하거나 가급적 표준화된 술기로 진행하는 것이 좋다. 마이붐 압출은 침습적인 절차로, 검사의 마지막에 시행하는데, 위, 아래 눈꺼풀의 가운데 부분에 눌러 마이붐이 압출되는 양을 평가한다. 여러 연구자들이 마이봄샘 압출정도를 등급화하기 위한 노력을 했고, Pflugfelder 등[71]이 제시한 방법, Korb와 Blackie에 의해 제시된 방법이 많이 사용되고 있다. Mathers 등[92]은 압력을 가해 마이붐이 분비되지 않는 마이봄샘의 수를 세어, 이의 분율을 표기하는 방법을 제시했고, Bron 등[17]은 압출정도를 마이붐이 분비되기 위해 압력을 가하는 정도로 등급화하여 제시하기도 하였다(0=최소의; 1=가벼운; 2=중간 정도의; 3=센 압력). 하안검은 마이봄샘 소실이 상안검에 비해 많으며, 상안검보다 강한 압력을 가해야 마이붐이 분비되는 경우가 흔하며 마이붐의 질도 떨어진다고 보고되고 있고, 눈꺼풀이 정상인 경우에도 귀쪽의 분비는 코쪽에 비해 압출 정도가 떨어진다는 보고도 있어, 압박이 가해지는 위치에 따른 차이도 염두에 두어야 하겠다.[93]

마이붐 질 평가에 많이 활용되는 방법은 Bron 등(1991)[17]이 제시한 방법으로, 0=맑은(투명한) 액체; 1=탁한(흐린) 액체; 2=입자가 있는 탁한(흐린) 액체; 3=치약과 같이 농축된 분비로 분류할 수 있는데, 눈꺼풀 가운데 8개의 마이봄샘에서 평가하여, 그중 가장 높은 등급을 선택하거나, 8개의 마이봄샘에서 등급을 합산하는 두 가지 방법이 활용된다. Mathers 등(1991)[92]은 1=맑은 액체; 2=입자가 포함된 상대적으로 맑은 액체; 3=정상 점도의 탁한 액체; 4=치약처럼 분비로 등급화를 제시하기도 하였다. 이에 대해 15장에서 자세히 다루고 있다.

(3) 마이보그래피(Meibography)

마이보그래피는 마이봄샘의 형태를 관찰하는 검사로, 비침습적이고 짧은 시간 내에 검사하여 마이봄샘기능장애 진단에 효과적이다.[6,94-97] 마이보그래피를 통해 마이봄샘 소실dropout을 확인할 수 있게 되었고, 전체 마이봄샘 면적 대비 소실된 비율을 등급화하거나, 정량화하여 다른 건성안 및 마이봄샘기능장애 임상지표와의 관련성에 대한 연구들이 진행되면서 질환에 대한 이해가 깊어지고 있다.[95,98] 그러나 검사 방법에 따른 이미지 질의 차이가 있을 수 있고, 마이봄샘 형태의 변화가 안구표면의 기능을 반드시 대변하지 않는다는 점을 염두에 두어야 한다. 이에 대해서는 9, 10, 11장에서 자세히 다루고 있다.

(4) 간섭계(Interferometry)를 통한 눈물막지 질층두께(Tear film lipid layer thickness) 측정

간섭계를 이용하여 공기와 눈물막의 지질층, 지질층과 수성층의 경계에서 반사하는 빛의 간섭현상을 통해 눈물막 지질층 두께를 측정하는 검사의 도입으로 마이봄샘기능장애에 대한 여러 연구가 진행되고, 마이봄샘기능장애에 대한 이해를 높이는 데 기여하였다.[99-109] 눈물지질층 두께의 기준값이 제시된다면 유용한 지표로 활용될 수 있겠다. 그러나 눈물지질층 두께는 눈물양, 눈물지질층 역학의 변화 및 눈물양의 감소로 인한 청소율 감소 등에 영향을 받아 해석에 주의가 필요하다.[110] 현재 사용 가능한 기기로는 LipiView II® (Johnson & Johnson Vision), DR-1α (Kowa), Keratograph 5M (Oculus Optikgeräte GmbH) 및 idra (SBM) 등이 있다. 비침습적인 장점을 가진 검사방법으로, 환자의 눈물막 및 지질층에 대한 정보를 얻어 마이봄샘기능장애 진단에 도움이 될 수 있으나, 이를 통한 진단기준은 없으며, 추가 연구가 필요하다. 13, 14장에서 자세히 다루고 있다.

References

1. Tomlinson A, Bron AJ, Korb DR, Amano S, Paugh JR, Pearce EI, et al. The international workshop on meibomian gland dysfunction: report of the diagnosis subcommittee. Invest Ophthalmol Vis Sci. 2011;52(4):2006-49.
2. Eom Y, Na KS, Cho KJ, Hwang HS, Kim SW, Chung TY, et al. Distribution and characteristics of meibomian gland dysfunction subtypes: A multicenter study in South Korea. Korean J Ophthalmol. 2019;33(3):205-13.
3. Arita R, Itoh K, Maeda S, Maeda K, Furuta A, Fukuoka S, et al. Proposed diagnostic criteria for obstructive meibomian gland dysfunction. Ophthalmology. 2009;116(11):2058-63.e1.
4. Amano S, Shimazaki J, Yokoi N, Hori Y, Arita R. Meibomian Gland Dysfunction Clinical Practice Guidelines. Jpn J Ophthalmol. 2023;67:448-539.
5. Blackie CA, Korb DR, Knop E, Bedi R, Knop N, Holland EJ. Nonobvious obstructive meibomian gland dysfunction. Cornea. 2010;29:1333-45.
6. Mathers WD, Lane JA. Meibomian gland lipids, evaporation, and tear film stability. Adv Exp Med Biol. 1998;438:349-60.
7. Suzuki T, Mitsuishi Y, Sano Y, Yokoi N, Kinoshita S. Phlyctenular keratitis associated with meibomitis in young patients. Am J Ophthalmol. 2005;140:77-82.
8. Suzuki T, Teramukai S, Kinoshita S. Meibomian glands and ocular surface inflammation. Ocul Surf. 2015;13:133-49.
9. Suzuki T. Meibomitis-related keratoconjunctivitis: implications and clinical significance of meibomian gland inflammation. Cornea. 2012;31 Suppl 1:S41-44.
10. Lam H, Bleiden L, de Paiva CS, Farley W, Stern ME, Pflugfelder SC. Tear cytokine profiles in dysfunctional tear syndrome. Am J Ophthalmol. 2009;147:198-205.e191.
11. Chhadva P, Goldhardt R, Galor A. Meibomian Gland Disease: The Role of Gland Dysfunction in Dry Eye Disease. Ophthalmology. 2017;124:S20-s26.
12. Bron AJ, Yokoi N, Gafney E, Tiffany JM. Predicted phenotypes of dry eye: proposed consequences of its natural history. Ocul Surf. 2009;7:78-92.
13. Goto E, Endo K, Suzuki A, Fujikura Y, Matsumoto Y, Tsubota K. Tear evaporation dynamics in normal subjects and subjects with obstructive meibomian gland dysfunction. Invest Ophthalmol Vis Sci. 2003;44:533-9.
14. Yokoi N, Komuro A. Non-invasive methods of assessing the tear film. Exp Eye Res. 2004;78:399-407.
15. Arita R, Fukuoka S, Morishige N. Functional Morphology of the Lipid Layer of the Tear Film. Cornea. 2017;36 Suppl 1:S60-s66.
16. Foulks GN, Bron AJ. Meibomian gland dysfunction: a clinical scheme for description, diagnosis, classification, and grading. Ocul Surf. 2003;1:107-26.

17. Bron AJ, Benjamin L, Snibson GR. Meibomian gland disease. Classification and grading of lid changes. Eye (Lond). 1991;5(Pt 4):395-411.
18. Mathers WD, Billborough M. Meibomian gland function and giant papillary conjunctivitis. Am J Ophthalmol. 1992;114:188-92.
19. Arita R, Itoh K, Inoue K, Kuchiba A, Yamaguchi T, Amano S. Contact lens wear is associated with decrease of meibomian glands. Ophthalmology. 2009;116:379-84.
20. Ong BL, Larke JR. Meibomian gland dysfunction: some clinical, biochemical and physical observations. Ophthalmic Physiol Opt. 1990;10:144-8.
21. Korb DR, Henriquez AS. Meibomian gland dysfunction and contact lens intolerance. J Am Optom Assoc. 1980;51:243-51.
22. Henriquez AS, Korb DR. Meibomian glands and contact lens wear. Br J Ophthalmol. 1981;65:108-11.
23. Lin PY, Cheng CY, Hsu WM, Tsai SY, Lin MW, Liu JH, et al. Association between symptoms and signs of dry eye among an elderly Chinese population in Taiwan: the Shihpai Eye Study. Invest Ophthalmol Vis Sci. 2005;46(5):1593-8.
24. Lekhanont K, Rojanaporn D, Chuck RS, Vongthongsri A. Prevalence of dry eye in Bangkok, Thailand. Cornea. 2006;25:1162-7.
25. Shimazaki J, Sakata M, Tsubota K. Ocular surface changes and discomfort in patients with meibomian gland dysfunction. Arch Ophthalmol. 1995;113:1266-70.
26. Fenga C, Aragona P, Cacciola A, Spinella R, Di Nola C, Ferreri F, et al. Meibomian gland dysfunction and ocular discomfort in video display terminal workers. EYE. 2008;22(1):91-5.
27. Korb DR, Blackie CA. Meibomian gland diagnostic expressibility: correlation with dry eye symptoms and gland location. Cornea. 2008;27:1142-7.
28. Miller KL, Walt JG, Mink DR, Satram-Hoang S, Wilson SE, Perry HD, et al. Minimal clinically important difference for the ocular surface disease index. Arch Ophthalmol. 2010;128(1):94-101.
29. McMonnies CW. Key questions in a dry eye history. J Am Optom Assoc. 1986;57:512-7.
30. Schiffman RM, Christianson MD, Jacobsen G, Hirsch JD, Reis BL. Reliability and validity of the Ocular Surface Disease Index. Arch Ophthalmol. 2000;118:615-21.
31. Bandeen-Roche K, Muñoz B, Tielsch JM, West SK, Schein OD. Self-reported assessment of dry eye in a population-based setting. Invest Ophthalmol Vis Sci. 1997;38:2469-75.
32. Johnson ME, Murphy PJ. Measurement of ocular surface irritation on a linear interval scale with the ocular comfort index. Invest Ophthalmol Vis Sci. 2007;48:4451-8.
33. Begley CG, Caffery B, Chalmers RL, Mitchell GL. Use of the dry eye questionnaire to measure symptoms of ocular irritation in patients with aqueous tear deficient dry eye. Cornea. 2002;21:664-70.
34. Smith J, Nichols KK, Baldwin EK. Current patterns in the use of diagnostic tests in dry eye evaluation. Cornea. 2008;27:656-62.
35. Wang MTM, Xue AL, Craig JP. Comparative Evaluation of 5 Validated Symptom Questionnaires as Screening Instruments for Dry Eye Disease. JAMA Ophthalmol. 2019;137:228-9.
36. Dohlman TH, Ciralsky JB, Lai EC. Tear film assessments for the diagnosis of dry eye. Curr Opin Allergy Clin Immunol. 2016;16:487-91.
37. Potvin R, Makari S, Rapuano CJ. Tear film osmolarity and dry eye disease: a review of the literature. Clin Ophthalmol. 2015;9:2039-47.
38. Na KS, Yoo YS, Hwang KY, Mok JW, Joo CK. Tear Osmolarity and Ocular Surface Parameters as Diagnostic Markers of Ocular Graft-Versus-Host Disease. Am J Ophthalmol. 2015;160:143-9.e141.
39. Tomlinson A, McCann LC, Pearce EI. Comparison of human tear film osmolarity measured by electrical impedance and freezing point depression techniques. Cornea. 2010;29:1036-41.
40. Bunya VY, Fuerst NM, Pistilli M, McCabe BE, Salvo R, Macchi I, et al. Variability of tear osmolarity in patients with dry eye. JAMA Ophthalmol. 2015;133(6):662-7.
41. Park J, Choi Y, Han G, Shin E, Han J, Chung T-Y, et al. Evaluation of tear osmolarity measured by I-Pen osmolarity system in patients with dry eye. Sci Rep. 2021;11(1):7726.
42. Lemp MA, Bron AJ, Baudouin C, Benítez Del Castillo JM, Geffen D, Tauber J, et al. Tear osmolarity in the diagnosis and management of dry eye disease. Am J Ophthalmol. 2011;151(5):792-798.e1.
43. Jacobi C, Jacobi A, Kruse FE, Cursiefen C. Tear film osmolarity measurements in dry eye disease using electrical impedance technology. Cornea. 2011;30:1289-92.
44. Sullivan B. Challenges in using signs and symptoms to

evaluate new biomarkers of dry eye disease. Ocul Surf. 2014;12:2-9.
45. Wolffsohn JS, Arita R, Chalmers R, Djalilian A, Dogru M, Dumbleton K, et al. TFOS DEWS II Diagnostic Methodology report. Ocul Surf. 2017;15:539-74.
46. Craig JP, Lim J, Han A, Tien L, Xue AL, Wang MTM. Ethnic differences between the Asian and Caucasian ocular surface: A co-located adult migrant population cohort study. Ocul Surf. 2019;17:83-8.
47. Khanal S, Tomlinson A, McFadyen A, Diaper C, Ramaesh K. Dry eye diagnosis. Invest Ophthalmol Vis Sci. 2008;49:1407-14.
48. Nichols KK, Mitchell GL, Zadnik K. The repeatability of clinical measurements of dry eye. Cornea. 2004;23:272-85.
49. Nichols KK, Nichols JJ, Lynn Mitchell G. The relation between tear film tests in patients with dry eye disease. Ophthalmic Physiol Opt. 2003;23:553-60.
50. Nichols KK, Nichols JJ, Mitchell GL. The lack of association between signs and symptoms in patients with dry eye disease. Cornea. 2004;23:762-70.
51. Matsumoto Y, Sato EA, Ibrahim OM, Dogru M, Tsubota K. The application of in vivo laser confocal microscopy to the diagnosis and evaluation of meibomian gland dysfunction. Mol Vis. 2008;14:1263-71.
52. 5Matsumoto Y, Shigeno Y, Sato EA, Ibrahim OMA, Saiki M, Negishi K, et al. The evaluation of the treatment response in obstructive meibomian gland disease by in vivo laser confocal microscopy. Arbeitsphysiologie. 2009;247(6):821-9.
53. Ishida R, Matsumoto Y, Onguchi T, Kaido M, Iwamuro K, Kobayashi J, et al. Tear film with "Orgahexa EyeMasks" in patients with meibomian gland dysfunction. Optom Vis Sci. 2008;85(8):684-91.
54. Matsumoto Y, Dogru M, Goto E, Ishida R, Kojima T, Onguchi T, et al. Efficacy of a new warm moist air device on tear functions of patients with simple meibomian gland dysfunction. Cornea. 2006;25(6):644-50.
55. Wang J, Aquavella J, Palakuru J, Chung S, Feng C. Relationships between central tear film thickness and tear menisci of the upper and lower eyelids. Invest Ophthalmol Vis Sci. 2006;47:4349-55.
56. Shen M, Li J, Wang J, Ma H, Cai C, Tao A, et al. Upper and lower tear menisci in the diagnosis of dry eye. Invest Ophthalmol Vis Sci. 2009;50(6):2722-6.
57. Mainstone JC, Bruce AS, Golding TR. Tear meniscus measurement in the diagnosis of dry eye. Curr Eye Res. 1996;15:653-61.
58. Golding TR, Bruce AS, Mainstone JC. Relationship between tear-meniscus parameters and tear-film breakup. Cornea. 1997;16:649-61.
59. Methodologies to diagnose and monitor dry eye disease: report of the Diagnostic Methodology Subcommittee of the International Dry Eye WorkShop (2007). Ocul Surf. 2007;5:108-52.
60. Tittler EH, Bujak MC, Nguyen P, Zhang X, Li Y, Yiu SC, et al. Between-grader repeatability of tear meniscus measurements using Fourier-domain OCT in patients with dry eye. Ophthalmic Surg Lasers Imaging. 2011;42(5):423-7.
61. Sutphin JE, Ying G-S, Bunya VY, Yu Y, Lin MC, McWilliams K, et al. Correlation of measures from the OCULUS keratograph and clinical assessments of dry eye disease in the dry eye assessment and management study. Cornea. 2022;41(7):845-51.
62. Baek J, Doh SH, Chung SK. Comparison of Tear Meniscus Height Measurements Obtained With the Keratograph and Fourier Domain Optical Coherence Tomography in Dry Eye. Cornea. 2015;34:1209-13.
63. Xu KP, Yagi Y, Toda I, Tsubota K. Tear function index. A new measure of dry eye. Arch Ophthalmol. 1995;113:84-8.
64. McCann LC, Tomlinson A, Pearce EI, Khanal S, Kaye SB, Fisher AC. A clinical alternative to fluorophotometry for measuring tear production in the diagnosis of dry eye. Cornea. 2010;29:745-50.
65. The definition and classification of dry eye disease: report of the Definition and Classification Subcommittee of the International Dry Eye WorkShop (2007). Ocul Surf. 2007;5:75-92.
66. Craig JP, Tomlinson A. Importance of the lipid layer in human tear film stability and evaporation. Optom Vis Sci. 1997;74:8-13.
67. Bron AJ, Tiffany JM. The contribution of meibomian disease to dry eye. Ocul Surf. 2004;2:149-65.
68. Foulks GN. The correlation between the tear film lipid layer and dry eye disease. Surv Ophthalmol. 2007;52:369-74.
69. Yokoi N, Mossa F, Tiffany JM, Bron AJ. Assessment of meibomian gland function in dry eye using meibometry. Arch Ophthalmol. 1999;117:723-9.
70. Isreb MA, Greiner JV, Korb DR, Glonek T, Mody SS,

Finnemore VM, et al. Correlation of lipid layer thickness measurements with fluorescein tear film break-up time and Schirmer's test. EYE. 2003;17(1):79-83.

71. Pflugfelder SC, Tseng SC, Sanabria O, Kell H, Garcia CG, Felix C, et al. Evaluation of subjective assessments and objective diagnostic tests for diagnosing tear-film disorders known to cause ocular irritation. Cornea. 1998;17(1):38-56.
72. Nichols JJ, Nichols KK, Puent B, Saracino M, Mitchell GL. Evaluation of tear film interference patterns and measures of tear break-up time. Optom Vis Sci. 2002;79:363-9.
73. Goto E, Dogru M, Fukagawa K, Uchino M, Matsumoto Y, Saiki M, et al. Successful tear lipid layer treatment for refractory dry eye in office workers by low-dose lipid application on the full-length eyelid margin. Am J Ophthalmol. 2006;142(2):264-70.
74. Lemp MA. Report of the National Eye Institute/Industry workshop on Clinical Trials in Dry Eyes. Clao j. 1995;21:221-32.
75. Vitali C, Moutsopoulos HM, Bombardieri S. The European Community Study Group on diagnostic criteria for Sjögren's syndrome. Sensitivity and specificity of tests for ocular and oral involvement in Sjögren's syndrome. Ann Rheum Dis. 1994;53:637-47.
76. Mengher LS, Bron AJ, Tonge SR, Gilbert DJ. A non-invasive instrument for clinical assessment of the pre-corneal tear film stability. Curr Eye Res. 1985;4:1-7.
77. Rengstorff RH. The precorneal tear film: breakup time and location in normal subjects. Am J Optom Physiol Opt. 1974;51:765-9.
78. Cho P, Douthwaite W. The relation between invasive and noninvasive tear break-up time. Optom Vis Sci. 1995;72:17-22.
79. Ji YW, Lee J, Lee H, Seo KY, Kim EK, Kim TI. Automated Measurement of Tear Film Dynamics and Lipid Layer Thickness for Assessment of Non-Sjögren Dry Eye Syndrome With Meibomian Gland Dysfunction. Cornea. 2017;36:176-82.
80. Komai S, Yokoi N, Kato H, Komuro A, Sonomura Y, Kinoshita S, et al. Clinical implication of patchy pattern corneal staining in dry eye disease. Diagnostics (Basel). 2021;11(2):232.
81. van Bijsterveld OP. Diagnostic tests in the Sicca syndrome. Arch Ophthalmol. 1969;82:10-4.
82. Bron AJ, Evans VE, Smith JA. Grading of corneal and conjunctival staining in the context of other dry eye tests. Cornea. 2003;22:640-50.
83. Whitcher JP, Shiboski CH, Shiboski SC, Heidenreich AM, Kitagawa K, Zhang S, et al. A simplified quantitative method for assessing keratoconjunctivitis sicca from the sjögren's syndrome international registry. Am J Ophthalmol. 2010;149(3):405-15.
84. Baudouin C, Irkeç M, Messmer EM, Benítez-Del-Castillo JM, Bonini S, Figueiredo FC, et al. Clinical impact of inflammation in dry eye disease: proceedings of the ODISSEY group meeting. Acta Ophthalmol. 2018;96(2):111-9.
85. Lanza NL, Valenzuela F, Perez VL, Galor A. The Matrix Metalloproteinase 9 Point-of-Care Test in Dry Eye. Ocul Surf. 2016;14:189-95.
86. Messmer EM, von Lindenfels V, Garbe A, Kampik A. Matrix Metalloproteinase 9 Testing in Dry Eye Disease Using a Commercially Available Point-of-Care Immunoassay. Ophthalmology. 2016;123:2300-8.
87. Oh JY, Chun YS, Kim KW. Dichotomous versus 5-scale grading system for the interpretation of the point-of-care immunoassay for tear matrix metalloproteinase-9 in dry eye. Sci Rep. 2023;13:6085.
88. Kim M, Oh JY, Bae SH, Lee SH, Lee WJ, Chun YS, et al. Assessment of reliability and validity of the 5-scale grading system of the point-of-care immunoassay for tear matrix metalloproteinase-9. Sci Rep. 2021;11(1):12394.
89. Jun JH, Lee YH, Son MJ, Kim H. Importance of tear volume for positivity of tear matrix metalloproteinase-9 immunoassay. PLoS One. 2020;15:e0235408.
90. Lanza NL, McClellan AL, Batawi H, Felix ER, Sarantopoulos KD, Levitt RC, et al. Dry eye profiles in patients with a positive elevated surface matrix metalloproteinase 9 point-of-care test versus negative patients. Ocul Surf. 2016;14(2):216-23.
91. Arita R, Minoura I, Morishige N, Shirakawa R, Fukuoka S, Asai K, et al. Development of definitive and reliable grading scales for meibomian gland dysfunction. Am J Ophthalmol. 2016;169:125-37.
92. Mathers WD, Shields WJ, Sachdev MS, Petroll WM, Jester JV. Meibomian gland dysfunction in chronic blepharitis. Cornea. 1991;10:277-85.
93. Eom Y, Choi KE, Kang SY, Lee HK, Kim HM, Song JS. Comparison of meibomian gland loss and expressed meibum grade between the upper and lower eyelids in

patients with obstructive meibomian gland dysfunction. Cornea. 2014;33:448-52.

94. Robin JB, Jester JV, Nobe J, Nicolaides N, Smith RE. In vivo transillumination biomicroscopy and photography of meibomian gland dysfunction. A clinical study. Ophthalmology. 1985;92:1423-146.
95. Robin M, Liang H, Rabut G, Augstburger E, Baudouin C, Labbé A. The Role of Meibography in the Diagnosis of Meibomian Gland Dysfunction in Ocular Surface Diseases. Transl Vis Sci Technol. 2019;8:6.
96. Yoo YS, Na KS, Kim DY, Yang SW, Joo CK. Morphological evaluation for diagnosis of dry eye related to meibomian gland dysfunction. Exp Eye Res. 2017;163:72-7.
97. Arita R. Meibography: A Japanese Perspective. Invest Ophthalmol Vis Sci. 2018;59:Des48-des55.
98. Arita R, Itoh K, Inoue K, Amano S. Noncontact infrared meibography to document age-related changes of the meibomian glands in a normal population. Ophthalmology. 2008;115:911-5.
99. McDonald JE. Surface phenomena of tear films. Trans Am Ophthalmol Soc. 1968;66:905-39.
100. Norn MS. Semiquantitative interference study of fatty layer of precorneal film. Acta Ophthalmol (Copenh). 1979;57:766-74.
101. Guillon JP. Abnormal lipid layers. Observation, differential diagnosis, and classification. Adv Exp Med Biol. 1998;438:309-13.
102. Olsen T. Reflectometry of the precorneal film. Acta Ophthalmol (Copenh). 1985;63:432-8.
103. Yokoi N, Takehisa Y, Kinoshita S. Correlation of tear lipid layer interference patterns with the diagnosis and severity of dry eye. Am J Ophthalmol. 1996;122:818-24.
104. Doane MG, Lee ME. Tear film interferometry as a diagnostic tool for evaluating normal and dry-eye tear film. Adv Exp Med Biol. 1998;438:297-303.
105. Korb DR, Baron DF, Herman JP, Finnemore VM, Exford JM, Hermosa JL, et al. Tear film lipid layer thickness as a function of blinking. Cornea. 1994;13(4):354-9.
106. Arita R, Fukuoka S, Morishige N. New insights into the morphology and function of meibomian glands. Exp Eye Res. 2017;163:64-71.
107. Jung JW, Park SY, Kim JS, Kim EK, Seo KY, Kim TI. Analysis of Factors Associated With the Tear Film Lipid Layer Thickness in Normal Eyes and Patients With Dry Eye Syndrome. Invest Ophthalmol Vis Sci. 2016;57:4076-83.
108. Hwang HS, Kim EC, Kim MS. Novel tear interferometer made of paper for lipid layer evaluation. Cornea. 2014;33:826-31.
109. Eom Y, Lee JS, Kang SY, Kim HM, Song JS. Correlation between quantitative measurements of tear film lipid layer thickness and meibomian gland loss in patients with obstructive meibomian gland dysfunction and normal controls. Am J Ophthalmol. 2013;155:1104-10.e1102.
110. Zhao Y, Tan CL, Tong L. Intra-observer and inter-observer repeatability of ocular surface interferometer in measuring lipid layer thickness. BMC Ophthalmol. 2015;15:53

마이보그래피의 개요, 역사, 임상적 의미

Chapter 09

Meibography: Introduction, history and clinical significance

가톨릭의대 황 호 식

1 마이보그래피란 무엇인가?

마이보그래피Meibography=Meibomian gland+graphy란 눈꺼풀에 있는 마이봄샘을 촬영하는 기술을 말한다. 마이봄샘은 눈꺼풀의 검판tarsus 내에 위치하는데, 일반적인 세극등검사에서는 눈꺼풀결막에 가려서 잘 보이지 않기 때문에 특수한 이미징 테크닉을 사용해야 한다.

2 마이보그래피의 역사

1977년 Tapie 등은 최초로 접촉식 마이보그래피를 개발하였다.[1] 눈꺼풀 피부에 광원을 대고 눈꺼풀을 뒤집어 마이봄샘의 실루엣을 촬영하였다. 1982년 Jester 등은 토끼실험에서 백색광원을 쓰고 세극등현미경에 장착된 카메라(적외선 필름 사용)를 이용하여 마이봄샘을 촬영하는 데 성공하였다.[2] 처음으로 마이보그래피라는 용어를 사용한 사람은 1991년 Mathers이다. 이러한 방법들은 비싼 적외선 필름을 사용해야 했으며 환자들에게는 매우 불편한 방법이었다. 1994년에는 적외선 필름대신에 비디오를 사용하는 마이보그래피 시스템이 나왔다.[3] 1996년에 Matsuoka는 펜라이트와 Charge-coupled device (CCD) 카메라를 이용하여 마이보그래피를 촬영하였다.[4] 2005년도에 Kobayashi는 in vivo confocal microscope으로 마이봄샘을 촬영할 수 있을 것이라는 논문을 발표하였다.[5] 이후 유사한 연구가 많이 발표되었는데[6-8] 다른 연구자들의 연구[9,10]에 의하면 그들이 관찰한 것은 마이봄샘이 아니라 피부의 rete ridge였다고 하여 아직 논란의 여지가 있다. 이는 12장에서 자세히 다룰 예정이다. 2007년에 Yokoi는 T자 모양의 프로브를 개발하여 환자에게 편하고 보다 넓은 영역을 촬영할 수 있도록 했다.[11]

이러한 투조형transillumination 마이보그래피에서는 마이봄샘의 세엽acinus이 어둡게 보이며 주변의 검판은 밝게 보인다(그림 9-1). 그러나 이러한 투조형 마이보그래피는 실제로 임상에서 많이 사용되지는 못했다. 여기에는 몇 가지 이유가 있었는데 첫 번째, 광원을 환자의 피부에 직접 접촉하는 것이 환자에게 열감, 불쾌감을 주

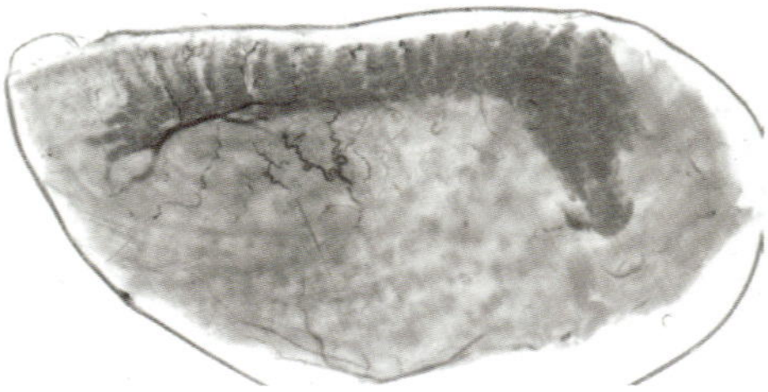

그림 9-1. **마우스(BALB/c) 아래눈꺼풀을 투조(transillumination) 조명으로 촬영한 사진.** 마이봄샘의 소엽들이 어둡게 보인다. 이는 세엽 안의 마이봄세포 안에 있는 lipid droplet에서 빛이 scattering되기 때문이다.

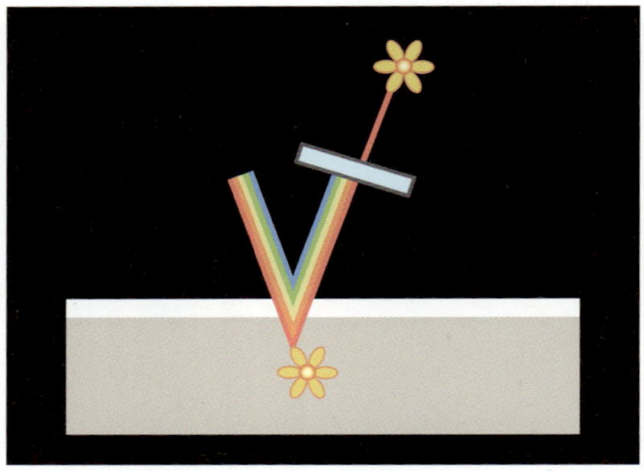

그림 9-2. **적외선 마이보그래피의 원리.** 파장이 짧은 가시광선은 주로 눈꺼풀 결막에서 반사가 되고 파장이 긴 근적외선(near-infrared)은 결막을 통과하여 마이봄샘에서 반사되는데 적외선에 민감한 카메라(infrared sensitive camera) 앞에 적외선만 투과시키는 필터(infrared transmitting filter)를 장착하면 결막의 영상은 없어지고 마이봄샘의 영상만 얻을 수 있다.

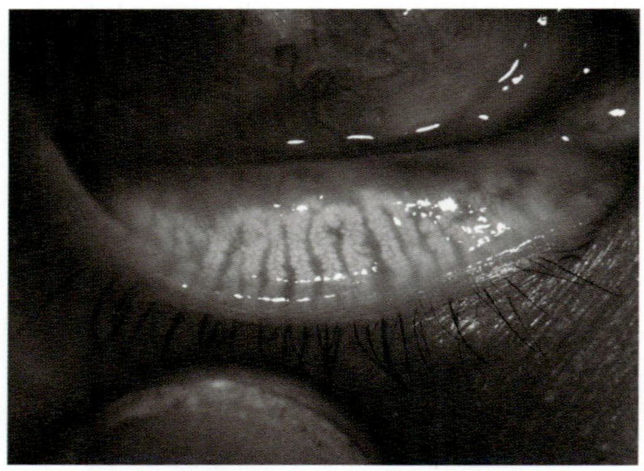

그림 9-3. **환자에서 촬영한 비접촉 적외선 마이보그래피.** 아래눈꺼풀 마이보그래피에서 세엽들은 밝은 색으로 관찰된다(황호식 교수가 개발한 마이보그래피 장비인 Meiboviewer로 촬영한 영상).

었으며 두 번째, 한번에 찍을 수 있는 마이봄샘의 면적이 좁아서 아래눈꺼풀의 마이봄샘 전체를 찍으려면 4-5번 이동하면서 촬영을 반복해야 하므로 검사자에게는 매우 번거로운 일이었으며 세 번째, 아래눈꺼풀은 촬영이 가능하지만 위눈꺼풀은 거의 불가능했기 때문이다.

그러던 중 2008년 일본의 안과의사 Arita는 투조가 아닌 반사를 이용하여 마이봄샘을 촬영하는 방법noncontact infrared meibography을 개발하였다.[12] Arita 선생은 현재 일본 마이봄샘 연구회인 Lid and Meibomian gland working group (LIME)의 대표를 맡고 있으며 매년 마이봄샘기능장애 관련 국제학회를 주도하는 세계적인 학자이다. Arita는 세극등현미경에 적외선 전용 카메라, 적외선 통과 필터infrared transmitting filter, 적외선 광원을 장착하여 사용했다. 이 방법의 원리는 파장이 짧은 가시광선은 주로 눈꺼풀 결막에서 반사가 되고 파장이 긴 근적외선near-infrared은 결막을 통과하여 마이봄샘에서 반사되는데 적외선에 민감한 카메라infrared sensitive camera 앞에 적외선만 투과시키는 필터infrared transmitting filter를 장착하면 결막의 영상은 없어지고 마이봄샘의 영상만 얻을 수 있는 것이다(그림 9-2). 이러한 반사형 적외선 마이보그래피에서는 투조형 마이보그래피와는 반대로 마이봄샘의 세엽은 밝게 보이며 주위의 검판은 어두운 색으로 보인다(그림 9-3). 세엽은 잘 보이지만 마이봄샘의 중심도관central duct은 보이지 않으며

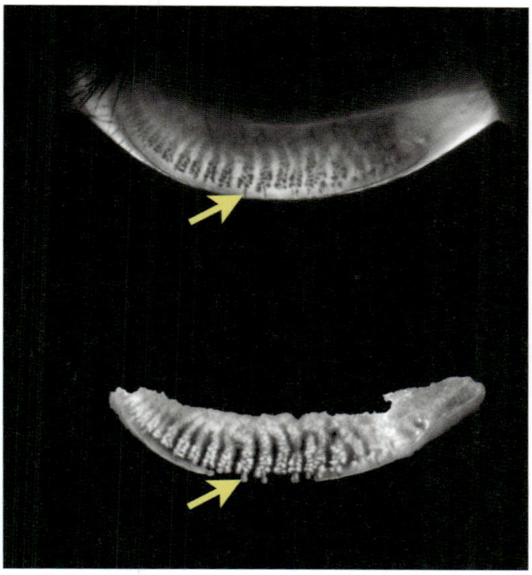

그림 9-4. **Lipiview로 촬영한 적외선 마이보그래피.** 위는 transillumination을 이용하여 촬영한 마이봄샘이며 아래는 위의 영상과 noncontact meibography를 합성한 사진이다. 눈꺼풀 가장자리에 말단도관이 관찰된다(arrow).

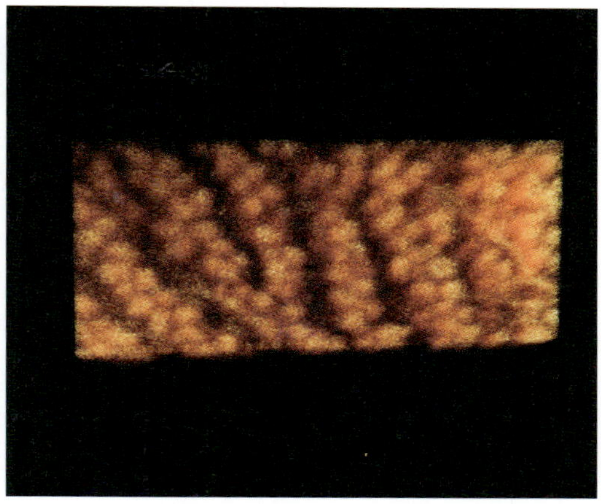

그림 9-5. **빛간섭단층촬영기(optical coherence tomography, OCT)로 촬영 후 3차원 복원한 마이봄샘의 이미지.** 마이봄샘의 세엽이 잘 관찰되고 있다.

말단도관terminal duct은 때때로 관찰되기도 한다(그림 9-4). 이러한 비접촉 적외선 마이보그래피는 눈꺼풀만 뒤집으면 광원의 접촉 없이, 한번에 거의 눈꺼풀 전체를 촬영할 수 있어서 연구뿐 아니라 임상에서 널리 사용되기 시작했다.

2010년 Bizheva는[13] 빛간섭단층촬영장비optical coherence tomography, OCT로 마이봄샘의 3차원 영상을 얻는 데 성공했다고 보고했는데 알고 보니 눈꺼풀 결막의 혈관을 촬영한 것으로 보인다(전형적인 마이봄샘의 모양이 아니라 가지치는 혈관의 모양이다). Hwang 등은 2011년 상용 빛간섭단층촬영장비Zeiss Visante OCT를 이용하여 처음으로 마이봄샘 단층을 촬영하는 데 성공하였으며[14] 이후 개발 중인 빛간섭단층촬영장비를 이용하여 마이봄샘의 3차원 영상을 얻는 데 성공하였다(그림 9-5).[15] 기존의 비접촉 적외선 마이보그래피는 단지 2차원적인 정보를 줄 수 있으나 빛간섭단층촬영은 깊이 정보를 줄 수 있어서 3차원 영상을 얻을 수 있었다. 그러나 아직까지 상용 빛간섭단층촬영장비는 이러한 3차원 스캔 기능이 없으므로 임상의사들은 이러한 3차원 영상을 쉽게 얻을 수는 없다. 또한 3차원 스캔 중 환자눈꺼풀의 움직임에 의한 artifact가 있고 촬영 후의 post-processing에도 시간이 필요하다는 단점이 있다. 표 9-1은 마이보그래피의 역사를 보여준다.

최근에 발표된 마이보그래피에 대한 리뷰 논문에 따르면 Artia의 noncontact meibography 이후에 관련 SCI 논문이 급증하고 있으며 관련 논문은 일본이 압도적으로 많고 그 다음 미국과 우리나라가 거의 비슷한 정도로 논문을 내고 있다고 하였다(그림 9-6, 7).[16]

표 9-1. **마이보그래피의 역사**

연도	방법	저자
1977	최초로 접촉식 마이보그래피 소개	Tapie et al.[1]
1982	세극등현미경에 적외선 필름을 이용하여 접촉식 마이보그래피	Jester et al.[2]
1994	접촉식 마이보그래피 비디오, 프로브 변경	Mathers et al.[3]
1996	펜라이트와 CCD 카메라를 이용한 접촉식 마이보그래피	Matsuoka et al.[4]
2005	In vivo confocal microscopy로 마이봄샘 촬영	Kobayashi et al.[5]
2007	T 모양의 프로브를 이용한 접촉식 마이보그래피	Yokoi et al.[11]
2008	세극등현미경에 적외선 CCD 카메라를 장착한 비접촉 마이보그래피	Arita et al.[12]
2012	Mobile pen 모양의 비접촉 마이보그래피	Arita et al.[21]
2013	빛간섭단층촬영으로 마이봄샘 단층촬영	Hwang et al.[14]
2013	빛간섭단층촬영으로 마이봄샘 3D 촬영	Hwang et al.[15]

CCD: Charge Coupled Device

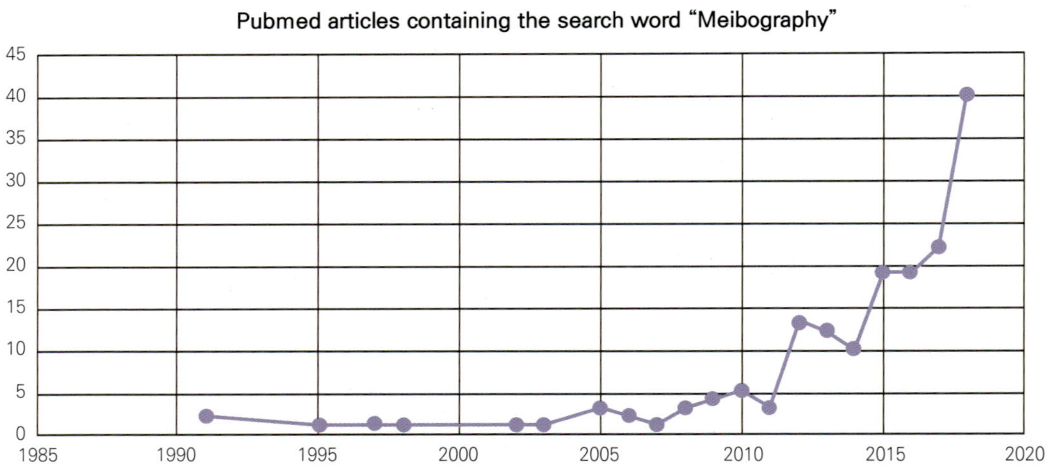

그림 9-6. **연도별 마이보그래피 관련 논문 출판 수 경향**

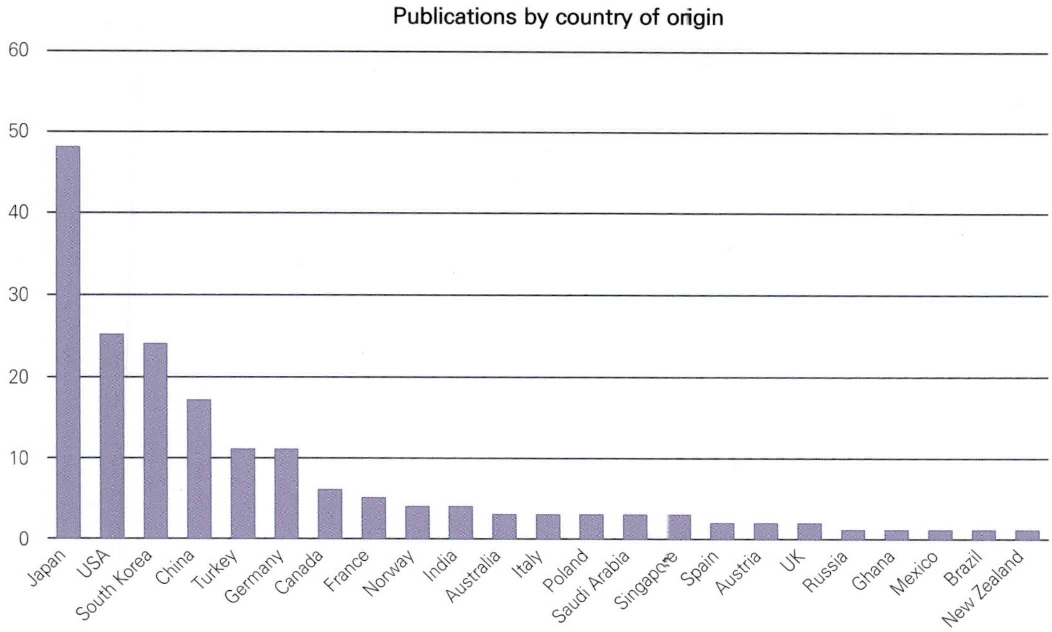

그림 9-7. **각 나라별 마이보그래피 관련 SCI(E) 논문 출판건수**

3 Noncontact 마이보그래피의 원리

마이보그래피에서는 마이봄샘의 중심도관은 보이지 않고 세엽이 보인다. 세엽 안에는 마이봄세포meibocyte가 가득 차 있으며 이 마이봄세포 안에는 lipid droplet이 가득 차 있다(그림 9-8). 결막을 통과하여 마이봄세포에 닿은 빛은 세포 내 lipid droplet에서 scattering한다. 그래서 transillumination에서는 빛이 적게 통과하여 어둡게 보이고 non-contact meibography에서는 빛이 난반사를 일으켜 밝은 색으로 보인다.

투조형 마이보그래피에서 광원은 적외선뿐 아니라 일반적인 백색광이어도 문제가 없다. 광원은 피부에 접촉하여 비추는데, 피부와 눈둘레근 등을 지나면서 파장이 긴 붉은 색과 근적외선만 통과하게 된다. 이 빛은 마이봄샘의 세엽에서 산란되면서 투과율이 떨어진다. 카메라는 일반카메라 또는 적외선에 민감한 카메라를 사용할 수 있다. 투조를 이용한 마이보그래피에서는 마이봄샘의 세엽이 실루엣처럼 어둡게 보인다. 세엽에 반해 중심도관은 보이지 않는데 중심관 안에는 lipid droplet이 아니라 균일한 Meibum (기름)이 차 있어서 빛이 산란되지 않기 때문이다.

비접촉 적외선 마이보그래피에서는 근적외선의 빛을 이용한다. 근적외선의 빛은 눈꺼풀 결막을 대부분 통과하고 검판 안의 마이봄샘의 소핵에서 산란되어 난반사된다. 이 빛은 눈꺼풀 결막을 통과하여 infrared (IR) transmitting filter (근적외선만 통과하는 필터)를 통과한 후 IR sensitive camera (적외선에 민감한 카메라)에 상

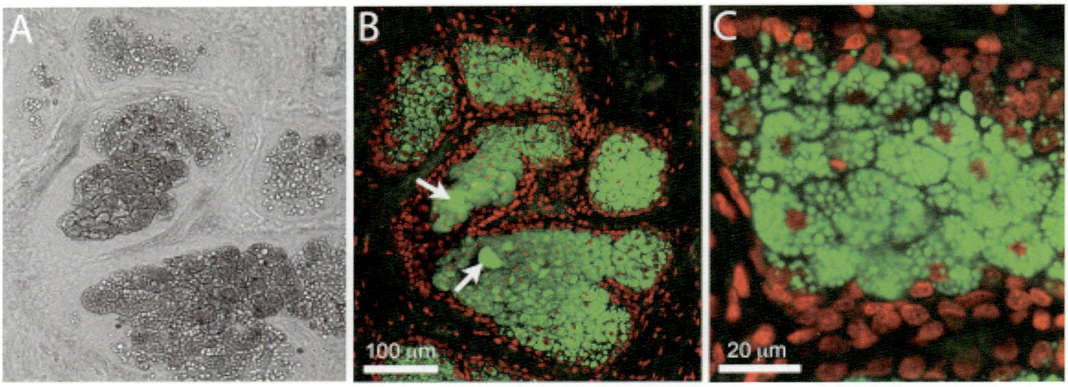

그림 9-8. **마이봄샘 세엽에서 빛이 산란되는 이유.** 세엽 안에 있는 마이보사이트에는 세포질(물)에 lipid droplet (기름)이 있어 빛이 산란한다. 그래서 세엽은 transillumination meibography에서는 빛이 투과하지 못하고 어둡게 보이고 noncontact infrared meibography에서는 빛이 산란, 반사하여 밝게 보인다.

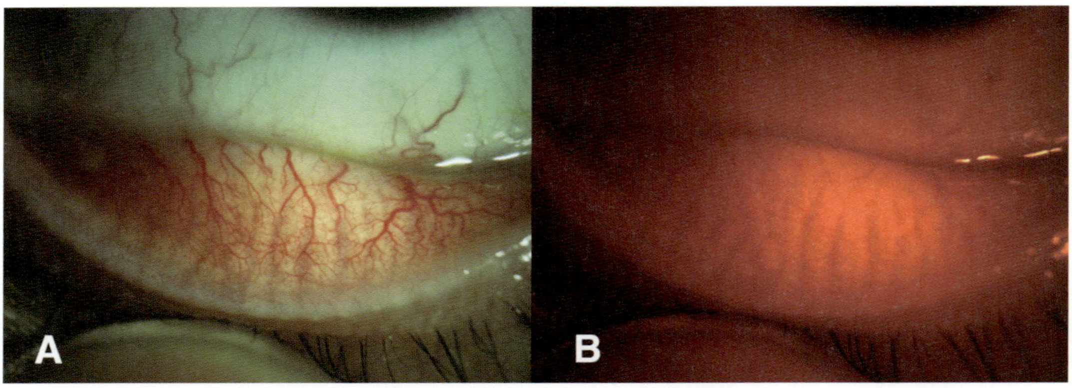

그림 9-9. **Trial set의 red filter를 이용하여 촬영한 마이봄샘.** Red filter 없이 촬영한 아래눈꺼풀결막(A)보다는 red filter를 대고 촬영한 아래눈꺼풀결막(B)에서 마이봄샘이 좀 더 잘 보인다.

을 맺히는 것이다(일반 카메라에는 적외선 차단 필터가 내장되어 있어 적외선 영상을 찍을 수 없다. 그러므로 일반카메라는 적외선 영상에 사용하려면 적외선 차단필터를 제거해야 한다).

최근의 필자와 이상목 교수는 안과용 trial lens set에 있는 red filter를 이용하면 적외선을 이용한 비접촉 마이보그래피보다는 못하지만 일반적인 세극등현미경 검사보다는 마이봄샘이 잘 보인다는 것을 밝힌 바 있다(그림 9-9).[17] 세극등현미경의 백색광보다는 파장이 긴 적색광이 마이봄샘까지 깊게 침투했을 가능성도 있고 red filter에 의해서 눈꺼풀 결막에 있는 붉은 색의 혈관들이 잘 보이지 않아 상대적으로 마이봄샘이 잘 보였을 가능성도 있다.

4 마이보그래피를 볼 수 있는 방법

현재에는 마이보그래피를 볼 수 있는 방법은 많이 있다. Arita는 세극등현미경에 근적외선 광원, 근적외선 통과 필터, 적외선 민감 카메라를 장착하여 마이보그래피를 촬영했다. 최근 Topcon의 현미경은 마이보그래피가 가능한데 초창기 모델로는 TOPCON Slit Lamp BG-4M이 마이보그래피가 가능했으며 최근에는 Topcon SL-D701이 가능하다. 필자는 과거에 Visual optics사를 창업하여 Meiboviewer라는 장비를 개발하여 시장에 내놓은 바 있으나 판매에 실패하였다(그림 9-10).

눈물막 지질층 두께 측정이 가능한 Lipiview (Johnson & Johnson)는 비접촉 적외선 마이보그래피뿐 아니라 투조형 마이보그래피도 가능하다. 눈물막 지질층 두께 측정이 가능한 Idra (SBM Sistemi, 이탈리아)도 비접촉 적외선 마이보그래피가 가능하다. Idra는 dropout (마이봄샘의 소실)의 정량화가 가능한데 이 때문에 마이보그래피에 대한 보험수가를 받을 수 있다. Oculus사의 Keratograph 5M은 원래는 각막지형도 검사 장비지만 내장된 적외선 카메라로 마이보그래피가 가능하다는 것이 밝혀지면서 마이보그래피를 적극적으로 내세우고 있다. 같은 각막지형도 검사장비인 Ziemer사의 Galilei도 마찬가지로 마이보그래피가 가능하다. OCT에도 스캔 위치를 모니터링하기 위한 적외선 카메라가 내장되어 있어 이를 이용하면 마이보그래피가 가능하다.[14]

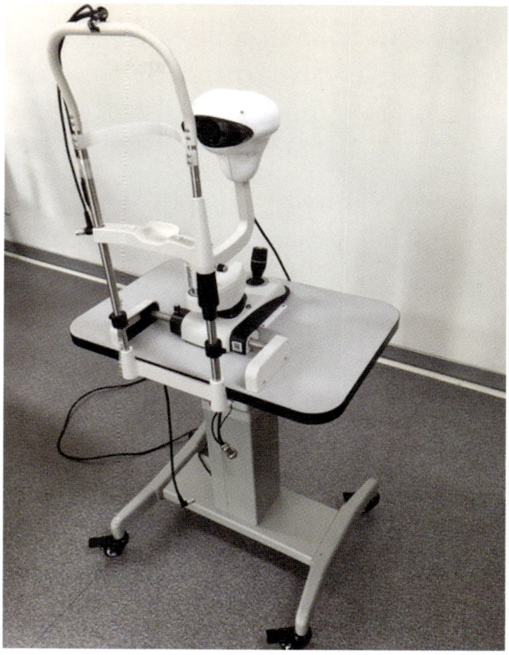

그림 9-10. **필자가 개발한 장비인 Meiboviewer.** 적외선 LED, 적외선 통과 필터, 적외선 카메라 등을 이용하여 마이보그래피가 가능한 장비를 개발하였다.

마이봄샘은 위눈꺼풀과 아래눈꺼풀 모두에 있으며 위눈꺼풀의 마이봄샘이 아래눈꺼풀의 마이봄샘보다 약 2배의 부피를 가진다. 그래서 마이보그래피를 찍을 때는 반드시 위아래를 같이 찍어야 한다. 특히 Lipiview의 경우 아래의 눈꺼풀에 대해서 비접촉 적외선 마이보그래피와 투조형 마이보그래피가 가능해서 마치 위눈꺼풀은 촬영할 수 없다고 생각하는 경우가 있는데 위눈꺼풀도 뒤집기만 하면 찍을 수 있다. 다만 위눈꺼풀에서는 투조형 마이보그래피는 불가능하다.

5 마이보그래피에서 볼 수 있는 것: dropout, tortuosity, width, length

그렇다면 마이보그래피에서는 무엇을 봐야 할까? 마이보그래피에서는 마이봄샘의 dropout, tortuosity, width, length 등을 볼 수 있다. 그중 가장 중요한 것은 dropout이다.

1) Dropout이란 무엇인가? 거기에는 무슨 일이 일어나고 있는가?

Dropout은 마이보그래피에서 마이봄샘, 정확히는 세엽이 보이지 않는 것 또는 영역을 의미한다. 그렇다면 dropout이 있는 곳에는 어떤 일이 일어나고 있을까? 필자가 UC Irvine 대학의 James Jester 연구실에서 사람의 조직을 확인한 결과 dropout에는 어떠한 마이봄샘 조직도 남아있지 않고 검판으로 채워져 있었다(그림 9-11) (unpublished data).

Dropout에 영향을 미치는 것은 여러 가지가 있지만 가장 확실한 것은 나이이다. 고령에서 dropout이 더 심해진다. 이밖에 눈꺼풀을 만지는 모든 행동은 dropout을 가속화시킨다. 아토피가 있어서 눈꺼풀을 비비거나 콘택트렌즈 착용으로 눈꺼풀을 만지는 경우 대조군에 비하여 dropout이 더 많다.

2) Dropout을 정량화하는 방법: Meiboscore, Deep learning

마이보그래피에서 정상적인 마이봄샘이 보이지 않는 경우 소실drop out이 있다고 표현하는데 Arita는 이를 수치화하는 마이보스코어Meiboscore를 제안하였다. 소실이 없는 경우 grade 0, 1/3 이하인 경우 grade 1, 1/3 이상 2/3 이하인

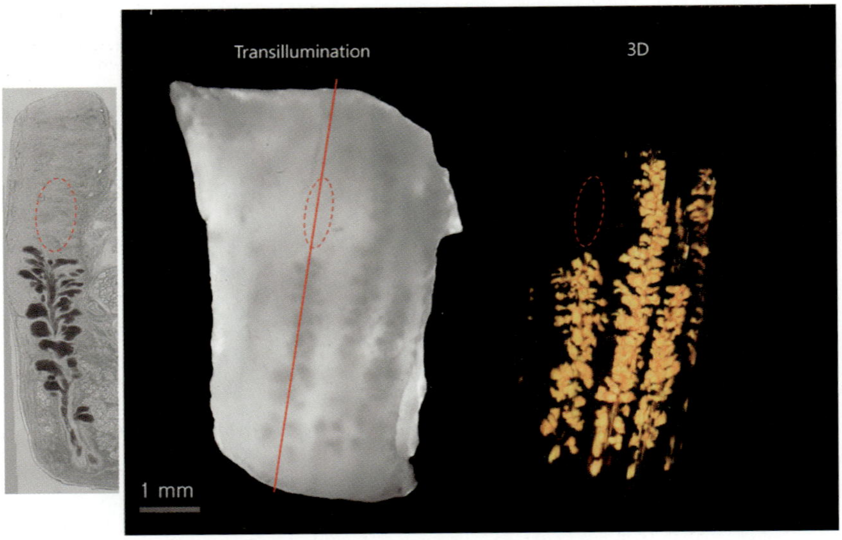

그림 9-11. **환자의 눈꺼풀의 마이보그래피(가운데)의 dropout area의 조직소견.** Dropout이 있는 곳은 조직학적 검사(가장 왼쪽과 가장 오른쪽)에서 마이봄샘의 세엽이 없이 검판으로 대치되어 있었다.

경우는 grade 2, 2/3 이상인 경우는 grade 3이라고 하였다.[12] 이외에도 몇 가지 grading 방법이 더 있다. 그러나 이러한 방법들은 너무 주관적이어서 판독하는 의사마다 다르다는 단점이 있다. 그리고 원칙적으로 소실이 전혀 없을 확률은 거의 0이그로 grade 0의 비율은 0이어야 한다. Grade 0 없이 grade 1: 1/3 이하, grade 2: 1/3–2/3, grade 3: 2/3 이상으로 한다면 보다 합리적일 것이다. Hwang 등은 최신의 deep learning을 이용하여 마이봄샘 면적을 정량적으로 측정하는 방법을 발표하였다.[18] Training된 machine은 눈꺼풀의 면적, 마이봄샘의 면적을 자동으로 측정하여 전체 눈꺼풀에서 dropout이 차지하는 비율도 측정이 가능했다.

3) Dropout과 다른 임상 parameter의 관계

그렇다면 이러한 마이보그래피는 어떤 임상적 의미를 가질 것인가? 이론적으로는 마이보그래피에서 dropout이 심하다면 마이붐이 적게 분비되어 눈물층의 지질층이 얇아 눈물이 빨리 마르고(눈물막파괴시간 감소), 각막염색이 증가하면서 안구건조증이 심해질 것이다. 그러나 실제로 환자를 진료하다 보면 그렇지 않은 경우가 너무 흔해서 과연 마이보그래피가 임상적으로 의미가 있는지 의구심을 가질 수 있다. 마이보그래피는 정상인데 눈꺼풀을 살짝 눌렀을 때 마이붐이 거의 분비되지 않고 Lipiview로 측정한 눈물막 지질층도 얇은 경우가 있고, 반대로 마이보그래피에서는 dropout이 심한데도 마이붐은 오히려 많이 분비되고 눈물막 지질층이 두껍게 측정되는 경우도 있다.[19] 마이보그래피에서 상당 부분 dropout이 있다고 해도 다른 부위의 마이봄샘은 정상이거나 이를 보상하기 위해서 hypersecretory secretion할 수도 있고 dropout이 있는 마이봄샘도 완전히 소실된 것이 아니라면 마이봄샘 개구부orifice 쪽에 조금 남아있어 마이붐이 꽤 분비되기도 한다. 물론 완전히 소실된 마이봄샘에서는 마이붐이 거의 나오지 않는다. 마이보그래피에서 dropout은 거의 없는 경우에도 마이봄샘의 기능은 다양해서 마이붐이 많이 분비되기도 하고hypersecretory state, 정상적일 수도 있고 개구부가 막혀 있어서 마이붐이 거의 안 나오거나 치약처럼 나오기도 한다obstructive Meibomian gland dysfunction, MGD.

그렇다면 이러한 마이보그래피는 어떤 임상적 의미를 가질 것인가? 임상적으로 의미있는 검사란 그 결과에 따라 치료가 달라져야 한다. 검사만 하고 치료에 반영이 되지 않는다면 임상적으로 의미가 있는 검사라고 할 수 없다.

본 저자는 안구건조증 환자 88명의 우안 88안에 대해서 마이보그래피의 dropout과 눈물막 지질층 두께의 상관관계를 조사하였다.[20] 마이봄샘 소실은 Artia의 Meiboscore를 사용했으며 위눈꺼풀의 마이봄샘이 아래눈꺼풀의 마이봄샘보다 부피가 2배인 점을 고려하여 Weighted total meiboscore= 2* Meiboscore of upper Meibomian gland + Meiboscore of lower Meibomian gland로 하였다.

Meiboscore가 증가할수록 지질층 두께가 감소할 것으로 기대하지만 실제로는 비모수 상관분석결과 Spearman's rho=−0.097, p=0.370으로 마이보그래피의 dropout과 지질층 두께는 통계학적으로 유의한 상관관계를 보이지 않았다(그림 9-12). 그렇다면 마이보그래피나 지질층 두께는

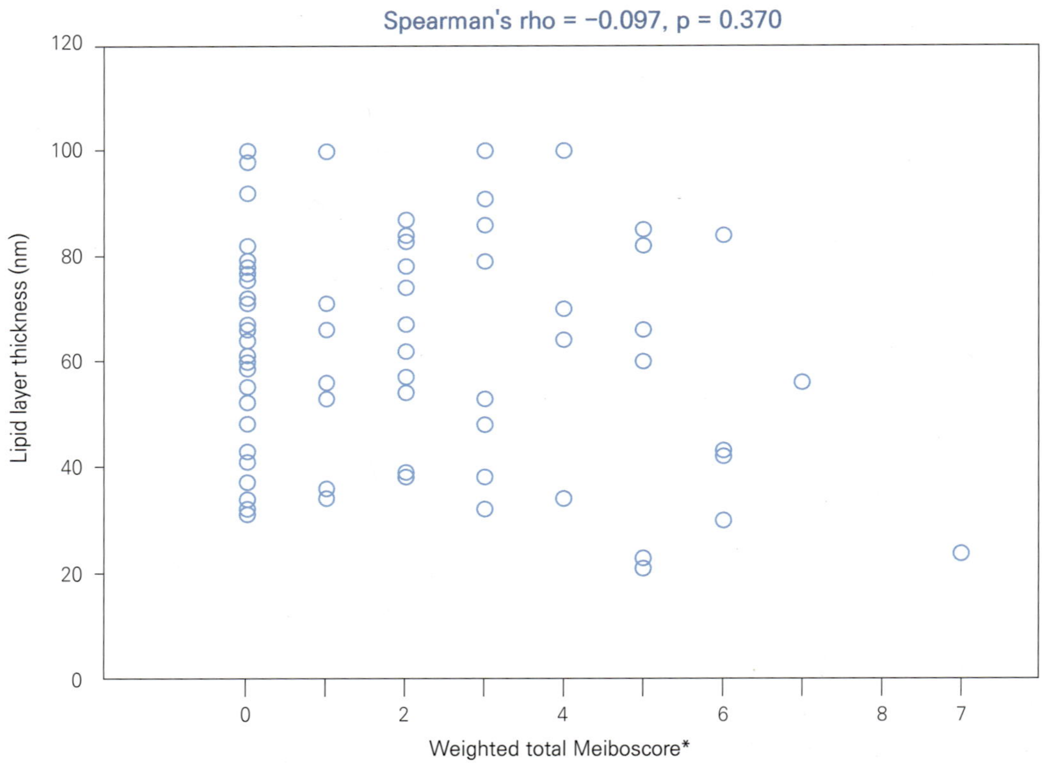

그림 9-12. **마이보그래피에서의 dropout과 눈물막 지질층두께의 상관관계.** 두 변수에 대한 상관분석에서 두 변수는 의미있는 상관관계가 없는 것처럼 보인다.

임상적으로 의미있는 검사법이 아닌 것인가?

그렇지 않고 마이보그래피의 dropout과 지질층 두께를 조합하면 마이봄샘의 상태를 알 수 있다(그림 9-13). 마이봄샘 소실이 거의 없고 지질층 두께가 정상이라면 마이봄샘 기능장애는 없다고 볼 수 있다. 마이봄샘 소실이 상당하고 지질층 두께가 얇다면 이는 hyposecretory MGD이다. 마이봄샘 소실은 거의 없는데 지질층 두께가 얇다면 이는 obstructive MGD이다. 마이봄샘 소실이 심하지 않고 지질층이 두껍다면 hypersecretory MGD이다. 마이봄샘이 정상이라면 MGD에 대한 치료가 필요 없고 hyposecretory MGD라면 지질성분의 안약을 처방해야 한다. Obstructive MGD라면 Lipiflow나 lid massage 등을 해야 하고 hypersecretory MGD라면 전신항생제와 같은 치료를 해야 한다.

필자는 위와 같은 치료 프로토콜을 가지고 안구건조증 환자를 치료하고 있다(그림 9-14). 안구건조증이 의심되는 환자가 오면 기본적으로 문진(증상), Schirmer test, tear break up time (BUT), 각결막 염색을 한다. 여기서 이상이 있으면 안구건조증 환자로 보고 lid margin, 지질층 두께, meibography를 시행한다. 이들이 정상 소견을 보이고 Schirmer test, tear meniscus

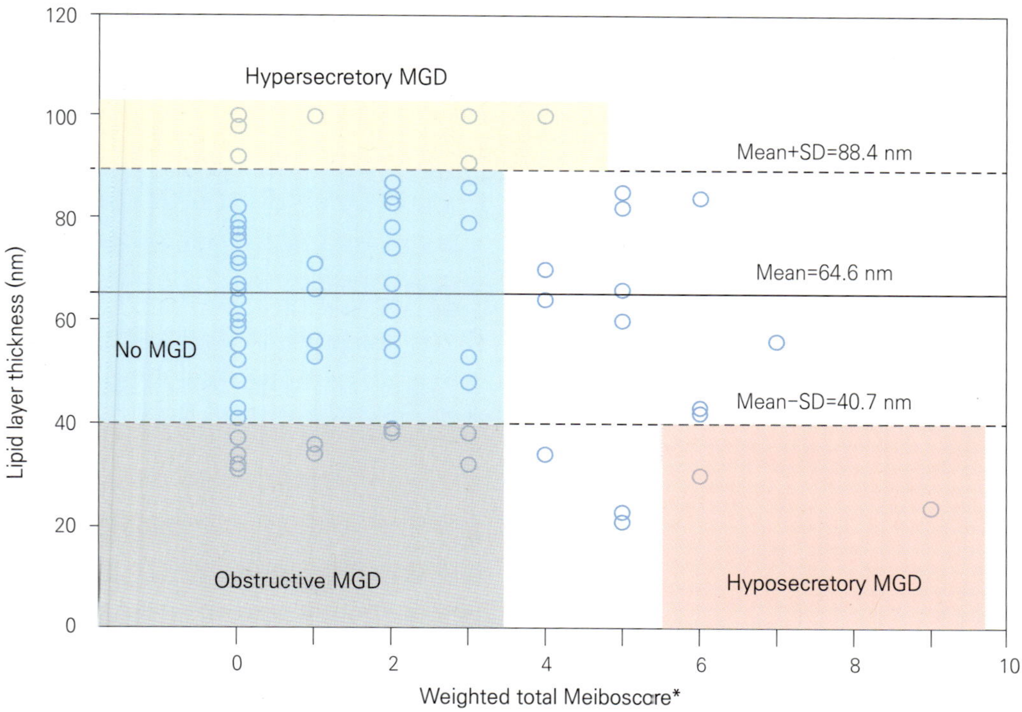

그림 9-13. **마이보그래피에서의 dropout과 지질층 두께를 조합하면 환자 마이봄샘의 상태를 알 수 있다.**
MGD, Meibomian gland dysfunction; SD, Standard deviation

OCT 등에서 눈물부족을 보인다면 aqueous deficient dry eye로 본다. 여기에서 conjunctival injection, conjunctival stain, MMP-9의 이상이 있다면 염증이 있다고 보고 artificial tear, diquafosol, punctal plug, topical steroid, topical cyclosporin을 처방한다. Conjunctival injection, conjunctival stain, MMP-9의 이상이 없다면 artificial tear, diquafosol, punctal plug을 처방한다. Lid margin, 지질층 두께, meibography에서 이상이 있다면 evaporative dry eye로 보고 지질층 두께를 본다. 여기서 지질층 두께가 두껍다면 hypersecretory MGD로 인공누액, 전신 항생제 복용, intense pulsed light (IPL)를 할 수 있으며 지질층 두께가 얇다면 다시 마이보그래피를 봐서 마이보그래피가 dropout이 별로 없다면 obstructive MGD로 인공누액, diquafosol, 눈꺼풀 온열 마사지, 눈꺼풀 압출, IPL를 해야 하고 마이보그래피가 dropout이 상당하다면 이는 hyposecretory MGD로 인공누액, 지질성분의 안약, diquafosol를 처방해야 한다. 물론 실제로는 이렇게 깨끗하게 나눠지지 않게 서로 섞여 있으므로 치료방법을 고르는 것은 그렇게 쉽지는 않다.

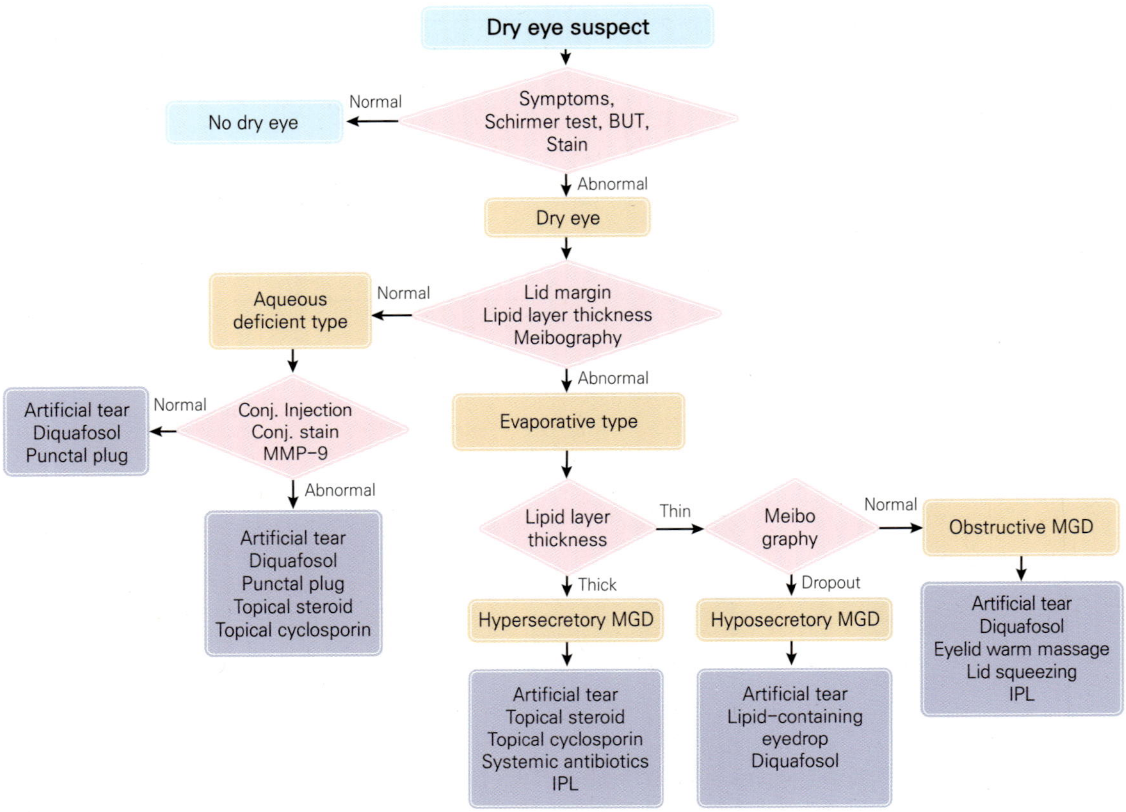

그림 9-14. **마이보그래피와 지질층두께 결과를 이용한 안구건조증 또는 마이봄샘기능장애의 치료 알고리즘**

6 결론

2008년 일본의 Arita 선생이 처음 비접촉 적외선 마이보그래피를 개발한 이후 마이봄샘기능장애는 임상적으로나 학문적으로나 비약적으로 많은 관심을 받게 되었다. 마이보그래피는 마이봄샘의 형태학적인 변화를 볼 수 있는 방법으로 그중 마이봄샘이 소실되는 dropout이 가장 중요한 지표이다. 마이보그래피에서의 dropout가 다른 임상적 parameter와 관련이 없는 것처럼 보이기도 하지만 마이보그래피와 눈물막 지질층 두께의 결과를 조합하면 환자의 마이봄샘이 정상인지, hypersecretory MGD, hyposecretory MGD, obstructive MGD인지 분류할 수 있으며 이에 따라 치료방침을 달리 정할 수 있다.

References

1. Tapie R. Biomicroscopical study of meibomian gland. Ann Ocul. 1977;210:637-48.
2. Jester JV, Rife L, Nii D, Luttrull JK, Wilson L, Smith RE. In vivo biomicroscopy and photography of meibomian glands in a rabbit model of meibomian gland dys-

function. Invest Ophthalmol Vis Sci. 1982;22(5):660-7.

3. Mathers WD, Daley T, Verdick R. Video imaging of the meibomian gland. Arch Ophthalmol. 1994;112(4):448-9.
4. Matsuoka T. Video-meibographic observations of the meibomian gland. JAPANESE JOURNAL OF CLINICAL OPHTHALMOLOGY. 1996;50:351-4.
5. Kobayashi A, Yoshita T, Sugiyama K. In vivo findings of the bulbar/palpebral conjunctiva and presumed meibomian glands by laser scanning confocal microscopy. Cornea. 2005;24(8):985-8.
6. Ibrahim OMA, Matsumoto Y, Dogru M, Adan ES, Wakamatsu TH, Goto T, et al. The efficacy, sensitivity, and specificity of in vivo laser confocal microscopy in the diagnosis of meibomian gland dysfunction. Ophthalmology. 2010;117(4):665-72.
7. Matsumoto Y, Sato EA, Ibrahim OM, Dogru M, Tsubota K. The application of in vivo laser confocal microscopy to the diagnosis and evaluation of meibomian gland dysfunction. Mol Vis. 2008;14:1263-71.
8. Shen M, Li J, Wang J, Ma H, Cai C, Tao A, et al. The evaluation of the treatment response in obstructive meibomian gland disease by in vivo laser confocal microscopy. Graefes Arch Clin Exp Ophthalmol. 2009;247(6):821-9.
9. Wang YJ, Ke M. Meibomian Glands or Not? Identification of In Vivo and Ex Vivo Confocal Microscopy Features and Histological Correlates in the Eyelid Margin. J Ophthalmol. 2020;2020:7516286.
10. Zhou S, Robertson DM. Wide-Field In Vivo Confocal Microscopy of Meibomian Gland Acini and Rete Ridges in the Eyelid Margin. Invest Ophthalmol Vis Sci. 2018;59(10):4249-57.
11. Yokoi N, Komuro A, Yamada H, Maruyama K, Kinoshita S. A newly developed video-meibography system featuring a newly designed probe. Jpn J Ophthalmol. 2007;51(1):53-6.
12. Arita R, Itoh K, Inoue K, Amano S. Noncontact infrared meibography to document age-related changes of the meibomian glands in a normal population. Ophthalmology. 2008;115(5):911-5.
13. Bizheva K, Lee P, Sorbara L, Hutchings N, Simpson T. In vivo volumetric imaging of the human upper eyelid with ultrahigh-resolution optical coherence tomography. J Biomed Opt. 2010;15(4):040508.
14. Hwang HS, Park CW, Joo CK. Novel noncontact meibography with anterior segment optical coherence tomography: Hosik meibography. Cornea. 2013;32(1):40-3.
15. Hwang HS, Shin JG, Lee BH, Eom TJ, Joo CK. In Vivo 3D Meibography of the Human Eyelid Using Real Time Imaging Fourier-Domain OCT. PLoS One. 2013;8(6):e67143.
16. Fineide F, Arita R, Utheim TP. The role of meibography in ocular surface diagnostics: A review. Ocul Surf. 2021;19:133-44.
17. Lee S-M, Park I, Goo YH, Choi D, Shin MC, Kim EC, et al. Validation of alternative methods for detecting meibomian gland dropout without an infrared light system: Red filter for simple and effective meibography. Cornea. 2019;38(5):574-80.
18. Saha RK, Chowdhury AMM, Na K-S, Hwang GD, Eom Y, Kim J, et al. Automated quantification of meibomian gland dropout in infrared meibography using deep learning. Ocul Surf. 2022;26:283-94.
19. Ha M, Oh S-E, Whang W-J, Na K-S, Kim EC, Kim H-S, et al. Relationship between meibomian gland loss in infrared meibography and meibum quality in dry eye patients. BMC Ophthalmol. 2022;22(1):292.
20. Lee PK, Chung JL, Kim DR, Yoon YC, Yang S, Whang W-J, et al. Categorization of meibomian gland dysfunction using lipid layer thickness and meibomian gland dropout in dry eye patients: A retrospective study. Korean J Ophthalmol. 2024;38(1):64-70.
21. Arita R, Itoh K, Maeda S, Maeda K, Amano S. A newly developed noninvasive and mobile pen-shaped meibography system. Cornea 2013;32(3):242-7.

마이보그래피 장비: Lipiview® II

Meibography (Lipiview® II)

Chapter 10

울산의대 **김 재 용**

1 서론

1) 마이봄샘 기능장애

마이봄샘 기능장애Meibomian Gland Dysfunction, MGD는 안과의사가 일상 진료에서 만나는 가장 흔한 안과질환 중 하나이다. 최근 발표된 체계적 문헌고찰systematic review과 분석에서는 MGD의 유병률이 모든 연령대(95% 신뢰구간: 33.6–50.21%)에서 41.7%로 보고되었지만, 질병의 정의, 진단 기준 및 대상 집단의 일관성 부족으로 인해 검토된 연구 간에 큰 가변성(I^2 = 93.7%)이 발생했다.[1] MGD에 관한 국제 워크숍에서는 MGD의 정의를 '눈물막의 변화, 눈 자극 증상, 임상적으로 명백한 염증 및 안구 표면 질환을 초래할 수 있는 일반적인 마이봄샘 말단도관의 폐쇄terminal duct obstruction와 함께/또는 샘 분비물의 질적/양적 변화를 특징으로 하는 마이봄샘의 만성적, 미만성 이상'으로 정하였다.[2] 마이봄샘의 마이붐 분비량에 따라 저분비low-delivery와 과분비high-delivery MGD의 두 가지 주요 유형으로 분류할 수 있다. 저분비 MGD는 마이봄샘 위축atrophy 등에 의한 분비저하와 말단도관의 폐쇄에 의한 MGD (가장 흔한 유형)로 더 나눌 수 있다.[2]

2 마이보그래피

마이코그래피meibography는 생체에서 마이봄샘의 형태학적 변화를 관찰할 수 있는 촬영법으로, 40년 이상 사용되어 왔다. 그동안 연구자들은 영상 품질과 검사 성능을 향상시키기 위해 노력해 왔다. 또한 이미지 오류imaging artifacts는 감소되고 대비, 선명도 및 촬영범위가 크게 개선되었다. 강조된 세엽acinus 부위가 실제 샘 구조를 나타내는지 아니면 기능적 세엽인지는 여전히 알려져 있지 않다. 즉, 영상 중 마이봄샘의 명백한 결손dropout이 마이봄샘 손실, 마이붐Meibum의 변화(또는 결핍), 각질화된 세포의 축적을 나타내는 것인지 아니면 실제로 이러한 현상이 전혀 없는 것인지도 불확실하다.[3,4] Isotretinoin으로 치료받은 환자에 대한 연구에 따르면 치료 중 세엽에서의 반사율이 감소했다가 중단된 후 증가했기 때문에 마이보그래피에서 마이봄샘의 반사율/대비가 마이봄샘 기능의 지표가 될 수 있음을 시사하였다.[5,6] 이 관찰은 Isotretinoin이 사람의 피지샘을 수축시키고 미분화세포를 증가시키며 피지생성을 억제한다는 사실로 설명되었다.[5,6] 동물과 인간의 샘 '재생'과 관련하여 많은 연구가 수행되었는데,[7,8] 열맥동치료thermal pulsation therapy는 '위축'을 역전시키고 이전에 '위축된' 분비샘의 기능을 향상시킬 수 있었다.[8]

많은 문헌고찰에서 마이보그래피 기술의 진화를 설명하였는데,[9-12] 최근의 몇 가지 연구는 마이보그래피 결과의 진단적 관련성에 더 초점을 맞췄다.[3,13,14] 일본의 Reiko Arita는 노화 및 콘택트렌즈 착용을 비롯한 다양한 안구 표면 질환 및 상태와 관련된 마이봄샘의 변화에 중점을 둔 비접촉 마이보그래피에 대한 일본의 관점을 제시했다.[3] Villani 등은 일부 인공지능 기반 접근 방식을 포함하여 MGD 진단에서 형태학적 평가의 핵심역할을 강조하여 MGD 진단 및 치료에 관한 최신문헌들을 검토했다.[14] Fineide 등은 지난 수십 년 동안 마이보그래피의 진화를 조사했다.[13]

1) 영상화 기술

영상화 기술에는 크게 투과조명transillumination, 직접조명direct illumination, 생체 공초점현미경*in vivo* confocal microscopy 등으로 나눌 수 있다. 생체 공초점현미경은 16장에서 다루고 본 장에서는 투과조명과 직접조명을 사용하는 Lipiview® II (Johnson and Johnson Vision, Inc., Irvine, CA, USA)를 위주로 소개하고자 한다.

(1) 직접조명(Direct illumination, 반사형 비접촉 마이보그래피)

반사형 비접촉 마이보그래피는 눈꺼풀 전체(마이봄샘 전체영역)의 2차원 이미지를 제공한다. 그러나, 시중에서 판매되는 모든 마이보그래피 장비는 눈꺼풀결막만 통과할 수 있는 파장범위인 800−940 nm의 근적외선 광원을 사용하기 때문에 마이봄샘의 전면 구조만을 영상화할 수 있다.[3,11] 이 기술의 비접촉적 특성으로 인해 환자의 불편함 없이 검사할 수 있다. 비접촉 마이보그래피에 대한 첫 보고는 2008년 Arita 등이 적외선 투과 필터와 세극등 현미경에 부착된 적외선 Charge−coupled device (CCD) 비디오 카메라를 사용한 획기적인 마이봄샘 영상화 방법이다.[15] 투과조명 마이보그래피와 비교할 때 비접촉 방식은 1분 이내에 양쪽 눈꺼풀을 검사할 수 있어 환자 친화적이고 시간이 덜 걸린다.[15-18] MGD와 건성안 평가에서의 마이보그래피의 유용성에 대한 인식이 높아짐에 따라 시중에서 판매되는 다양한 안과장비들이 비접촉식 마이보그래피을 추가 기능으로 제공하기 시작했고, 그 장비로는 Keratograph 5M (OCULUS Optikgeräte GmbH), idra (SBM Sistemi, Italy), CSO Antares topogrpahy (CSO, Inc., Florence, Italy), Galilei dual scheimflug analyzer (Ziemer, Swiss) 등이 있다.

(2) Lipiview® II

Lipiview는 눈물막 지질층두께 측정과 마이보그래피가 되는 장비로 처음에는 Tearscience사의 제품이었는데 후에 Tearscience사는 Johnson

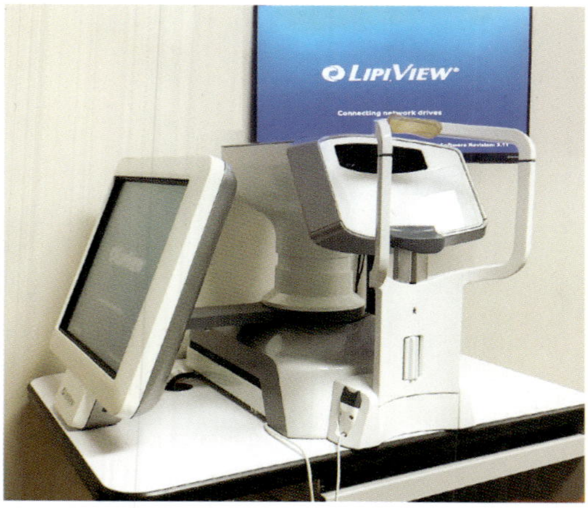

그림 10-1. **Lipiview® II의 외형.** Lipiview는 마이보그래피뿐 아니라 눈물막 지질층 두께를 측정할 수 있도록 설계되어 있다.

and Johnson Vision, Inc.에 합병되었다. Lipiview® II의 크기는 너비 43.2 cm, 길이 78.7 cm, 높이 45.7 cm이며, 무게는 23.4 kg이다(그림 10-1). Lipiview는 890–940 nm 근적외선의 LED를 사용한다. Lipiview는 동적 조명dynamic illumination을 이용한 반사형 비접촉 마이보그래피와 보정 투과조명adaptive transillumination을 이용한 투과형 마이보그래피가 가능하다(그림 10-2). 위눈꺼풀에 대해서는 반사형 비접촉 마이보그래피만 가능하지만 아래눈꺼풀에서는 반사형 비접촉 마이보그래피와 투과형 마이보그래피가 가능해 두 방법으로 촬영 후에는 두 영상을 조합하여 dual-mode Dynamic Meibomian Imaging™ (DMI)을 만들어준다.

Lipiview의 비접촉 반사형 마이보그래피에 사용하는 동적 조명은 근적외선 광원이 여러 개여서 눈꺼풀결막에서의 불필요한 반사 이미지를 최소화시킨다. 장비의 구성을 보면 가운데 렌즈와 Color Complementary Metal Oxide Semiconductor (CMOS) 카메라가 한 대 있으며 양옆

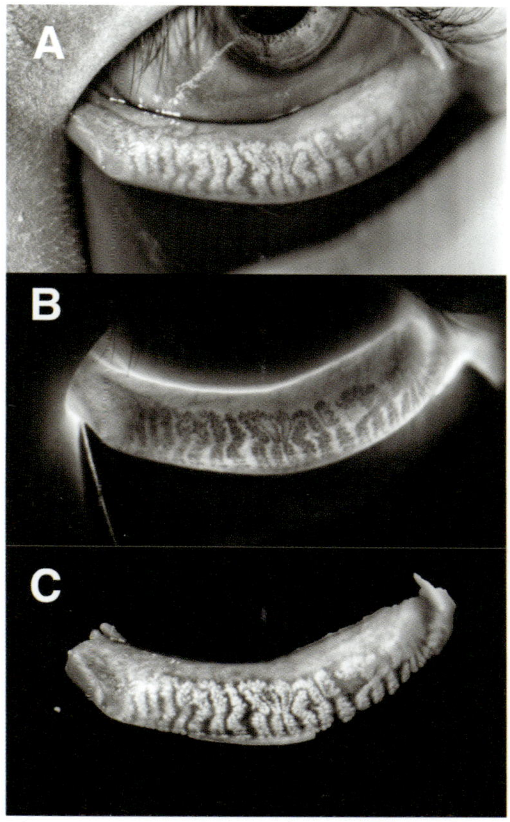

그림 10-2. **Lipiview II의 마이보그래피 촬영모드.** (A) Direct illumination (반사형 적외선 마이보그래피)에서는 마이봄샘이 밝게 보인다. (B) Adaptive transillumination (투과형 마이보그래피)에서는 마이봄샘이 어둡게 보인다. (C) Dual mode dynamic illumination meibography (DIM)는 투과형 마이보그래피를 명암반전한 다음 반사형 적외선 마이보그래피을 합성하여 마치 입체 영상처럼 보인다.

으로 근적외선 LED가 한쪽에 4개씩 배치되어 있다. 마이보그래피와 지질층을 촬영하는 카메라가 한 대인 것으로 봐서는 아마도 적외선 통과필터(가시광은 차단)나 적외선 차단필터는 사용하지 않는 것으로 추정된다. Dynamic Meibomian Imaging (DMI)의 동적 조명dynamic illumination이란 마이보그래피 촬영 시 한쪽 4개의 LED에 근적외선 불이 들어오고 곧이어 반대쪽 4개의 LED에 근적외선 불이 들어오는 것을 말

한다(그림 10-3). 이렇게 하면 눈꺼풀결막에서의 불필요한 반사 이미지를 제거할 수 있다는 것이다. 한쪽 LED로 촬영한 마이보그래피에서 눈꺼풀결막에서의 불필요한 반사 이미지를 지우고 반대쪽 LED로 촬영한 마이보그래피로 그 자리를 채우는 원리이다. 그러나 완벽하지는 않아서 반사광이 보이는 경우도 흔한다.

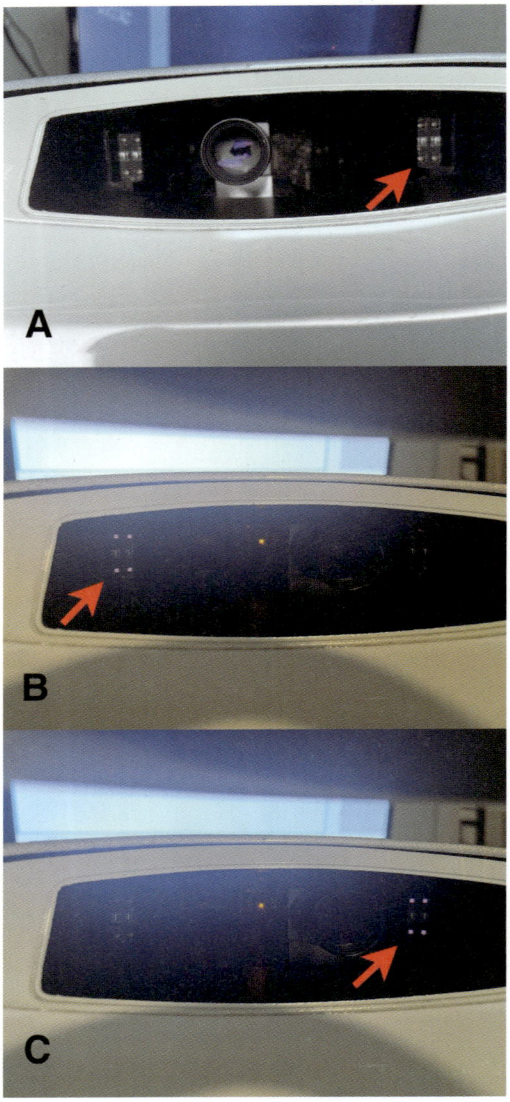

그림 10-3. **Dynamic illumination의 원리.** (A) 카메라 양옆에는 적외선 LED가 4개씩 배치되어 있다. (B) 먼저 왼쪽의 LED가 켜지면서 반사형 적외선 마이보그래피를 촬영한 다음, (C) 반대쪽의 LED가 켜지면서 두 번째 반사형 적외선 마이보그래피를 촬영한다. 이후 두 개의 영상을 합성하여 결막표면에서의 반사광을 최소화시키는 것이 동적 조명(dynamic illumination)의 원리이다.

보정 투과조명은 환자의 눈꺼풀두께에 따라 근적외선 광원의 세기를 조절하여 투과 마이보그래피의 영상의 질을 최고로 만들어준다. Lipiview에서는 근적외선 LED 광원을 아래눈꺼풀의 피부에 대고 아래눈꺼풀을 뒤집어서 마이봄샘의 실루엣을 촬영하는 것이다. LipiView® II에서는 아래 눈꺼풀의 뒤집기를 돕기 위한 모양인 독특한 눈꺼풀 뒤집기를 사용하는데 피부와 닿는 부위에서 적외선이 나온다(그림 10-4). 오히려 위눈꺼풀보다 아래눈꺼풀을 뒤집기 어려운 경우도 많은데 이 장치는 아래눈꺼풀을 뒤집는데 꽤 유용하다. 이 장치로 뒤집은 다음 직접조명으로 반사형 비접촉 마이보그래피를 찍고 바로 이 장치에서 적외선이 나오면서 투과형 마이보그래피를 촬영하는 것이다. 물론 위눈꺼풀에는 사용할 수 없다.

반사형 비접촉 마이보그래피에서는 세엽이 밝게 보이고 투과조명에서는 반대로 어둡게 보여 서로 명암이 바뀌어 있다(그림 10-2). Dual-mode DMI는 두 개의 영상(반사형 비접촉 마이보그래피와 투과조명 마이보그래피와)을 합성하는데, 투과조명 마이보그래피를 명암 반전하며 반사형 비접촉 마이보그래피에 더해서 영상을 명확하게 만들고 마치 입체영상처럼 보이게 한다(하지만 입체영상은 아니다). 이처럼 Lipiview® II는 특이하게 반사형 비접촉 마이보그래피와 투과조명 마이보그래피가 모두 가능한데 두 영상의 차이가 어떤 의미가 있을지 연구가 필요하다.

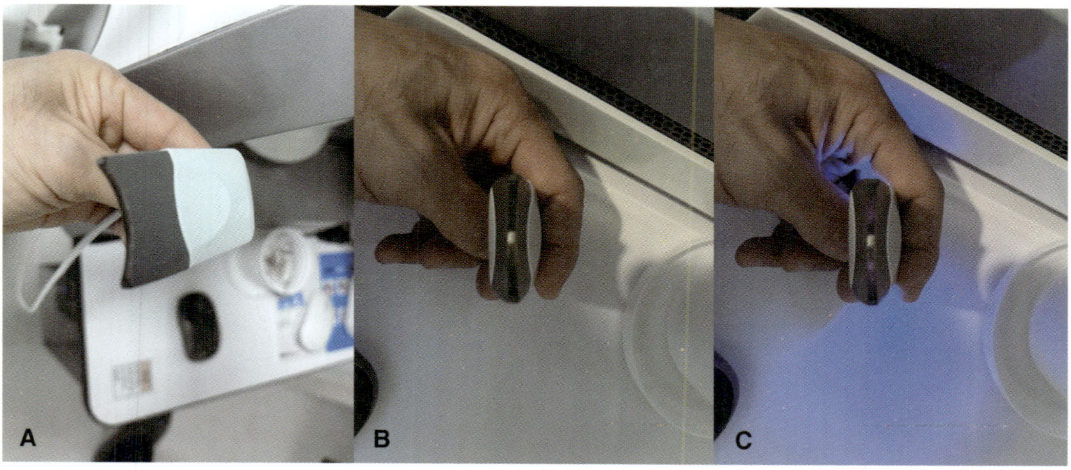

그림 10-4. **Adaptive transillumination의 광원.** (A) 아래눈꺼풀을 뒤집을 수 있는 구조로 되어있다. (B) 피부가 닿는 부위에는 평소에는 적외선이 나오지 않지만, (C) 투과형 적외선 마이보그래피를 촬영할 때는 적외선이 나온다(양쪽 두 개의 희미한 불빛).

잘 나온 사진에서는 세엽acini, 말단도관terminal duct, 소실부위dropout area를 관찰할 수 있으나, 중심도관central duct은 보이지 않는다(그림 10-5, 6, 7).

마이보그래피를 찍을 때 눈꺼풀 뒤집기 정도에 따라(특히 아래눈꺼풀에서) 촬영되는 마이봄샘의 영역이 달라진다(그림 10-8). Lipiview® II의 장점으로는 첫째, 대비contrast가 매우 좋으며, 둘째, 촬영 후 영상처리post imaging process가 매우 우수하고, 셋째, 마이봄샘의 기능(지질층 두께, lipid layer thickness)과 형태(마이보그래피)를 동시에 평가할 수 있는 장비라는 점이다.

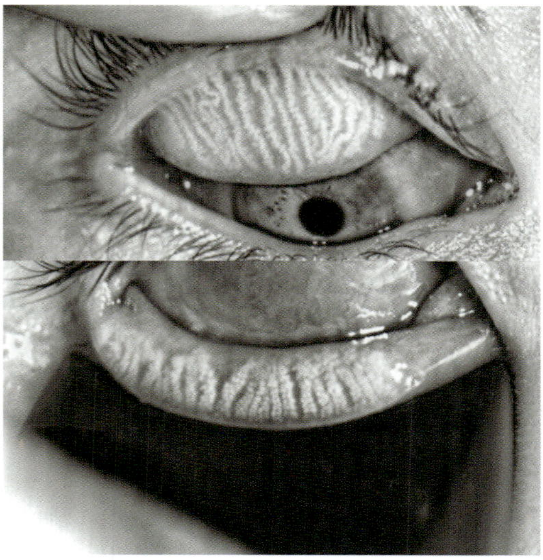

그림 10-5. **위아래 눈꺼풀에서의 반사형 적외선 마이보그래피. 건강한 마이봄샘의 소엽이 밝은 색으로 잘 관찰된다.**

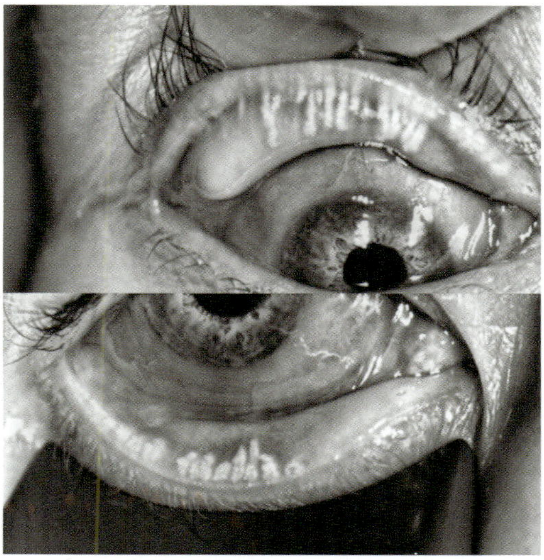

그림 10-6. **위아래 눈꺼풀에서의 반사형 적외선 마이보그래피. 마이봄샘소실(dropout)이 심한 경우**

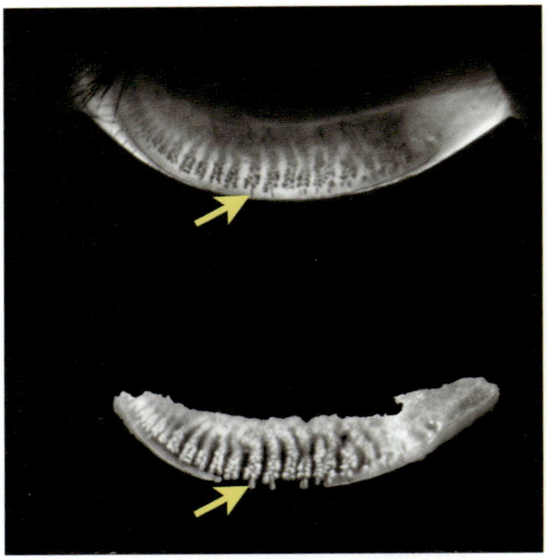

그림 10-7. **아래눈꺼풀에서의 마이보그래피.** 중심도관은 보이지 않으나 말단도관은 관찰되는 경우가 종종 있다(노란색 화살표).

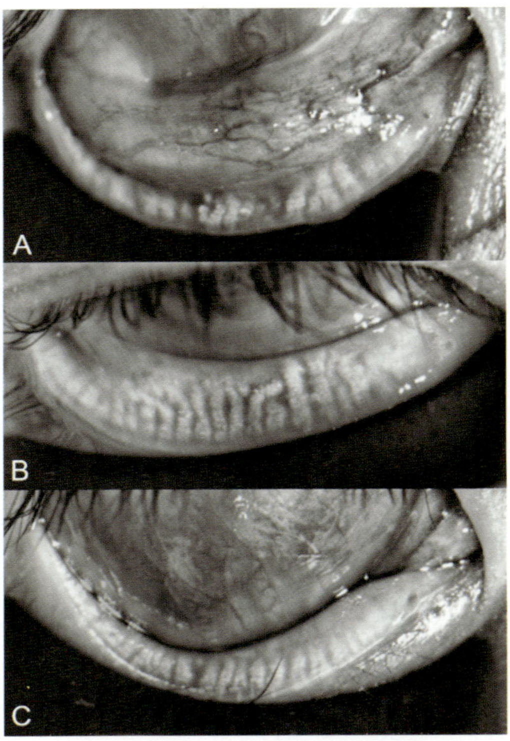

그림 10-8. **부적절한 눈꺼풀 뒤집기의 예로서, 뒤집기가 과하게 된 경우(A)와 적게 된 경우(C)에 비해서 적절한 뒤집기가 이루어진 증례(B)이다.**

Lipiview에서는 마이봄샘소실이 정량화가 되어 있지 않으나 최근에 나온 IDRA (IDRA system; SBM Sistemi, Turin, Italy)는 마이봄샘소실 면적의 백분율을 정량화할 수 있으며 신의료기술로 인정되어 건강보험 급여 수가를 받았으며 이는 전안부 촬영과 동일한 가격이다. Johnson and Johnson Vision, Inc.는 Lipiview에서 마이보그래피 기능만 남겨서 LipiScan®라는 보급형 장비를 만들었으나 우리나라에는 수입되지 않아 사용할 수 없다.

Lipiview® II에서는 지질층 두께도 측정이 가능한데 주의할 점으로는 마이보그래피 시 눈꺼풀을 뒤집어야 하므로 반드시 지질층 두께를 측정 후 마이보그래피를 시행해야 한다. 그렇지 않으면 눈꺼풀을 뒤집을 때 분비된 과도한 마이봄에 의해 지질층두께가 과대평가될 것이다.

2) 최적화된 영상 획득

특히 시간경과에 따른 변화를 모니터링하는 경우 양질의 마이봄샘의 영상을 획득하기 위해 적절한 눈꺼풀 뒤집기가 매우 중요하다. 눈꺼풀 뒤집기의 주요 목적은 눈꺼풀결막을 최대한 많이 노출시키는 것이다. Wolffsohn 등은 다양한 눈꺼풀 뒤집기 방법에 따라 눈꺼풀결막의 노출 영역이 상당히 달라질 수 있음을 보여주었다.[19] 가장 좋은 기술은 실리콘 뒤집기 기구everter(손가락 모양의 실리콘 고무 대체물)를 눈꺼풀결막이 노출되는 부위에 사용하는 방법으로 환자가 편안하고 신속하게 수행할 수 있는 방법이다.[19] 일부 제조업체는 마이보그래피 기계에 눈꺼풀 뒤집기를 용이하게 하는 눈꺼풀 뒤집기 기구를 제공한다. LipiView® II에서는 아래 눈꺼풀의 뒤집기를 돕기 위한 형태인 독특한 소형 근적외선 눈꺼풀 뒤집기를 사용하는데 투과형 마이보그래피를 위한 근적외선이 나온다. 검사 시 환자의 시선은 눈꺼풀을 뒤집을 때 고려해야 할 또 다른 요소이다. 위눈꺼풀을 뒤집는 동안 환자는 아래쪽을 봐야 하고, 반대로 아래눈꺼풀의 뒤집을 때는 위쪽을 봐야 한다. 환자가 위를 보고 있을 때는 앞을 보고 있을 때에 비해 아래눈꺼풀의 결막 부위가 더 넓게 노출된다.[20] 또한, 위눈꺼풀에서는 눈꺼풀판tarsus이 단단하고 견고하여 뒤집히는 정도가 일정하여 아래눈꺼풀보다는 위눈꺼풀이 추적연구에 더 적합하다는 것이 입증되었다.[20,21] Maskin과 Testa는 아래눈꺼풀에서는 눈꺼풀판의 밀도가 낮고 눈꺼풀과 마이봄샘이 쉽게 왜곡되기 때문에 아래눈꺼풀 마이보그래피는 신뢰도와 정확도가 위눈꺼풀에 비하여 낮다고 주장하였다.[20] 그림 10-3은 부적절한 눈꺼풀 뒤집기가 마이보그래피에 어떤 영향을 미칠 수 있는지 보여준다.

마이보그래피에 영향을 미치는 또 다른 요소는 환자의 머리위치이다. 머리가 중앙에 고정되지 않고 뒤쪽으로 기울어지면 마이봄샘이 더 짧게 보이고 또는 렌즈와 눈꺼풀사이의 거리에 따라 결과가 달라진다.[20] 대부분의 상용화된 장비에서 턱과 이마 받침대가 있어서 머리가 잘 고정된다. 그러나, 촬영 중 환자에게 머리가 턱과 이마가 항상 받침대에 단단히 붙어 있어야 한다고 상기시키는 것이 좋다. 마이봄샘의 변화를 추적관찰하기 위한 수치로서 마이봄샘 대비meibomian gland contrast와 마이봄샘 가시성gland visibility이 제안되었다.[6,22,23] 마이봄샘 대비가 지질부족의 건성안 진단에 좋은 방법이 될 수 있다는 보고도 있다.[24] 마이봄샘의 가시성을 객관적으로 평가하기 위해, 마이보그래피 영상의 회색 강도 레벨을 기반으로 하는 새로운 수치 시리즈가 제안되었다.[22] 이러한 수치들에는 선택한 픽셀의 평균, 표준편차, 중앙값, 모드, 에너지, 상대적 에너지, 엔트로피 및 표준편차 불규칙성이 포함된다. 관심영역의 히스토그램도 분석하고 첨도kurtosis와 왜도skewness를 측정한다. 이러한 수치들은 임상의가 MGD 진단 및 MGD 치료 모니터링 하는 데 도움이 될 수 있다고 제안되었다.[22] 마이봄샘 영상의 객관적인 분석을 위한 자동화된 방법을 개발하는 것은 여전히 어려운 과제이다. 그러나, 많은 연구자들이 이 분야를 지속적으로 개발하고 있다.

3 등급화

마이봄샘 영상을 등급화하는 가장 적절한 방법에 대한 세계적인 합의는 없다. 가장 먼저, 그리고 여전히 가장 많이 사용되는 방법 중 하나는 마이봄샘 소실dropout영역을 정의하여 등급을 매기는 것이다. 마이보그래피의 임상적 중요성과 접근성이 증가함에 따라 연구자와 임상의사들은 신뢰할 수 있고 재현성이 높으며 바쁜 진료현장에서 쉽게 사용할 수 있는 객관적인 방법을 찾고자 하였다. 마이보그래피 영상 처리에 사용되는 가장 쉽고 널리 사용되는 도구 중 하나는 ImageJ (Wayne Rasband, National Institute of Health, Bethesda, MD, USA) 프로그램이다. 사용하기 쉽기 때문에 프로그래머가 아닌 사람들 사이에서 많이 사용되며 마이봄샘 평가의 발전에 기여했다.[17,25-31] 최근 몇 년 동안 인공지능을 사용하는 데 필요한 하드웨어와 전문지식이 더 저렴해지고 자유롭게 사용할 수 있게 되면서 인공지능은 진료현장에서 더욱 두드러지게 사용되고 있다. 연구자들은 마이봄샘의 자동 등급설정을 위한 딥러닝 알고리즘을 성공적으로 구현했다.[32,33] ImageJ와 인공지능기반 알고리즘은 모두 현 단계에서 연구 단계이며, 임상환경에서 누구나 쉽게 사용할 수 있는 수준은 아니다.

1) Subjective grading scales

여러 가지 등급화 방법이 문헌에 발표되었고 이는 표 10-1에 요약되어 있다.

표 10-1. **문헌에서 보고된 주관적인 마이봄샘기능장애의 등급화 방법**

Scale	Grading	Description	
Meiboscore[3]	grade 0	no loss	
	grade 1	Loss less than one third of the total meibomian gland area	
	grade 2	Loss between one-third and two-thirds of the total meibomian gland area	
	grade 3	Loss more than two-thirds of the total meibomian gland area	
Meibograde[34]	grade 0	No significant eyelid involvement	In each category
	grade 1	<33% eyelid involved	Distortion
	grade 2	33-66% eyelid involved	Shortening
	grade 3	>66% eyelid involved	Dropout
Meiboscale[9,35]	grade 0	Area of loss 0%	
	grade 1	Area of loss ≤25%	
	grade 2	Area of loss 26-50%	
	grade 3	Area of loss 51-75%	
	grade 4	Area of loss >75%	
7 point scale[25]	grade 0	0% dropout	
	grade 0.5	1-16% dropout	
	grade 1.0	17-33% dropout	
	grade 1.5	34-50% dropout	
	grade 2.0	51-67% dropout	
	grade 2.5	68-84% dropout	
	grade 3.0	85-100% dropout	

4 결론

마이보그래피는 눈꺼풀에 위치한 마이봄샘의 형태학적인 변화를 촬영하는 방법으로 마이봄샘기능장애를 진단하는 데 꼭 필요한 검사이다. 지난 40년간 새로운 기술들이 계속 개발되었는데 특히 비접촉 적외선 마이보그래피가 개발되면서 연구뿐 아니라 임상 진료에 널리 사용되고 있다. Lipiview는 아래눈꺼풀에 대해서는 비접촉 반사형 적외선 마이보그래피뿐 아니라 투과형 마이보그래피도 가능한 특징을 가진다. 또한 Lipiview는 마이봄샘의 기능을 의미하는 눈물막 지질층 두께도 측정이 가능하기 때문에 마이보그래피와 눈물막 지질층 두께의 결과를 조합하면 그 환자의 마이봄샘의 상태를 파악하는 데 도움을 준다.

References

1. Hassanzadeh S, Varmaghani M, Zarei-Ghanavati S, Heravian Shandiz J, Azimi Khorasani A. Global Prevalence of Meibomian Gland Dysfunction: A Systematic Review and Meta-Analysis. Ocul Immunol Inflamm. 2021;29:66-75.
2. Nelson JD, Shimazaki J, Benitez-del-Castillo JM, Craig JP, McCulley JP, Den S, et al. The international workshop on meibomian gland dysfunction: report of the definition and classification subcommittee. Invest Ophthalmol Vis Sci. 2011;52:1930-7.
3. Arita R. Meibography: A Japanese Perspective. Invest Ophthalmol Vis Sci. 2018;59:DES48-DES55.
4. Jester JV, Rife L, Nii D, Luttrull JK, Wilson L, Smith RE. In vivo biomicroscopy and photography of meibomian glands in a rabbit model of meibomian gland dysfunction. Invest Ophthalmol Vis Sci. 1982;22:660-7.
5. Tanriverdi C, Nurozler Tabakci B, Donmez S. Longitudinal assessment of meibomian glands and tear film layer in systemic isotretinoin treatment. Eur J Ophthalmol. 2021:11206721211018361.
6. Yeh TN, Lin MC. Repeatability of Meibomian Gland Contrast, a Potential Indicator of Meibomian Gland Function. Cornea. 2019;38:256-61.
7. Arita R, Suehiro J, Haraguchi T, Maeda S, Maeda K, Tokoro H, et al. Topical diquafosol for patients with obstructive meibomian gland dysfunction. Br J Ophthalmol. 2013;97:725-9.
8. Hura AS, Epitropoulos AT, Czyz CN, Rosenberg ED. Visible Meibomian Gland Structure Increases After Vectored Thermal Pulsation Treatment in Dry Eye Disease Patients with Meibomian Gland Dysfunction. Clin Ophthalmol. 2020;14:4287-96.
9. Pult H, Nichols JJ. A review of meibography. Optom Vis Sci. 2012;89:E760-9.
10. Wise RJ, Sobel RK, Allen RC. Meibography: A review of techniques and technologies. Saudi J Ophthalmol. 2012;26:349-6.
11. Yoo YS, Na KS, Kim DY, Yang SW, Joo CK. Morphological evaluation for diagnosis of dry eye related to meibomian gland dysfunction. Exp Eye Res. 2017;163:72-7.
12. Villani E, Arita R. Imaging of meibomian glands: from bench to bedside and back. Eye (Lond). 2019;33:695-7.
13. Fineide F, Arita R, Utheim TP. The role of meibography in ocular surface diagnostics: A review. Ocul Surf. 2021;19:133-44.
14. Villani E, Marelli L, Dellavalle A, Serafino M, Nucci P. Latest evidences on meibomian gland dysfunction diagnosis and management. Ocul Surf. 2020;18:871-92.
15. Yokoi N, Komuro A, Yamada H, Maruyama K, Kinoshita S. A newly developed video-meibography system featuring a newly designed probe. Jpn J Ophthalmol. 2007;51:53-6.
16. Arita R, Itoh K, Maeda S, Maeda K, Amano S. A newly developed noninvasive and mobile pen-shaped meibography system. Cornea. 2013;32:242-7.
17. Pult H, Riede-Pult BH. Non-contact meibography: keep it simple but effective. Cont Lens Anterior Eye. 2012;35:77-80.
18. Wang DN, Patel Y, Luong M. Portable meibography technology using a smartphone device. Can J Ophthalmol. 2020;55:e211-e3.

19. Wolffsohn JS, Tahhan M, Vidal-Rohr M, Hunt OA, Bhogal-Bhamra G. Best technique for upper lid eversion. Cont Lens Anterior Eye. 2019;42:666-9.
20. Maskin SL, Testa WR. Infrared Video Meibography of Lower Lid Meibomian Glands Shows Easily Distorted Glands: Implications for Longitudinal Assessment of Atrophy or Growth Using Lower Lid Meibography. Cornea. 2018;37:1279-86.
21. Maskin SL, Testa WR. Growth of meibomian gland tissue after intraductal meibomian gland probing in patients with obstructive meibomian gland dysfunction. Br J Ophthalmol. 2018;102:59-68.
22. Garcia-Marques JV, Garcia-Lazaro S, Martinez-Albert N, Cervino A. Meibomian glands visibility assessment through a new quantitative method. Graefes Arch Clin Exp Ophthalmol. 2021;259:1323-31.
23. Garcia-Marques JV, Garcia-Lazaro S, Talens-Estarelles C, Martinez-Albert N, Cervino A. Diagnostic Capability of a New Objective Method to Assess Meibomian Gland Visibility. Optom Vis Sci. 2021;98:1045-55.
24. Yeh TN, Lin MC. Meibomian Gland Contrast Sensitivity and Specificity in the Diagnosis of Lipid-deficient Dry Eye: A Pilot Study. Optom Vis Sci. 2021;98:121-6.
25. Ngo W, Srinivasan S, Schulze M, Jones L. Repeatability of grading meibomian gland dropout using two infrared systems. Optom Vis Sci. 2014;91:658-67.
26. Shehzad D, Gorcuyeva S, Dag T, Bozkurt B. Novel Application Software for the Semi-Automated Analysis of Infrared Meibography Images. Cornea. 2019;38:1456-64.
27. Wong S, Srinivasan S, Murphy PJ, Jones L. Comparison of meibomian gland dropout using two infrared imaging devices. Cont Lens Anterior Eye. 2019;42:311-7.
28. Garza-Leon M, Gonzalez-Dibildox A, Ramos-Betancourt N, Hernandez-Quintela E. Comparison of meibomian gland loss area measurements between two computer programs and intra-inter-observer agreement. Int Ophthalmol. 2020;40:1261-7.
29. Srinivasan S, Menzies K, Sorbara L, Jones L. Infrared imaging of meibomian gland structure using a novel keratograph. Optom Vis Sci. 2012;89:788-94.
30. Xiao J, Adil MY, Olafsson J, Chen X, Utheim OA, Raeder S, et al. Diagnostic Test Efficacy of Meibomian Gland Morphology and Function. Sci Rep. 2019;9:17345.
31. Zhou N, Edwards K, Colorado LH, Schmid KL. Development of Feasible Methods to Image the Eyelid Margin Using In Vivo Confocal Microscopy. Cornea. 2020;39:1325-13.
32. Yeh CH, Yu SX, Lin MC. Meibography Phenotyping and Classification From Unsupervised Discriminative Feature Learning. Transl Vis Sci Technol. 2021;10:4.
33. Wang J, Yeh TN, Chakraborty R, Yu SX, Lin MC. A Deep Learning Approach for Meibomian Gland Atrophy Evaluation in Meibography Images. Transl Vis Sci Technol. 2019;8:37.
34. Call CB, Wise RJ, Hansen MR, Carter KD, Allen RC. In vivo examination of meibomian gland morphology in patients with facial nerve palsy using infrared meibography. Ophthalmic Plast Reconstr Surg. 2012;28:396-400.
35. Pult H, Riede-Pult B. Comparison of subjective grading and objective assessment in meibography. Cont Lens Anterior Eye. 2013;36:22-7.

마이보그래피 장비: LipiScan, idra, Keratograph 5M, Meiboviewer, Meibom pen, HTG-1

Meibography: LipiScan, idra, Keratograph 5M, Meiboviewer, Meibom pen, HTG-1

Chapter 11

단국의대 **조 경 진**

이번 chapter에서는 Lipiview 이외에 마이보그래피meibography를 시행할 수 있는 장비들을 소개하고자 한다.

1 LipiScan (Johnson & Johnson, USA)

Lipiview를 제작한 J&J에서 마이보그래피만 가능한 저가형의 LipiScan (그림 11-1)을 출시하였으나 아직 우리나라에는 수입되지 않아 구매할 수는 없다. Lipiview와 달리 눈물막 지질층 두께나 불완전한 눈깜빡임partial blink은 측정이 불가능하다. 마이보그래피는 Lipiview와 동일한데 아래눈꺼풀에 대해서는 투조형 마이보그래피와 비접촉 적외선 마이보그래피가 가능한 dual mode dynamic illumination (DMI) 기능이 있다.

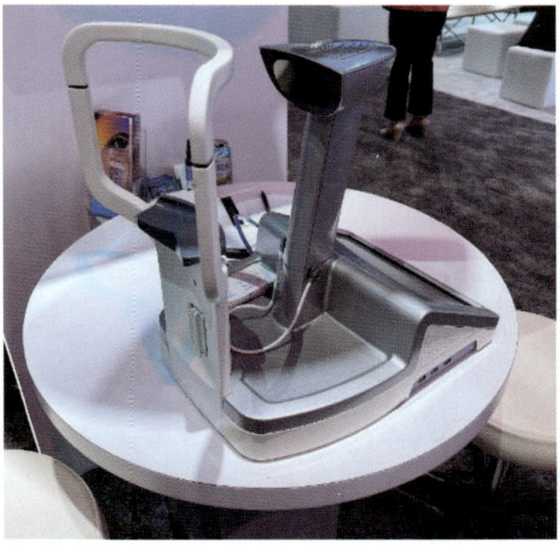

그림 11-1. Johnson& Johnson사의 LipiScan. 같은 회사의 리피뷰에서 마이보그래피만 가능한 보급형 장비이다.

2 idra (SBM Sistemi, Italy)

idra는 SBM Sistemi라는 이탈리아 회사에서 만드는 건성안 검사장비이다(그림 11-2). 이 장비는 비접촉 적외선 마이보그래피뿐 아니라 비침습 눈물막 파괴시간noninvasive TBUT, 눈물띠높이tear meniscus height, 눈물막 지질층두께lipid layer thickness, 눈깜박임eye blink quality, 안구충혈정도 등을 측정하는 기능을 갖고 있어 건성안의 전반적인 검사가 가능하다.

특히 idra의 마이보그래피는 마이봄샘 소실

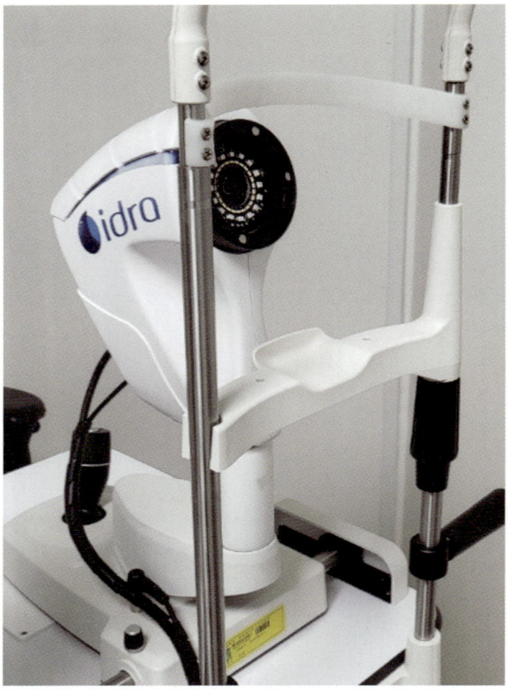

그림 11-2. **SBM Sistemi사의 idra.** 이 장비는 비접촉 적외선 마이보그래피뿐 아니라 비침습 눈물막 파괴시간(noninvasive TBUT), 눈물띠높이(tear meniscus height), 눈물막 지질층두께(lipid layer thickness), 눈깜박임(eye blink quality), 안구충혈 정도 등을 측정하는 기능을 갖고 있어 건성안의 전반적인 검사가 가능하다(연세원주의대 김선웅 교수 제공).

dropout을 정량적으로 측정할 수 있다는 장점이 있다. 이 장비는 위 또는 아래 눈꺼풀의 마이보그래피 사진에서 자동으로 마이봄샘을 식별하여 전체 눈꺼풀 면적에 대한 소실된 마이봄샘의 백분율을 계산하는 알고리즘이 내장되어 있다(그림 11-3). 이러한 정량화 기능 때문에 idra는 '나667-2 전안부촬영[편측] - 마이봄샘촬영'을 청구할 수 있는 장비이다. 이 수가는 우리가 흔히 시행하는 '나667-2 전안부촬영[편측]'와 동일한 가격이다. idra 이외의 마이보그래피 장비들은 정량화 기능이 없기 때문에 '나667-2 전안부촬영[편측] - 마이봄샘촬영'을 청구할 수 없다. 그러나 아직은 마이봄샘 인식에 오류를 보일 때가 있어서 필요한 경우 검사자가 직접 마이봄샘 인식 영역을 수정해야 한다. 이러한 자동측정 방법을 이용하여 마이봄샘 소실 평가 및 건성안 진단이 유용하게 사용될 수 있음을 건성안과 정상안을 비교한 연구결과에서 보고한 바 있다.[5] 장비는 basic, plus, full 모델이 있다. 마이보그래피를 포함한 모든 검사를 마친 후에는 각 검사결과를 정량적으로 보여주어 건성안의 상태를 의사가 종합적으로 판단하는 데 도움을 준다(그림 11-4). idra의 마이보그래피는 lipiview의 마이보그래피에 비하여 결막표면에서의 반사가 심한 단점이 있다.

3 Keratograph 5M (K5M; Oculus Optikgeräte GmbH, Wetzlar, Germany)

독일 Oculus사의 Keratograph은 잘 알려진 바와 같이 placido ring을 이용한 각막지형도검사 장비이다. 그런데 각막지형도 검사 시 검사부위 확인을 위해 사용되는 적외선 카메라로 마이봄샘이 꽤 잘 보인다는 것이 밝혀진 이후로 마치 건성안 장비처럼 변모하고 있다. Keratograph 5M은 840 nm의 근적외선 LED를 이용하여 마이보그래피를 시행한다. 현재는 NIBUT, Meniscus tear height, 눈물막 지질층두께(정량분석은 안된다), 마이보그래피(그림 11-5)가 가능하다. 이 장비에 Dry eye equation 이라는 회사의 Assessment DEI Crystal TEAR

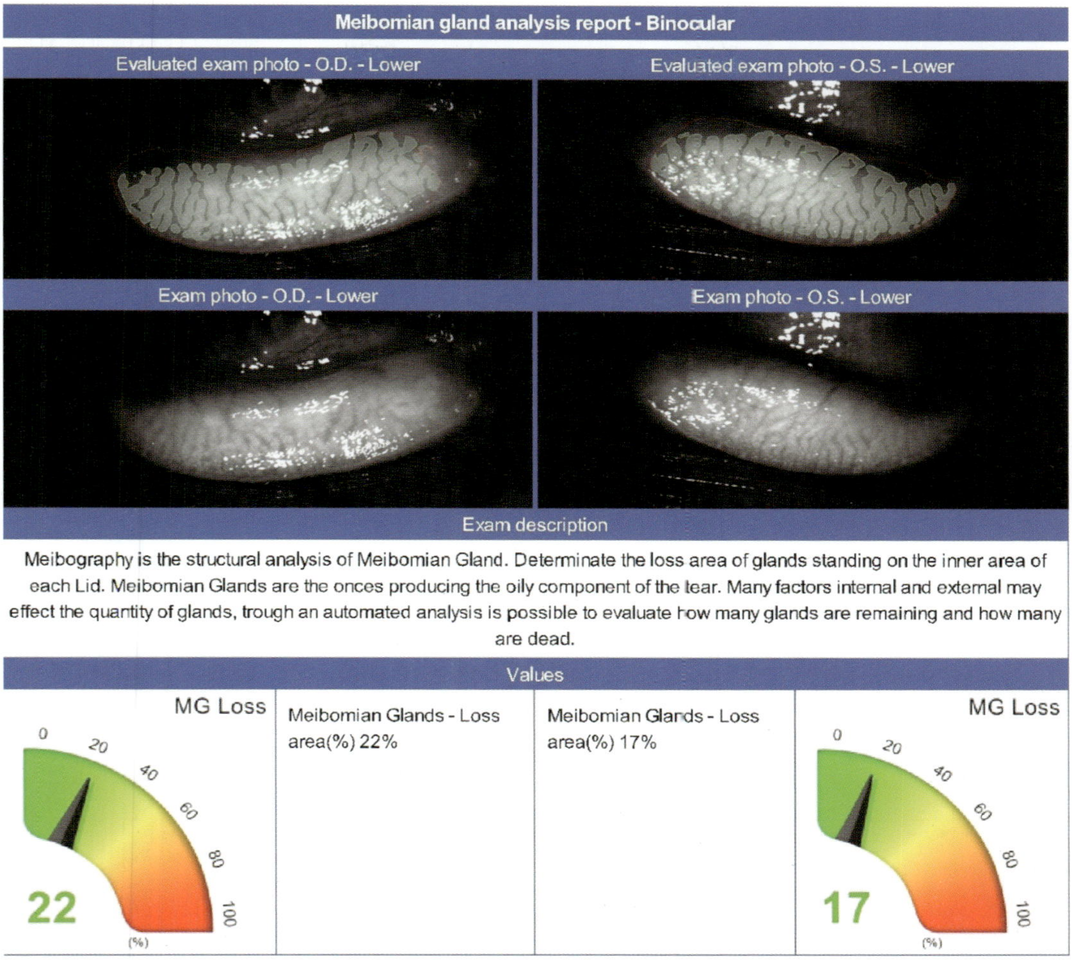

그림 11-3. idra의 마이봄샘 분석 리포트. 적외선 마이보그래피와 더불어 마이봄샘 소실을 %로 정량화하여 보여주고 있다(연세원주의대 김선웅 교수 제공).

report이라는 프로그램을 설치하면 Keratograph 5M에서 측정한 건성안 검사의 결과들을 종합하여 프로그램이 치료방법을 추천한다(그림 11-6). 예를 들어 hyposecretory meibomian gland dysfunction이 dominant하므로 지질성분의 연고를 처방하라는 식이다. 하나의 장비로 건성안의 원인에 따른 치료방법을 제시한다니 안과의사들에게 좋은 소식이다. Keratograph 5M의 마이보그래피는 lipiview의 마이보그래피와 비슷한 정도의 마이보그래피 선명도를 보여주고 있다. 다만, lipiview와는 달리 투조형 마이보그래피는 제공하지 않는다.

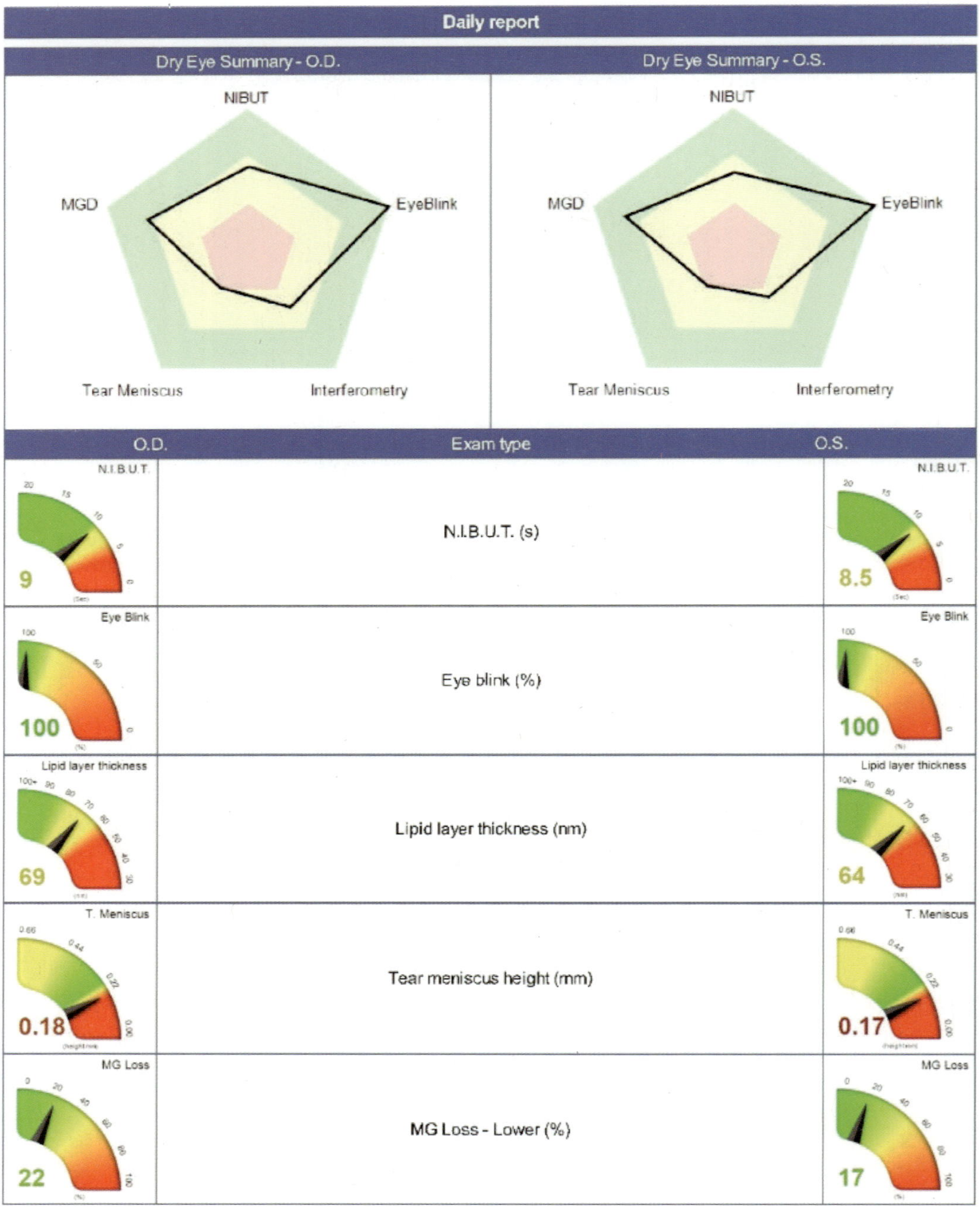

그림 11-4. **idra의 daily report.** Non-invasive tear break up time (NIBUT), Eye blink, Lipid layer thickness, Tear meniscus height, meibomian gland loss를 한꺼번에 정량화하여 보여주고 있다(연세원주의대 김선웅 교수 제공).

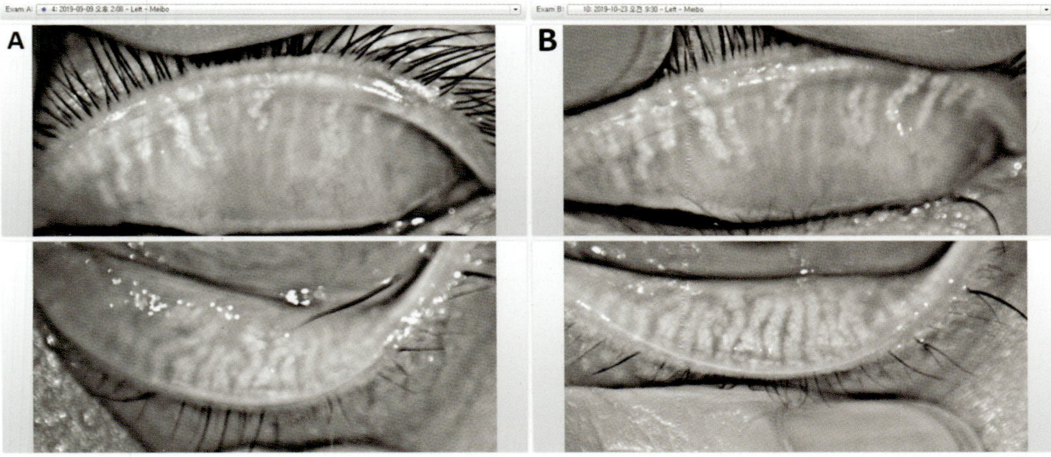

그림 11-5. **Keratograph 5M을 이용한 마이봄샘촬영.** 이전 검사와 현재검사를 동시에 보여주어 치료 전(A)과 후(B)의 마이봄샘 상태를 비교할 수 있다.

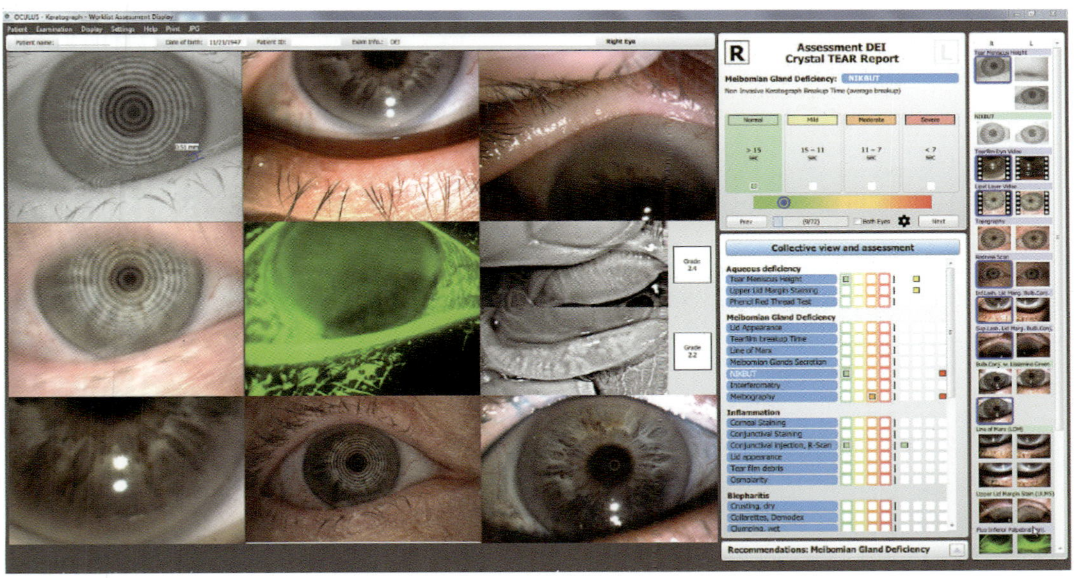

그림 11-6. **Oculus사 Keratograph 5M의 결과지.** Crystal TEAR repcrt에서는 여러 가지 결과를 한꺼번에 보여주면서 눈물부족, 마이봄샘기능장애, 염증, 눈꺼풀염에 대해서 의사가 판단하기 쉽도록 한다.

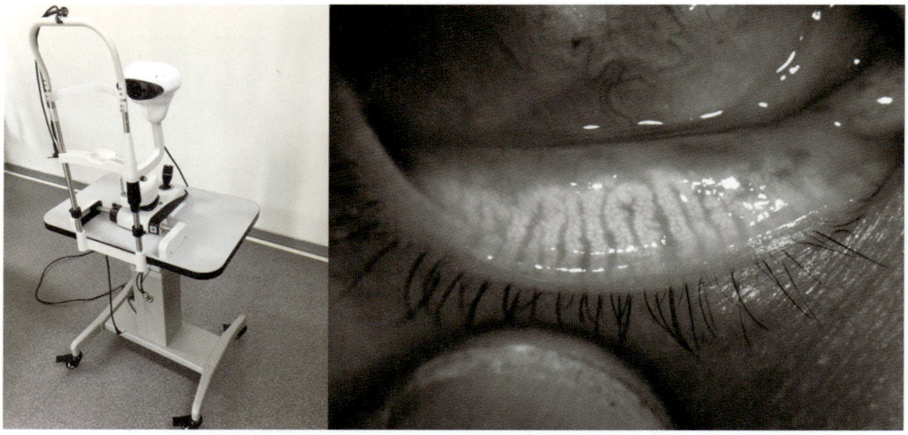

그림 11-7. **황호식 교수가 개발한 meiboviewer와 이를 이용하여 촬영한 마이봄샘**(황호식 교수 제공)

4 Meiboviewer (Visual optics, Korea)

국내에서는 가톨릭의대 황호식 교수가 Meiboviewer (Meiboviewer; Visual Optics, Chuncheon, Korea)(그림 11-7)를 개발한 바 있으며 필자가 주도한 MGD 환자에서 온열짜줌치료의 효과를 입증하는 임상연구에 사용되었다.[1] 황호식 교수는 적외선 LED, 적외선 필터, 적외선 카메라를 이용하여 제작하였으며 양질의 마이보그래피 촬영이 가능하였다. 그러나 현재는 생산되지 않아 시중에서 구입할 수는 없다.

5 Meibom pen (Japan focus company, Japan)

일본의 Reiko Arita가 Japan focus company와 함께 개발한 장비로 펜 형태의 장비로 노트북 등에 연결하여 사용할 수 있다(그림 11-8). 이 장비는 검사 장비 앞에 앉을 수 없는 환자나 소아에게 사용할 수 있도록 개발된 장비로, 작동원리는 다른 마이보그래피 장비와 동일하다. 우리나라에는 수입되고 있지 않아 사용할 수는 없다.

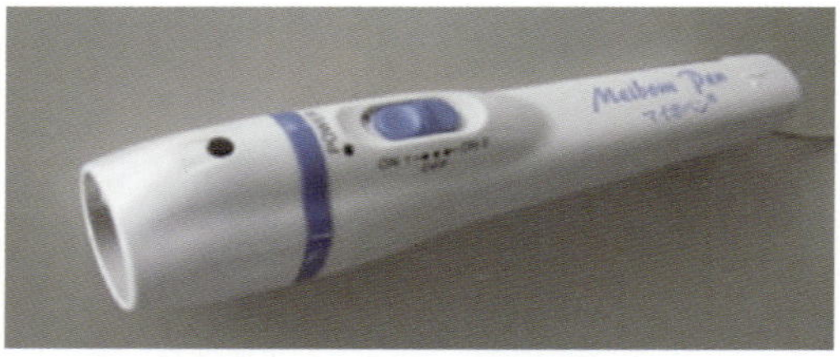

그림 11-8. **Reiko Arita 선생이 개발한 마이봄펜.** 의자에 앉을 수 없는 환자를 대상으로 마이보그래피를 촬영할 수 있는 펜 형태의 장비

6 HTG-1 (HUVITZ, Korea)

국내 HUVITZ사의 HTG-1은 K5M과 같이 각막지형도와 건성안 검사를 모두 할 수 있는 장비이다. NIBUT, Meniscus tear height, 눈물막 지질층 두께, 마이보그래피(그림 11-9) 등의 검사가 가능하다. 또한 idra처럼 마이보그래피 사

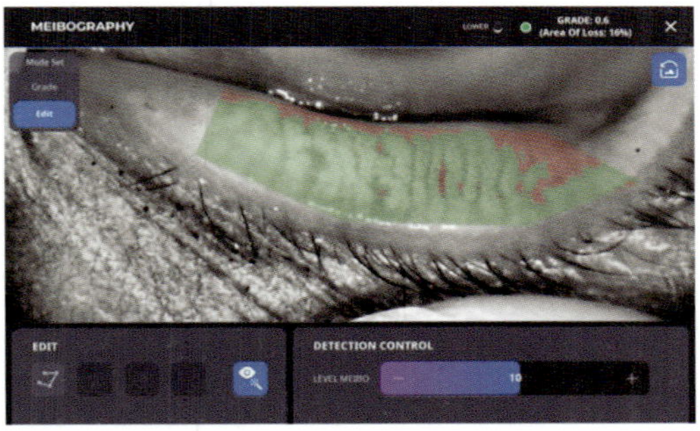

그림 11-9. **HTG-1을 이용한 마이봄샘 촬영.** 자동으로 마이보샘소실을 정량화하여 보여준다.

진에서 자동으로 소실된 마이봄샘의 백분율을 계산해주고, 여러 가지 건성안 검사결과들에 대해 시각화된 리포트를 제공한다(그림 11-10).

이 밖에도 마이봄샘을 볼 수 있는 장비는 무수히 많다. 안과검사 장비들은 대부분 검사 부위를 잘 찍고 있는지 모니터링하기 위해 적외선 카메라를 내장한 경우가 많기 때문이다. 따라서 각막지형도 검사기Galilei dual scheimflug analyzer,

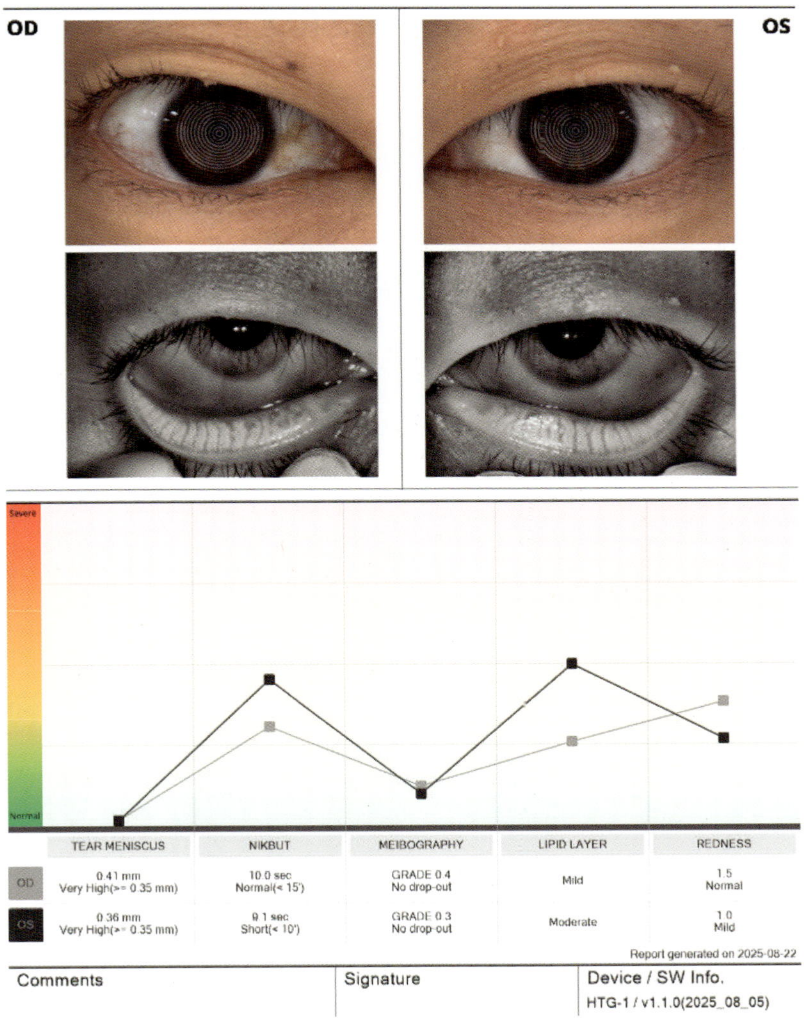

그림 11-10. **HTG-1의 건성안 레포트.** 검사결과들을 한꺼번에 정량화하여 보여준다. 하지만 lipid layer thickness의 실제 두께값을 보여주지는 않는다.

각종 빛간섭단층촬영기optical coherence tomography, OCT로도 마이봄샘을 관찰할 수 있다. 이 경우 사진을 저장하기 위해서는 컴퓨터의 print screen 기능 등을 사용하면 된다.

References

1. Han D, Kim H, Kim S, Park Y, Cho KJ. Comparative study on the effect of hyperthermic massage and mechanical squeezing in the patients with mild and severe meibomian gland dysfunction: An interventional case series. PLoS One. 2021;16(3):e0247365.
2. Kim JH, Ro JW, Yi K, Choi DG, Kim HK, Hyon JY, et al. Changes of the meibomian gland according to age in the normal Korean population. J Korean Ophthalmol Soc. 2015;56(1):13.
3. Arita R, Itoh K, Inoue K, Amano S. Noncontact infrared meibography to document age-related changes of the meibomian glands in a normal population. Ophthalmology. 2008;115:911-5.
4. Yokoi N, Komuro A, Yamada H, Maruyama K, Kinoshita S. A newly developed video-meibography system featuring a newly designed probe. Jpn J Ophthalmol. 2007;51(1):53–6.
5. Rinert J, Branger G, Bachmann LM, Pfaeffli O, Iselin K, Kaufmann C, et al. Accuracy of a new noninvasive automatic ocular surface analyzer for the diagnosis of dry eye disease-two-gate design using healthy controls. Cornea. 2023;42(4):416–22.

In vivo confocal microscopy를 이용한 마이봄샘 촬영

Chapter 12

Meibography: In vivo confocal microscopy

가톨릭의대 **황호식**

In vivo confocal microscopy는 생체조직에서 세포를 볼 수 있는 고해상도의 이미징 테크닉이다. 안과 분야에서는 Heidelberg사의 Heidelberg Retina Tomograph (HRT) II 또는 HRT III에 Rostock cornea module (RCM)을 장착해서 사용하거나 Nidek사의 Confoscan을 사용하면 in vivo confocal microscopy 가능하다. 다만, Confoscan은 더 이상 생산 및 수입이 되지 않고 한국에 들어온 장비는 오래돼서 폐기된 경우가 많기 때문에 사용하기 어렵다. 또한 Confoscan으로는 각막이 아닌 부위를 촬영하려고 하면 장비가 각막을 인식을 하지 못해 검사가 진행되지 않는다. HRT는 laser scanning ophthalmoscope로 원래 망막이나 시신경의 단층영상을 얻을 수 있는 장비이다. 여기에 대물렌즈와 field lens (오목렌즈)로 만들어진 모듈RCM을 장착하면 in vivo confocal microscopy가 가능하다. 그러나 HRT II 또는 III도 더 이상 수입하지 않고 Heidelberg사에서도 왜 그런지 RCM을 장착한 HRT III를 생산중단 예정이라고 하여 우리나라에서 안과용 in vivo confocal microscopy를 사용하기는 어려운 상황이다.

안과용 in vivo confocal microscopy로는 주로 각막의 상피세포, 각막신경, 실질세포, 내피세포를 촬영하였다. 그런데 2005년 Kobayashi 등은 처음으로 in vivo confocal microscopy로 눈꺼풀 결막밑의 마이봄샘을 촬영할 수 있을 가능성을 제안하였다.[1] 그들은 in vivo confocal microsccpy로 눈꺼풀결막을 촬영한 짧은 논문에서 결막 밑으로 보이는 거미줄처럼 보이는 구조weblike structures가 '아마도' 마이봄샘이 아닐까 조심스럽게 제시하였다("presumed meibomian glands with weblike structures")(그림 12-1).

이후 Kobayashi의 방법을 따라한 많은 연구논문들이 발표된다. 그들은 confocal microscopy에서 보이는 구조물이 마이봄샘이라고 확신을 하고 마이봄샘기능장애,[2,3] 아토피 각결막염,[4] 만성누낭염,[5] 쇼그렌증후군,[6] 콘택트렌즈 사용자[6]에서 대조군(건강한 눈)에 비하여 마이봄샘이 어떻게 다르게 나타나는지 보고하였다. 그들은 마이봄샘 세엽acini의 직경, 밀도 등을 분석하여 대조군과 비교하였다. 그들은 confo-

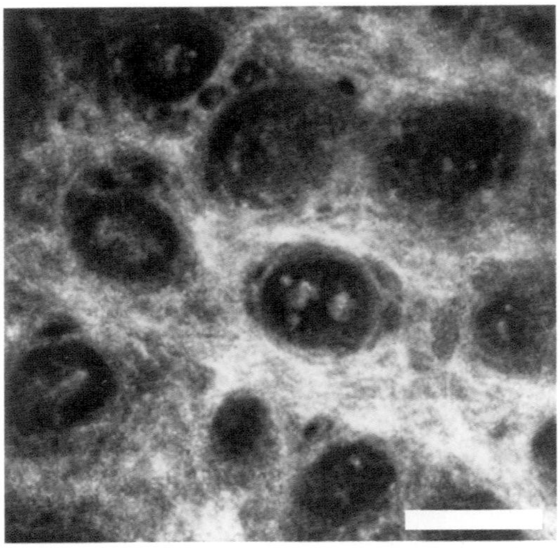

그림 12-1. **최초로 in vivo confocal microscopy를 이용하여 촬영한 결막밑 구조물.** 저자들은 "presumed meibomian glands with weblike structures"라고 기술하였다.

cal microscopy에서 밝은 고반사율의 가장자리와 어두운(저반사율) 내부를 보이는 원형 또는 타원형의 구조가 마이봄샘의 세엽이라고 기술하였다.

모두가 in vivo confocal microscopy로 마이봄샘촬영이 가능하다는 것을 기정사실로 받아들이고 있었으나 2018년 Zhou 등은 지금까지 in vivo confocal microscopy로 본 구조물이 사실은 마이봄샘이 아니라 피부의 일부분인 'rete ridge'라고 발표하였다.[7] Rete ridge란 상피세포층이 상피세포층의 아래에 있는 성긴 결합조직쪽으로 돌출된 구조인데 이를 confocal microscope로 촬영하여 피부표면에 평행한 section으로 보면 마치 마이봄샘의 세엽처럼 보인다고 하였다. 실제로 주사rosacea 환자에서 손등 피부를 confocal microscope로 촬영한 이미지를 보면 상당히 유사하다.[8]

그들의 주장대로 사실 Kobayashi를 포함한 이후의 논문 저자 중 어느 누구도 in vivo confocal microscopy에서 보이는 구조물이 마이봄샘이라는 것을 증명할 수 있는 확실한 결과를 제시한 것은 아니다. 'In vivo confocal microscopy에서 보이는 구조물이 마이봄샘이 아닐까?'하고 넌지시 의견을 제시한 Kobayashi는 그렇다고 치더라도 이후에 연구를 따라한 연구자들은 매우 곤란해지는 상황이었다.

Zhou 등의 in vivo confocal microscopy에서 보이는 구조물이 마이봄샘이 아니라는 주장의 근거로는 첫 번째, 마이봄샘 세엽의 직경은 150–200 μm로 그 면적은 약 30,000 μm^2이다. 그런데 confocal microscopy에서 보이는 구조물의 면적은 1,000–3,000 μm^2으로 훨씬 작았다. 두 번째, 적외선 마이보그래피에서는 마이봄샘들이 서로 평행하면서 규칙적으로 간격이 떨어져 있는데 confocal microscopy에서는 그렇지 않다. 세 번째, confocal microscopy의 670 nm 광원으로는 100 μm까지밖에 이미징을 할 수 없다. 피부과 진료에 사용하는 in vivo confocal microscopy처럼 830 nm의 광원을 써야 200–250 μm까지 이미징이 가능하다. 네 번째, whole mount 3D 분석에서 마이봄샘에서 염색되는 Nile red, MUC1가 염색되지 않았다.

저자 생각으로는 첫 번째와 네 번째는 어느 정도 근거가 될 수 있으나 두 번째와 세 번째는 강력한 근거가 되기는 어려운 것 같다. 마이봄샘의 간격은 떨어져 있으나 이웃한 마이봄샘의 세엽들이 서로 붙어있는 경우도 흔하다. In vivo confocal microscopy가 100 μm까지만 들어간다고 하였으나 그것은 피부의 경우이고 결막의 경우는 충분히 더 들어갈 것으로 보인다. 저자가 안과용 Visante optical coherence tomography (OCT)로 마이봄샘의 단면을 촬영한 논문에서는 마이봄샘 눈꺼풀결막표면으로부터 300 μm에서 800 μm 사이에 분포한다는 것을 보여주었다.[9] 그리고 Zhou 등은 눈꺼풀결막을 촬영하지 않고 눈꺼풀 가장자리lid margin를 찍었다고 기술하였다. 그래서 피부를 찍었다는 것인지, 눈꺼풀결막을 찍었다는 것인지 명확하지 않다. 2020년에 Wang 등도 마이봄샘이 아닌 것 같다고 하였다.[10] 그들은 Zhou 논문과 유사한 근거로 주장을 하였다.

그러나 이후에도 in vivo confocal microscopy로 마이봄샘을 관찰했다는 논문들은 계속 나오고 있다. 마이봄샘을 촬영하기 위해서는 눈꺼풀결막을 찍었을 텐데 그렇게 많은 학자들(대개는 안과교수)이 엉뚱한 곳(눈꺼풀피부)을 찍는 실수를 했을지는 다소 의문이다. 2012년 Reinoso 등이 눈꺼풀결막을 찍은 논문에서는 위눈꺼풀을 뒤집어 눈꺼풀결막의 정가운데를 찍었다고 명확하게 기술하였다.[11] 처음에는 전형적인 결막의 상피세포가 보였으며 더 들어가자 원형의 세엽이 브였다고 하니 정확한 위치를 촬영한 것으로는 보인다.

저자는 이에 대해 몇 가지 실험을 하였다. 먼저 피부에서 사용하는 in vivo confocal microscope인 Vivascope (Vivascope, Germany)을 이용하여 피험자의 손등 피부(그림 12-2)와 기증사체의 눈꺼풀 결막을 촬영하였다. 손등 피부에서 기존의 Kobayashi의 결과와 유사한 영상을 얻었는데 이는 명백히 피부의 rete ridge이다. Vivascope은 HRT보다 긴 파장(830 nm)의 레이저를 광원으로 함에도 불구하고 사체의 눈꺼풀 결막에서는 마이봄샘을 촬영하는 데는 실패하였다.

두 번째로 사체 눈꺼풀에서 마이봄샘 개구부 근처에서 개구부 주위 피부에 평행하게 section하여 얻은 조직사진(그림 12-3)을 보면 피부의 상피와 진피의 경계부에서 마치 마이봄샘 세엽처럼 보이는 rete ridge가 관찰되었다. 반면, 사체 눈꺼풀에서의 마이봄샘의 세엽 안에는 meibo-

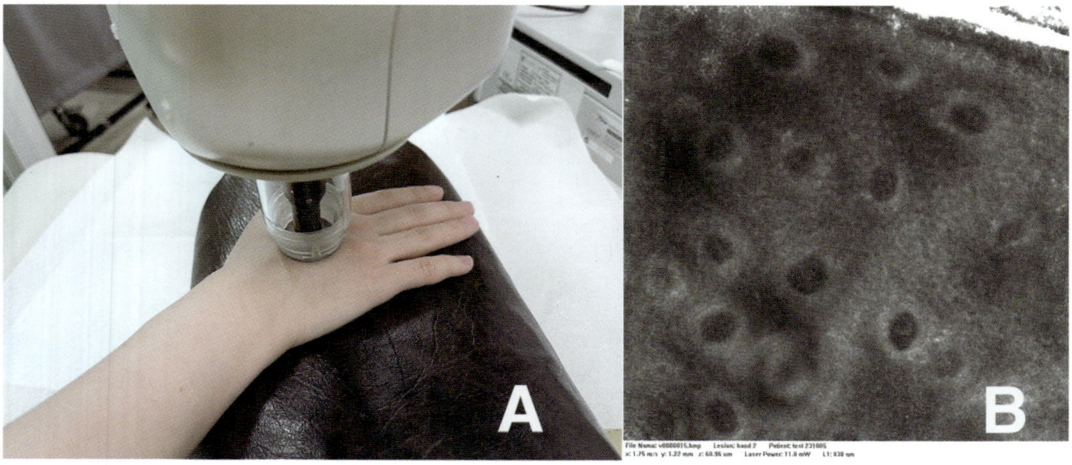

그림 12-2. **피부과용 in vivo confocal microscope인 Vivascope으로 촬영한 본원 연구자의 손등 피부.** (A) Vivascope, (B) 피부의 rete ridge가 마치 마이봄샘의 세엽처럼 보인다.

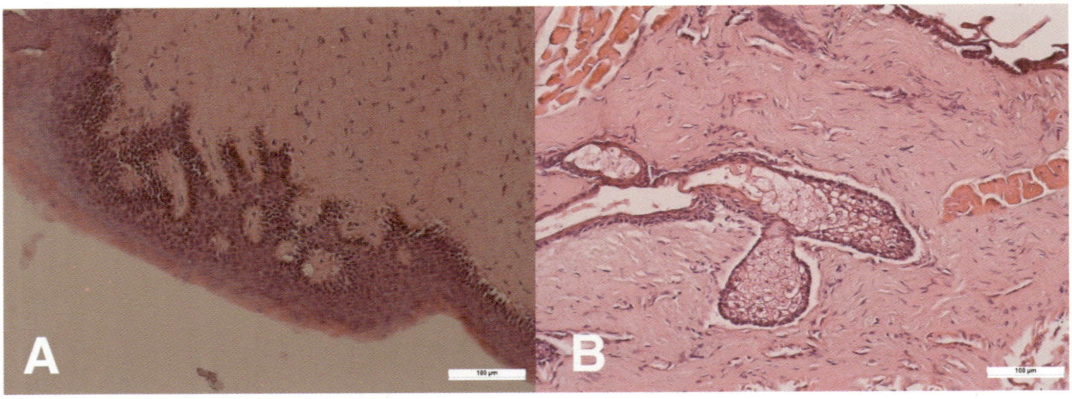

그림 12-3. **사체눈꺼풀에서 rete ridge와 마이봄샘.** (A) 사체 눈꺼풀에서 마이봄샘 개구부 근처에서 개구부 주위 피부에 평행하게 section하여 얻은 조직 사진. 피부의 상피와 진피의 경계부에서 마치 마이봄샘 acini처럼 보이는 rete ridge가 관찰된다. (B) 사체 눈꺼풀에서의 마이봄샘. 마이봄샘의 세엽 안에는 meibocyte로 가득 차 있고 rete ridge보다 크기가 훨씬 크다.

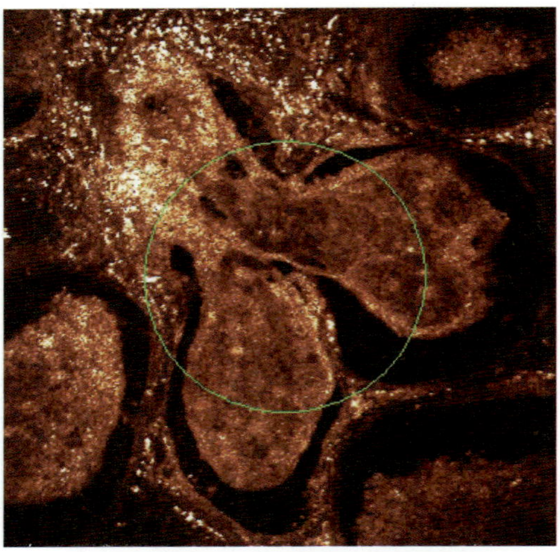

그림 12-4. **사체눈꺼풀에서 만든 조직슬라이드를 HRT III에 저자가 개발한 Corneal Module을 이용하여 촬영한 결과.** Kobayashi의 보고와는 달리 세엽 안에는 meibocyte로 가득 차 있고 rete ridge보다 크기가 훨씬 크다(사진의 가로 X 세로 = 400 μm X 400 μm).

cyte로 가득 차 있고 rete ridge보다 크기가 훨씬 컸다.

세 번째로 조직학 슬라이드를 만든 HRT III와 저자가 개발한 Corneal Module을 이용하여 사체 눈꺼풀을 촬영해 보았는데 Kobayashi의 보고와는 달리 세엽 안에는 meibocyte로 가득 차 있고 rete ridge보다 크기가 훨씬 컸다(그림 12-4). Kobayashi의 confocal image에서는 밝은 고반사율의 가장자리와 어두운(저반사율)의 내부를 보이는 원형 또는 타원형의 모양이었다.

저자는 위의 Vivascope를 이용한 피부와 사체 눈꺼풀 촬영, 사체 눈꺼풀의 조직학 슬라이드, 조직학 슬라이드를 confocal microscopy로 촬영한 영상을 종합하면 이전에 in vivo confocal microscopy에서 마이봄샘이 보인다는 것은 가능성이 꽤 낮다고 생각한다.

2005년 처음으로 in vivo confocal microscopy로 마이봄샘을 관찰할 수 있다는 것이 보고되었으며 마이봄샘의 세엽을 고해상도로 볼 수 있어 매우 획기적인 방법으로 생각되었다. 그러나 2018년에는 in vivo confocal microscopy로 관찰한 구조물이 사실은 마이봄샘이 아니라는 논문이 발표되어 논란이 계속되고 있다.

References

1. Kobayashi A, Yoshita T, Sugiyama K. In vivo findings of the bulbar/palpebral conjunctiva and presumed meibomian glands by laser scanning confocal microscopy. Cornea. 2005;24:985-8.
2. Ibrahim OMA, Matsumoto Y, Dogru M, Adan ES, Wakamatsu TH, Goto T, et al. The efficacy, sensitivity, and specificity of in vivo laser confocal microscopy in the diagnosis of meibomian gland dysfunction. Ophthalmology. 2010;117(4):665–72.
3. Matsumoto Y, Sato EA, Ibrahim OMA, Dogru M, Tsubota K. The application of in vivo laser confocal microscopy to the diagnosis and evaluation of meibomian gland dysfunction. Mol Vis. 2008;14:1263–71.
4. Ibrahim OMA, Matsumoto Y, Dogru M, Adan ES, Wakamatsu TH, Shimazaki J, et al. In vivo confocal microscopy evaluation of meibomian gland dysfunction in atopic-keratoconjunctivitis patients. Ophthalmology. 2012;119(10):1961–8.
5. Hong J, Yu Z, Cui X, Qian T, Le Q, Wei A, et al. Meibomian gland alteration in patients with primary chronic dacryocystitis: An in vivo confocal microscopy study. Curr Eye Res. 2015;40(8):772–9.
6. Semeraro F, Forbice E, Nascimbeni G, Taglietti M, Romano V, Guerra G, et al. Effect of autologous serum eye drops in patients with Sjögren syndrome-related dry eye: Clinical and in vivo confocal microscopy evaluation of the ocular surface. In Vivo. 2016;30(6):931–8.
7. Zhou S, Robertson DM. Wide-Field In Vivo Confocal Microscopy of Meibomian Gland Acini and Rete Ridges in the Eyelid Margin. Invest Ophthalmol Vis Sci. 2018;59:4249-57.
8. Liang H, Randon M, Michee S, Tahiri R, Labbe A, Baudouin C. In vivo confocal microscopy evaluation of ocular and cutaneous alterations in patients with rosacea. Br J Ophthalmol. 2017;101:268-74.
9. Hwang HS, Park CW, Joo CK. Novel noncontact meibography with anterior segment optical coherence tomography: Hosik meibography. Cornea. 2013;32:40-3.
10. Wang YJ, Ke M. Meibomian Glands or Not? Identification of In Vivo and Ex Vivo Confocal Microscopy Features and Histological Correlates in the Eyelid Margin. J Ophthalmol. 2020;2020:7516286.
11. Reinoso R, Martín-Sanz R, Martino M, Mateo ME, Blanco-Salado R, Calonge M, et al. Topographical distribution and characterization of epithelial cells and intraepithelial lymphocytes in the human ocular mucosa. Mucosal Immunol. 2012;5(4):455–67.

눈물막 지질층 평가방법 I: 리피뷰®

Evaluation methods for tear film lipid layer: Lipiview®

Chapter 13

연세의대 **김 태 임**

1 눈물막 지질층 (Tearfilm lipid layer)

마이봄샘meibomian gland은 눈물막에 지질을 공급하는 주요한 원천으로 작용한다. 마이봄샘의 분비물은 주로 중성 스테롤sterol과 왁스 에스테르wax ester로 이루어져 있으며, 극성 지질polar lipid, 콜레스테롤 에스테르cholesteryl ester, 트리아실글리세롤triacylglycerol, 유리 지방산free fatty acid, 인지질phospholipid 등 다양한 극성 및 비극성 지질로 이루어진 매우 복잡한 혼합물이다.[1-4] 이 분비물을 설명하기 위해 '마이붐Meibum'이라는 용어가 사용되기 시작한 것은 1981년 이후이다. 현재 잘 알려진 눈물막 모델은 1950년대에 처음 제안되었으며[5] 가장 안쪽의 점액층mucin layer, 중간의 수성층aqueous layer, 그리고 가장 바깥 쪽의 지질층lipid layer 성분이 연속적으로 이루어져 있다고 알려져 있다. 점액층은 각막 상피를 덮는 층으로, 뮤신이 매우 풍부한, 비교적 점성이 높은 층이다. 수성층은 눈물층의 가장 많은 부피를 차지하며, 다량의 수용성 단백질과 염분을 함유하고 있다. 지질층은 극성 지질층과 비극성 지질층 이중 구조로 되어 있으며, 눈물막의 가장 바깥층을 형성하고 눈물의 증발을 막아주는 중요한 역할을 한다.[6] 눈물층의 두께는 눈을 뜨고 있을 때 대략 7 μm로 알려져 있으나, 최근 연구에서 40 μm까지도 보고되고 있다. 지질층의 두께는 대략 40–100 nm으로 알려져 있다.[7]

2 간섭 계측법(Interferometry)

다이봄샘의 기능을 정량적으로 측정하기 위해 증발계evaporometry, 마이봄 측정계meibometry, 마이보그래피meibography, 간섭계측법interferometry 등의 방법이 사용되었다. 증발계는 눈을 뜬 상태에서의 안구 표면의 수분 증발량을 측정하는 방법이며,[8] 마이봄 측정계는 하안검 중심부에 플라스틱 테이프를 접촉시켜 마이봄을 직접 얻고 정량화할 수 있는 방법이다.[9] 마이보그래피는 적외선 카메라를 이용하여 눈꺼풀에 위치한 마이봄샘의 형태를 촬영하는 방법이

며,[10,11] 간섭계는 빛의 간섭현상을 이용하여 지질층 두께를 측정하는 방법이다.[10,12,13]

간섭계측법은 광학 원리를 활용하여 마이봄샘에서 분비되는 마이붐에 의해 형성된 눈물막 지질층을 시각화한다. 눈을 뜰 때 지질층은 눈깜빡임에 의해 눈물막의 수성층 위로 반복해서 펴지는데, 이 층은 매우 얇기 때문에 지질층의 전면과 후면에서 반사된 빛이 간섭(박막간섭현상, thin film interference) 이미지를 만들어 관찰이 가능하다.[10,12,13] 지질층을 관찰하기 위해 여러 유형의 간섭계가 개발되었는데, 그중 DR-1 (Kowa, Nagoya, Japan), idra® ocular surface analyzer (SBM Systemi, Orbassano, Italy), Keratograph 5M (Oculus, Germany) 등은 13장에서 다룰 예정이며, 본 장에서는 LipiView® 간섭계에 대해서 다루어 볼 예정이다.

3 리피뷰(LipiView®)

LipiView® (Tear science, Johnson & Johnson, USA)는 눈물막의 지질층을 나노미터nm단위로 정량적으로 측정할 수 있는 기기로서, 눈물막 지질층에서 반사되는 빛의 간섭현상을 이용하여 눈물막 지질층의 두께를 측정한다(처음에는 Tearscience사 제품이었으나 이후 회사가 Johnson & Johnson에 합병되었다). 기존의 진단에 이용되던 검사들(예를 들어 Keeler사의 Tearscope, Kowa사의 DR-1α)에 비해 결과를 정량적으로 수치화하여 객관적으로 측정할 수 있는 장점이 있다. LipiView®는 위에서 소개된 것과 같이 광원에서 나오는 빛이 눈물 지질층의 전면과 후면에서 반사되어 발생하는 빛의 간섭현상을 이용하여 간섭무늬의 색을 분석함으로

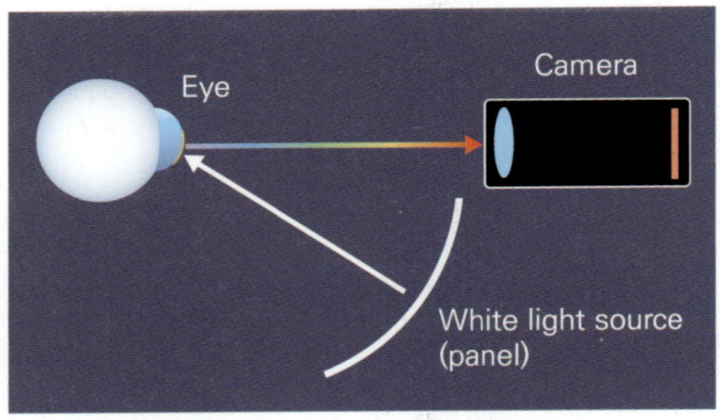

그림 13-1. **LipiView®의 눈물막 지질층 두께 측정원리.** 피험자 눈의 아래쪽에는 커다랗고 오목한 밝은 면광원이 있다. 여기서 나온 백색광이 눈물막의 지질층에서 간섭하여 간섭무늬를 만들면 피험자 눈의 정면에 있는 Complementary Metal Oxide Semiconductor (CMOS) 칼라 카메라가 이를 동영상으로 촬영한다.

이를 동영상으로 촬영한다(그림 13-1). 다른 눈물막 지질층 관찰 또는 측정장비인 Kowa사의 DR-1α, SBM Systemi사의 idra와 다른 특징은 이 면광원은 16개의 패널로 이루어졌는데 이들이 바둑판 모양으로 켜졌다 꺼졌다를 반복한다는 점이다(그림 13-2). 이는 간섭무늬 뒤로 보이는 홍채의 색을 보정subtraction하기 위한 것으로 추정된다.

비침습적인 검사 방법이라는 장점이 있으며 외래 검사실에서 쉽게 시행할 수 있다.[10,12,13] 지질층의 두께 측정뿐만 아니라 눈깜빡임 패턴(완전 및 불완전 눈깜빡임의 횟수 및 눈깜빡임에 따른 눈물막 지질층 패턴)을 분석할 수 있고,[13-16] 마이봄샘의 구조적인 평가meibography 또한 가능하다는 장점이 있다. 반면, LipiView®는 최대 상한 지질층 두께 값인 100 nm만 표시할 수 있어 해석에 주의를 요한다는 단점이 있다. 눈물막 지질층의 간섭무늬가 매우 잘 보인다는 장점이 있는데 각막의 아래 1/2 정도만 관찰이 가능하다는 단점은 있다.

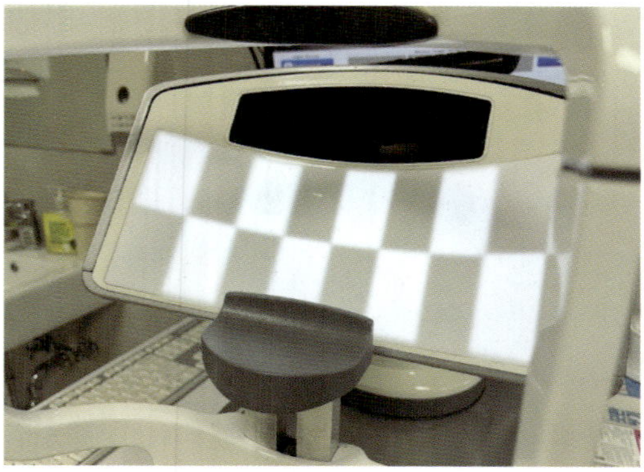

그림 13-2. **LipiView®의 면광원.** 면광원은 16개의 패널로 이루어졌는데 이들이 바둑판 모양으로 켜졌다 꺼졌다를 반복한다. 이는 간섭무늬 뒤로 보이는 홍채의 색을 보정(subtraction)하기 위한 것으로 추정된다.

4 LipiView® 검사 전 주의사항

눈의 정확한 지질층 상태를 평가하기 위해서는 사전 절차들이 필요하다. 특히, 다음과 같은 환자 상태는 LipiView® 검사 결과에 영향을 미칠 수 있으므로 주의를 요한다.

1) 인공누액, 안연고, 기타 안약의 사용. 환자에게 LipiView® 검사 전 12시간 동안 레스타시스와 같은 오일 기반oil-based 안약의 투여를 자제하도록 안내하고, 검사 전 24시간 동안 안연고를 사용하지 않도록 안내하는 것이 권고된다. 또한, 이외 안약의 경우 투여 후 최소 4시간 후 LipiView® 검사를 시행하는 것이 좋다. 실제로 안구건조증 환자들에서 검사 전 3시간 이내에 인공누액 점안 시 유의할 정도로 지질층 두께의 차이가 있었다는 보고가 있다.[17,18] LipiView® 간섭계로 눈물 지질층을 측정하는 경우 인공눈물 종류와 관계없이 검사 전 최소 4시간 동안 인공누액의 사용을 금하는 것이 권고된다.

2) 소프트 혹은 하드렌즈 사용. LipiView® 검사 전 최소 4시간 동안 콘택트렌즈를 제거하도록 안내하는 것이 권고된다.

3) 화장품의 사용. 눈 주변에 오일 기반의 화장품을 사용할 경우 검사 결과에 영향을 미칠 수 있으므로 해석에 주의를 요한다.[19] 화장품이 눈에 들어가면 비정상적인 간섭무늬를 보이며 지질층 두께는 두껍게 측정된다. 환자들은 화장을 하지 않았다고 하지만 환자들은 눈화장을 의미하는 경우가 많다. 얼굴에 로션이나 오일, 선크림만 발라도 결과에 큰 영향을 끼치는 경우가 대부분이다.

4) Lipiview는 지질층 두께 측정과 마이보그래피가 가능한 장비이다. 정확한 지질층 두께 측정을 위해서는 반드시 지질층 두께 측정 후 마이보그래피를 시행해야 한다. 마이보그래피를 시행하기 위해서 눈꺼풀을 만지거나 뒤집으면 마이붐이 압출되기 때문에 정상적인 상태보다 더 두꺼운 지질층을 측정하게 된다. 그러므로 반드시 검사자에게 검사순서를 교육해야 한다. 검사결과지를 보면 마이보그래피를 촬영한 시각과 지질층 두께를 측정한 시각이 나와있으니 이를 확인하는 것이 좋다.

5) 검사할 때는 빛이 상당히 밝은데 피험자는 과도하게 눈깜빡임을 하지 않도록 해야 한다. 눈깜빡임을 세게 한다면 평상시

보다 많은 마이봄이 분비되어 지질층이 두껍게 측정된다.

5 LipiView® 검사 결과 해석 (수치)

임상적인 상황에서는 다음 항목들을 중점적으로 보는 것이 LipiView® 검사 결과를 해석하는 데 중요하다고 볼 수 있다.

1) 평균 지질층 두께(Average lipid layer thickness, average LLT)

눈물막 가장 바깥쪽에 있는 지질층의 두께를 의미하며, 이 수치는 20초 동안 지질층 두께를 측정한 그래프 평균을 나타낸 수치이다. 먼저 각 순간의 이미지에서 전 면적에 대해 지질층 두께를 평균값을 얻은 다음 20초에 대해서 다시 평균을 얻은 값이다. 단위는 nm (나노미터)로 1 nm는 0.001 μm로 Lipiview로 측정할 수 있는 최대값인 100 nm는 0.1 μm이다. 사실 Lipiview가 처음 나왔을 때는 임의의 단위인 Interferometric color units (ICU)라는 단위를 사용했는데 언제부터인지 은근슬쩍 nm를 사용하고 있다. 그러나 그들이 어떠한 방법으로 이를 확인validation했는지는 밝히고 있지 않다. Lipiview의 결과지를 보면 각막 위에 맺힌 간섭무늬를 보여주고 그 옆에는 scale bar가 있어 각 색깔이 의미하는 지질층 두께를 알 수 있다. 현재까지 문헌에 보고된 정상 눈물 지질층 두께의 범위는 대략 20에서 160 nm이다.[20,21] 이 지질층은 눈꺼풀을 올릴 때 상승하고, 약 1–2초 후에 상대적으로 안정된다. 저분비 마이봄샘기능장애hyposecretory meibomian gland dysfunction, MGD, 과다분비 마이봄샘기능장애hypersecretory MGD, 마이봄샘기능장애가 없는 안구건조증dry eye syndrome without MGD 환자와 정상인의 눈물층을 비교한 연구에 따르면, 단순한 눈물막 지질층 두께만으로 안구건조증 혹은 마이봄샘기능장애를 확진할 수 없고, 다른 검사 결과들을 종합적으로 고려하는 것이 중요하다. 다만, 임상적으로 60 nm 이하인 경우 지질층이 얇아 마이봄샘기능장애를 시사하는 소견일 수 있다. 정상인에서의 연구가 아니라 안구건조증으로 내원한 88명의 환자를 대상으로 한 연구이지만 Lipiview로 지질층 두께를 측정한 한 연구에서 지질층 두께의 평균값은 64.6 nm였으며 평균−표준편차(mean−SD)=40.7 nm, 평균+표준편차(mean+SD)=88.4 nm로 나와 40.7 nm보다 낮으면 정상 이하, 88.4 nm보다 높으면 정상 이상이라고 생각할 수 있다.[22]

2) 불완전한 눈깜빡임(Partial blinks)

안구건조증에 영향을 주는 원인 중 하나가 불완전한 눈깜빡임인데, 이 수치는 20초 동안의 불완전 눈깜빡임 횟수를 나타내는 지표이다. 눈을 깜빡일 때 완전하게 감고 떠야 기름이 눈의 겉면에 코팅이 되는데 그 기능이 작동하지 않을 경우 안구건조증이 악화될 수 있다. 예로, 20초 동안 총 눈깜빡임 횟수 중 1/3 이상의 불완전 눈깜빡임이 있는 환자의 경우 순목운동blinking exercise을 권유할 수 있다.

3) C-factor

검사의 신뢰도를 수치화한 것으로 머리가 흔들리는 등의 검사 외적 변수가 있을 경우를 나타낸다. 0.7 이하의 수치는 재검을 권한다.

다음은 Lipiview® 결과지의 예시이다.

그림 13-3은 정상인 눈물막 지질층의 간섭무늬이다. 아래쪽은 두꺼운 지질층 두께를 의미하는 여러 가지 색깔(노랑, 주황, 빨강, 파랑)들이 있고 위쪽에는 얇은 지질층 두께를 의미하는 흰색 또는 회색이 있다. 이 환자에서 지질층 두께의 평균은 48 nm로 다소 얇았다. 그림 13-4는 저분비 마이봄샘기능장애 환자의 결과이다. 두꺼운 지질층 두께를 의미하는 칼라가 거의 보이지 않고 매우 어두우며 흰색도 조금만 보인다. 이 경우 뒤쪽의 홍채가 많이 비쳐 보인다. 평균 지질층 두께는 38 nm로 측정되었다. 그림 13-5는 과분비 마이봄샘기능장애 환자의 결과이다. 많은 부위에서 간섭무늬가 칼라(특히 파랑)로 보이며 지질층 두께는 100 nm 이상으로 측정되었다. 그림 13-6는 쇼그렌증후군 환자로 쇼그렌증후군에서는 이렇게 지질층이 두껍게 측정되는

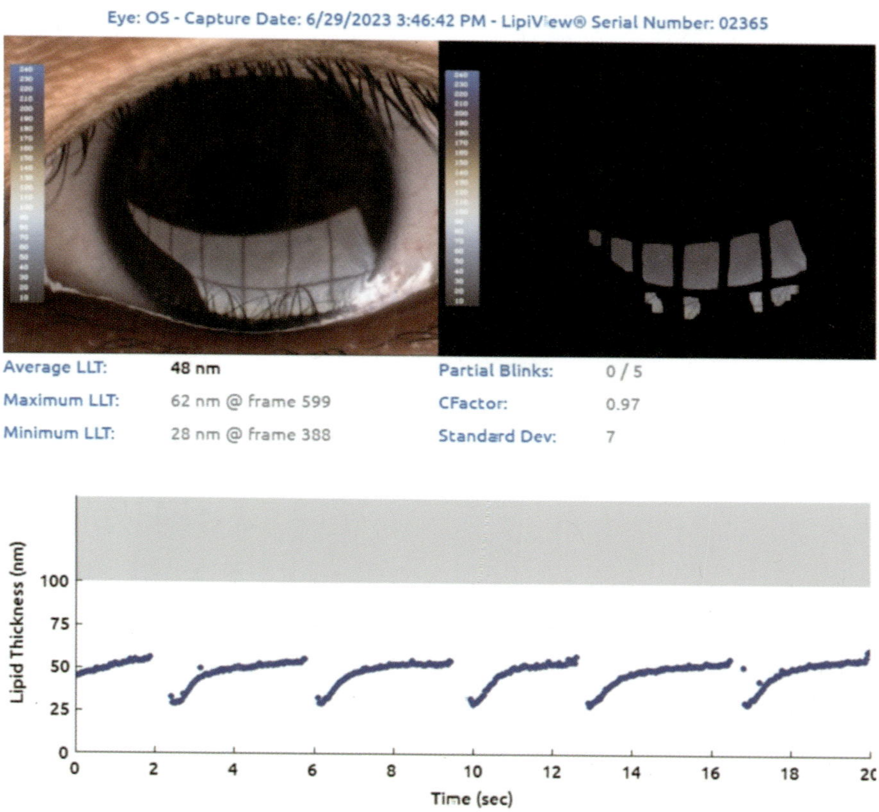

그림 13-3. **Lipiview®의 lipid layer thickness 결과지.** 좌측은 지질층에 의한 간섭무늬를 촬영한 것이고 우측은 홍채 등의 배경이미지를 제거한 이미지이다. 평균두께는 48 nm로 조금 얇고 partial blink는 보이지 않았다. 아래의 그래프는 blinking에 따른 평균 두께의 변화이다. (연세의대 김태임 교수 제공)

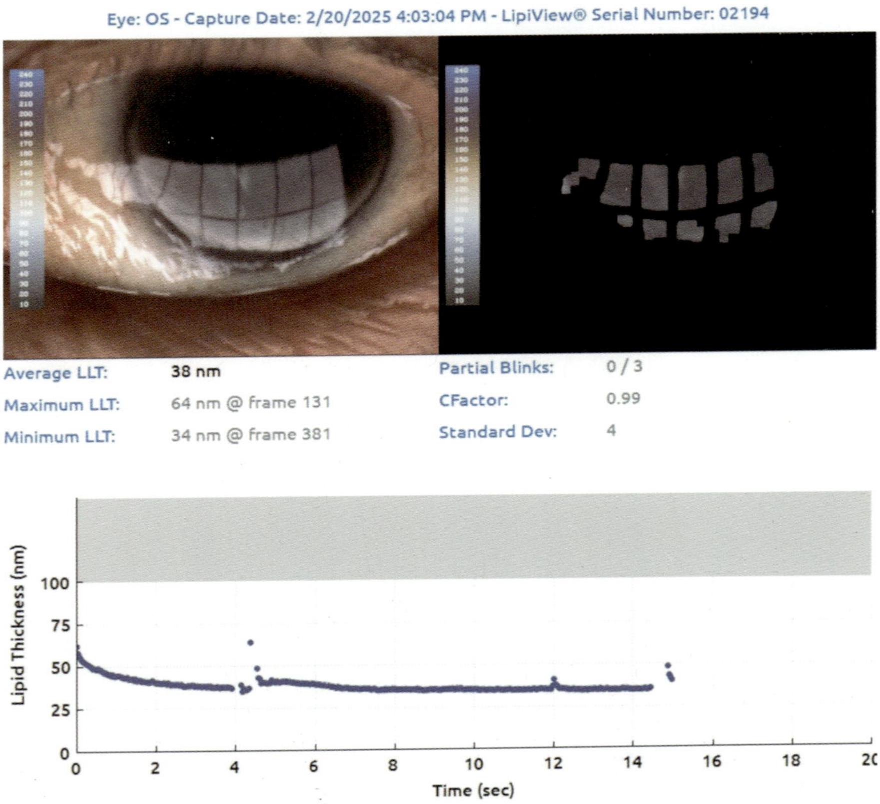

그림 13-4. **Hyposecretory meibomian gland dysfunction (MGD)의 환자의 LipiView® 결과값.** 두꺼운 지질층 두께를 의미하는 칼라가 거의 보이지 않고 매우 어두우며 흰색도 조금만 보인다. 이 경우 뒤쪽의 홍채가 많이 비쳐 보인다. 평균 지질층 두께는 38 nm로 측정되었다.

경우가 흔하다. 지질층 두께는 100 nm 이상으로 측정되었다.

6 LipiView® 검사 결과 해석 (그래프 패턴)

안구건조증 환자들에서의 임상 지표를 LipiView®에서 보이는 눈깜빡임에 따른 눈물막 지질층 패턴을 상승형, 안정형, 하강형, 혼합형의 네 가지 패턴[23]으로 나누어 분석한 연구가 있다(그림 13-7). 전체 건성안 환자를 눈물막 지질층 패턴별로 나누어 임상 특징을 비교한 결과, 상승형의 경우 안구 표면 염색 점수가 높고 지질층 두께가 높은 눈물분비부족형aqueous deficiency dry eye에 부합하는 특징을 보였으며, 하강형의 경우 안구 표면 염색 점수가 낮고 지질층 두께가 낮은 증발과다형evaporative dry eye에 부합하는 특징을 보였다. Lipiview®가 각막 아래쪽 1/2의 지질층을 주로 분석한다는 사실과 눈물층의 역학, 수성눈물 양과의 관계를 생각해 보

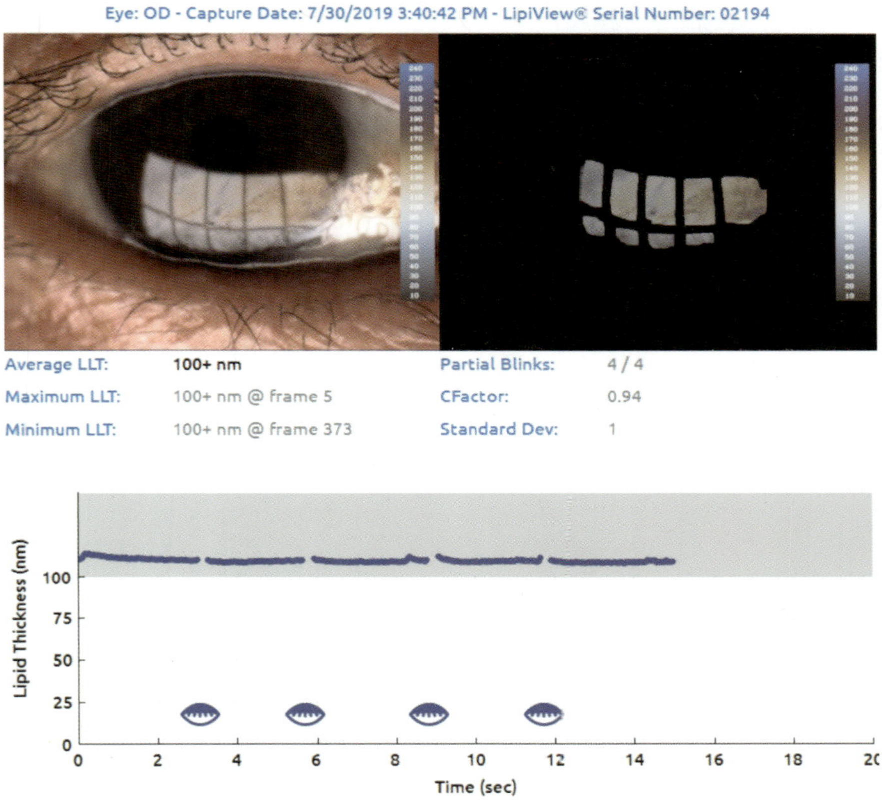

그림 13-5. **Hypersecretory meibomian gland dysfunction (MGD)의 환자의 LipiView® 결과값.** 많은 부위에서 간섭무늬가 칼라로 보이며 지질층 두께는 100 nm 이상으로 측정되었다.

면 지질층의 두께에 따라 패턴이 다르게 해석될 수 있다. 지질층이 두꺼운 경우의 상승형은 수성 성분의 부족으로 인하여 강하게 각막중심부까지 끌려 올라가는 것일 가능성이 있으며, 하강형은 눈물 부족에 따른 보상성 지질 과분비[24]로 인하여 각막 중심의 위쪽에서 아래로 빠르게 하강하는 경우로 생각해 볼 수 있다. 지질층이 얇은 경우의 상승형은 아래부터 위쪽으로 느리게 지질이 따라 올라가면서 발생하는 지질층의 분포 속도의 차이일 수가 있으며, 하강형인 경우 지질층이 질적 문제[25]로 인해 서로의 결합력을 잃고 흐트러지는 패턴일 수도 있을 것이다.

Arita 등[26]은 안구건조증 환자를 대상으로 동적 눈물간섭계와 비침습적 눈물막파괴시간을 이용하여 눈물간섭계[DR-1a]의 패턴을 Pearl-like (monotonous gray), Jupitar-like (multicolored), Crystal-like (grayish amorphous) 형태의 3가지로 나누어 분석하였는데, Pearl-like appearance는 정상군에서, Jupitar-like appearance는

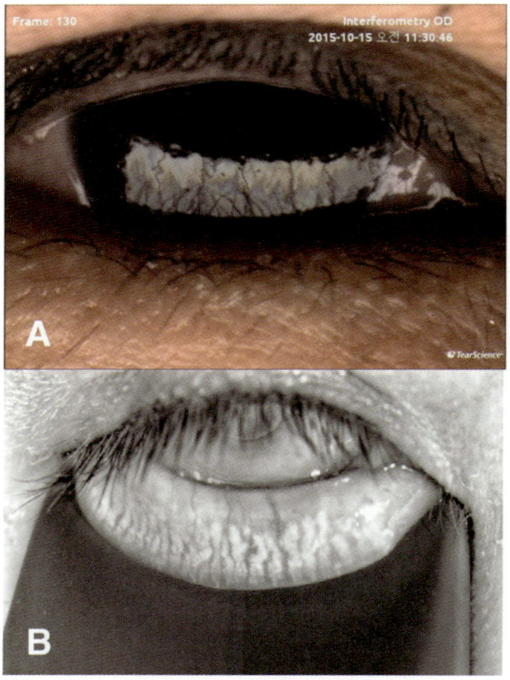

그림 13-6. **쇼그렌증후군 환자에서 Lipiview® 결과값.** 지질층에 칼라가 매우 많으며 지질층 두께는 100 nm 이상으로 측정되었다. 마이봄샘에는 소실이 관찰되지 않았다.

비쇼그렌 수성눈물생성부족형, Crystal–like appearance는 마이봄샘기능장애인 경우에 보인다고 하였다. Arita 등[26]의 연구에서의 Jupiter–like appearance는 상승형 패턴과 매우 유사한 결과였고, Crystal–like appearance 패턴은 하강형 지질층 패턴과 비슷한 임상양상을 보였다.

7 LipiView® 검사 결과 해석 시 주의사항

검사 결과 해석 시 영향을 미칠 수 있는 요인들이 존재하여 Lipiview® 검사는 다른 임상 소견 및 검사 결과들과 함께 종합적으로 해석되어야 한다.

앞에서 언급한 바와 같이 지질층이 지나치게 높게 나왔을 때는 연고를 사용하지 않았는지, 눈물막이 화장품에 오염되지 않았는지, 지질층 두께 검사 전에 마이보그래피를 촬영하지 않았

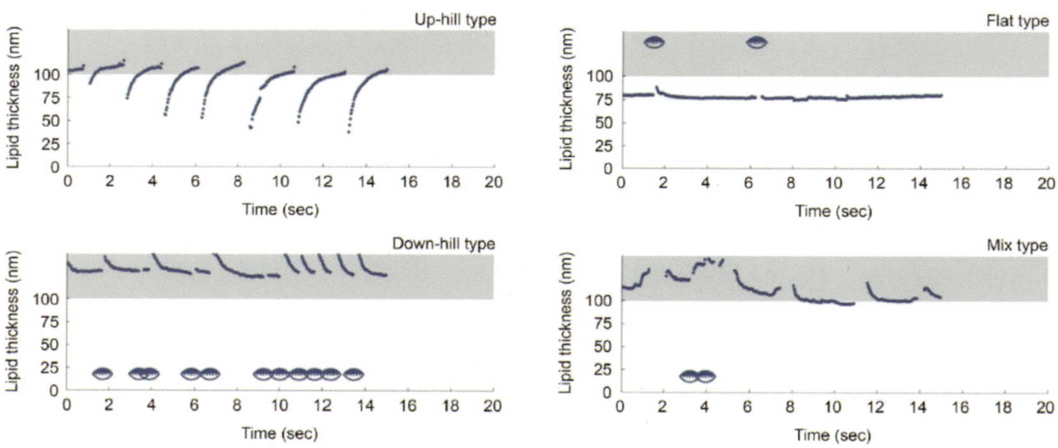

그림 13-7. **눈물 지질층 그래프의 4가지 다른 패턴**[21,23]

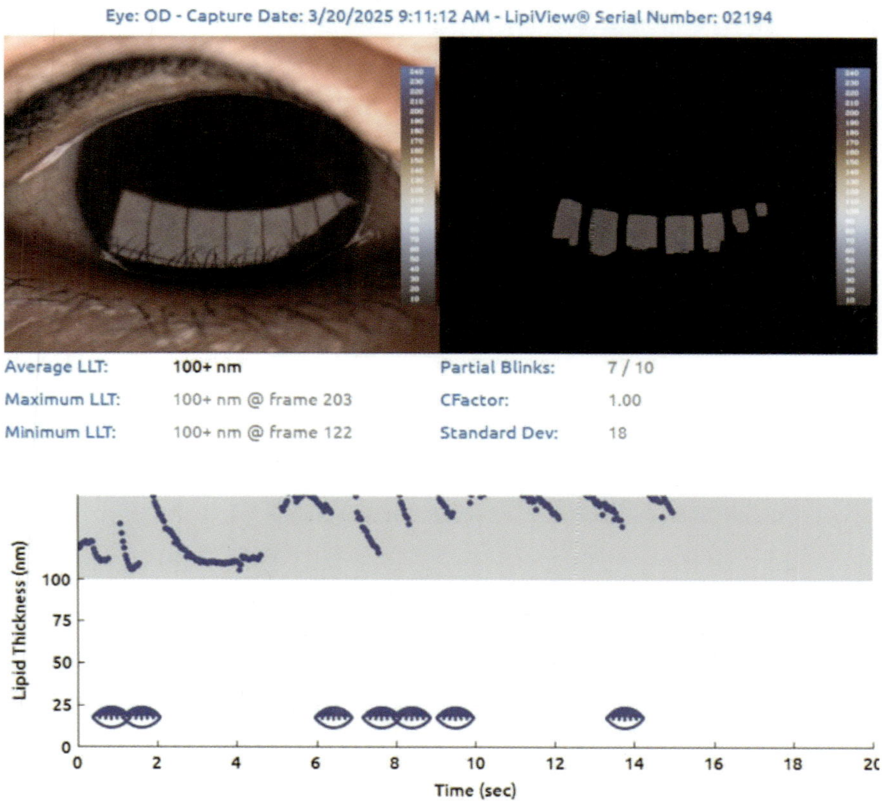

그림 13-8. **화장품이 눈에 들어간 환자에서의 Lipiview® 결과.** 간섭무늬가 매우 이상하게 보이며 칼라가 많다. 지질층 두께는 100 nm으로 측정되었다.

는지를 확인해야 한다. 특히 Lipiview는 지질층 간섭무늬를 동영상으로 촬영하여 저장하기 때문에 동영상으로 확인해보면 화장품에 의한 오염인지 확인하는 데 도움이 되는데 장비에 직접 가서 확인해야 하는 불편함이 있다. 그림 13-8는 화장품으로 오염된 눈물막을 촬영한 사진이다. LED 판넬Lume Cube Panel Go을 이용하여 촬영한 영상에서는 특이한 화장품 오염 패턴이 보이는데 이는 Lipiview에서는 해상도가 낮아 명확하지 않게 보이는 경우가 있다(그림 13-9).

또한, 지질층 두께와 마이보그래피 결과가 일치하지 않는 경우가 있어 해석에 주의를 요한다. 마이보그래피에서 마이봄샘이 정상이라고 해서 반드시 지질 두께가 정상인 것은 아니며, 마이봄샘 소실이 많다고 해서 반드시 지질층 두께가 얇은 것도 아니다. 안과의들은 이런 증례를 접하면서 지질층 두께 측정에 회의를 갖기도 한다. 그러나 이는 마이봄샘기능장애의 종류에 대해 생각해보면 이해하기가 쉽다.

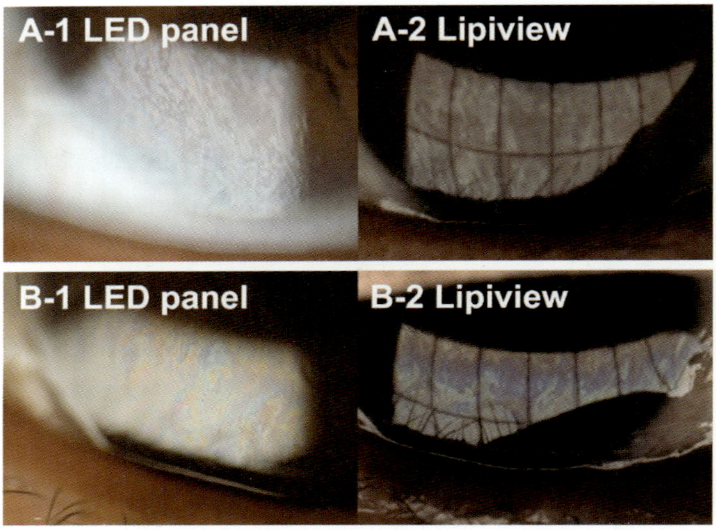

그림 13-9. **눈에 화장품이 들어간 환자에서 LED (Lume Cube Panel Go)를 이용하여 세극등현미경에서 촬영한 눈물막 지질층 간섭무늬와 Lipiview®로 촬영한 간섭무늬.** 첫 번째 환자에서 LED에서는 독특한 마블링 패턴이 보이는데 Lipiview®에서는 명확하게 보이지 않는다(A-1, A-2). 두 번째 환자에서 LED에서는 지나치게 많은 칼라를 보이는데 Lipiview®에서도 비슷한 패턴이 보였다(B-1, B-2).

(1) 정상: 마이봄샘 소실도 없고 지질층 두께도 정상
(2) 폐쇄 마이봄샘기능장애(Obstructive MGD): 마이봄샘 소실은 있거나 없고 지질층 두께는 얇다.
(3) 저분비 마이봄샘기능장애(Hyposecretory MGD): 마이봄샘 소실이 상당하고 지질층 두께는 얇다.
(4) 과다분비 마이봄샘기능장애(Hypersecretory MGD): 마이봄샘 소실은 있거나 없고 지질층 두께는 두껍다.

쇼그렌 증후군 환자의 경우 눈물막 두께가 감소할 수 있어 지질층의 두께가 더 두껍게 측정될 수 있다(그림 13-6). 이는 적은 눈물에 의해 기름층이 잘 퍼지지 않아서 두껍게 측정될 수도 있고, 눈물이 적어서 보상적으로 기름이 더 나온 것일 가능성도 있다.

8 LipiView® 검사 결과에 따른 치료방법 제안

Lipiview® 검사결과 및 다른 검사 결과들을 종합적으로 해석하여 다음과 같은 치료방법을 제안할 수 있다(그림 13-10).[27] 마이보그래피에서 이상이 없고 눈물부족이 저명하면 눈물분비부족형 건성안이므로 인공누액 및 눈물점마개와 같은 치료를 한다. 그러나 위의 검사에서 이상이 있다면 증발과다형 건성안에 대한 치료를 한다. 먼저 지질층 두께가 두껍다면 과다분비 마이봄샘기능장애로 전신 항생제를 사용해야 하고 지질층이 너무 얇다면 마이보그래피를 봐야 한다. 마이보그래피에서 정상소견을 보인다면 폐쇄 마이봄샘기능장애이므로 눈꺼풀찜질과 마사지를 시행하여 폐쇄를 없애야 한다. 만일 마이보그래피에서 광범위한 소실이 있다면 저분비 마이봄샘기능장애를 의미하므로 지질대체 안약을 사용해볼 수 있다.

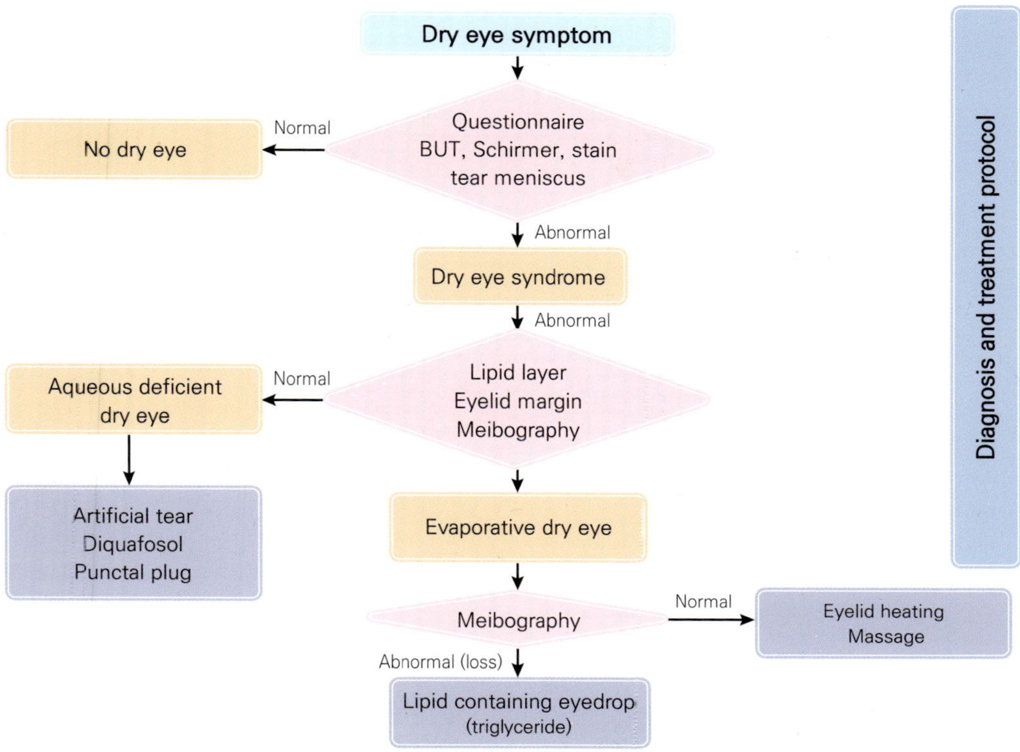

그림 13-10. 안구건조증 진단 및 치료 프로토콜[27]

References

1. Butovich IA. The Meibomian puzzle: combining pieces together. Progress in retinal and eye research. 2009;28(6):483-98.
2. Butovich IA, Uchiyama E, Pascuale MAD, McCulley JP. Liquid chromatography–mass spectrometric analysis of lipids present in human meibomian gland secretions. Lipids. 2007;42:765-76.
3. Chen J, Green-Church KB, Nichols KK. Shotgun lipidomic analysis of human meibomian gland secretions with electrospray ionization tandem mass spectrometry. Investigative ophthalmology & visual science. 2010;51(12):6220-31.
4. Sullivan BD, Evans JE, Dana MR, Sullivan DA. Influence of aging on the polar and neutral lipid profiles in human meibomian gland secretions. Archives of ophthalmology. 2006;124(9):1286-92.
5. Wolff E. The Anatomy of the eye and orbit. 4-th ed. New York: Blakinston Co; 1954.
6. Shine WE, McCulley JP. Polar lipids in human meibomian gland secretions. Current eye research. 2003;26(2):89-94.
7. Prydal JI, Artal P, Woon H, Campbell FW. Study of human precorneal tear film thickness and structure using laser interferometry. Investigative ophthalmology & visual science. 1992;33(6):2006-11.
8. Foulks GN, Bron AJ. Meibomian gland dysfunction: a clinical scheme for description, diagnosis, classification, and grading. The ocular surface. 2003;1(3):107-26.
9. Chew CK, Jansweijer C, Tiffany JM, Dikstein S, Bron AJ. An instrument for quantifying meibomian lipid on the lid margin: the Meibometer. Curr Eye Res. 1993;12(3):247–54.
10. Tomlinson A, Bron AJ, Korb DR, Amano S, Paugh JR, Pearce EI, et al. The international workshop on meibo-

mian gland dysfunction: report of the diagnosis subcommittee. Invest Ophthalmol Vis Sci. 2011;52(4):2006–49.

11. Greiner JV, Glonek T, Korb DR. Volume of the human and rabbit meibomian gland system. Lacrimal Gland, Tear Film, and Dry Eye Syndromes 2: Basic Science and Clinical Relevance. 1998;339–43.
12. Blackie CA, Solomon JD, Scaffidi RC, Greiner JV, Lemp MA, Korb DR. The relationship between dry eye symptoms and lipid layer thickness. Cornea. 2009;28(7):789–94.
13. Finis D, Pischel N, Schrader S, Geerling G. Evaluation of lipid layer thickness measurement of the tear film as a diagnostic tool for Meibomian gland dysfunction. Cornea. 2013;32(12):1549-53.
14. Eom Y, Lee J-S, Kang S-Y, Kim HM, Song J-S. Correlation between quantitative measurements of tear film lipid layer thickness and meibomian gland loss in patients with obstructive meibomian gland dysfunction and normal controls. Am J Ophthalmol. 2013;155(6):1104-1110.e2.
15. Markoulli M, Duong TB, Lin M, Papas E. Imaging the tear film: a comparison between the subjective keeler tearscope-plus™ and the objective oculus® keratograph 5M and LipiView® interferometer. Current eye research. 2018;43(2):155-62.
16. Chou YB, Fan NW, Lin PY. Value of lipid layer thickness and blinking pattern in approaching patients with dry eye symptoms. Canadian Journal of Ophthalmology. 2019;54(6):735-40.
17. Zhao Y, Tan CLS, Tong L. Intra-observer and inter-observer repeatability of ocular surface interferometer in measuring lipid layer thickness. BMC ophthalmology. 2015;15:1-7.
18. Kim SH, Park SY, Ji YW, Seo KY, Kim EK, Kim T-I. Evaluation of changes in tear film lipid layer thickness using ocular surface interferometer after artificial tear application. J Korean Ophthalmol Soc. 2016;57(12):1857.
19. Yoon YS, Park SK, Sung YS, Park JY , Whang WJ, Na KS, et al. Effect of cosmetics on the measurement of the tear lipid layer thickness by LipiView®, Ocul Surf. 2024 Jul;33:31-3.
20. Bron AJ, Tiffany JM, Gouveia SM, Yokoi N, Voon LW. Functional aspects of the tear film lipid layer. Exp Eye Res. 2004;78(3):347–60.
21. King-Smith PE, Hinel EA, Nichols JJ. Application of a novel interferometric method to investigate the relation between lipid layer thickness and tear film thinning. Investigative ophthalmology & visual science. 2010;51(5):2418-23.
22. Lee PK, Chung JL, Kim DR, Yoon YC, Yang SW, Whang WJ, et al. Categorization of Meibomian Gland Dysfunction Using Lipid Layer Thickness and Meibomian Gland Dropout in Dry Eye Patients: A Retrospective Study. Korean J Ophthalmol. 2024;38(1):64-70.
23. Lee SM, Han KE. Investigation of Tear Lipid Layer Patterns According to Blinking Among Dry Eye Patients. Journal of the Korean Ophthalmological Society. 2021;62(2):155-63.
24. Arita R, Morishige N, Koh S, Shirakawa R, Kawashima M, Sakimoto T, et al. Increased tear fluid production as a compensatory response to meibomian gland loss: A multicenter cross-sectional study. Ophthalmology. 2015;122(5):925–33.
25. Garrigue J-S, Amrane M, Faure M-O, Holopainen JM, Tong L. Relevance of lipid-based products in the management of dry eye disease. J Ocul Pharmacol Ther. 2017;33(9):647–61.
26. Arita R, Morishige N, Fujii T, Fukuoka S, Chung JL, Seo KY, et al. Tear interferometric patterns reflect clinical tear dynamics in dry eye patients. Invest Ophthalmol Vis Sci. 2016;57(8):3928–34.
27. Hwang HS. Letter to the Editor: Effects and Prognostic Factors of Automated Thermodynamic System Treatment for Meibomian Gland Dysfunction. Journal of the Korean Ophthalmological Society. 2017;58(4):493-4.

눈물막 지질층 평가 방법 II: DR-1α, idra, Keratograph 5M 등

Evaluation methods for tear film lipid layer II: DR-1α, idra, Keratograph 5M etc.

Chapter 14

가톨릭관동의대/한길안과병원 **이 상 목**

눈물막 지질층tear film lipid layer은 눈물막의 가장 앞쪽을 차지하며 노출된 안구 표면에서 눈물이 증발하는 것을 줄여주고, 광학적으로 각막 표면을 보다 매끄럽게 만들어주는 역할을 하는데 그 정상 두께는 20–160 nm로 보고되고 있다.[1-6] 이러한 눈물막 지질층 두께 측정은 주로 빛의 간섭 현상을 이용한다.[1,5-8] 지용성 물질은 물 위에서 퍼져 얇은 층을 형성하고, 적절한 각도로 입사된 빛은 지질층 앞면(공기–기름)과 뒷면(기름–물)에서 반사되고, 이렇게 반사된 빛이 간섭현상을 일으켜서(그림 14–1A) 간섭무늬 패턴interferometric fringe pattern을 보이게 되는데(그림 14–1B), 이는 물이 고인 바닥에 떨어진 기름방울이 다채로운 색상으로 보이는 것과 같은 원리이다.[5,8-10] 실제로 지질눈물부족lipid tear deficiency 건성안에서 눈물막 지질층 두께가 얇아짐이 보

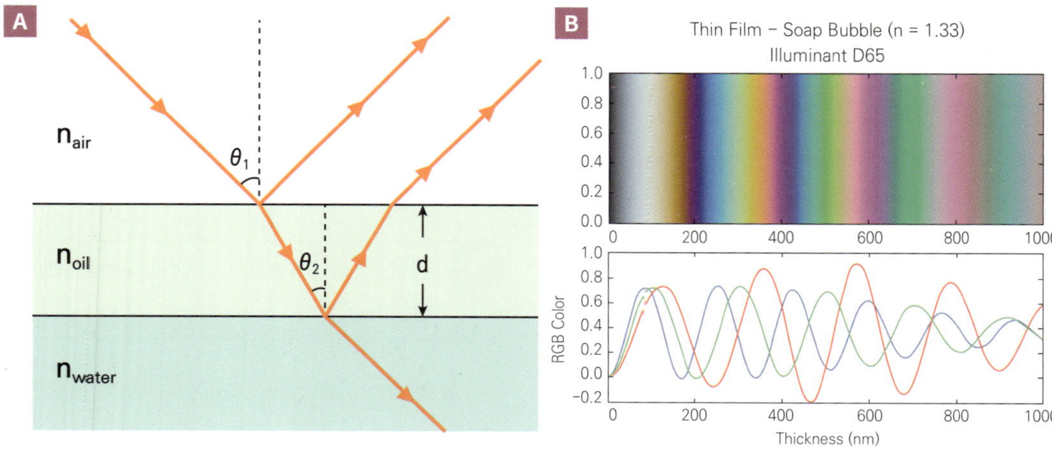

그림 14–1. **눈물막 지질층 두께의 측정원리.** (A) Thin film interference는 입사하는 빛이 공기와 지질 경계에서 반사하고 지질과 물 사이에서 반사하여 두 빛이 간섭하는 현상이다. (B) 간섭은 지질층의 두께에 따라 보강간섭과 상쇄간섭을 일으키는데 이는 빛의 다장에 따라 보강간섭, 상쇄간섭의 주기가 달라진다. 그러므로 간섭무늬의 색깔을 분석하면 지질층의 두께를 추정할 수 있다.

고 되었다.[11]

지질층의 두께와 더불어 확산 속도와 양상도 중요하다.[4] 간섭계를 이용하여 눈물막 지질층이나 눈물막 입자의 움직임을 관찰하였을 때, 눈을 뜬 직후 눈물막의 지질층이 1–2초간 빠른 속도로 위쪽으로 확산되고 이후에 비교적 안정된 상태를 유지함이 관찰된다.[1,12] 이와 같은 지질확산시간lipid spread time의 정상값은 0.36–1.05초로, 이동거리는 3.22 mm로 보고되었다.[12-14] 지질확산시간의 증가는 수성눈물부족의 지표가 될 수 있다.[1] 정상 눈깜빡임 이후 눈물막 지질층의 이동은 아래쪽의 저장소reservoirs에서 눈물막 전체로 확산되는 양상을 보인다.[1,4] 마이봄 지질이 수성층 위로 확산되는 현상을 설명하기 위해서 눈물막 지질층이 층판구조lamellar structure로 되어있고, 안쪽에 극성, 인지질층internal polar, phospholipid layer을 통하여 수성층 위로 확산될 수 있다는 주장이 제기되었다.[15,16] 즉, 표층의 지질층은 콜레스테롤과 스테롤sterol, 왁스에스테르wax esters와 같은 비극성 지질nonpolar lipids로 구성되어 안쪽의 극성 지질층 위에서 퍼진다고 생각된다. 하지만, 간섭계를 통하여 눈물막 지질층의 확산을 관찰할 때는 전체 지질층이 같이 확산되는 것처럼 보이는데, 이는 마이봄 인지질의 양이 작고 따라서 극성 지질층이 너무 얇아서 독립적인 간섭 패턴을 만들기 어렵기 때문으로 생각된다.[1]

정상안에서는 눈물막 지질층의 간섭 양상이 비교적 일정하게 유지되는데 이는 눈깜빡임 사이에 눈물막의 구조가 비교적 안정적으로 유지됨을 의미한다.[1] 형성된 눈물막 지질층은 상대적인 안정성stability을 유지하는데, 이러한 안정성은 기존 눈물막 지질층과 눈이 완전히 감길 때 맞닿게 된 마이봄샘 저장소meibomian reservoir의 혼합으로 갑자기 눈물막 지질층이 재구성되고 사이클이 다시 시작될 때까지 유지된다.[1] 이러한 안정적인 양상은 눈을 뜬 상태에서의 안구표면의 온도, 마이봄 지질의 구성성분에 의해 영향을 받을 수 있는데, 안구표면의 온도는 지질 혼합물의 유동성fluidity에 영향을 주고 지질의 구성성분은 마이봄의 녹는 범위melting range에 영향을 주기 때문이다.[1] 마이봄샘 관련 질환이 있을 때 이러한 안정성의 주기가 짧아짐이 보고되었고, 이러한 변화를 확인하는 Dynamic Lipid Layer Interference Pattern (DLIP) 검사법이 제안되었다.[1,17]

이러한 눈물막 지질층 두께를 자동으로 측정할 수 있는 장비로 가장 잘 알려져 있고 비교적 널리 사용되고 있는 장비는 LipiView® II Ocular Surface Interferometer (Johnson& Johnson, New Brunswick, NJ)이다. 이 장비에 대해서는 다른 장에 자세히 설명되어 있으므로 이번 장에서는 그 이외의 장비들을 DR-1α® tear interference camera (Kowa, Nagoya, Japan), idra® ocular surface analyzer (SBM Systemi, Orbassano, Italy), Keratograph 5M (Oculus) 등을 중심으로 살펴보고자 한다(그림 14-2).

1 DR-1α® tear interference camera

DR-1α®(그림 14-2A)는 LipiView® 시스템이 개발되기 전까지 가장 정교한 상업용 시스템으로 인정받았으나,[9,18] 장비의 뛰어난 광학적 장점에도 불구하고 결과를 촬영된 비디오 영상으로만 제공하고 분석에 의한 정량적인 결과를 보여주

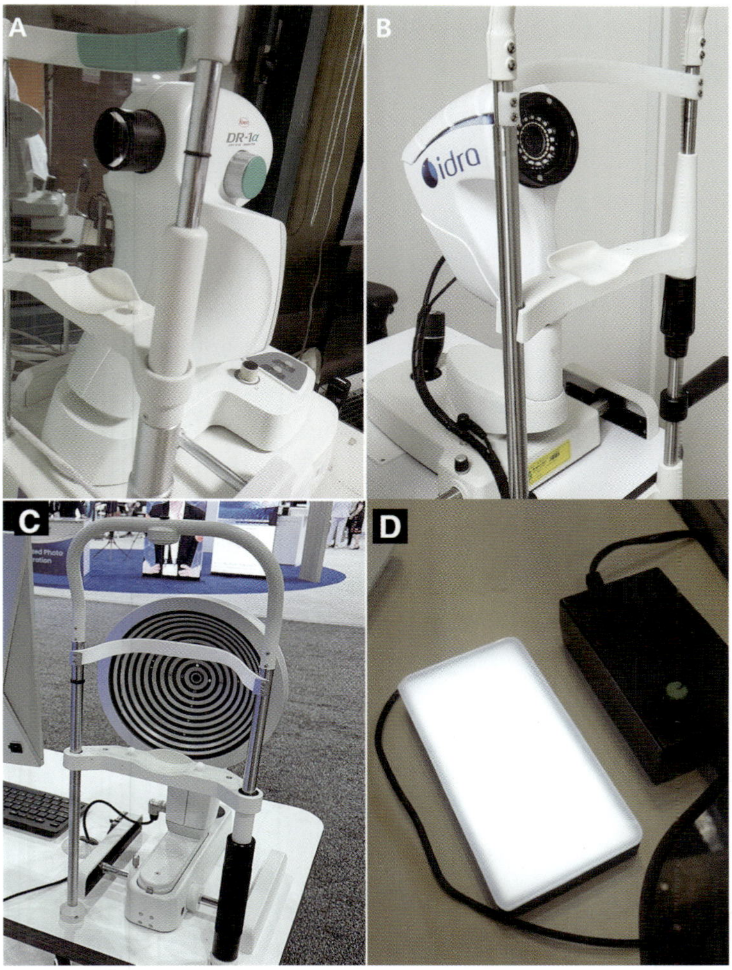

그림 14-2. **눈물막 지질층을 측정하기 위한 장비들.** (A) DR-1α® tear interference camera (Kowa, Nagoya, Japan), (B) idra® ocular surface analyzer (SBM Systemi, Orbassano, Italy, 원주연세의대 김선웅 교수 제공), (C) Keratograph 5M (Oculus), (D) Lipiscanner® 1.0 (Visual Optics, Chuncheon, Korea, 가톨릭의대 황호식 교수 제공)

지 못하는 한계를 가지고 있었다. 그 때문에 다양한 결과 해석 방법들이 제안되었는데, Yokoi 등은 눈물 간섭 이미지의 색상과 분포의 균일성에 따라 5 grade로 나누었고(Grade 1: somewhat gray color, uniform distribution, Grade 2: somewhat gray color, nonuniform distribution, Grade 3: a few colors, nonuniform distribution, Grade 4: many colors, nonuniform distribution, Grade 5: corneal surface partially exposed),[19] Goto 등은 눈물막 지질층의 두께에 따른 간섭 색상 이미지를 컴퓨터로 합성한 후 DR-1α® 이미지의 각 포인트를 이 이미지의 색상별 두께와 비교함으로써 정량화하는 비색법을 제안하였으며,[9] 최근에는 Arita 등이 좀 더 단순화시켜서 3가지 패턴으로 나누어서 판단하는 방법을 제시하였다(그림 14-3).[20] Arita 등은 간섭 패턴에 따라 Pearl-like appearance (monotonous gray), Jupiter-like appearance (multicolored), Crystal-like appearance (grayish amorphous)로 나누었고, 각각의 패턴이 정상 눈물, 정상-비소그렌 수성눈물부족 건성안(non-invasive tear break-up time, NIBUT 5초 기준),

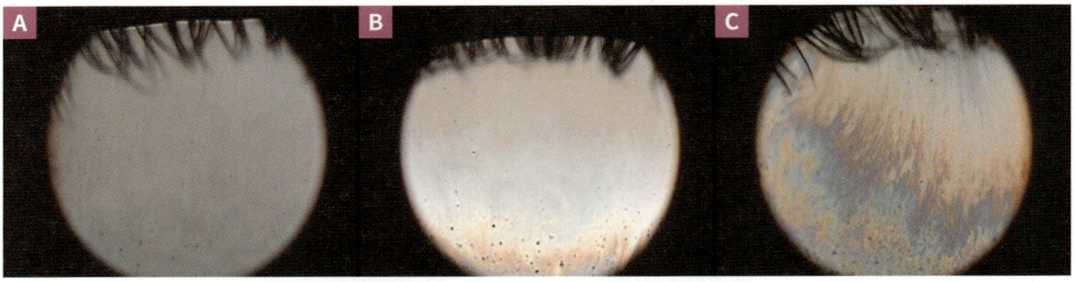

그림 14-3. DR-1α®로 관찰한 눈물막 지질층의 세 가지 패턴. (A) Crystal-like appearance, grayish amorphous한 간섭무늬를 보이며 지질층이 얇아진 마이봄샘기능장애에서 주로 나타나는 소견, 같은 눈에서 LipiView® II로 측정한 지질층 두께는 평균 33 nm였다. (B) Pearl-like appearance, monotonous gray한 간섭무늬를 보이며 정상 눈물막 지질층 소견, 같은 눈에서 LipiView® II로 측정한 지질층 두께는 평균 77 nm였다. (C) Jupiter-like appearance, multicolored 간섭무늬를 보이며 NIBUT가 5초 이상인 경우 정상에서, 5초 미만에서는 비쇼그렌 수성눈물부족 건성안에서 주로 나타나는 소견, 같은 눈에서 LipiView® II로 측정한 지질층 두께는 평균 100+nm였다. 눈물층이 화장품, 연고 등 지용성 물질에 의해 오염된 경우에도 이와 같이 나타날 수 있으므로 주의를 필요로 한다.

마이봄샘기능장애와 일치함을 보고하였다.[20] 지질층 두께가 증가함에 따라 간섭무늬 패턴이 회색-흰색-노란색-갈색-파란색으로 변한다는 점을 고려하면, 평균적인 지질층 두께로 생각되는 회색-흰색의 균일한 Pearl 패턴(그림 14-3B)을 중심으로, 지질층 두께가 얇은 회색 위주의 Crystal 패턴(그림 14-3A), 지질층 두께가 두꺼워서 노란색, 갈색과 파란색이 다양하게 섞여서 나타나는 Jupiter 패턴(그림 14-3C)으로 이해할 수 있다. 눈물막 지질층이 두꺼워지는 것은 여러 가지 상황에서 초래될 수 있는데, 특히 수성눈물이 부족할 때 지질층이 두꺼워지는 현상이 관찰된다.[21] 이는 수성눈물의 감소로 인하여 눈깜빡임 후 지질층 확산이 느려져서, 또는 지질층 배출의 저하로 발생되는 것으로 생각되고 있다.[21] 이외에도 화장품, 연고 등 지용성 물질에 의한 오염에 의할 가능성도 있으므로 반드시 감별이 필요하다.[22] 실제로 Ji 등은 309명의 건성안 환자에서 쉬르머검사, 마이봄샘기능장애 등급을 이용한 고식적 분류와 DR-1α®를 이용한 dynamic interferometric analysis 결과를 비교한 연구를 통하여, 증발형 건성안의 절반 정도가 수성눈물결핍이 혼합된 혼합형 건성안이었고, 이 환자들에서 지질층 두께가 더 얇은 crystal 패턴을 보이는 환자(27.8%)들이 Jupiter 패턴을 보이는 환자(72.2%)들보다 건성안 증상이 심하였음을 보고하면서, 건성안 치료방침 선택에서 DR-1α®의 유용성을 주장하였다.[22] Jun 등은 환자 105명의 마이봄에 대한 고성능 액체크로마토그래피/질량분석기 기반의 분석을 통하여, 정상인 pearl 패턴에 비하여 병적인 다른 두 가지 패턴에서 콜레스테롤 에스테르cholesteryl esters 및 비극성 지질이 낮고, 스핑고지질sphingolipid과 인지질 등 극성 지질이 더 높았음을 보고하였다.[23]

또한, DR-1α®를 이용하여 다른 건성안 파라미터들을 자동으로 계산하는 방법들에 대한 연구도 활발하다. Arita 등은 자동으로 눈물띠 높이tear meniscus height를 측정할 수 있었고, 그 결과가 전안부swept-source 빛간섭단층촬영optical coherence tomography에 필적하는 결과를 보여줌을 보고한 바 있다.[24] Kikukawa, Pflugfelder 등은 컨볼루션 신경망convolutional neural networks을 이용하여 객관적인 비침습적 눈물막파괴시간non-invasive tear-film break-up time을 구하는 방법을 개발하였고, 사람이 분석한 결과에 필적함을 보고하였다.[25,26]

LipiView®의 경우 각막 아래쪽의 눈물막 지질층만 분석할 수 있는 한계가 있지만, DR-1α®의 경우보다 넓은 부위의 눈물막 지질층을 확인할 수 있어서 전체적인 패턴을 파악하기 좋다는 장점이 있다. 또한, DR-1α 시스템은 눈깜박임 이후에 지질층이 퍼지는 시간과 패턴, 퍼진 지질층의 안정성 및 분포 등을 보여줄 수 있어 관련 연구 결과들이 보고되었는데, 지질층이 퍼지는 시간이 건강한 사람에서는 0.36 ± 0.22초였던 반면, 지질눈물부족 환자에서는 3.54 ± 1.86초까지 느려졌고, 퍼지는 패턴에도 차이가 있었다.[14] 또한 치료에 의한 호전도 관찰할 수 있었음이 DR-1α®를 이용한 연구에서 보고되었다.[11,18,27]

하지만, 이러한 장점들에도 불구하고, DR-1α®는 결과를 정성적으로 비디오 클립으로만 보여줄 수 있고 정량적인 분석 결과를 보여주지 못하는 한계로 인하여 비교적 짧은 진료시간이 필요한 우리나라에서는 연구 목적 외에는 그리 각광을 받지 못하였다.

2 idra® ocular surface analyzer

최근에는 건성안 관련 다양한 검사들을 한 장비에서 시행할 수 있는 idra®가 도입되었는데(그림 14-2B), 이 장비는 눈물막 지질층, 눈물띠 높이, 비침습적 눈물막파괴시간, 마이보그래피meibography, 눈 깜박임 분석 등 다양한 건성안 관련 검사들을 한 장비에 모아서 콘cone을 변경하거나 빼면서 다양한 검사를 진행할 수 있는 장점을 가지고 있다. 이 장비에서도 눈물막 지질층 두께를 측정할 수 있으며 LipiView®와 비슷하게 눈물막의 지질층 두께에 대한 정량적인 결과를 보여주고 있다. 지질층 두께는 각막 중심부 조금 아래쪽의 부채 모양의 영역에서 측정하게 되는데, LipiView®(그림 14-4A)와 비교했을 때 측정범위가 작고 지질층 두께를 평균값으로만 제공하며(그림 14-4B) 눈깜빡임에 따른 변화를 제공하지 않는다는 단점이 있다.

Lee 등은 최근에 idra®와 LipiView® II를 이용하여 47명의 참가자의 양쪽 눈에서 눈물막 지질층 두께, 마이봄샘 소실dropout, 눈깜박임 패턴을 비교하였는데, 각 참가자의 양쪽 눈을 두 장비 모두로 무작위 순서로 검사를 진행하였다.[28] 결과적으로 마이봄샘 소실 비율(LipiView® II 36.51 ± 17.53 % vs. idra® 45.36 ± 21.87 %, p=0.003)과 불완전 눈깜빡임 비율(LipiView® II 0.51 ± 0.37 vs. idra® 0.23 ± 0.27, p <0.001)은 두 장비 간에 유의한 차이가 있었으나, 눈물막 지질층 두께는 두 장비 간에 유의한 차이가 관찰되지 않았다.[28]

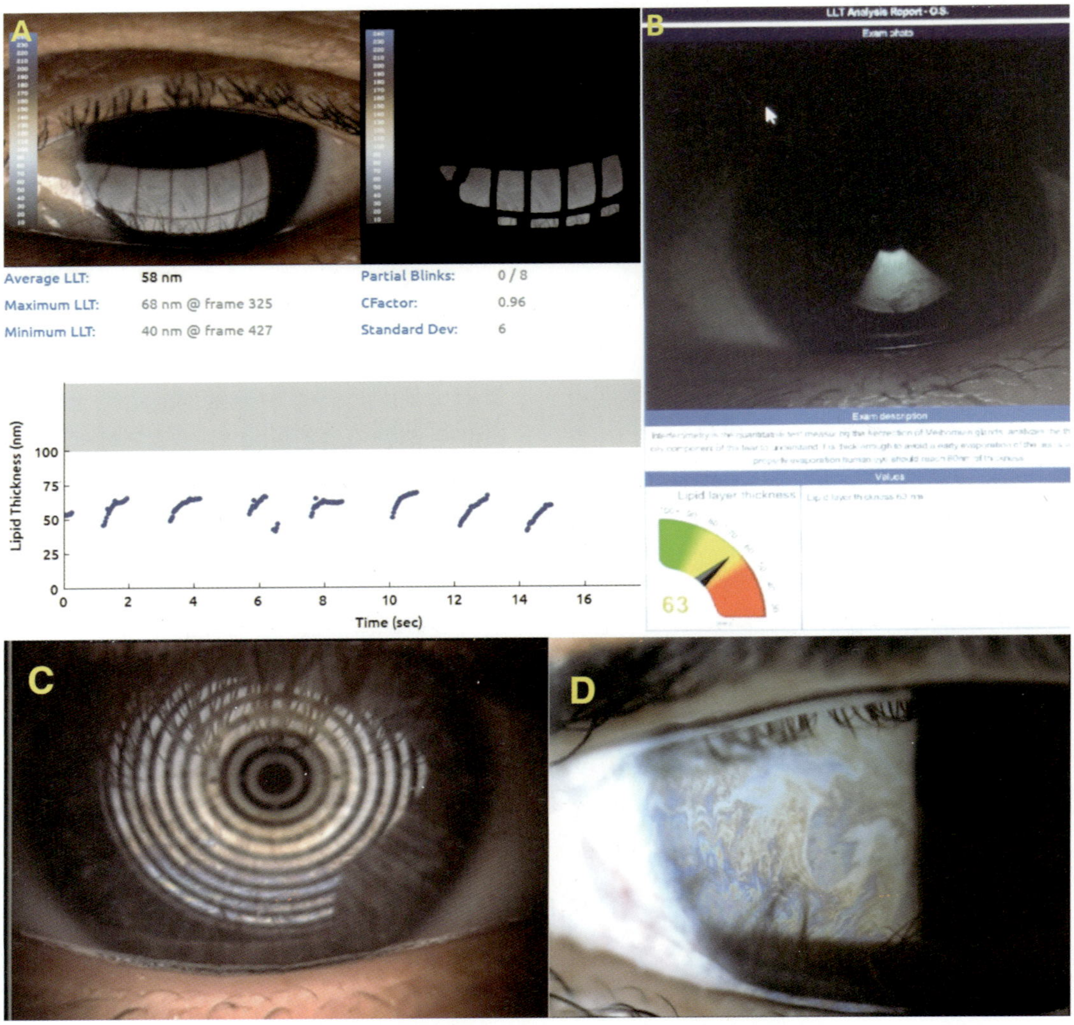

그림 14-4. **각 장비들의 결과 출력 방식 및 검사 범위.** (A) LipiView® II Ocular Surface Interferometer: 검사범위가 각막 아래쪽 부분이고, 지질층 두께의 평균값, 최대값, 최소값뿐 아니라 눈깜빡임에 따른 변화를 그래프로 보여준다. (B) idra® ocular surface analyzer (연세원주의대 김선웅 교수 제공): 검사범위가 각막 중심부 아래쪽의 부채꼴 모양의 비교적 작은 부위이고, 지질층 두께를 평균값 및 정상범위와의 관계로 표시해준다. (C) Keratograph 5M: 여러 개의 동심원이 있으며 이 동심원에 지질층 간섭무늬가 보인다. 정량분석은 불가능하다. (D) Lume Cube Panel GO (가톨릭의대 황호식 교수 제공): 검사부위와 면적은 LED판의 위치를 변경함에 따라서 조절 가능하며, 세극등현미경을 통하여 사진이나 동영상으로 저장이 가능하다.

3 Keratograph 5M (K5M; Oculus Optikgeräte GmbH, Wetzlar, Germany)

Keratograph 5M (그림 14-2C)은 잘 알려진 placido ring을 이용한 각막형태도검사 장비이다. 그런데 각막형태도 검사 시 검사부위 확인을 위해 사용되는 적외선 카메라로 마이봄샘이 꽤 잘 보인다는 것이 밝혀진 이후로 안구건조증 장비로 발전하고 있다. Keratograph 5M은 마이보그래피뿐 아니라 NIBUT, Meniscus tear height, 눈물막 지질층 촬영이 가능하다. Keratograph 5M에는 반구형의 면광원이 있으며 반구의 가운데 카메라가 있어 눈물막 지질층의 간섭무늬를 촬영한다. 그러나 반구에는 약 9개의 검은 placido ring이 있어 간섭무늬가 잘 보이지 않고(그림 14-4C) 정량분석이 안된다는 단점이 있다. 이 장비에 Dry eye equation이라는 회사의 Assessment DEI Crystal TEAR report이라는 프로그램이 장착되어 Keratograph 5M에서 측정한 안구건조증 검사의 결과들을 종합하여 프로그램이 치료방법을 추천해주는 장점이 있다.

4 기타

우리나라에서는 많이 사용되지 못했지만, 간섭계를 이용한 눈물막 지질층 검사장비로 Tearscope® (Keeler, Windsor, UK)이 Guillon 등에 의해 오래전에 개발되었는데, 이 장비는 광대역 조명broadband illumination을 사용하여 눈물막 지질층 두께에 따른 간섭무늬의 다양한 패턴을 볼 수 있게 해주었다.[5,29] 검사 방법은 세극등 현미경에 Tearscope®를 장착하여 16배 또는 25배율에서 대상자에게 눈을 살며시 감았다 뜨게 한다. 전방을 주시한 상태에서 각막의 중심부에서의 지질층의 색 및 패턴을 관찰하였으며, 제조회사에서 제시한 지질층 패턴 분류표에 따라 지질층의 두께를 추정하였다(Open Meshwork: 13–50 nm, Closed Meshwork: 30–50 nm, Waves: 50–80 nm, Amorphous: 80–90 nm, [Color Fringe] Yellow–Brown: 105–135 nm, Brown–Blue: 135–180 nm, Multiple colors: >180 nm).[30,31] 그러나 이러한 분류는 매우 주관적이고 현재는 장비가 수입이 되지 않아 사용할 수 없다.

적당한 면 형태의 광원만 있으면 별도의 장비 없이도 세극등현미경에서 눈물막 지질층의 간섭무늬를 관찰할 수 있다. Cho 등은 손에 들고 자유롭게 각도 조절이 가능한 판형태의 흰색 light–emitting diodes (LED)인 Lipiscanner® 1.0 (Visual Optics, Chuncheon, Korea)(그림 14-2D, 그림 14-5)을 이용하여 마이봄샘 개구부에서 눈물막으로 마이붐이 지속적으로 분비되는 것을 보여주었다.[32] 이 LED 판넬을 이용하여 세극등현미경으로 각막을 비추면 눈깜빡임 후 지질층이 위로 끌려 올라가는 것을 잘 관찰할 수 있다. 이 Lipiscanner뿐 아니라 인터넷방송용 조명장치인 Lume Cube Panel GO (Lume Cube)를 이용해도 고해상도의 지질층 간섭무늬를 관찰할 수 있으므로 Lipiview, DR-1a, Idra와 같은 장비가 없는 경우에서 정성적이지만 지질층의 양상을 알 수 있다. LED판의 위치를 변경함에 따라 검사부위와 면적의 조절이 가능하다는 장점이 있지만(그림 14-4D), 자동 정량분석이 안되고 기록을 위해서는 별도의 사진이나 동영상 촬영 장비가 필요하다는 단점이 있다.

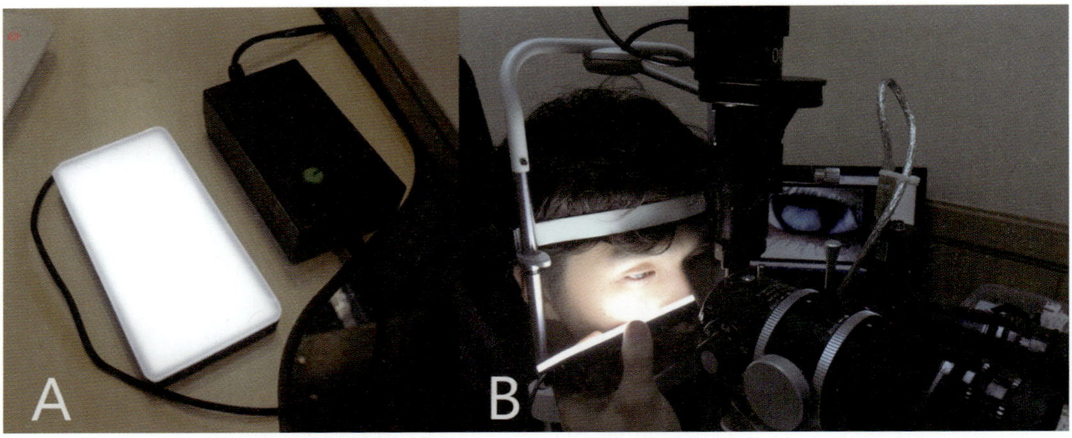

그림 14-5. **Lipiscanner와 촬영방법**(가톨릭의대 황호식 교수 제공). (A) Lipiscanner는 스마트폰 크기의 LED pannel 이다. (B) 피험자의 눈 밑에 비스듬히 위치시킨 다음에 세극등현미경으로 각막을 관찰하면 지질층 간섭무늬가 보인다. 이 Lipiscanner뿐 아니라 인터넷방송용 조명장치인 Lume Cube Panel GO (Lume Cube)를 이용해도 고해상도의 지질층 간섭무늬를 관찰할 수 있다.

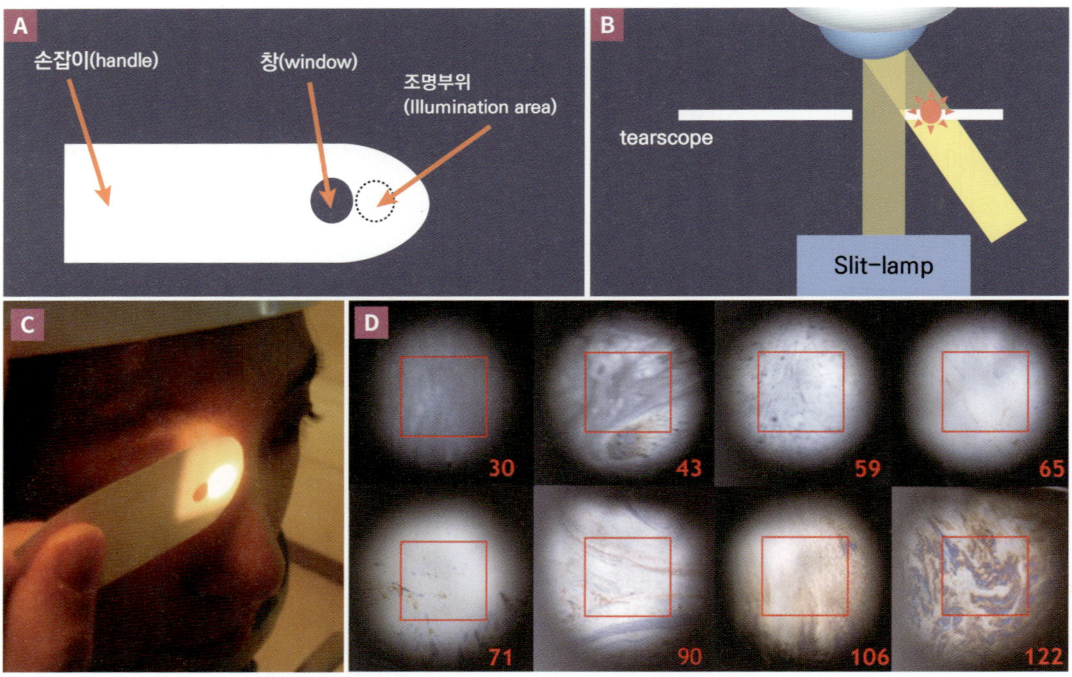

그림 14-6. **Hosik's Tearscope (paper tear interferometer).** (A) 구조, (B) 원리, (C) 사용 방법, (D) 결과 및 분석(Lee et al. Development of an Automatized Method for Analyzing Tear Film Lipid Layer Thickness and Correlation Analysis among Clinical Findings of Dry Eye Disease. Poster at TFOS 2016)

또 한 가지 비교적 저렴하게 이용할 수 있는 방법으로는 paper tear interferometer (Hosik's Tearscope)가 있다(그림 14-6). 일반적인 복사용지를 작게 자르고 거기에 구멍을 뚫어 종이에 세극등 빛을 조사하고 구멍을 통해서 각막에 맺힌 간섭무늬를 관찰하는 방법이다. 특별한 고가의 장비가 필요하지 않고 비교적 쉽고 저렴하게 제작이 가능하며, 눈물막 지질층의 두께를 각막 아래쪽이 아니고 각막 중심부에서 측정할 수 있다는 장점이 있다. 하지만 Tearscope를 세극등 등에 고정시킬 수 없어 손으로 들어야 하기 때문에 이용을 위해서는 적절한 테크닉의 숙련이 필요하고, 기록을 위해서는 별도의 촬영 장비가 필요하며, 관찰할 수 있는 범위가 좁다는 단점이 있다.[33] 역시 앞서 언급한 간섭무늬 색깔을 고려하여 정성적인 평가가 가능하다.

References

1. Tomlinson A, Bron AJ, Korb DR, Amano S, Paugh JR, Pearce EI, et al. The international workshop on meibomian gland dysfunction: report of the diagnosis subcommittee. Invest Ophthalmol Vis Sci. 2011;52(4):2006–49.
2. Bron AJ, Tiffany JM, Gouveia SM, Yokoi N, Voon LW. Functional aspects of the tear film lipid layer. Exp Eye Res. 2004;78(3):347–60.
3. King-Smith PE, Hinel EA, Nichols JJ. Application of a novel interferometric method to investigate the relation between lipid layer thickness and tear film thinning. Invest Ophthalmol Vis Sci. 2010;51(5):2418-23.
4. Willcox MDP, Argüeso P, Georgiev GA, Holopainen JM, Laurie GW, Millar TJ, et al. TFOS DEWS II tear film report. Ocul Surf. 2017;15(3):366–403.
5. Wolffsohn JS, Arita R, Chalmers R, Djalilian A, Dogru M, Dumbleton K, et al. TFOS DEWS II Diagnostic Methodology report. Ocul Surf. 2017;15(3):539–74.
6. Bai Y, Nichols JJ. Advances in thickness measurements and dynamic visualization of the tear film using non-invasive optical approaches. Prog Retin Eye Res. 2017;58:23-44.
7. Ring MH, Rabensteiner DF, Horwath-Winter J, Boldin I, Schrödl F, Reitsamer H, et al. Non invasive assessment of the human tear film dynamics. Ann Anat. 2015;202:61–70.
8. King-Smith PE, Fink BA, Fogt N. Three interferometric methods for measuring the thickness of layers of the tear film. Optom Vis Sci. 1999;76(1):19-32.
9. Goto E, Dogru M, Kojima T, Tsubota K. Computer-synthesis of an interference color chart of human tear lipid layer, by a colorimetric approach. Invest Ophthalmol Vis Sci. 2003;44(11):4693-7.
10. Hwang H, Jeon H-J, Yow KC, Hwang HS, Chung E. Image-based quantitative analysis of tear film lipid layer thickness for meibomian gland evaluation. Biomed Eng Online. 2017;16(1):135.
11. Goto E, Tseng SC. Kinetic analysis of tear interference images in aqueous tear deficiency dry eye before and after punctal occlusion. Invest Ophthalmol Vis Sci. 2003;44(5):1897-905.
12. King-Smith PE, Fink BA, Nichols JJ, Nichols KK, Braun RJ, McFadden GB. The contribution of lipid layer movement to tear film thinning and breakup. Invest Ophthalmol Vis Sci. 2009;50(6):2747–56.
13. Owens H, Phillips J. Spreading of the tears after a blink: velocity and stabilization time in healthy eyes. Cornea. 2001;20(5):484-7.
14. Goto E, Tseng SC. Differentiation of lipid tear deficiency dry eye by kinetic analysis of tear interference images. Arch Ophthalmol. 2003;121(2):173-80.
15. McCulley JP, Shine W. A compositional based model for the tear film lipid layer. Trans Am Ophthalmol Soc. 1997;95:79-88; discussion -93.
16. Holly FJ. Formation and rupture of the tear film. Exp Eye Res. 1973;15(5):515-25.
17. Rolando M, Valente C, Barabino S. New test to quantify lipid layer behavior in healthy subjects and patients with keratoconjunctivitis sicca. Cornea. 2008;27(8):866-70.
18. Chan TCY, Wan KH, Shih KC, Jhanji V. Advances in dry eye imaging: the present and beyond. Br J Ophthalmol. 2018;102(3):295-301.
19. Yokoi N, Takehisa Y, Kinoshita S. Correlation of tear lipid layer interference patterns with the diagnosis and

severity of dry eye. Am J Ophthalmol. 1996;122(6):818-24.

20. Arita R, Morishige N, Fujii T, Fukuoka S, Chung JL, Seo KY, et al. Tear interferometric patterns reflect clinical tear dynamics in dry eye patients. Invest Ophthalmol Vis Sci. 2016;57(8):3928–34.
21. Ahn H, Kim SY, Jun I, Kim T-I, Seo KY. Aqueous-Deficient Dry Eye Increases Lipid Layer Thickness Measured by Dynamic Tear Interferometry. Cornea. 2024;44(6):679-84.
22. Ji YW, Seong H, Seo JG, Park SY, Alotaibi M, Choi M, et al. Evaluation of dry eye subtypes and characteristics using conventional assessments and dynamic tear interferometry. Br J Ophthalmol. 2022;106(12):1648-54.
23. Jun I, Kim S, Kim H, Kim SW, Ji YW, Kim KP, et al. Evaluation of Meibum Lipid Composition According to Tear Interferometric Patterns: RRH: Meibum Composition According to Interferometric Patterns. Am J Ophthalmol. 2022;240:37-50.
24. Arita R, Yabusaki K, Hirono T. Automated Measurement of Tear Meniscus Height with the Kowa DR-1alpha Tear Interferometer in Both Healthy Subjects and Dry Eye Patients. Invest Ophthalmol Vis Sci. 2019;60(6):2092–101.
25. Kikukawa Y, Tanaka S, Kosugi T, Pflugfelder SC. Non-invasive and objective tear film breakup detection on interference color images using convolutional neural networks. PLoS One. 2023;18(3):e0282973.
26. Pflugfelder S, Nakhleh L, Kikukawa Y. Non-Invasive Tear Break-Up Detection with the Kowa DR-1alpha and Its Relationship to Dry Eye Clinical Severity. Int J Mol Sci. 2022;23(23).
27. Goto E, Dogru M, Fukagawa K, Uchino M, Matsumoto Y, Saiki M, et al. Successful tear lipid layer treatment for refractory dry eye in office workers by low-dose lipid application on the full-length eyelid margin. Am J Ophthalmol. 2006;142(2):264–70.
28. Lee JM, Jeon YJ, Kim KY. Ocular surface analysis: A comparison between the LipiView((R)) II and IDRA((R)). Eur J Ophthalmol. 2021;31(5):2300–6.
29. Guillon M, Styles E, Guillon JP, Maissa C. Preocular tear film characteristics of nonwearers and soft contact lens wearers. Optom Vis Sci. 1997;74(5):273-9.
30. Kim YJ, Kim JC, Shyn KH, Cho HK. Characteristics of Tear Lipid Layer on Tears copy in Dry Eye Symptom and Non-Dry Eye Symptom Group. J Korean Ophthalmol Soc. 1999;40(6):1464-72.
31. Choi SH, Cho HJ. Characteristics of Tear Lipid Layer Patterns on Tearscopy and Lipid Layer Thickness. J Korean Ophthalmol Soc. 2000;41(10):2168-73.
32. Cho B-J, Jee DH, Kim WJ, Shin MC, Kim EC, Kim MS, et al. Direct visualization of continuous meibum secretion from the orifices of meibomian glands to the tear film. Cornea. 2019;38(10):1245–52.
33. Hwang HS, Kim EC, Kim MS. Novel tear interferometer made of paper for lipid layer evaluation. Cornea. 2014;33(8):826-31.

눈꺼풀 모양, 마이붐의 질, 마이붐 압출정도

Lid morphology, Meibum quality, expressibility

Chapter 15

전남의대 **윤 경 철**

마이봄샘기능장애는 초기에 증상이 없을 수 있으며, 그 경우 눈꺼풀 형태관찰, 마이봄샘 압출과 마이보그래피 등을 이용하여 진단이 가능하다. 증상이 있는 경우에는 특징적인 임상 양상들을 통해 진단할 수 있다(표 15-1). 질환이 진행함에 따라 마이봄샘에 압력을 가했을 때 마이붐Meibum이 분비되는 개구부orifice의 개수 또는 마이붐의 양을 의미하는 압출정도expressibility의 변화, 눈꺼풀가장자리lid margin 징후, 증상들이 뚜렷하게 나타나게 된다. 마이봄샘기능장애는 국소적으로 나타날 수도 있고, 광범위하게 모든 분비샘에 나타날 수도 있다. 눈꺼풀에 압력을 가했을 때 배출되는 마이붐이 탁하거나cloudy 점성이 증가되어 있기도 하고 압력을 가해도 마이붐이 안 나오는 경우도 있다. 간혹 마이봄샘 개구부는 산화된 지질과 상피물질로 추정되는 캡cap 또는 온전한 피부로 둘러싸인 지질구상체lipid globule로 덮여있는 경우도 있다.

마이봄샘기능장애 진단은 하나의 샘의 침범만 확인해도 가능하나, 대개는 여러 개의 샘이 침범되어 있는 경우가 많다. 이러한 이유로, 진단에는 질적 접근과 양적 접근이 모두 필요하다.

일차 마이봄샘기능장애의 기전은 정확히 알려져 있지는 않지만, 비반흔 마이봄샘기능장애의 병리학적 변화에는 말단도관terminal duct의 과각화hyperkeratinization, 도관 내 세포 및 지질물질의 축적, 도관 폐쇄, 도관 및 세엽acini의 낭포성 확장, 2차적 마이봄샘 세엽의 위축과 샘주위 염증 변화가 포함된다.[1-3] 마이봄샘기능장애의 임상적 특징으로는 마이봄샘 소실dropout, 마이봄샘 분비의 변화, 눈꺼풀 구조의 변화가 있다. 각각의 특징들은 기존 점수 체계를 포함하여 아래에서 차례로 설명하고자 한다.

1 눈꺼풀 형태 변화로 보는 마이봄샘기능장애의 징후

마이봄샘기능장애의 분류는 임상결과에 기초하는데, 일부 최근 분류는 기능적, 미생물학적 연관성에 기초하여 용어를 정의하였다.[4,5] McCulley 등은 만성 눈꺼풀염의 임상 양상이 변화하였는데, 황색 포도상구균의 감염의 유병

표 15-1. **임상적 특징과 샘 압출정도에 따른 마이봄샘기능장애의 등급 분류**[4,5]

분류 및 점수체계			점수	
눈꺼풀가장자리				
두께(속눈썹 뒤의 선부터 눈꺼풀 뒷면의 가장자리까지)			0-5	☐
눈꺼풀 뒷면의 rounding			0/1	☐
불규칙성; 눈꺼풀가장자리의 notching			0/1	☐
눈꺼풀가장자리의 혈관성; 모세혈관확장증			0/1	☐
속눈썹 소실			0/1	☐
속눈썹증 혹은 두줄속눈썹(상태)			0/1	☐
눈꺼풀 어긋남(Malapposition)			0/1	☐
앞눈꺼풀염			0/1	☐
점막피부경계				
전방배치(Anteroplacement)			0-3	☐
후방배치(Retroplacement)			0-3	☐
Ridging			0/1	☐
Mucosal Absorption			0/1	☐
마이봄샘 개구부				
	윗눈꺼풀	아랫눈꺼풀		
관찰되는 개구부의 개수 (중심부 1 cm)				
열려있는 개구부의 개수 (중심부 1 cm)				
돌출(Pouting) 혹은 막힘(plugging)			0/1	☐
좁아짐			0/1	☐
커프 모양 소실			0/1	☐
모호해지거나 상처가 있음			0/1	☐
혈관의 침범			0/1	☐
후방배치			0-3	☐
그 외: ( )				
중심 도관				
노출 (범위에 따라 1: <1 mm, 2: ≥1-2 mm, 3: ≥2 mm)			0-3	☐
낭성 확장			0-3	☐
세엽				
가시성 (1: clustered, 2: yellow stripes, 3: not visible)			0-3	☐
결석 (1: 깊이 위치, 2: 상피하, 3: 노출)			0-3	☐
콩다래끼			0-3	☐
배출된 분비물				
거품 양상			0/1	☐
양: (압출 시 가장 큰 지질 웅덩이의 직경을 측정)			mm	☐
질: (0: 투명함, 1: 혼탁함, 2: 과립양상, 3: 고체양상)			0-3	☐
압출정도: (1: 가벼운 압력, 2: 적당한 압력, 3: 심한 압력)			0-3	☐

0/1, 0= 없음/정상, 그리고 1=있음/비정상. Reprinted in modified form with permission from Bron AJ, Benjamin L, Snibson GR. Meibomian gland disease: classification and grading of lid changes. Eye. 1991;5:395-411; and Foulks G, Bron AJ. A clinical description of meibomian gland dysfunction. Ocul Surf. 2003;1:107-126.

률은 감소하고 있고 마이봄샘의 과도한 분비 또는 염증과 연관되어 지루성 피부염이나 여드름과 같은 전반적인 피지샘 기능장애와 관련이 있다고 하였다.[6] 이러한 특성들은 확실한 치료법이 없는 전반적인 관리를 필요로 하는 만성 질환에서 나타난다.

1) 정상 눈꺼풀의 구조

마이봄샘기능장애의 마이봄샘, 도관, 개구부의 형태학적 이상을 확인하기 위한 여러 시도들이 있었다. 마이봄샘기능장애의 형태학적 분류가 이루어지기에 앞서, 눈꺼풀과 마이봄샘 구조의 정상적인 해부학적 구조와 나이에 따른 변화를 파악하는 것이 중요하다.[7] 정상적인 눈꺼풀의 모양을 기준으로 뒤눈꺼풀염posterior blepharitis의 형태학적인 분류를 할 수 있고, 마이봄샘기능장애가 있는 눈꺼풀을 조기에 인식할 수 있다. 나이에 따른(어린이에서 노인까지) 눈꺼풀가장자리 변화에 대한 임상적인 설명은 아래와 같다.

(1) 눈꺼풀가장자리

성인의 눈꺼풀가장자리의 두께는 2 mm 정도이며 앞쪽에 속눈썹이 있다. 어린이의 눈꺼풀가장자리 두께는 윗눈꺼풀에서 1.43–1.63 mm 정도이고 아랫눈꺼풀의 경우 1.41–1.62 mm 정도이다. 청소년기부터 윗눈꺼풀가장자리의 두께는 1.88–2.02 mm, 아랫눈꺼풀가장자리의 두께는 1.81–1.93 mm으로 증가한다.[7] 유년기 이후 발생하는 눈꺼풀가장자리의 두께 증가는 눈둘레근의 팽창과 관련이 있을 수 있다. 사춘기에 호르몬에 의해 피지샘이 확장되는 것 또한 마이봄샘에 영향을 미칠 수 있다.

(2) 눈꺼풀 혈관(Lid vascularity)

어린이들의 눈꺼풀은 일반적으로 혈관구조가 덜 도드라지며, 모세혈관확장, 피부과각화 혹은 비늘눈꺼풀염squamous blepharitis이 없다. 어린이들은 눈꺼풀가장자리에 혈관이 관찰되지 않는 게 특징이며, 청소년기에 혈관의 증가는 마이봄샘기능장애로 인한 것일 수 있다. 노인의 경우 모세혈관확장, 피부과각화 등이 아랫눈꺼풀에서 호발한다. 이는 아랫눈꺼풀이 자외선 등의 다양한 손상에 더 노출되어 있기 때문으로 생각된다. 노인들의 윗눈꺼풀가장자리가 동그랗게 말리는 현상의 증가는 생리학적 변화가 아니며, 뒤눈꺼풀염과 결막의 섬유화로 인해 아랫눈꺼풀에서 더 흔할 것으로 생각된다. 분진, 도시화, 그리고 화장품 등에 노출되는 것 또한 이에 영향을 줄 수 있다.

(3) 속눈썹

시상면의 속눈썹 수는 나이에 따라 크게 변화하지 않는다. 그러나 임상적으로는 신체의 다른 부위 털이 그렇듯 노인에서 속눈썹의 수가 줄어드는 것으로 생각된다.

(4) 점막피부경계(Mucocutaneous junction)

점막피부경계는 마이봄샘 개구부 바로 뒤에 일정한 위치에 있다(그림 15-1). 막스선Mark's line은 점막피부경계 바로 뒤에 위치한 결막상피 염색선으로 로즈벵갈염색 또는 리사민그린 염색 등으로 확인할 수 있고 모든 정상 눈꺼풀에서, 여성과 남성, 그리고 모든 연령대에서 존재한다. 점막피부경계는 나이가 들면서 앞으로 이동하

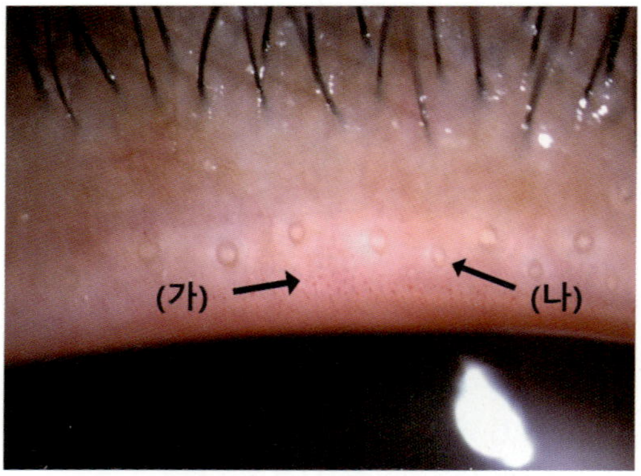

그림 15-1. **정상 눈꺼풀 환자에서 점막피부경계와 마이봄샘 개구부**(가: 점막피부경계, 나: 마이봄샘 개구부)

여 마이봄샘 개구부가 점막피부경계 뒤에 위치하게 되는데 이 과정을 결막화라고 부른다.[8] 점막피부경계는 눈꺼풀 앞면 2/3와 뒷면 1/3이 만나는 지점에 위치하지만, 정상 노인에서는 불규칙할 수 있다. 점막피부경계의 위치나 형태에서 나이와 관련된 유의미한 변화는 발견되지 않았다. 변화는 일반적으로 질병 상태, 특히 마이봄샘기능장애, 여드름주사acne rosacea 및 심각한 아토피 안질환에서 나타난다.

(5) 개구부(Orifice)

마이봄샘 개구부는 점막피부경계 바로 앞에 위치한다. 정상인에서 개구부는 둥근 모양으로, 좁아지거나 돌출pouting되는 경우가 거의 없으며 개구부 폐쇄는 발생하지 않는다. 개구부는 마이봄샘과 함께 선천적으로 없을 수도 있으며 각질 및 상피세포에 의해 막히기도 하고, 휴지기에는 열려 있는 것처럼 보이기도 한다. 개구부가 플러그로 막히면 결국 샘과 도관의 위축으로 개구부가 파괴될 수 있다. 마이봄샘 개구부가 좁아지고 돌출되는 현상은 나이가 들수록 증가한다. 개구부 돌출은 이전에 만성 눈꺼풀염에서 보고된 특징으로 도관 상피의 비대 및 각질화를 나타낼 것으로 생각된다. 증상이 없는 사람의 개구부가 돌출되는 것은 노화된 눈꺼풀의 특징일 뿐 아니라 마이봄샘기능장애의 초기 징후일 수 있다. 개구부가 좁아지는 것은 나이가 들수록 증가하며, 눈꺼풀 가장자리의 조직 스트레스가 균일하지 않게 분포하여 주변 상피 테두리cuff의 모양변화가 나타날 수 있다. 이는 이차 마이봄샘기능장애가 발생하는 여드름주사, 그리고 트라코마, 흉터유사천포창mucous membrane pemphigoid과 같은 심각한 점막질환에서 보고되었지만 정상인에서는 보고되지 않는다.

(6) 마이봄샘 중심도관(Main duct)

마이봄샘 그 자체는 젊은 사람들의 눈꺼풀판을 통과하는 노란색 줄무늬로 보인다. 마이봄샘 중심도관에는 세엽으로 이어지는 50–60개의 측면도관ductule을 가지고 있다. 마이봄샘은 변형된 피지샘으로 윗눈꺼풀은 약 30개, 아랫눈꺼풀은 20개를 포함한다. 윗눈꺼풀에서 마이봄샘의 길이는 약 10 mm로 아랫눈꺼풀 샘보다 5 mm 더 길다.

(7) 눈꺼풀판(Tarsal plate)

위눈꺼풀에서는 눈꺼풀판의 경계가 명확하지만 아래눈꺼풀에서는 경계가 다소 불명확하다. 눈꺼풀판은 질긴 섬유조직으로 구성되고 단단하여 눈꺼풀의 지지대 역할을 한다.

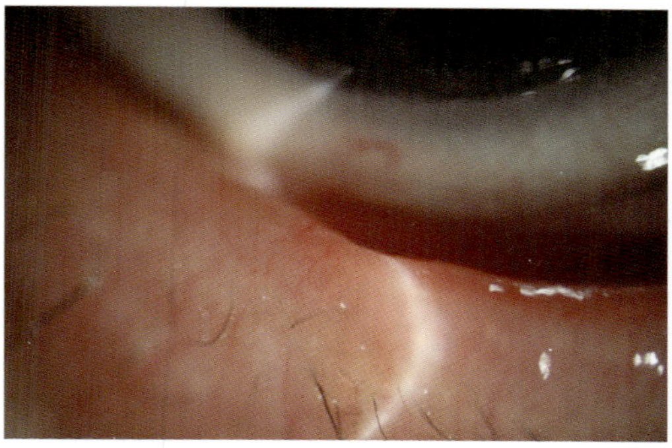

그림 15-2. **눈꺼풀가장자리의 라운딩.** 85세 환자의 아래눈꺼풀로 정상적인 눈꺼풀 모양이 소실되고 정상에 비하여 비후되어 있어 둥근 모양을 보인다.

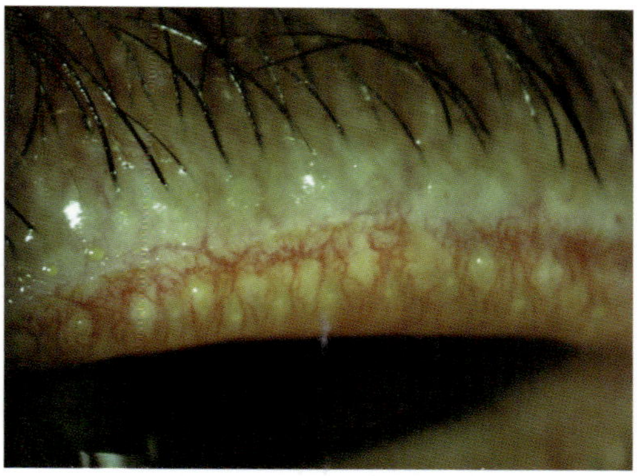

그림 15-3. **눈꺼풀가장자리의 혈관화.** 마이봄샘기능장애에서는 혈관화는 개구부보다 뒤쪽(결막쪽)에서 시작하여 앞쪽(피부쪽)으로 진행한다.

(8) 분비물(Secretions)

나이가 들수록 분비물의 양이 현저히 감소하며 마이붐이 잘 분비되는 개구부의 수가 줄어든다. 노화에 의한 마이붐의 감소는 일반적으로 분비물이 불투명해지거나 점성이 증가하는 등의 양상 변화를 동반하지 않으며, 이러한 분비물의 변화는 질병을 나타낼 수 있고 마이봄샘기능장애의 전형적인 특징인 마이봄샘 개구부의 폐쇄를 유발할 수 있음을 의미한다.

2) 마이봄샘기능장애의 눈꺼풀 구조

(1) 눈꺼풀가장자리

마이봄샘기능장애 환자의 눈꺼풀에는 여러 추가적인 형태학적 변화가 발생하며 이는 마이봄샘기능장애 등급 체계에 포함된다. 눈꺼풀이 두꺼워지는 것은 마이봄샘 질환의 일반적인 특징이지만, 앞쪽 가장자리의 둥근 윤곽 때문에 측정하기가 어렵다. 따라서 비교적 일정한 뒷눈꺼풀 가장자리부터 뒤쪽 속눈썹선까지로 측정한다. 뒷면 눈꺼풀가장자리의 라운딩rounding(그림 15-2)은 종종 비후와 관련이 있으며 눈꺼풀이 안구에 정상적으로 부착되는 것을 방해한다.

(2) 혈관화(Vascularization)

혈관화는 나이가 들수록 증가한다. 마이봄샘기능장애에서는 혈관화는 개구부보다 뒤쪽(결막쪽)에서 시작하여 앞쪽(피부쪽)으로 진행한다(그림 15-3). 과각화hyperkeratinization는 피부 가장자리의 습진으로, 얼굴 습진이 있는 아토피 환자에서 자주 발생하지만, 아토피가 아닌 환자에서도 발생한다. 이러한 과각화는 마이봄샘 개구부의 폐쇄를 유발한다고 생각된다. 눈꺼풀가장자리의 불규칙성irregularity은 종종 없어진 마이봄샘 개구부의 영역에서 조직의 흡수에 의해 발생하지만,[9] 반흔 혹은 궤양 눈꺼풀 질환에서 눈꺼풀 구조의 더 큰 왜곡과 함께 발생할 수도 있다.

(3) 점막피부경계

마이봄샘기능장애에서 점막피부경계의 위치

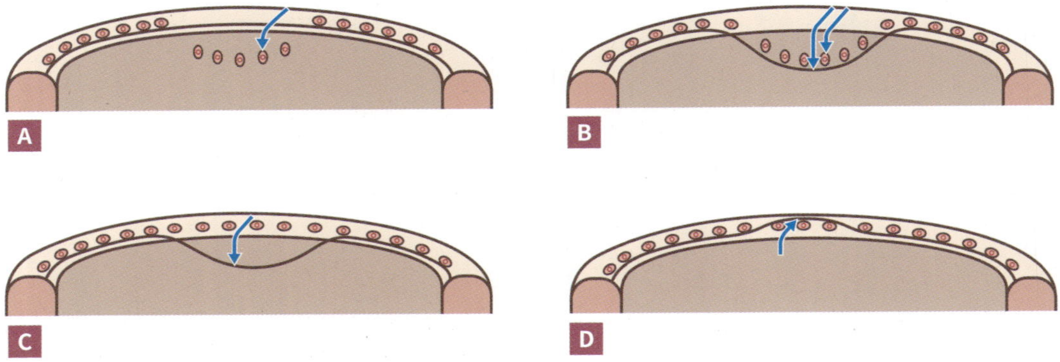

그림 15-4. **마이봄샘 개구부와 점막피부경계의 위치 변화를 나타낸 모식도.** (A) 개구부의 후방배치(Retroplacement), (B) 개구부 및 점막피부경계의 후방배치, (C) 점막피부경계의 후방배치, (D) 점막피부경계의 전방배치(Anteroplacement)

와 형태는 변화할 수 있다(그림 15-4). 점막피부경계는 경면반사specular reflection를 이용하여 확인할 수 있고 정상인에서는 눈물띠 앞 가장자리와 일치할 수 있으나 질환이 있는 경우에는 일치하지 않을 수 있다.

① 전방배치(Anteroplacement)

마이봄샘기능장애에서는 점막피부경계가 불규칙해진다. 점막피부경계가 앞으로 이동해 개구부가 점막 위에 있는 것처럼 보일 수 있다(그림 15-4D).

② 후방배치(Retroplacement)

뒤쪽 눈꺼풀가장자리가 편평상피화, 각질화를 통해 눈꺼풀판으로 확장되면서 점막피부경계가 뒤로 이동할 수도 있다(그림 15-4C). 마이봄샘 개구부가 점막피부경계와 이동하기도 하는데, 개구부의 이동 여부가 분비된 지질층이 점막피부경계를 지나 눈물막 표면에 전달될 수 있는지를 결정하게 된다. 이러한 점막피부경계는 뒤로 이동하는 경우가 더 흔하다.

③ 점막 흡수(Mucosal absorption)

이것은 점막피부경계의 후배치 없이 발생하여 개구부가 속눈썹선에서는 일정한 거리에 위치하지만, 눈꺼풀가장자리에서는 가깝게 위치할 수 있다.

④ 능선(Ridging)

샘 개구부 사이에 점막피부경계 혹은 조직의 능선 같은 융기가 있을 수 있다. 이는 점막 흡수에 의한 이차적인 현상일 수 있다.

점막피부경계와 관련하여 마이봄샘 개구부의 위치와 점막피부경계 자체의 전후 위치에 영향을 주는 중요한 변화가 발생하기도 한다. 점막피부경계는 눈꺼풀가장자리의 지질에 젖은 피부와 물에 젖은 점막 사이의 분수령을 형성하기 때문에 중요하다. 비반흔 마이봄샘기능장애, 이전에는 단순 마이봄샘기능장애라고 불리던 것은 점막피부경계의 앞에 마이봄샘 개구부가 위치하는 형태를 말한다.[4,5] 이러한 상황에서, 마이붐 공급을 호전시키면 기름이 눈물막지질층에 다시 유입될 수 있다. Yamaguchi는 나이에 따른 점막피부경계의 위치 변화를 연구하였는데, 처음에는 마이봄샘 개구부를 단독으로 침범하고, 그 다음에는 같은 위치에 존재하며 궁극적으로는 샘 개구부의 앞쪽으로 이동한다.[8] 이는 마이봄샘기능장애와 연관이 있는 것으로 밝혀졌다. 이러한 노화과정은 점막피부경계 뒤쪽으로 샘 개구부를 끌어당기는 반흔 질환과 상반된다. 두 변화 모두 샘 개구부의 위치가 점막피부경계 뒤에 놓이게 되지만, 생성 기전은 다르다. 비반흔 마이봄샘기능장애가 진행함에 따라 개구부 협착 또는 폐쇄, 도관주변 섬유화 periductal fibrosis가 유발될 수 있고, 이 경우 마이붐이 눈꺼풀에 압력을 주어도 배출되지 않는다. 이 상태에 도달하면 이전으로 되돌릴 수 없다는 것이 임상적으로 중요하다. 반흔 마이봄샘기능장애는 비반흔 마이봄샘기능장애와 함께 독립된 원발 질환으로 발생할 수 있지만, 대개는 다양한 형태의 반흔 결막염(예를 들어 트라코마, 다형홍반 및 천포창pemphigoid)과 연관되어 나타난다. 이 경우 점막하 결합조직의 흉터로 분비샘 말단도관은 노출되고 늘어지며, 그 위에 위치한 결막 또한 얇아진다. 이를 도관노출ductal exposure이라고 하며 갈비뼈처럼 살짝 볼록하게 올라온 것이 반흔 마이봄샘기능장애의 특징이다(그림 15-5). 또한, 영향을 받은 개구부는 점막피부경계를 가로질러 뒤쪽으로 견인되어 눈꺼풀판으로 이동할 수 있으며, 결국엔 시야에 보이지 않거나 흡수된다. 영향을 받는 도관들은 자주 막히지만, 간혹 샘 위로 압력을 주게 되면 투명한 마이붐을 배출하기도 한다. 영향을 받은 개구부는 점막에 위치하기 때문에 개구부에서 나오는 기름은 눈물막의 수성층에 방출되므로

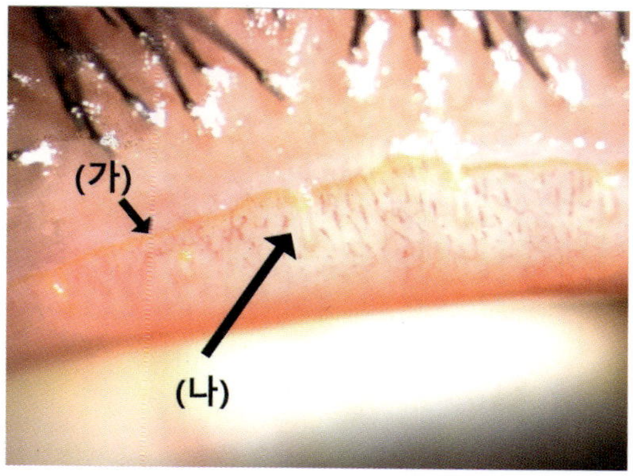

그림 15-5. **반흔 폐쇄마이봄샘기능장애에서 말단도관(terminal duct)의 노출**[가: 막스선(Marks line), 나: 말단도관의 노출]

눈물막 지질층에 효과적으로 기여하기는 어렵다. 이러한 상황은 구조적으로나 기능적으로나 비가역적이며, 치료로 염증의 악화를 방지할 수는 있으나 해부학적인 변화를 회복시킬 수는 없다. 이 상태에서도 점막피부경계는 뒤쪽으로 끌릴 수 있으며 결막 흉터 질환이 없는 경우 동일한 눈꺼풀테에 반흔과 비반흔 마이봄샘기능장애가 함께 발생할 수 있다. 마이봄샘기능장애의 부수적인 특징으로는 눈꺼풀가장자리의 rounding, notching, dimpling (그림 15-6), telangiectasia, 눈꺼풀 후부 경계의 혈관성 증가, 샘 개구부 사이의 상피 융기, 샘 개구부 구조의 소실, 샘의 낭포성 변화, 세엽 내의 결석concretion 형성, 그리고 콩다래끼가 있다.

(4) 개구부

마이봄샘 개구부는 말단 도관의 막힘, 점성이 높은 마이붐과 각질화된 세포 부스러기 혼합물로 인해 막힘plugging이 발생하거나 눈꺼풀 표면보다 높이 솟아오르는 돌출pouting 양상을 보일 수 있다. 이것은 마이봄샘기능장애의 병리

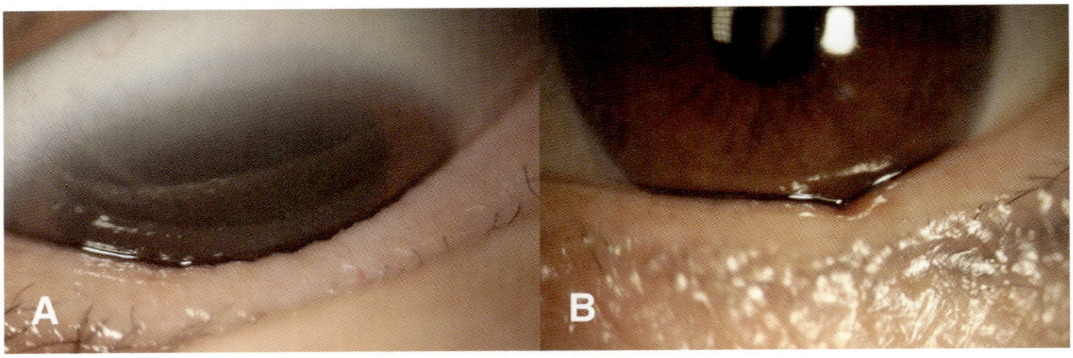

그림 15-6. 마이봄샘 개구부의 흡수로 발생한 눈꺼풀가장자리의 Dimpling (A)과 notching (B)

학적 임상 징후이다.

① 개수

개구부는 선천적인 증후군 혹은 마이봄샘기능장애에 의하여 후천적으로 개수가 감소되거나 중첩될 수 있다.

② 캡핑(Capping)(그림 15-7)

산재된 개구부들이 거친 표면을 지닌 기름 구체에 의하여 캡핑될 수 있으나 바늘 끝을 찔러 기름을 배출시킬 수 있다. 그 아래 개구부는 궤양이 생겨 있을 수도 있고 캡이 상피화 되어 있을 수도 있다. 캡핑은 정상 눈꺼풀에서도 관찰될 수 있다.

③ 돌출(Pouting)(그림 15-8)

마이봄샘기능장애의 초기 징후는 개구부의 돌출 혹은 융기이며 이는 표면으로 마이붐이 퍼져나가는 걸 막는다. 마이봄샘 개구부는 넓어질 수 있으며 압출 시 말단도관에서 농축된 분비물 혹은 다른 물질들이 배출될 수 있다.

④ 후방배치(Retroplacement)

이 용어는 뒤쪽 눈꺼풀가장자리를 포함하는

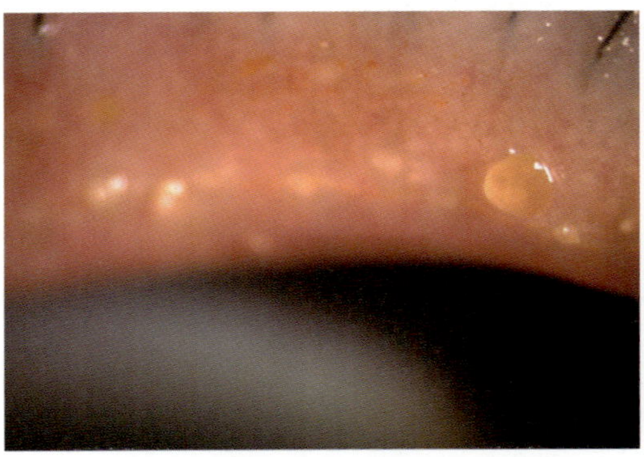

그림 15-7. 비반흔 폐쇄마이봄샘기능장애에서 개구부 캡핑(capping)

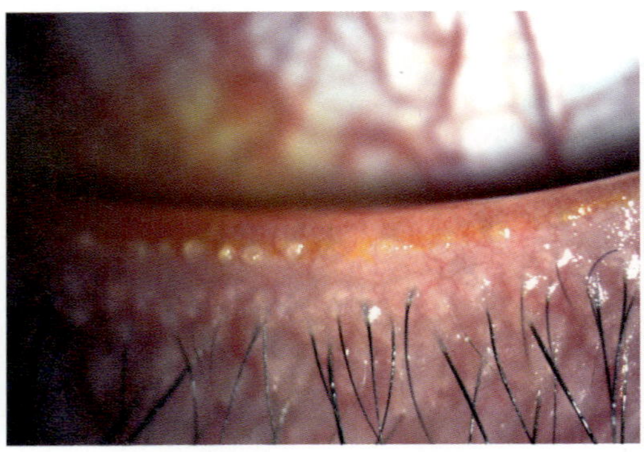

그림 15-8. 마이봄샘염에서 발생한 개구부의 돌출(pouting)

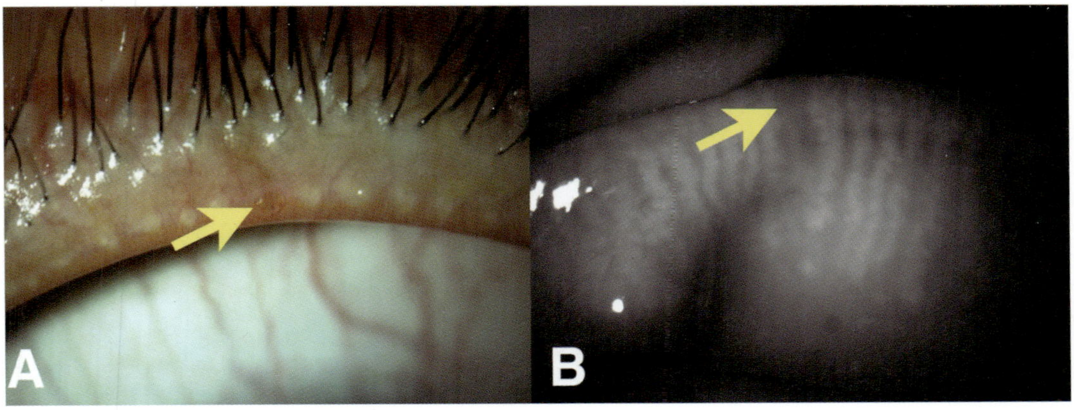

그림 15-9. **마이봄샘 개구부의 폐쇄.** 개구부의 전형적인 과녁판 모양(bull's eye pattern)이 보이지 않고 어두운 색을 보인다(A). 눈꺼풀을 눌렀을 때 폐쇄가 되었는지 정확하게 알 수 있다. 눈꺼풀을 뒤집어 그 개구부에 해당하는 마이봄샘을 보면 대개는 마이봄샘 소실이 관찰된다.

반흔 과정을 설명하기 위한 것으로 눈꺼풀 가장자리 점막 주변의 눈꺼풀판 점막에 발생하는 반흔 과정을 뜻한다. 샘 개구부는 눈꺼풀가장자리에 수직방향으로 타원형으로 길어지고 이러한 후방 이동은 도관 노출을 동반할 수 있다.

⑤ 소멸(Obliteration, narrowing)

개구부의 구멍이 안 보일 수 있다(그림 15-9). 이렇게 개구부가 좁아지면 눈꺼풀을 눌러도 마이붐이 분비되지 않는다. 개구부의 테두리가 보이지 않는 것은 초기 마이봄샘기능장애 노인 환자들에서 발생한다. 이러한 개구부의 소멸은 혈관침범과 동반될 수 있다.

⑥ 불투명한 개구부(Opaque orifice)

내측 개구부 테두리의 불투명도가 증가한다. 조직 손실 및 표면 함몰dimpling과 더불어 개구부 주변의 흉터가 발생할 수 있다. 이는 종종 눈꺼풀 가장자리의 퇴행 변화를 동반한다.

⑦ 도관노출(Duct exposure)(그림 15-5)

마이봄샘의 말단도관이 노출되는 것은 마이봄샘기능장애의 일반적인 특징으로 인접한 점막하에서 비가역적인 반흔과정이 존재함을 시사한다. 도관은 눈꺼풀가장자리에서 개구부를 형성하기 때문에 측면에서 전후로 회전하여 눈꺼풀가장자리의 표면에서 관찰된다. 초기단계에서는 도관이 뚫려 있고 기능할 수 있으나 나중에는 그렇지 않다. 변화는 눈꺼풀가장자리에서 몇 mm까지도 퍼질 수 있고 이는 도관이 길어지는 것과 관련이 있는지, 또는 눈꺼풀판 원위부에 흡수가 되어 발생한 것인지 명확하지 않다.

⑧ 도관의 낭포성 팽창(Cystoid dilation of duct)

낭포성 팽창은 도관의 경로를 따라 어디서든 마이봄샘의 경로를 따라 어두운 원형 또는 난형 영역으로 보일 수 있다(그림 15-10). 간혹 하나 이상의 마이봄샘을 침범하는 것처럼 보이는 확장된 시가cigar 모양의 구조가 발견되지만, 기존 방법으로 도관의 팽창과 샘의 팽창을 구별하는

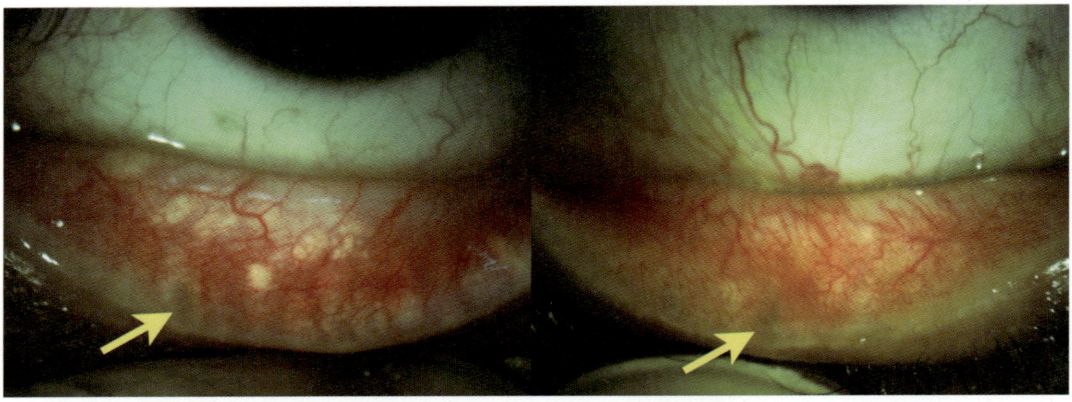

그림 15-10. **도관의 낭포성 팽창.** Cystoid dilation of duct 낭포성 팽창(화살표)은 도관의 경로를 따라 어디서든 마이봄샘의 경로를 따라 어두운 원형 또는 난형 영역으로 보일 수 있다.

것은 쉽지 않다. 확대되거나 왜곡되거나 짧아진 분비샘은 마이보그래피로 확인할 수 있다.

(5) 세엽(Acini)

세엽은 나이와 질병에 의한 변화에 영향을 많이 받는다.

① 가시성(Visibility)

앞서 언급한 것처럼 샘이 없거나 결핍된 것은 결핍된 개구부로 확인할 수 있다. 세엽의 존재는 젊고 염증이 없는 눈꺼풀에서 쉽게 관찰되지만 세엽의 가시성은 나이가 들수록, 그리고 만성 결막 염증이 있을 때 감소한다.

② 결석(Concretion)

결석은 마이봄샘의 선을 따라 관찰되기도 하는데 세엽 안에 석회염이 축적되어 발생하는 것으로 생각된다. 이는 마이봄샘과 일직선상에 있으며 해당하는 도관의 개구부는 막혀 있고, 마이붐은 배출되지 않는다.

③ 콩다래끼(Chalazia)

콩다래끼는 시간이 지남에 따라 천천히 진행하는, 피부를 통해 육안으로 관찰되고 만져지는 눈꺼풀판의 단단하고 통증이 없는 융기로 시작한다. 눈꺼풀에 하나만 생기기도, 여러 개가 생기기도 하며 여러 개가 합쳐지기도 한다. 윗눈꺼풀에서 호발하며 어린이보다는 성인에서 흔하게 발생한다. 여러 개의 콩다래끼는 젊은 층, 특히 만성 눈꺼풀결막염이 있는 지루성 환자에게서 더 많이 나타나며 노인이나 주사rosacea 환자에게도 발생할 수 있다.

(6) 눈꺼풀을 눌렀을 때의 분비물 (Secretion Expressed)

마이봄샘의 압출정도는 눈꺼풀을 눌러 나오는 분비물을 보고 평가한다. 손가락 압력, 면봉팁, 유리 막대 또는 Korb expression device를 사용하여 압력을 가하면 정상 눈꺼풀에서 개구부 위에 투명한 기름구가 생성된다. 특히 Korb expression device는 안에 스프링이 있는데 항상

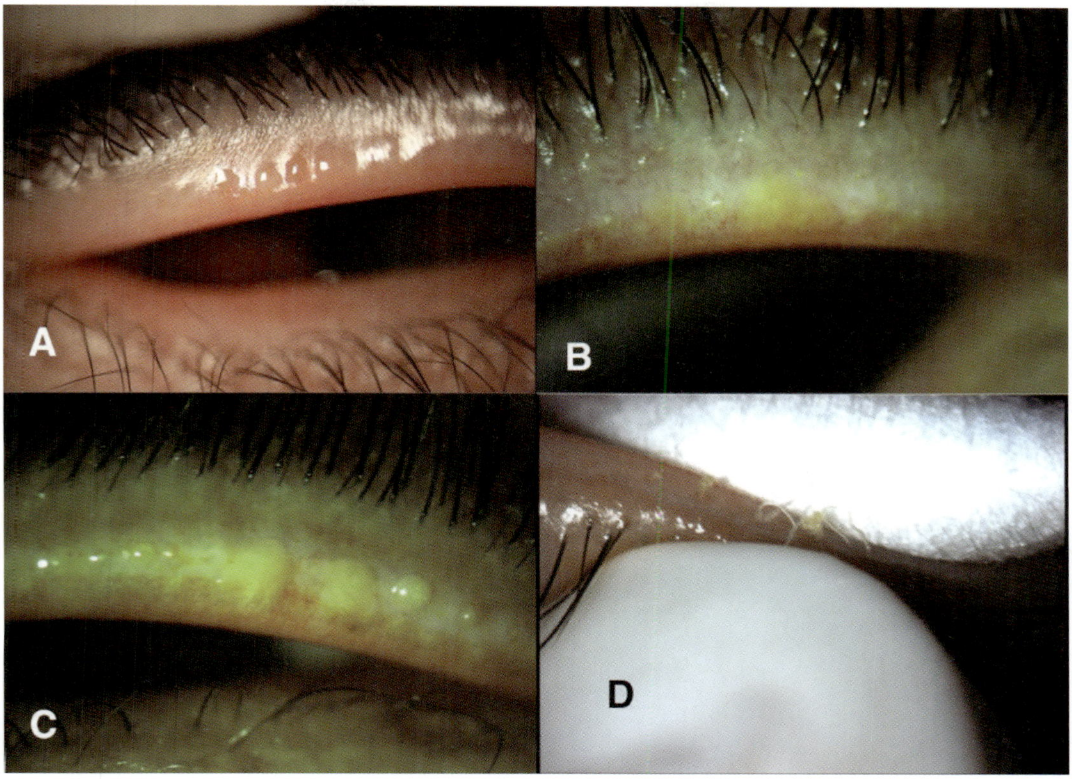

그림 15-11. 눈꺼풀을 눌렀을 때의 분비물. (A) Clear, (B) Cloudy, (C) Granular, (D) Inspissated

일정한 압력을 줄 수 있도록 고안되어 있다. 마이봄샘기능장애에서 이러한 방식으로 분비되는 마이붐의 질은 다음과 같다(그림 15-11).

① 투명(Clear): 정상으로 콩기름의 색깔을 띤다.

② 흐림(Cloudy): 전반적으로 탁한 액체 분비물

③ 과립(Granular): 보통 탁한 액체 분비물이지만 입자상 물질을 포함한다. 이 분비물들의 색은 희끄무레한 회색부터 노란색까지 다양하다.

④ 농축성(Inspissated): 반고형 플러그 또는 치약과 같은 물질; 플러그나 꼬불꼬불한 나사모양 실로 압출될 수 있다. 잘 배출되지 않고 압력을 세게 해야 나온다. 그 물질은 각질화된 상피 세포를 포함하고 있다.

분류체계는 아직 완전하지는 않지만 질병의 자연경과와 치료 연구의 목적을 위해 마이봄샘과 눈꺼풀 형태에 대한 상세한 평가를 가능하게 할 정도로 충분히 포괄적이다. 마이봄샘기능장애의 특징을 분류하는 목적은 그것들을 정량화 할 수 있는 기회를 제공하는 것이다.

2 마이봄샘 등급 평가를 위한 임상적 접근

여러 문헌에 설명된 방법 중 가장 공통된 접근은 마이봄샘 소실을 정량화하고, 마이붐의 질과 압출정도를 단계별로 구분하는 것이다. 압출된 분비물의 양이 추가적으로 측정가능한 파라미터로 제시되기도 하였으나, 이 파라미터는 압출된 분비물의 부피 측정이 개구부에서 나온 마이붐의 직경으로 기록되는데 적용된 압력의 정도와 지속시간의 영향을 받기 때문에 권장되지 않는다.[10] 마이봄샘기능장애의 정량적 평가는 그 중등도를 파악하고 치료에 대한 반응을 파악하는 데 중요하다. 또한, 이러한 평가는 임상실험 및 질병의 자연경과를 추적을 하는 데 필수적이다. Japanese MGD Working Group (LIME, Lid and Meibomian gland working group)은 다음 세 가지 징후/결과가 모두 있을 때 폐쇄마이봄샘기능장애obstructive Meibomian gland dysfunction가 있는 것으로 간주하였다.[11]

- 만성적인 눈의 불편함
- 마이봄샘 개구부 주변의 해부학적 이상이 하나 이상 있을 경우
  (1) 눈꺼풀가장자리의 혈관
  (2) 점막피부경계의 전방 또는 후방 이동
  (3) 눈꺼풀가장자리의 불규칙성
- 마이봄샘의 폐쇄(아래 두 가지 증상이 모두 있을 경우)
  (1) 세극등현미경 검사상 샘 개구부의 폐쇄 소견(돌출, 막힘 또는 능선)
  (2) 적당한 압력으로 압출 시 분비되는 마이붐의 감소

1) 마이봄샘 소실(Meibomian gland dropout: grading scales)

마이봄샘 소실은 마이보그래피에서 정상적인 마이봄샘의 세엽이 관찰되지 않는 것을 말하며 마이봄샘의 소실 혹은 위축을 의미한다(표 15-2). 마이보그래피에서는 눈꺼풀에 조명을 투과시키거나trans-illumination 눈꺼풀결막에 빛을 반사시킨 후 적외선 카메라로 촬영non-contact meibography하여 마이봄샘 소실을 확인할 수 있다. 투과조명기술은 상대적으로 시간이 더 많이 걸리고 환자가 불편을 느끼며 두꺼운 눈꺼풀판을 가진 환자들에서는 사용이 어렵고 특히 위 눈꺼풀에서는 거의 사용하지 않는다. Arita 등은 윗눈꺼풀 혹은 아랫눈꺼풀의 마이봄샘을 적외선을 사용하여 점막 쪽에서 촬영하는 비접촉 방식의 마이보그래피를 개발하였다.[12] 이 기술은 일반적인 투과조명을 사용한 마이보그래피보다 환자에게 덜 침습적이고 사용이 용이하다. Matsumoto 등은 평방밀리미터당 마이봄샘의 밀도를 눈꺼풀판을 뒤집어 생체 내 공초점현미경in vivo confocal microscopy을 사용하여 측정하였다.[2] 표 15-2에는 공초점현미경검사와 마이보스코프, 마이보그래피를 사용하여 마이봄샘기능장애에서 마이봄샘 소실을 관찰한 연구들을 요약하였다. Pflugfelder 등은 각 눈꺼풀의 비측과 이측 절반씩 마이보스코프를 사용하여 샘 소실의 정도를 소실이 없는 0, 1–33%의 소실이 있으면 1, 34–66% 소실이 있는 경우 2, 67% 이상 샘 소실이 있는 경우 3으로 나타냈다.[13] Mathers 등은 만성 안검염 환자의 마이봄샘기능장애의 빈도와 정도를 확인하기 위해 마이보그래피를 사용하였다. 아랫눈꺼풀의 중앙 8개의 샘 중 소

실된 총 샘의 수를 측정하여 샘 소실이 절반만 발생한 경우 0.5로 점수화하였다.[10,14] Shimazaki 등은 0에서 2까지로 구분하였는데 0은 샘 소실이 없을 때, 1은 아랫눈꺼풀의 절반 이하의 샘 소실, 아랫눈꺼풀의 절반 이상의 샘 소실일 때 2로 표기하였다.[15,16] de Paiva 또한 아랫눈꺼풀을 0–4점 척도를 사용하였는데, 0은 탈락이 없는 경우, 1은 25% 이하, 2는 50% 이하, 3은 75%

표 15-2. 마이봄샘을 촬영하는 기술에 따른 등급 분류[25]

촬영 방법	눈꺼풀	점수 체계	참고문헌
마이보스코프 (Meiboscopy)	아랫눈꺼풀	0 = 소실(dropout) 없음 1 =≤ 33% 2 = 34-66% 3 =≥ 67% 부분 혹은 전체 마이봄샘 소실의 백분율(%) 코쪽, 귀쪽 절반으로 나누어 각각 측정	Pflugfelder et al.[13]
접촉식 마이보그래피 (transillumination)	아랫눈꺼풀	아랫눈꺼풀 중심부 8개의 마이봄샘 중 소실된 샘의 개수 측정 샘 소실이 절반만 발생한 경우 0.5점으로 계산	Mathers et al.[14,26]
		1 = 정상 2 = 샘 구조물이 관찰되나 약간 흡수된 양상 3 = 위축된 세엽(acini); 도관은 관찰됨 4 = 구조물이 관찰되지 않음	Jester et al.[27]
	아랫눈꺼풀	0 = 소실 없음 1= ≤ 50% 소실 2 = ≥51% 소실	Shimazaki et al.[15,16]
	아랫눈꺼풀	샘 소실: 아랫눈꺼풀 코쪽 절반에서 측정 0 = 소실 없음 1 =≤25% 2 =≤50% 3 =≤75% 4 =≤100%	de Paiva et al.[17] 눈꺼풀점수와 표현성 점수를 합산 (0-11)
	아랫눈꺼풀 15개 샘	게슈탈트 방식(Gestalt methcd): 1 = 짧아진 샘(partial glands, PGs) 없음 2 = <25% PGS 3 = 25-75% PGs 4 = >75% PGs	Nichols et al.[28]
비접촉식 마이보그래피	윗눈꺼풀과 아랫눈꺼풀	0 = 소실 없음 1 = 샘 소실이 전체의 33% 미만 2 = 샘 소실이 33-67% 3 = 샘 소실이 67% 초과 윗눈꺼풀과 아랫눈꺼풀 각각 점수 매겨 합산 (0-6점)	Arita et al.[12]
공초점 현미경	아랫눈꺼풀과 / 혹은 윗눈꺼풀	세엽의 밀도: 샘 개수/mm^2 (400 x 400 μm field 기준으로) 평균 샘 지름 측정	Matsumoto et al.[2]

이하, 4는 100% 소실이 발생한 경우로 정하였다.[17] Arita 등은 촬영한 사진의 몽타주들을 이용하여 마이봄샘 소실을 정량화하였는데, 0은 소실이 없는 경우, 1은 1/3 미만의 소실, 2는 1/3 이상 2/3 이하의 소실, 3은 2/3 초과의 소실로 정했으며 이를 마이보스코어meiboscore라고 불렀다.[12] 마이봄샘 소실이 마이붐 질의 변화 및 눈물막 지질층의 안정성의 변화, 증발 손실 증가 및 안구표면손상과 같은 마이봄샘 폐쇄의 임상적 양상들과 연관이 있다는 증거들이 나오고 있다.[2,18] 이러한 마이봄샘 소실의 변화를 검사하여 지속적으로 비교한다면 장기적 진행에 대한 정보를 얻을 수 있을 것이다.

비반흔 마이봄샘기능장애의 기전을 고려하면, 말단도관 폐쇄 및 세엽의 손실(특히 원위부 손실)로 인해 마이붐 배출이 감소될 것으로 생각된다. 이러한 효과는 윗눈꺼풀 및 아랫눈꺼풀의 마이봄샘 소실을 측정하여 예측할 수 있으며, 보다 정확하게 반영하려면 윗눈꺼풀과 아랫눈꺼풀의 마이봄샘 소실 점수를 모두 고려하는 것이 필요하다. 아직 마이봄샘기능장애의 표준화된 임상적 등급에 사용해야 하는 기준에 대한 합의가 없는 상태이다. 마이보그래피는 객관적인 기록을 남길 수 있고, 점수를 매길 수 있기 때문에 진단 장비로서 매력적이다. 향후 임상실험을 위하여, 마이봄샘 소실을 보다 정확하게 기록하고 전략적으로 중요한 부분인 말단도관에 초점을 맞추어 촬영할 수 있는 디지털 영상 기술이 개발될 수 있을 것이다.

2) Meibomian Gland Expression: Grading Scales

정상 피험자들의 경우, 눈꺼풀을 누르면 도관에 있던 마이봄샘 분비물과, 근위 세엽에 존재하는 마이봄샘 분비물이 나와 개구부를 중심으로 맑은 기름 웅덩이를 형성한다. 그 분비물을 마이붐Meibum이라고 부른다.[19] 마이봄샘기능장애에서는 마이붐의 질과 압출정도가 모두 변화한다. 변질된 분비물과 각질화된 상피파편의 혼합물로 구성된 이 물질은 meibomian excreta이라고 한다.

마이봄샘 압출을 하면 지질 분석을 위한 마이붐 검체를 얻을 수 있어 마이봄샘기능장애의 진단에 필수적이다(표 15-3). 눈꺼풀 말단부에 압력을 가해 마이봄샘의 압출정도를 확인하는 것이 일반적이나, 압력을 표준화하는 여러 방법들도 개발되었다. 눈꺼풀이 정상인 경우 가벼운 압력으로도 도관의 분비를 유발할 수 있다. 강한 압력은 세엽에서 분비전presecretory 지질까지도 방출시킬 수 있다. 마이봄샘기능장애가 심한 환자에서는 마이붐을 압출하기 위해서 혹은 치료 목적으로 강한 압력이 필요할 수 있다. 압출정도는 간혹 마이봄샘의 기능과 동일시되며 밀접한 연관이 있을 것으로 보이나 압출정도 그 자체가 분비능력의 측정을 의미하는 것은 아니며, 분비능력을 대신 가늠해볼 수 있는 하나의 방법으로 생각해야 한다.

마이봄샘기능장애에서 분비된 마이붐의 질은 맑은 액체부터 탁한 액체, 미립자 물질을 함유한 점성 액체, 불투명하고 치약 같은 물질까지 다양한 모습으로 나타난다. 이러한 질은 다양한 등급체계에서 사용된다.[4,10,14](표 15-3). 4점

시스템에서 마이붐 질 점수는 0점, 맑은 액체(정상), 1점, 탁한 액체, 2점, 고운 입자가 있는 흐린 액체, 3점, 치약과 같은 양상으로 구분된다.[4] 그림 15-11과 유사하게 Mathers 체계에서는 1점은 투명하고, 2점과 3점은 액체이지만 투명성이 감소한 것이고, 4점은 치약과 같은 고체형태이다.[20] 정해진 수의 마이봄샘에 압력을 가해 점수를 매길 때 두 가지 방법을 사용할 수 있다. 하나는 마이봄샘 중 가장 높은 등급의 점수만 기록하는 것이다. 이 경우 단일 영역에서 점수 범위는 0에서 3점까지이다. 다른 하나는 압출한 각 마이봄샘의 점수를 합산하여 기록하는 것이다. 8개의 샘을 압출하여 질을 확인한 경우, 점수 범위는 0에서 24점(8개 × 3점)까지가 되는 것으로, 이러한 점수 계산 방법을 International Workshop on Meibomian Gland Dysfunction에서 권장하였다.[7] 그러나 간혹 정상적인 눈꺼풀에서 압출이 이루어지지 않는 경우, 이는 완전한 폐쇄를 의미하는 것일 수 있다. 따라서 질병이 진행함에 따라 압출이 되지 않는 마이봄샘의 수가 증가하게 되면 역설적으로 총질 점수가 하락하는 단점이 있다.

또한, 검사자의 손가락을 이용하는 수지 압출 시 마이봄샘의 압출정도를 점수로 매긴 연구도 있었고,[13,15] 단독 혹은 여러 개의 마이봄샘을 표준화된 압력을 적용하여 압출정도를 측정한 Korb와 Blackie의 연구도 있었다(표 15-3).[21-23] 여러 샘에 표준화된 힘을 적용하기 위해 특수하게 만들어진 기구를 사용하여 10에서 15초간 압력을 가하였다.[24] Shimazaki는 각기 다른 압력을 가하여 수지압출 시 나타난 압출정도를 추가적으로 측정하였다. Pflugfelder와 Korb의 연

표 15-3. 마이봄샘 압출에 따른 압출정도 등급 체계[25]

방법	관찰 항목	등급체계	참고문헌
마이붐 특징			
수지압력 (아랫눈꺼풀 중심부 8개 샘)	배출된 마이붐 양	0= 정상 양. 개구부만 덮음 1= 정상의 2-3배 증가 2= 정상 3배 이상 증가 3= 정상 10배 이상 증가	Mathers et al.[14,26]
	배출된 마이붐의 점성	1=정상, 투명, 입자가 몇 개 있을 수 있음 2=일반 점도를 가짐 3=점도가 증가 4=매우 걸쭉해짐(치약양상)	Mathers et al.[14,26]
	배출된 마이붐의 양과 점성	폐쇄성(Obstructive): 점성 ≥3점 (1, 투명; 2, 살짝 불투명; 3, 매우 불투명; 4, 치약양상) 평균 지질의 양 ≤0.3 mm (압출된 마이붐 웅덩이의 지름) 샘소실: >0 (중심부 8개 샘 관찰한 것으로 가정) 지루성(Seborrheic): 점성: 기준 없음 평균 지질의 양: >0.7 mm	Mathers et al.[14,26] Mathers and Billborough[20]
	건성안과 눈꺼풀염으로 의뢰된 환자들을 대상으로 ADDE 감별 n = 전체 513명 중 정상 여성 76명		

방법	관찰 항목	등급체계	참고문헌
마이붐 질과 압출능			
수지압력 (눈꺼풀 및 샘 개수 기술 안됨)	마이붐 질	0= 투명한 액체 1= 탁한 액체 2= 불투명하고 입자가 있는 액체 3= 농축되어 치약 같은 고체	Bron et al.[4]
수지압력 (중심부 5개 샘)	마이붐 압출정도	0= 모든 샘 분비 1= 3-4개 샘 분비 2= 1-2개 샘 분비 3= 샘 분비 없음	Pflugfelder et al.[13]
표준화된 압력 (중심부 8개 샘)	MYGLS 점수	8개 샘 중 액체 분비물이 관찰된 샘 개수	Korb and Blackie[23,24]
마이붐 압출능			
다양한 정도의 수지압력 (아랫눈꺼풀에 가볍게 혹은 세게 압출)	마이붐의 표현성	배출된 분비물 분석 0= 투명한 마이붐, 쉽게 배출됨 1= 탁한 마이붐, 쉽게 배출됨 2= 적당한 압력으로 배출된 탁한 마이붐 3= 강한 압력으로도 배출되지 않는 마이붐	Henriquez and Korb28 Shimazaki et al.[15,16]
다양한 정도의 수지압력 (Shimazaki schema)	눈꺼풀 형태, 압출정도 및 마이보그래피 확인	눈꺼풀 가장자리: 불규칙성 모세혈관 확장 개구부 막힘 점막피부경계 이동 (각 항목 있을 때마다 1점씩)	Arita et al.[12]
	임상검사 결과 폐쇄 마이봄샘 기능장애 53명 나이, 연령에 따른 대조군 60명	윗눈꺼풀의 마이붐 압출정도 0= 쉽게 배출되는 투명한 마이붐 1= 약한 압력에 배출되는 탁한 마이붐 2= 적당한 압력에 배출되는 탁한 마이붐 3= 강한 압력으로도 배출되지 않는 마이붐	
		마이보그래피: 윗눈꺼풀과 아랫눈꺼풀의 마이보스코어(Meiboscore) 합산점수(0, 소실 없음; 샘소실이 전체의 <33%면 1점; 33-67면 2점; ≥67%일 경우 3점)	

ADDE= Aqueous deficient dry eye
MYGLS = Meibomian glands yielding liquid secretion

구에서는 고정된 수의 마이봄샘을 압출하여, 액체 분비물의 질과 관계없이 마이붐이 분비되는 마이봄샘만 점수를 매기는 방식Meibomian glands yielding liquid secretion (MGYLS) score을 사용하였다 (표 15-3). 측정범위를 늘리고 윗눈꺼풀과 아랫눈꺼풀의 전체 길이의 상태를 반영하기 위해 각 눈꺼풀의 비측, 중심부 및 이측의 총 압출정도를 측정하여 합산 점수를 만들 수 있다. 앞에서 언급한 대로 젊은 정상 피험자들에서 눈꺼풀을 눌렀을 때 정상적인 마이붐이 분비되는 마이봄샘의 개수를 압출정도라고 한다면, 압출정도는 눈꺼풀의 각 위치마다 달라질 수 있고 코쪽에서 귀쪽으로 갈수록 점진적으로 감소하게 된다.[21,22] 그렇지만 눈꺼풀의 이측 부분을 점수매기기보다는 윗눈꺼풀과 아랫눈꺼풀의 비측과 중심부의 점수를 매겨 각 눈꺼풀의 점수를 합산하는 것이 더 합리적일 수 있다.

3) Grading Morphological Lid Changes: Grading Scales

마이봄샘기능장애의 다른 형태학적 특징에 대한 등급 부여는 앞에서 논의되었으며 표 15-2에 제시되어 있다. 등급 척도는 각 눈꺼풀을 4등분하고 각 영역에서 가장 높은 수준의 변화를 점수화할 수 있다.[4] 이러한 방식으로 선택된 특징을 정량화하면 마이봄샘기능장애 점수를 종합하여 계산할 수 있으며, 이 점수는 마이봄샘 압출정도 및 소실 측정과 함께 사용될 수 있다.[5] 이 접근법은 de Paiva 등이 정상 피험자와 눈에 자극이 있는 피험자를 비교하여 채택했다.[17] 다음과 같이 마이보그래피 등급(표 15-2 참조)과 눈꺼풀 형태변화 등급을 결합하여 척도 범위가 0–11인 종합 점수를 생성했다: 샘 개구부 화생의 존재는 1, 부재는 0, 붓질자국(선형 혈관의 특징)의 존재는 1, 부재는 0, 5개의 아랫눈꺼풀 마이봄샘에 가해지는 수지 압력을 이용한 압출정도: 0은 5개의 마이봄샘에서 마이붐이 분비되는 경우, 1은 4개, 2는 3개, 3은 2개, 4는 1개, 5는 마이붐이 분비되는 마이봄샘이 없는 경우이다.[17] 마찬가지로 Arita 등은 눈꺼풀 이상 유무에 대해 다음과 같이 점수를 산정하였다: 눈꺼풀가장자리의 불규칙성, 눈꺼풀테 혈관 확장telangiectasia, 마이봄샘 개구부의 막힘, 점막피부경계의 전방 또는 후방 이동이 있는 경우를 각각 평가하여 총 0–4의 점수를 산정한다.

마이봄샘기능장애의 정량화는 마이붐의 질과 압출정도를 측정하는 것부터 시작한다. 마이봄샘기능장애가 있을 때 치료를 시작 시 점수를 평가하고, 추적관찰 시 주기적으로 점수를 측정해야 한다. 치료에 대한 반응을 모니터링하는 방법으로는 윗눈꺼풀 및 아랫눈꺼풀의 중심부 및 비측 눈꺼풀 영역에서 압력을 가하고 배출된 점수들을 종합하여 고려해야 한다.

비록 이러한 등급 매기는 접근법이 경미한 질병과 심각한 질병을 구별하기 위해 사용되고 있지만, 그 재현성은 아직 잘 알려져 있지 않으며, 따라서 질병 중등도의 작은 변화를 보여줄 수 있는지는 명확하지 않다. 한편 마이봄샘 소실이 마이봄샘기능장애 중증도와 밀접한 관련이 있다는 증거들은 많다. 따라서 가능하면 마이보그래피를 사용하여 첫 내원 시 마이봄샘 소실을 측정 후 기준선을 확인할 것을 권장한다. 기준 측정은 임상시험에서 등급 분류 목적으로 사용할 수 있으나, 그러한 임상시험이 장기화되거나 질병의 자연경과를 확인하거나 부작용으로 마이봄샘 손상이 발생하는 경우 시간 경과에 따른 기록을 제공할 수 있다.

많은 연구들에서 마이봄샘기능장애를 점수화할 수 있는 방법들을 제시하였으나 아직 전세계적으로 표준화된 등급체계는 정해지지 않았다. 향후 새롭고 정량적인, 반복성이 뛰어난 점수체계를 개발한다면 마이봄샘기능장애의 진단과 치료 경과관찰에 큰 도움이 될 것이다.

References

1. Gutgesell VJ, Stern GA, Hood CI. Histopathology of meibomian gland dysfunction. Am J Ophthalmol. 1982;94:383-7.
2. Matsumoto Y, Sato EA, Ibrahim OMA, Dogru M, Tsubota K. The application of in vivo laser confocal microscopy to the diagnosis and evaluation of meibomian gland dysfunction. Mol Vis. 2008;14:1263–71.
3. Obata H. Anatomy and histopathology of human meibomian gland. Cornea. 2002;21:S70-74.
4. Bron AJ, Benjamin L, Snibson GR. Meibomian gland disease. Classification and grading of lid changes. Eye (Lond). 1991;5 (Pt 4):395-411.
5. Foulks GN, Bron AJ. Meibomian gland dysfunction: a clinical scheme for description, diagnosis, classification, and grading. Ocul Surf. 2003;1:107-26.
6. McCulley JP, Dougherty JM, Deneau DG. Classification of chronic blepharitis. Ophthalmology. 1982;89:1173-80.
7. Hykin P, Bron A. Age-related morphological changes in lid margin and meibomian gland anatomy. Cornea. 1992;11:334-42.
8. Yamaguchi M, Kutsuna M, Uno T, Zheng X, Kodama T, Ohashi Y. Marx line: fluorescein staining line on the inner lid as indicator of meibomian gland function. Am J Ophthalmol. 2006;141(4):669–75.
9. Ha M, Kim JS, Hong SY, Chang DJ, Whang WJ, Na KS, et al. Relationship between eyelid margin irregularity and meibomian gland dropout. Ocul Surf. 2021;19:31–7.
10. Mathers WD. Ocular evaporation in meibomian gland dysfunction and dry eye. Ophthalmology. 1993;100:347-51.
11. Amano S, Arita R, Kinoshita S. Definition and diagnostic criteria for meibomian gland dysfunction. あたらしい眼科. 2010;27:627-631.
12. Arita R, Itoh K, Inoue K, Amano S. Noncontact infrared meibography to document age-related changes of the meibomian glands in a normal population. Ophthalmology. 2008;115(5):911–5.
13. Pflugfelder SC, Tseng SC, Sanabria O, Kell H, Garcia CG, Felix C, et al. Evaluation of subjective assessments and objective diagnostic tests for diagnosing tear-film disorders known to cause ocular irritation. Cornea. 1998;17(1):38–56.
14. Mathers WD, Shields WJ, Sachdev MS, Petroll WM, Jester JV. Meibomian gland morphology and tear osmolarity: changes with Accutane therapy. Cornea. 1991;10(4):286–90.
15. Shimazaki J, Goto E, Ono M, Shimmura S, Tsubota K. Meibomian gland dysfunction in patients with Sjögren syndrome. Ophthalmology. 1998;105(8):1485–8.
16. Shimazaki J, Sakata M, Tsubota K. Ocular surface changes and discomfort in patients with meibomian gland dysfunction. Archives of ophthalmology. 1995;113:1266-70.
17. de Paiva CS, Lindsey JL, Pflugfelder SC. Assessing the severity of keratitis sicca with videokeratoscopic indices. Ophthalmology. 2003;110:1102-9.
18. Ha M, Oh SE, Whang WJ, Na KS, Kim EC, Kim HS, Kim JS, Hwang HS. Relationship between meibomian gland loss in infrared meibography and meibum quality in dry eye patients. BMC Ophthalmol. 2022 Jul 4;22(1):292.
19. Nicolaides N, Kaitaranta JK, Rawdah TN, Macy JI, Boswell FM 3rd, Smith RE. Meibomian gland studies: comparison of steer and human lipids. Invest Ophthalmol Vis Sci. 1981 Apr;20(4):522-36.
20. Mathers WD, Billborough M. Meibomian gland function and giant papillary conjunctivitis. American journal of ophthalmology. 1992;114:188-92.
21. Blackie CA, Korb DR. Recovery time of an optimally secreting meibomian gland. Cornea. 2009;28:293-7.
22. Blackie CA, Korb DR. The diurnal secretory characteristics of individual meibomian glands. Cornea. 2010;29:34-8.
23. Korb D, Blackie C. Diagnostic versus therapeutic meibomian gland expression. American Academy of Optometry annual meeting in Orlando. 2009.
24. Korb DR, Blackie CA. Meibomian gland diagnostic expressibility: correlation with dry eye symptoms and gland location. Cornea. 2008;27:1142-7.
25. Tomlinson A, Bron AJ, Korb DR, Amano S, Paugh JR, Pearce EI, et al. The international workshop on meibomian gland dysfunction: report of the diagnosis subcommittee. Invest Ophthalmol Vis Sci. 2011;52(4):2006–49.
26. Mathers WD, Shields WJ, Sachdev MS, Petroll WM, Jester JV. Meibomian gland dysfunction in chronic blepharitis. Cornea. 1991;10(4):277–85.
27. Jester JV, Nicolaides N, Smith RE. Meibomian gland dysfunction, I: keratin protein expression in normal human and rabbit meibomian glands. Invest Ophthalmol Vis Sci. 1989;30:927-35.
28. Nichols JJ, Berntsen DA, Mitchell GL, Nichols KK. An assessment of grading scales for meibography images. Cornea. 2005;24(4):382–8.
29. Henriquez AS, Korb DR. Meibomian glands and contact lens wear. Br J Ophthalmol. 1981;65:108-11.

Chapter 16

모낭충눈꺼풀염의 진단

Diagnosis of demodex blepharitis

중앙의대 **전 연 숙**

눈꺼풀염은 크게 앞눈꺼풀염anterior blepharitis과 뒤눈꺼풀염posterior blepharitis으로 나뉜다. 앞눈꺼풀염은 피부와 속눈썹에 포도알균에 의한 직접적인 감염, 면역반응, 독소 등에 의해 유발된 반응을 말하며, 뒤눈꺼풀염은 변연점막marginal mucosa, 피부점막접합부mucocutaneous junction, 마이봄샘 개구부orifice 및 말단도관terminal duct, 인접한 피부에 발생한 염증을 통칭하며 마이봄샘기능장애는 뒤눈꺼풀염을 유발하는 질환의 하나이다. 모낭충은 눈꺼풀의 앞쪽과 뒤쪽 모두에 염증 변화를 유발할 수 있으며 특히, 뒤눈꺼풀 부위에서 마이봄샘의 배출이상, 마이붐의 조성 변화 및 기능 이상을 유발하여 치료를 어렵게 한다.[1,2]

모낭충눈꺼풀염은 최근 전안부 영역에서 중요한 질환으로 자리를 잡아 과거에 비해 인식이 많이 바뀌었지만, 여전히 다른 질환으로 오인되는 경우가 많다. 이로 인해 적절한 치료를 받지 못한 모낭충눈꺼풀염은 반복적인 다래끼, 충혈, 각막염, 시력저하 등으로 환자의 삶의 질에 영향을 미치고 있다. 모낭충눈꺼풀염의 진단에서 가장 중요한 것은 질병을 염두에 두고 세극등현미경에서 눈썹을 자세히 관찰하는 것부터 시작된다.

1 모낭충

모낭충은 사람의 피부에 기생하는 가장 흔한 체외기생충으로, 머리-목 부분과 몸통-꼬리 부븐으로 나뉘는 투명하고 길쭉한 형태를 가진다. 머리-목 부분에 4쌍의 다리와 긴 꼬리가 특징적이다. 모낭충의 종류는 100종 이상이며 포유류의 털피지샘pilosebaceous에 기생하는 편성기생충obligatory parasite이다. 그중 사람에게는 *Demodex folliculorum*와 *Demodex brevis* 두 종류가 가장 흔하다(그림 16-1A, B). *Demodex folliculorum*는 0.35-0.4 mm 길이로 주로 눈썹 소포lash follicle에 모여 존재하며 만성 앞눈꺼풀염을 일으킨다. *Demodex brevis*는 0.15-0.2 mm로 짧으며 마이봄샘과 피지샘에 존재하며 뒤눈꺼플염, 마이봄샘염, 다래끼 등을 유발한다. 성체의 수명은 약 14일에서 18일이다.[3] 건강한 10

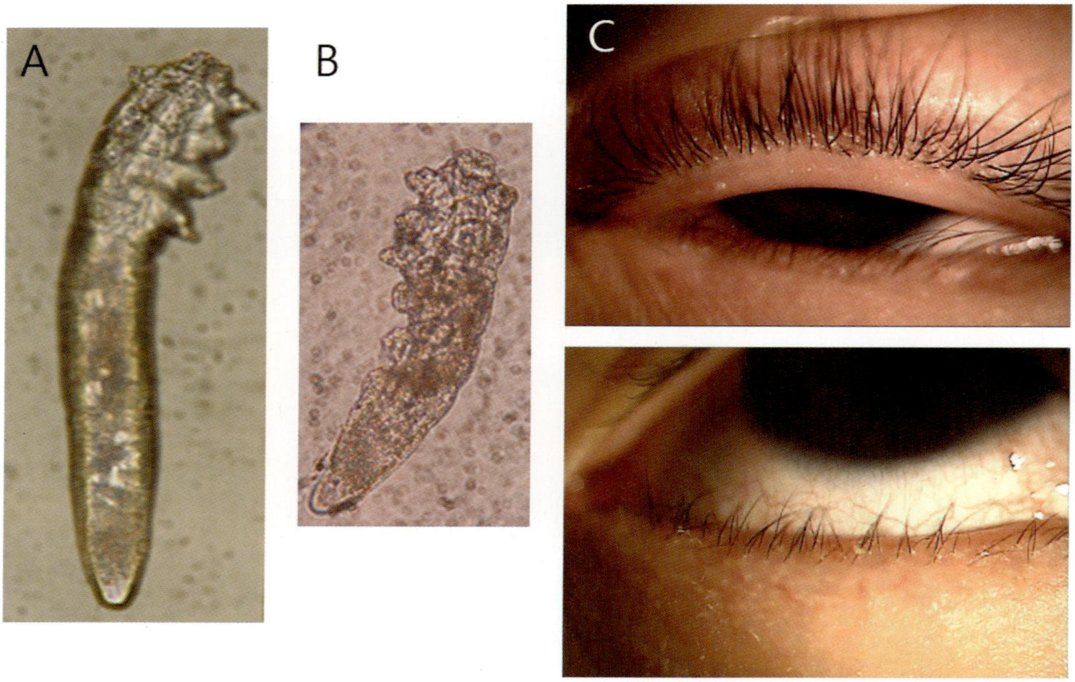

그림 16-1. (A) Demodex folliculorum, (B) Demodex brevis, (C) 특징적인 cylindrical dandruff

세 이하의 어린이 피부에서는 존재하지 않는 것으로 생각되고, 연령에 따라 증가하며 노인의 피부에서는 100% 존재한다고 알려져 있다.[4]

모낭충에 의한 마이봄샘기능장애의 발병기전은 아직 확립되지는 않고, 임상 연구 수준에서 진행 중이다. 모낭충은 속눈썹 모낭 깊숙이 파고들어 상피세포와 피지를 섭취한다. 그들의 침샘은 단백분해효소와 지방분해효소를 방출하여 소화시키는데 그 과정에서 소화된 상피세포, 케라틴, 모낭충 알, 비듬과 지질, 사망한 모낭충의 사체, 각종 화학물질 등이 결합되어 노폐물을 생성하여 속눈썹 밑부분에 cylindrical dandruff (collarettes, 잔고리)를 형성한다(그림 16-1C). 따라서, 이 collarettes의 존재는 모낭충 눈꺼풀염의 진단에 매우 중요한 단서이다.[5,6] Collarettes가 있는 경우 모낭충이 발견되는 경우는 90%이며, collarettes가 없는 경우는 약 8.8%에서 발견된다. 특히, 어린이는 마이봄샘과 피지샘이 미성숙하고 모낭충 감염기간이 짧기 때문에 collarettes가 1개라도 발견된다면 매우 큰 의미를 갖는다.

2 모낭충의 진단

모낭충의 진단은 임상적으로 만성눈꺼풀염, 반복적인 다래끼, 비정상적인 각결막염, 일반적인 속눈썹세척 및 치료에도 반응하지 않는 눈꺼풀염이 있을 때 모낭충눈꺼풀염을 의심한다. 노력과 비용이 들지만 가장 정확하고 확실한 방법은 의심되는 눈썹을 뽑아 현미경에서 모낭충의

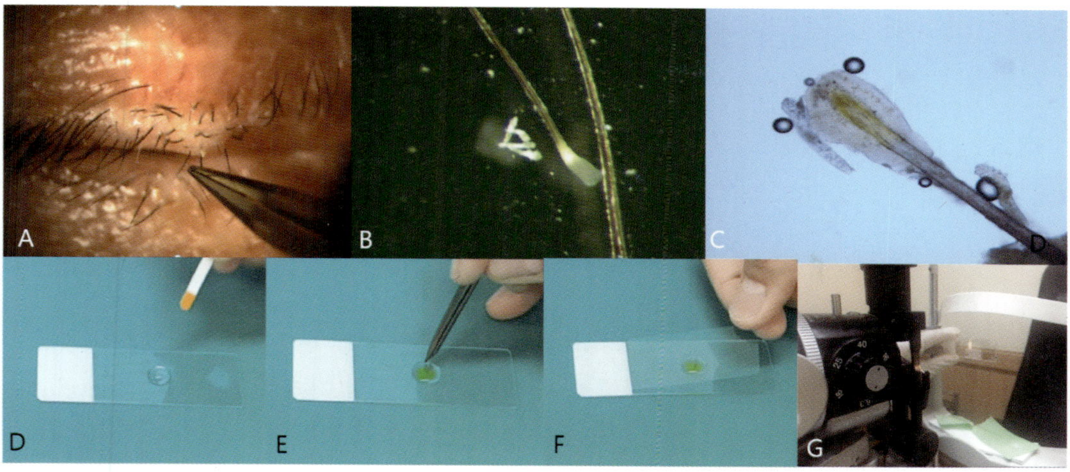

그림 16-2. **속눈썹을 뽑아 현미경에서 모낭충을 관찰하는 방법.** (A) Collarettes가 있는 눈썹을 뽑는다. (B) 세극등현미경으로 4마리 모낭충이 확인된다. (C) 광학현미경으로 2마리 모낭충이 확인된다. (D) 평형염액이나 하이셀을 유리슬라이드에 올린다. 형광염색(fluorescein staining)을 할 수도 있다. (E) 눈썹을 올린다. (F) 커버슬라이드를 조심히 올린다. (G) 세극등현미경으로 관찰한다.

존재를 직접 확인하는 것이다.

먼저 모낭충의 질병특유징후pathognomonic sign인 Collarettes가 있는 속눈썹을 위 아래 눈꺼풀에서 2개씩 뽑은 후 평형염액이나 식염수, 하이셀 등을 올려놓은 유리 슬라이드에 조심스럽게 위치시킨 후 커버 슬라이드로 덮는다. 좀 더 잘 관찰하기 위해 형광물질인 플루오르세인 염색을 할 수도 있다. 세극등현미경이나 광학현미경의 광학배율은 40배에서 시작하여 100배까지 확대하여 관찰한다(그림 16-2). 눈썹을 뽑아 모낭충 여부를 확인하는 진단은 '누-640차(1)'로 급여수가를 받을 수 있다.

매번 속눈썹을 제거하는 것이 환자에게는 부담이며 슬라이드 준비도 번거롭기 때문에 직접 세극등현미경에서 모낭충을 확인하는 여러 방법이 소개되었다. 먼저, collarettes를 포셉으로 조심스럽게 제거하여 속눈썹의 부착부를 노출시킨다. 속눈썹을 돌려주거나 외측으로 잡아당기고 있으면 모낭에 파고들었던 모낭충의 꼬리가 튀어나온 것처럼 보인다(그림 16-3). 단순하게 30초간 눈썹만 돌려서 모낭을 관찰하는 것과 collarettes를 제거한 후 단순 관찰하는 것보다는 눈썹을 30초간 돌린 후 외측으로 살짝 잡아당겨 기다린 경우 가장 많은 모낭충을 발견할 수 있다고 한다. 눈썹을 뽑아서 현미경으로 검사하는 경우는 모낭에 존재하는 모낭충이 빠져나오지 않기 때문에 오히려 발견되는 모낭충의 숫자가 훨씬 적었다고 한다.[7,8] 최근 공초점생체현미경으로 관찰하려는 시도가 있었으나 세극등현미경보다 효과적이지 않았다.

3 안구 모낭충

안구 모낭충 감염은 눈꺼풀염, 각결각염, 마이봄샘기능장애, 알러지 반응으로 나눌 수 있다. 모낭충눈꺼풀염은 간지러움, 타는 느낌, 눈

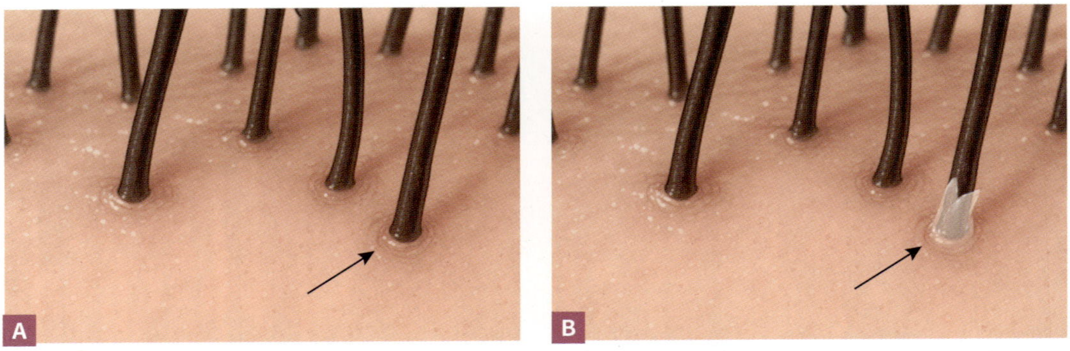

그림 16-3. (A) Collarettes를 제거한 후 눈썹을 돌리기 전, (B) 눈썹을 돌린 후 튀어나온 모낭충의 꼬리

꺼풀 부종 및 충혈, 잔고리collarette, 속눈썹증trichiasis, 두줄 속눈썹distichiasis, 눈썹빠짐madarosis 등이 발생한다. 피부모낭충과 달리 눈의 모낭충은 면역기능이 정상인 경우에도 자주 발생하며 16세 이하의 어린이에서도 관찰된다. 어린 나이에 발생한 모낭충 눈꺼풀염은 성인에 비해 진단될 때까지 유병기간이 길며 마이봄샘기능장애가 자주 동반되고 눈꺼풀염과 각막염증, 결막충혈이 훨씬 심하다.[9] 모낭충과 연관된 각결막염은 눈 안의 미세환경 항상성 파괴로 발생하며 표재성 각막신생혈관, 가장자리 각막 침윤marginal corneal infiltration, 표재성 각막혼탁superficial corneal opacity, 결절성 각막혼탁nodular corneal opacity, 플릭테뉼phlyctenule 유사 병변 등을 보인다.[6] 따라서, 일반적인 항생제나 항바이러스제에 반응하지 않는 기괴한 각결막 병변을 보인다면 반드시 눈꺼풀을 잘 관찰하여 모낭충 감염이 있는지 확인해야 한다. 마이봄샘기능장애가 있는 환자들에서 모낭충이 발견된 경우와 아닌 경우를 비교했을 때 마이봄샘의 소실이 뚜렷하게 보이며(58.4%와 2.2%) 증상 발현율도 심하다(90%와 64%).[10] 콩다래끼 환자와 대조군의 비교에서도 다래끼가 있는 환자에서 모낭충이 더 많이 발견되고(69.2%와 20.3%), 모낭충 숫자도 많으며(2.5개와 0.5개), 재발도 훨씬 더 많이 하는 것으로 나타났다(33.3%와 10.3%). *Demodex folliculorum*와 *Demodex brevis*의 교차비odds ratio는 2.8과 18.2로 *Demodex brevis*가 콩다래끼와 깊은 연관관계가 있음이 밝혀졌다.[11] 모낭충 자체와 그로부터 생산된 여러 노폐물로 인한 이물반응, 지연성 과민반응은 충혈, 간지러움을 유발하며 결막에서 유두비대를 쉽게 관찰할 수 있다.

4 모낭충의 발병 기전

첫째, 모낭충의 기계적인 손상이 염증을 유발한다. 모낭충의 8개 다리와 큰 턱은 눈꺼풀의 미세 찰과상을 유발하고, 이로 인해 눈꺼풀 상피세포 과증식과 과각질화를 유발하고 collarettes가 생성된다. 마이봄샘을 파고들어가서 마이봄샘을 파괴하고, 관을 막아 다래끼, 지질층 부족 증상을 유발시킨다.[3]

둘째, 모낭충은 자체의 표피와 내장을 통해 면역반응과 염증을 유발하는 세균을 매개하여 옮긴다. 특히 모낭충의 표면에서 *P. acnes*와

S.aures가 뚜렷하게 많이 발견된다.[12] 모낭충에 공생하는 Bacillus oleronius에 대한 인간 혈청에서의 면역반응성immunoreactivity이 주사rosacea와 눈꺼풀염과 상관관계를 보이는 것으로 보아 숙주인 인간이 이 매개체에 강한 면역반응을 보인다는 것이 확인되었다.[4,5]

셋째, 모낭충은 눈에 국소적인 염증을 유발하여 Matrix Metalloproteinase-9가 대조군에 비해 2배 이상 높게 측정되고, 눈꺼풀염을 치료하면 유의하게 감소됨이 확인되었다.[13,14] 또한, 모낭충 눈꺼풀염은 정상대조군에 비해 Interleukin (IL)-7,12,17이 뚜렷하게 높았으며, 모낭충이 없는 일반 눈꺼풀염과 비교하였을 때 IL-17이 유의하게 높았다. 높은 IL-17은 여러 염증세포를 활성화시켜 자가면역시스템을 파괴하고 만성 염증을 유발하게 된다.[15]

넷째, 모낭충 자체의 이물반응foreign body reaction, 노폐물, 소화 폐기물 등은 지연성 과민반응 또는 내재성 면역반응을 유발하여 알러지를 발생시킨다.[16]

요약하면, 모낭충의 기계적, 화학적, 생물학적 자극은 눈의 정상적인 면역반응을 교란시키고 염증성 사이토카인이 증가하여 다양한 안구의 모낭충 질병을 유발하게 된다.

모낭충은 정상적으로 인체에 존재하는 흔한 기생충인데 이로 인해 질병이 생기는 경우와 아닌 경우에 대해 아직 정확히 밝혀진 바가 없다. 모낭충은 편성기생충obligate parasite으로 인체 밖에서의 생존이 불가능하여 인공배양을 할 수 없다는 제한점으로 병리기전을 연구하기 쉽지 않다. 모낭충은 나이가 들수록 증가하는데 60세 이상에서 약 84%, 70.5세 이상 인구의 100%에서 발견된다.[17,18] 면역체계의 자연적인 악화가 정상적으로 존재하는 모낭충을 통제할 수 없는 수준이 되었을 때 모낭충 감염에 더 취약하게 된 것으로 보인다. 그 외 주사Rosacea, 당뇨병, 면역기능을 떨어뜨리는 만성 염증상태, 술, 담배, 스트레스, 자외선 노출 등도 면역체계의 불균형으로 모낭충 감염증을 유발한다고 추정하고 있다.[19,20]

References

1. Nelson JD, Shimazaki J, Benitez-del-Castillo JM, Craig JP, McCulley JP, Den S, et al. The international workshop on meibomian gland dysfunction: report of the definition and classification subcommittee. Invest Ophthalmol Vis Sci. 2011;52:1930-7.
2. Tomlinson A, Bron AJ, Korb DR, Amano S, Paugh JR, Pearce EI, et al. The international workshop on meibomian gland dysfunction: report of the diagnosis subcommittee. Invest Ophthalmol Vis Sci. 2011;52:2006-49.
3. Liu J Sheha H, Tseng SC. Pathogenic role of Demodex mites in blepharitis. Curr Opin Allergy Clin Immunol. 2010,10:505-10.
4. Lacey N, Kavanagh K, Tseng SC. Under the lash: Demodex mites in human diseases. Biochem (Lond). 2009;31:2-6.
5. Gao YY, Di Pascuale MA, Li W, Liu DT, Baradaran-Rafii A, Elizondo A, et al. High prevalence of Demodex in eyelashes with cylindrical dandruff. Invest Ophthalmol Vis Sci. 2005;46:3089-94.
6. Kheirkhah A, Casas V, Li W, Raju VK, Tseng SC. Corneal manifestations of ocular demodex infestation. Am J Ophthalmol. 2007;143:743-9.
7. Muntz A, Purslow C, Wolffsohn JS, Craig JP. Improved Demodex diagnosis in the clinical setting using a novel in situ technique. Cont Lens Anterior Eye. 2020;43:345-9.
8. Mastrota KM. Method to identify Demodex in the eyelash follicle without epilation. Optom Vis Sci. 2013;90:e172-4.

9. Wu M, Wang X, Han J, Shao T, Wang Y. Evaluation of the ocular surface characteristics and Demodex infestation in paediatric and adult blepharokeratoconjunctivitis. BMC Ophthalmol. 2019;19:67.
10. Luo X, Li J, Chen C, Tseng S, Liang L. Ocular Demodicosis as a Potential Cause of Ocular Surface Inflammation. Cornea. 2017;36 Suppl 1:S9-S14.
11. Liang L, Ding X, Tseng SC. High prevalence of demodex brevis infestation in chalazia. Am J Ophthalmol. 2014;157:342-8 e1.
12. Zhu M, Cheng C, Yi H, Lin L, Wu K. Quantitative Analysis of the Bacteria in Blepharitis With Demodex Infestation. Front Microbiol. 2018;9:1719.
13. Sung J, Wang MTM, Lee SH, Cheung IMY, Ismail S, Sherwin T, et al. Randomized double-masked trial of eyelid cleansing treatments for blepharitis. Ocul Surf. 2018;16:77-83.
14. Zhang XB, Ding YH, He W. The association between demodex infestation and ocular surface manifestations in meibomian gland dysfunction. Int J Ophthalmol. 2018;11:589-92.
15. Kim JT, Lee SH, Chun YS, Kim JC. Tear cytokines and chemokines in patients with Demodex blepharitis. Cytokine. 2011;53:94-9.
16. Kim JH, Chun YS, Kim JC. Clinical and immunological responses in ocular demodecosis. J Korean Med Sci. 2011;26:1231-7.
17. Zhong J, Tan Y, Li S, Peng L, Wang B, Deng Y, et al. The Prevalence of Demodex folliculorum and Demodex brevis in Cylindrical Dandruff Patients. J Ophthalmol. 2019;2019:8949683.
18. Lee SH, Chun YS, Kim JH, Kim ES, Kim JC. The relationship between demodex and ocular discomfort. Invest Ophthalmol Vis Sci. 2010;51:2906-11.
19. Chang YS, Huang YC. Role of Demodex mite infestation in rosacea: A systematic review and meta-analysis. J Am Acad Dermatol. 2017;77:441-7 e6.
20. Gokce C, Aycan-Kaya O, Yula E, Ustun I, Yengil E, Sefil F, et al. The effect of blood glucose regulation on the presence of opportunistic Demodex folliculorum mites in patients with type 2 diabetes mellitus. J Int Med Res. 2013;41:1752-8.

Part 3

마이봄샘기능장애의 치료

Management and treatment of Meibomian gland dysfunction

마이봄샘기능장애의 치료 원칙

Treatment of Meibomian gland dysfunction: Principles

Chapter 17

이화의대 **전 루 민**

아직까지 마이봄샘기능장애Meibomian gland dysfunction, MGD의 임상평가 및 치료는 의사마다 혹은 나라마다 다르지만, 공통적인 권고사항은 아래와 같다. 가장 기본적인 치료는 눈꺼풀 마사지를 포함한 눈꺼풀 위생이며 이 질환은 만성적인 경과를 보인다는 것과 지속적으로 온찜질과 눈꺼풀 마사지, 눈꺼풀 위생이 필요하다는 것을 교육해야 한다. 눈꺼풀 위생과 온찜질을 기본으로 전신 항생제, 점안 항생제, 항염증제를 필요에 따라 사용하며 최근에는 Intense pulsed light (IPL)도 많이 사용하고 있다. 공통적으로 알려진 치료 원칙은 아래와 같다.

- 온찜질: 5–15분간 온도가 유지되도록 건식 온찜질을 사용하거나, 습식인 경우 식지 않도록 반복적으로 눈꺼풀에 따뜻한 물수건을 바꿔준다.
- 눈꺼풀 마사지: 눈꺼풀을 외측눈구석을 향해 수평으로 잡아당겨 안정시킨 후 다른 손의 손가락 끝으로 내안각nasal canthus에서 외안각lateral canthus을 향해 수평으로 마사지한다.
- 눈꺼풀 위생: 앞눈꺼풀염이 있는 경우 눈꺼풀가장자리를 따라 눈꺼풀 스크럽을 사용하여 속눈썹에서 침전물과 비정상적인 기름 분비물을 제거한다. 상업적으로 판매되는 눈 스크럽은 면봉을 사용하여 베이비 샴푸의 희석액을 사용하는 것보다 수용성이 더 우수하다.
- 건성안을 동반하는 경우 인공누액을 추가로 사용한다.
- 중증의 경우 점안 항생제 연고를 사용하고, 재발되는 경우 전신 tetracycline 유도체(예: tetracycline 250 mg 1일 4회 또는 doxycycline 100 mg 1일 2회)를 6주에서 수개월 동안 사용한다.
- 심한 경우 단기적으로 점안 스테로이드를 고려하며 다래끼의 경우 스테로이드나 절개 배농을 시행한다.

1 치료 원칙

1) 단계적 치료

2011년 international workshop on Meibomian gland dysfunction에서는 MGD의 임상적 단계와 이에 따른 근거기반의 단계적 치료 알고리즘을 제안하였다(표 17-1).[1]

임상적으로 MGD의 단계를 정할 때 MGD의 효과와 수성눈물부족 건성안이 안구표면에 미치는 영향을 분리하여 생각하기는 어렵고 오히려 동반되는 경우가 흔하다. 이런 동반 질환은 동시에 치료에 필요하며 '플러스' 질병으로 정의된다. '플러스' 질병 치료는 MGD와 독립적으로 고려되어야 하며 표준 치료 원칙을 따라야 한다.

각 치료 단계에서 치료 반응이 없는 경우에는 다음 단계로 이동한다. ± 표시는 근거의 수준이 제한적이거나 새롭게 부상하고 있으므로 그 사용을 임상적 판단에 근거해야 함을 의미하며, + 표시는 각 단계에 치료 방법의 근거가 뒷받침되어 있음을 의미한다. 단계를 결정하는 임상평가의 주요 특징은 분비되는 마이봄의 질과 압출정도expressibility이다(표 17-2).

표 17-1. **마이봄샘기능장애(Meibomian gland dysfunction, MGD)의 치료 알고리즘**

단계	임상 양상	치료
1	증상: 안구표면불편감, 가려움, 눈부심 등의 증상 없음	환자에게 MGD와 눈물의 증발에 미치는 식이, 업무/실내 환경의 효과와 건조를 유발할 수 있는 특정 전신약물의 가능성에 대해 알릴 것
	징후: 최소한의 변화된 분비물 ≥ 2-4 압출정도: 1	
	안구표면 염색 안 됨	눈꺼풀 온열을 포함한 눈꺼풀 위생을 고려할 것
2	증상 : 경도의 안구표면 불편감, 가려움, 눈부심	주변 습도 개선에 대해 환자에게 조언 컴퓨터 최적화 및 식이 오메가-3 지방산 섭취(±)
	징후 : 산발적인 눈꺼풀가장자리의 변화 경도의 변화된 분비물 ≥ 4 - <8 압출정도: 1	눈꺼풀 온열을 포함한 눈꺼풀 위생 온열(최소 4분, 1일 1-2회) 후 중등도 이상의 강도로 눈꺼풀 마사지하여 마이붐을 압출(+)
	안구표면 염색 안되거나 제한적 : DEWS 단계 0 - 7 Oxford 단계 0 - 3	위 치료에 더하여(±) 인공누액(자주 사용, 무방부제 선호) 점안 azithromycin, 점안 보습 윤활제 또는 리포솜 분무 경구용 테트라사이클린 유도체 고려
3	증상 : 중등도의 안구표면 불편감, 가려움, 눈부심과 활동의 제한	1, 2단계 치료에 더하여 경구용 테트라사이클린 유도체(+) 자기 전 윤활연고(±) 건성안의 적응에 따라 항염증 치료(±)
	징후 : 눈꺼풀가장자리에서 개구부의 plugging, 혈관화 증가 중등도의 분비물 변화 ≥ 8 - <13 압출정도: 2	
	경도에서 중등도의 결막과 각막 주변부 특히 하부 염색 : DEWS 단계 8 - 23 Oxford 단계 4 - 10	

단계	임상 양상	치료
4	증상 : 심한 안구표면불편감, 가려움, 눈부심과 활동의 명확한 제한	1, 2, 3단계 치료에 더하여 건성안의 항염증 치료(+)
	징후 : 눈꺼풀가장자리의 탈락, 이동 증가 심한 분비물 변화 ≥ 13단계 압출정도: 3	
	중심부를 포함한 각결막의 염색 증가 : DEWS 단계 24 - 33 Oxford 단계 11 - 15	
	염증소견 증가: 중등도 이상의 결막 충혈, 플릭텐	
플러스 질병	모든 단계에서 발생하고 치료가 필요한 특정 상태. MGD의 원인이거나 이차적 혹은 동반될 수 있음	
	1. 악화된 염증성 안구표면질환	1. 소프트 스테로이드 펄스요법 (pulsed soft steroid)
	2. 점막의 각화(keratinization)	2. 치료콘택트렌즈/공막렌즈
	3. 플릭텐각막염	3. 스테로이드 치료
	4. 속눈썹증(예: 반흔 결막염, 안구반흔유사천포창)	4. 속눈썹 뽑기, 냉동치료
	5. 다래끼	5. 병변내 스테로이드 혹은 제거
	6. 앞눈꺼풀염	6. 점안 항생제 혹은 항생제/스테로이드
	7. 모낭충과 연관된 앞눈꺼풀염과 각질 (cylindrical dandruff)	7. 티트리 오일 스크럽

마이봄 분비물의 질적 평가는 아래 눈꺼풀 중심부 1/3에 있는 8개의 개구부에서 각각 0-3의 척도로 평가함. 0: 투명; 1: 부연 분비물; 2: 알갱이가 섞인 부연 분비물; 3: 치약 같은 높은 점도(총 점수 범위, 0-24). 압출 정도는 아래 눈꺼풀이나 위 눈꺼풀의 중심 5개의 개구부에서 눌렀을 때 배출이 가능한 구멍의 수에 따라 0-3의 척도로 평가함. 0: 모두; 1: 3-4개; 2: 1-2개; 3: 없음

각결막 염색 점수는 각막과 결막의 점수를 합산하여 얻음. Oxford 염색 점수 범위, 1-15; DEWS 염색 점수 범위, 0-33

표 17-2. 치료 알고리즘에 사용되는 마이봄샘기능장애(Meibomian gland dysfunction, MGD) 병기의 임상 요약

단계	MGD 단계	증상	각막염색
1	+(최소한의 변화된 분비물의 질과 압출정도)	없음	없음
2	++(경도의 변화된 분비물의 질과 압출정도)	최소 혹은 경도	없거나 제한적
3	+++(중등도의 변화된 분비물의 질과 압출정도)	중등도	경도부터 중등도: 주로 주변부
4	++++(심하게 변화된 분비물의 질과 압출정도)	중증	중증: 중심부 추가
플러스 질병	안구표면 그리고 혹은 눈꺼풀에 동반된 질환		

2) 지질층 두께와 마이보그래피에 근거한 치료

임상에서 측정하는 마이보그래피와 지질층 두께로 치료의 방향을 가늠해볼 수 있다.

최근에 황호식 교수 연구팀은 마이봄샘 소실과 눈물막지질층의 두께를 이용하여 마이봄샘 기능장애를 분류하고 이를 이용하여 치료방법을 찾는 이론을 제시하였다.[2] 그림 17-1에서 마이보그래피상 마이봄샘의 손상이 적거나 없으면서 눈물의 지방층이 얇아져 있는 경우에는 폐쇄마이봄샘기능장애로 진단하고 마이봄샘 기능을 호전시킬 수 있는 온열압박치료와 마사지, 눈꺼풀 압출 등의 방법을 중점적으로 사용한다. 마이봄샘의 손상이 적고 눈물막지질층의 두께도 충분한 경우에는 과분비마이봄샘기능장애 hypersecretory MGD로 판단하고 전신 항생제와 눈꺼풀 위생을 중점적으로 치료한다. 마이봄샘의 손상이 심하고 눈물막지질층의 두께가 매우 얇은 경우에는 저분비마이봄샘기능장애hyposecretory MGD로 판단하고 마이봄샘의 기능 호전보다 직접적인 지질층 보충에 중점을 주어 지질 성분의 안약이나 안연고를 처방한다. 마이봄샘의 손상이 심한데도 눈물막지질층의 두께가 두꺼운 경우에는 주변 눈꺼풀 피부의 피지나 화장품 등으로 인한 오염의 가능성이 있으므로 검사를 다시 반복하여 평가하도록 한다.

2 치료방법

1) 눈꺼풀 위생과 온찜질

눈꺼풀 위생은 MGD의 임상 치료의 근간으로 여겨지며 일반적으로 눈꺼풀의 온열압박치료 및 기계적 눈꺼풀 위생의 두 가지 요소로 구성된다. 방법이 표준화되어 있지 않고 환자의 순

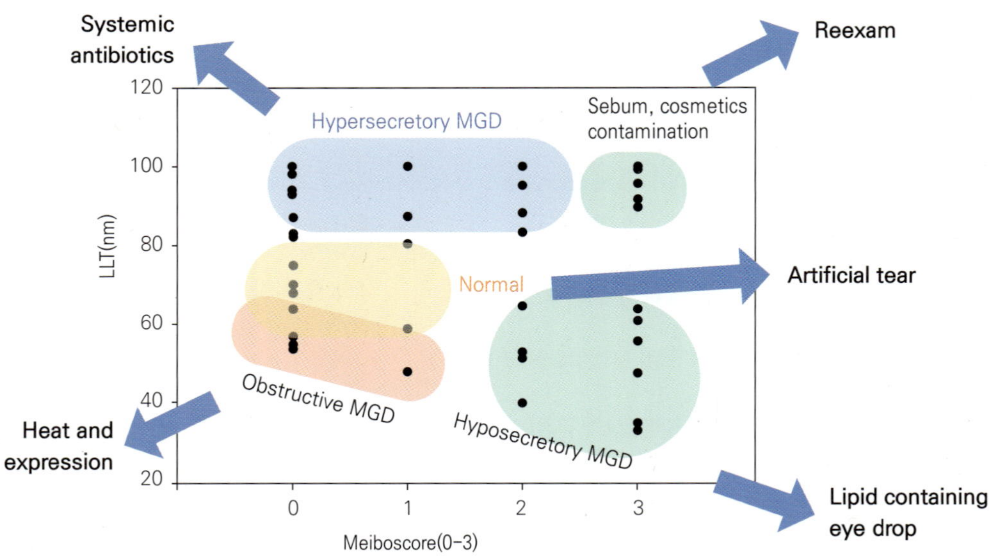

그림 17-1. 지질층두께(lipid layer thickness, LLT)와 마이보스코어(Meiboscore)에 따른 치료원칙[2]

응도compliance가 불확실한 단점을 가지지만 간단하면서도 효과적인 치료법으로 MGD에서 장기간의 증상 조절을 유지하려면 필수적으로 교육되어야 한다.

(1) 온열압박치료

많은 임상연구를 통해 입증된 온열압박치료의 효능에도 불구하고 시간이 필요하고 일정시간 이상 온열을 유지하는 어려움 때문에 실제 환자들의 순응도가 높지 않다.

폐쇄마이봄샘기능장애는 마이붐의 분비 감소와 연관이 있다. 복잡한 조성의 에스테르 분획을 가진 마이봄샘 분비물은 32–45°C의 융해점을 가질 수 있으며, MGD에서는 지방의 융해점이 더 높아져 지질이 정체되고 눈물의 역동성이 떨어진다. 실제로 정상과 MGD의 마이봄샘 분비물은 각각 32°C와 35°C에서 녹기 시작한다. 눈꺼풀 온열요법은 병적으로 변형된 마이붐 지질을 녹여 마이봄샘의 분비를 개선시킬 수 있다. 이런 온열요법은 간단한 온찜질 방법(예: 뜨거운 물수건, 데운 쌀주머니)을 포함하여 적외선 혹은 뜨거운 공기 소스와 같은 다양한 방법으로 할 수 있다.

최적의 온찜질을 위해서는 40°C 이상의 온도 전달이 권장된다. 40°C는 온열치료와 접촉하는 피부면뿐 아니라 눈꺼풀결막과 마이봄샘의 온도를 말한다. Arita 등[3]은 온열요법에 사용되는 5가지 장치를 비교하였다. 2가지의 건식과 3가지의 습식 방법을 비교하였을 때 모든 방법에서 눈물막파괴시간tear break up time, TBUT이 증가하고 안구표면의 온도도 30분 동안 증가되었다. 또한 1달간 유지하였을 때 마이보그래피상 마이봄샘 영역의 증가가 관찰되었다. 습식 방법의 경우 증발에 따른 냉각효과로 온열의 유익한 효과를 제한하는 것으로 나타났다. 따라서 습식보다 건식이 효과적인 열전달에 우수하였다. 반복적인 건식 온열압박치료는 눈물막과 마이봄샘 기능에 유익하고 안정적인 개선에 2–4주 동안의 치료가 필요하였다.

온찜질 요법은 일반적으로 권장되지만 다양한 열 적용 기간과 방법으로 표준화되어 있지 않다. 눈꺼풀 온도는 건강한 사람에서 마이봄샘의 분비에 상당한 영향을 미친다. 250 W 적외선 램프를 50 cm의 앞에서 적용했을 때 눈꺼풀 표면 온도와 마이봄샘 지질 분비를 증가시킨다. 폐쇄마이봄샘기능장애 환자에서 온찜질로 뜨거운 물수건을 5분간 적용하면 눈물막 지질층 두께를 80% 이상 증가시키고 15분 치료 후 추가로 20% 증가하며 증가된 눈물막 지질층 두께는 증상 점수의 감소와 상당히 관련이 있었다.[4]

온찜질 치료를 최적화하기 위한 프로토콜은 Blackie 등[5]에 의해 발표되었으며 최소 5분 동안 45°C로 온찜질기와 눈꺼풀은 충분히 접촉하도록 하고 온열을 유지하기 위해서는 45°C로 예열된 새로운 온찜질기로 2분마다 교체하도록 하였다. 열손상을 피하기 위해 45°C 이상으로 두지 않아야 하며 같은 이유로 환자에게 통증을 유발하지 않을 정도의 온열을 권한다.

온열 치료의 대체 열원에는 적외선 조사 혹은 습윤 공기 전달장치, 다양한 종류의 온열 마스크 등이 사용된다. 여러 연구에서 다양한 종류의 열원을 5–10분 하루 1–2회 사용 시 눈물의 지질층 증가와 안구불편감 개선 효과가 있는 것으로 보고되었다.[6-9] 온열치료에 사용하는 찜질팩, Lipiflow와 우리나라의 누리아이는 18장에서 자세히 다뤄진다.

(2) 기계적인 눈꺼풀 위생

MGD의 치료에서 눈꺼풀 위생(즉, 스크럽, 기계적 배출 및 속눈썹과 눈꺼풀가장자리 세정)은 온열 치료와 함께 자주 권장된다. 전향적 연구에서 MGD 환자에서 눈꺼풀 위생은 눈물막 파괴시간과 증상을 완화시켰다. 눈꺼풀 위생에는 저자극성 고형비누, 희석된 유아용 샴푸, 시중에서 판매되는 눈꺼풀 스크럽을 사용한다. 이전에는 베이비 샴푸를 약간 희석하여 면봉을 이용하는 눈꺼풀 스크럽이 널리 사용되었으나 최근에는 다양한 눈꺼풀 전용 스크럽이 사용되고 있다. 국내에는 일반 세정제인 블레파졸과 오큐소프트플러스, 각각의 일회용 포장 제품과 티트리오일 성분이 포함되어 있어 모낭충 치료에 도움이 되는 오스트데모덱스, 오스트데모덱스 티티오맥스, 마이봄엔 세정제 등이 시판되고 있다. 이런 스크럽 사용은 안구표면의 MMP9 수준을 줄이고 사용이 용이하여 환자들에게 수용성이 높다. 또한 베이비샴푸는 안구표면의 MUC5AC의 감소가 보고되어 술잔세포기능에 영향을 미칠 수 있다.

눈꺼풀 마사지가 치료에 도움이 되려면 환자에 대한 적절한 교육이 필요하다. 예를 들면, 환자는 눈꺼풀에 온찜질을 한 다음 위눈꺼풀과 아래눈꺼풀을 움직이지 않도록 외안각방향으로 눈꺼풀을 당기고 반대쪽 손의 손가락으로 눈꺼풀의 비측 안각에서부터 눈꺼풀을 위 혹은 아래방향으로 가볍게 누르면서 외안각쪽으로 이동한다.

치료를 위한 마이봄샘의 물리적 압출expression은 80년 이상된 전통적인 안과의 치료방법이다. 눈꺼풀 압출은 폐쇄마이봄샘기능장애의 중요한 치료 방법 중 하나이다. 환자가 집에서 자가 압출 및 마사지를 수행하는 것도 도움이 된다. 눈꺼풀 압출은 눈꺼풀을 안구에 부드럽게 마사지하는 것부터 눈꺼풀을 강하게 압출하는 것까지 다양하게 시행할 수 있다. 강한 압출 시에는 눈꺼풀끼리 혹은 단단한 물체를 눈꺼풀 안에서 지지하고 외부 눈꺼풀 표면에서 손가락, 엄지 또는 단단한 물체(예: 유리 막대, 면봉 또는 금속주걱)로 압출한다. 눈꺼풀 안을 면봉으로 지지하면 섬유가 결막에 붙어 남아있는 경우가 생기고 금속주걱으로 지지할 때는 소독의 문제가 생긴다. 폐쇄된 마이봄샘을 배출시키는데 필요한 힘의 양이 중요한데 일반적으로 환자의 통증에 의해 제한된다. 환자의 통증은 압출에 주는 힘이 15 g/mm^2(5 PSI)를 초과하면 급격하게 증가하며 80 g/mm^2(25 PSI) 이상의 힘을 줄 때 극심한 통증을 유발한다. 마이봄샘의 물리적 압출 방법에 관계없이 목표는 마이봄샘 막힘을 해소하여 정상적인 샘 기능을 촉진하는 것으로 임상적으로는 기능 장애가 해결될 때까지 물리적 압출을 지속하도록 권한다. 다만, 눈꺼풀 압출 시에 치약처럼 굳은 마이붐이 나와 마이봄샘 폐쇄가 치료되었다고 생각했는데 눈꺼풀 압출 때마다 같은 양상의 마이붐이 나오면 치료가 과연 되고 있는 것인지 의구심이 들 때가 있다. 또한 강한 압출이 오히려 마이봄샘 소엽에 손상을 줄 우려도 있다.

마이봄샘의 막힘을 유발하는 기본 기전 중 하나인 과각화는 각질화된 물질이 눈꺼풀 경계와 마이봄샘 개구부를 막아 생긴다. 이런 과각화된 물질과 축적된 분비물, 그리고 각화된 세포들을 기계적으로 제거함으로써 마이붐의 분비를 촉진할 수 있다. 몇몇 연구에서 기계적인 scaling이 눈꺼풀가장자리와 증상을 개선시킴이 보고된 바 있다.[10]

2) 인공누액

수성눈물결핍은 MGD에서 중심 병태생리기전은 아니지만 많은 MGD 환자에서 수반되는 질환이다.

발표된 추정치는 연구에 따라 50%에서 75% 사이로 다양하지만, 실제 수성눈물결핍과 MGD의 동반율은 더 높을 것으로 추정된다.

수성눈물결핍 건성안의 증상과 MGD 관련 증발과다 건성안은 감별하거나 두 군으로 명확하게 분리하기 매우 어렵다. 이 두 형태의 건성안은 건성안 스펙트럼 전체에 걸쳐 퍼져 있으며 한 가지 유형의 징후만 독점적으로 나타나는 환자는 매우 드물다.

병태생리학적으로 증발과다와 눈물의 생산 감소는 눈물의 삼투압을 증가시키며, 이는 건성안의 중심 기전으로 여겨진다. 눈물막의 보충은 두 가지 유형의 건성안의 최종 공통 경로를 해결할 수 있다. 눈물의 양이 증가하면 삼투압이 감소하고 눈꺼풀결막lid wiper과 각결막 상피 사이의 마찰도 감소하며 지질층이 눈물막에 퍼지는 것을 도와준다. 인공누액의 사용은 안구 표면의 독소와 찌꺼기, 그리고 염증성 사이토카인을 희석하고 씻어낸다. 이런 기전으로 인공누액 사용은 전염증성proinflammatory 자극을 줄이는 역할을 한다. 방부제가 포함된 인공누액은 임상적으로 하루 4–6회 이내 사용되어야 하며 그 이상 사용 시 무방부제 인공누액이 권장된다. 고점도 인공누액은 안구 표면 체류시간이 길어지나 긴 체류시간은 원치 않는 시야 흐림을 유발할 수 있다.

지질층을 직접 보충하는 안약은 MGD에서 눈물 증발을 직접적으로 막을 수 있을 것으로 생각되고 있다. 마이봄샘 소실dropout이 심하고 지질층 두께가 얇게 측정되는 저분비마이봄샘기능장애hyposecretory MGD에서 유용하게 사용될 수 있다. 미네랄 오일과 인지질 등의 등 다양한 오일성분이 인공누액을 포함한 윤활제에 포함되어 있다. 우리나라에서 현재 사용할 수 있는 지질성분의 연고는 바쉬롬사의 리포직이다. 지질층을 직접 보충하는 안약은 지질 함유 안약 및 스프레이, emulsion 형태 안약, 연고 등이 사용가능하나 사용 후 시야흐림과 자극감 등으로 널리 사용되지 못하였다.

최근 MGD와 관련하여 몇몇 연구에서 지질보충 연고, 리포좀스프레이 등이 눈물막의 안정성을 개선함으로써 건성안의 증상과 징후를 개선하는 것으로 보고되고 있다.

3) 점안 항생제

MGD의 병태생리에서 세균의 역할은 명확하게 규명되어 있지 않으나 눈꺼풀에 존재하는 세균이 MGD에 영향을 미칠 것으로 생각되고 있다. 세균은 안구표면과 마이봄샘 기능에 직접적으로 독성물질lipase을 만들고 MMP, 사이토카인 균형을 포함한 안구 표면 항상성에 간접적인 영향을 미친다. MGD 환자의 눈꺼풀가장자리에서 세균의 존재를 증명하는 것만으로 인과 관계를 의미하지는 않는다. Coagulase 음성 포도상구균Staphylococcus epidermidis, 황색포도상구균, *Propionibacterium acnes* 또는 기타 미생물이 있는 눈꺼풀염 환자에서 나타나는 눈꺼풀의 과도한 집락화는 MGD의 눈꺼풀 환경이 정상 눈꺼풀보다 세균이 살기에 좀 더 적합한 환경일 수 있음을 가리킨다. 눈꺼풀가장자리의 각질화,

마이봄샘 주변의 각질화된 찌꺼기의 축적, 비정상적인 지질은 모두 세균이 서식하기에 적합한 기질을 제공하며 lipase 혹은 전염증성 사이토카인의 생산 및 방출로 병적인 변화를 유발한다.

국내에서는 임상적으로 그람양성과 음성 모두를 커버하고 안구표면 독성이 적은 fluroroquinolone이 널리 사용되고 있으며 아직 국내에 도입되지 않았으나 macrolide계 항생제는 직접적인 항균 작용 외에 면역조절과 항염증효과를 보인다. 눈꺼풀염 환자에서 점안 1% azithromycin은 4주간 사용 시 마이봄샘 plugging, 눈꺼풀 가장자리의 발적, 결막충혈, 마이봄샘의 분비물, 환자의 증상이 호전되었고 이후 4주 동안 지속되었다.[11] 마이봄샘의 지질 패턴이 호전되고 지질이 녹는 온도가 감소되어 azithromycin이 MGD의 마이봄샘에서 lipase의 활동을 변화시키는 것으로 생각된다. 그러나 아쉽게도 아직까지 우리나라에서는 azithromycin 점안약을 사용할 수 없다.

4) 디쿠아포졸

디쿠아포졸은 결막상피세포의 P2Y2 수용체에 작용하여 수성 분비를 증가시킨다. 이 수용체는 마이봄샘에도 있어 마이봄샘에서 마이붐이 더 나올 가능성도 있다.[12] Arita 등은 디쿠아스 사용 후 마이봄샘이 재생되었다는 보고를 한 바 있다.[13] 어쨌든 눈물분비의 증가가 있으니 마이봄샘 기능장애에는 도움이 될 것으로 생각된다.

5) 레바미피드

결막술잔세포에 작용하여 뮤신 분비를 증가시킨다고 알려져 있다. 또한 항염증작용이 있기 때문에 MGD 치료에 도움이 될 것으로 보인다. 최근에 우리나라에서는 삼일제약의 레바케이, 국제약품의 레바아이가 출시되었다.

6) 전신 테트라사이클린과 유도체

테트라사이클린은 단백질 합성을 억제하는 광범위 항생제로, 1948년 처음으로 주사rosacea성 여드름의 피부 치료에 도입되었다. 이는 세균이 만들어내는 lipolytic exoenzyme을 감소시키고 lipase 생산을 억제하여 마이봄샘 파괴를 막는다. 또한 collagenase, 포스포리파제 A2 및 MMP, 염증성 사이토카인인 IL-1 및 TNF-α를 감소시켜 항염증 효과를 갖는다. 주사와 MGD에서는 항균효과보다 주로 항염증 및 지질 조절 특성으로 사용되고 있다.

테트라사이클린 유도체 중 옥시테트라사이클린과 테트라사이클린은 친유성lipophilic이 낮지만 독시사이클린과 미노사이클린은 친유성이 있어 중추신경계로 들어가고 아마도 안구와 마이봄샘에 전달될 것으로 추정된다. 독시사이클린과 미노사이클린은 테트라사이클린보다 조직에서 더 높은 농도로 유지되고 신장 배출이 낮고 반감기가 더 길어서 더 선호된다.

테트라사이클린 유도체는 *S. epidermidis* 및 *P. acnes*와 같은 눈꺼풀의 상재균을 줄이고 균이 만드는 lipase 및 esterase의 생산을 억제하여 염증을 유발하는 유리지방산과 diglyceride의 유리를 감소시킨다.

유리지방산은 눈물막을 불안정하게 하고 호중구 주화성 및 반응성산소종reactive oxygen species 생산을 통해 염증을 촉진한다. 또한 높은 올레산은 눈꺼풀가장자리의 각질화과 마이봄샘의 plugging에 역할을 한다. 하루 미노사이클린 100 mg의 3개월 복용은 이러한 diglyceride과 유리지방산을 현격히 감소시킨다.

또한 테트라사이클린 유도체는 여러 기전을 통해 항염증 작용을 가지는데 이는 호중구(이동 및 화학주성), 림프구(증식, 이동 및 활성화), 각결막의 상피세포에 작용하며 항산화 효과도 있다(항 ROS, NO synthase의 억제 및 가속 분해). 또한 직접, 간접적인 작용으로 MMP 억제와 항혈관신생 및 항세포자멸사 역할을 한다.

임상적으로 테트라사이클린 유도체는 주로 피부 및/또는 안구 증상이 있는 주사에서 효능이 보고되어 왔다. 대부분의 연구에서 증상과 눈꺼풀가장자리, 안구 표면 염증 및 눈물막 안정성에 의미있는 효과가 보고되었으나 각막염과 결막염색에는 그 영향이 덜한 것으로 보고되었다. 경구 용량은 항균용량보다 적은 용량으로 사용된다. 테트라사이클린과 독시테트라사이클린은 250 mg 4회, 독시사이클린은 50–100 mg 2회, 미노사이클린은 50 mg 2회 정도로 그 효과가 보고되었다. 치료효과가 나타나는 데는 수주가 걸리며 수개월간 사용된다. 독시사이클린 하루 40 mg, 미노사이클린 50 mg의 저용량으로도 항염증 효과를 보여 MGD에서 증상과 징후를 호전시킬 수 있음이 알려져 있다. 3개월간 미노사이클린 100 mg 사용 시 중단 후에도 최소 3개월 동안 효과가 유지되는 것으로 보고되었다.[14] 독시사이클린(매일 40 mg)은 주사 치료에 최대 16주 동안 사용이 FDA 승인된 유일한 테트라사이클린이다. 이 수준의 장기간 독시사이클린 치료는 미생물에 내성을 유발하지 않고 항염증 효과를 갖는다. 약물에 대한 내약성은 대체로 양호하며 경한 부작용으로 설사, 메스꺼움, 두통, 광감수성, 질 또는 구강 칸디다증 등이 있다. 부작용 자체는 경하나 장기간 사용 시 안전성에 대한 우려가 있다. 가임기 여성에서는 태아의 치아에나멜이상을 일으키고 경구 피임약의 효과를 저하시키기에 주의를 요한다. 여성에서 유방암 이환율이 테트라사이클린을 포함한 항생제 누적 사용 기간과 연관된다는 보고가 있으나 다른 연구에서는 차이를 보이지 않아 장기간 사용의 위험에 대해서는 추가연구가 필요하다.[15]

7) 스테로이드

MGD에 염증은 반드시 동반되지는 않기에 그 사용은 이견이 있어 왔다. MGD 치료에서 점안 스테로이드는 염증 조절의 임상적 가치는 명백하지만 안압증가나 백내장 유발 같은 장기간 사용 시의 합병증이 생길 수 있다. MGD에서 점안 스테로이드는 단기적으로 사용되며 급성 염증의 악화와 MGD의 염증성 합병증 관리에 사용된다. 예를 들면 다래끼에서 스테로이드의 병변내 주사 혹은 MGD와 관련된 변연부 과민성각막염의 치료가 해당된다. 사용하더라도 역가가 낮은 fluorometholone 계열의 안약이 추천된다.

8) Calcineurin Inhibitor, 사이클로스포린

만성 염증성 안구 질환에서 스테로이드를 줄이기 위한 시도로 사이클로스포린과 같은 Calcineurin Inhibitor는 널리 사용되고 있으며 점안 사이클로스포린은 미국 FDA에서 염증성 건조증 환자의 눈물 생산 증가로 승인되었다. 주사, 수성눈물결핍 건성안과 동반된 MGD에서 사이클로스포린은 인공눈물 대비 눈꺼풀가장자리 발적, 마이봄샘 분비물, 모세혈관 확장 및 각막 염색의 호전을 보였다. 무작위 대조연구들에서 사이클로스포린은 눈물양을 증가시켜 간접적으로 MGD에 영향을 미칠 수 있으며 마이봄샘 분비물 역시 호전되었다. 다만 이런 변화는 치료 후 2달 이후에 나타났으므로 치료 계획 시 고려하여야 할 것이다. 처음에는 약한 스테로이드를 같이 사용하다가 2달부터는 스테로이드를 끊고 사이클로스포린만 사용하는 방법이 추천된다.

9) 성호르몬

안드로젠은 생쥐의 마이봄샘 유전자 발현에 영향을 미치는 것으로 보고되었다. 특히 각질화와 관련된 유전자를 억제하고 지방 생성과 관련된 유전자를 자극한다. 안드로젠 수용체 기능장애는 마이봄샘 기능에 현저한 이상을 유발하고 전신 항안드로젠 약물의 사용은 임상적인 MGD와 연관된다. 그러나 현재까지 점안 안드로겐의 MGD에 대한 치료효과는 입증되지 못하였다.

10) 영양제

필수 지방산essential fatty acid, EFA은 건강한 대사 과정이 발생하는 데 필수적이다. 사람은 생체 내에서 EFA를 형성할 수 없으며 음식을 통해 섭취해야 한다. 두 가지 핵심 EFA는 오메가-3 (ω-3)와 오메가-6 (ω-6) 지방산으로 ω-3 EFA는 짧은 체인(알파 리놀렌산, ALA) 및 긴 체인(eicosapentarnoic acid, EPA 및 docosahexanoic acid, DHA)이 있다. 일반적인 식품 공급원은 ALA의 경우 아마 씨, 호두, 치아 씨 및 콩기름에 포함되며 EPA 및 DHA는 기름진 생선(예: 참치, 연어, 송어, 정어리 및 고등어)에 많다. ω-6 EFA는 일반적으로 홍화유, 옥수수유 등 식물성 기름에 포함되며 일단 섭취되면 탈포화되고 긴 체인인 감마리놀레산GLA 및 아라키돈산AA으로 변한다.

체내에서 ω-3 및 ω-6 EFA는 전신적인 염증을 조절하는 eicosanoid를 생성하는 효소를 놓고 경쟁한다. ω-6로부터 유도된 eicosanoid는 프로스타글란딘-E2PGE2, thromboxane-A2와 leukotriene-B4로 염증을 촉진하며 GLA는 프로스타글란딘-E1PGE1 및 thromboxane-A1을 만들어 항염증 효과를 가진다. ω-3 EFA는 resolvin과 protectin을 포함한 항염증 eicosanoid의 생성을 촉진한다. 결과로 ω-3와 ω-6 EFA의 상대적인 비율이 전반적인 염증에 영향을 미친다. 이상적인 ω-6 : ω-3 EFA의 비율은 4:1로 여겨지나 현대의 서양식 식단에서는 15:0까지 증가한다. 이런 이유로 ω-3 EFA 섭취가 ω-6 : ω-3의 비율을 낮게 해서 건성안을 포함하여 유익한 전신 항염증 효과를 나타낼 수 있을 것으로 생각된다.

ω-3 EFA의 식이 보충은 이러한 항염증성 효과로 각광을 받고 있다. 여러 연구에서 경구 ω-3 EFA 보조와 안구 건조 증상 사이의 연관성을 입증하였다.

2008년에 모든 점안제과 테트라사이클린계 약물 투여를 중단한 단순 폐쇄마이봄샘기능장애 및 눈꺼풀염 환자를 대상으로 한 무작위 위약 대조 시험에서 1년 동안 ω-3 EFA를 하루 2,000 mg 3회 사용 시 Ocular Surface Disease Index (OSDI)와 눈물 생산 및 안정성, 안구표면 염색, 마이봄샘 평가 및 마이붐 평가에서 증상과 징후 모두 개선되었으나 대조군에 비하여 우월성을 입증하지는 못하였다.[16] 2014년에 수행된 메타연구에서는 ω-3 EFA의 보충은 대조군에 비하여 의미있는 증상OSDI과 HLA-DR 양성 세포의 감소의 효능을 갖는 것으로 보고되었다.[17] 최근 대규모의 다기관 무작위, 위약 대조 시험(DREAM 연구)에서는 ω-3 EFA를 하루 3,000 mg 1년간 사용 시 건성안에서 위약대비 우수성을 입증하지 못하였다.[18]

많은 환자들이 잘 알려진 건강상의 이득으로 ω-3 EFA를 자가로 보충하지만 간질환, 심방세동 및 출혈성향 같은 전신 금기가 없는지 확인하여야 한다. 남성에서 높은 ω-3 EFA 혈청농도는 전립선암과 연관된다는 보고도 있다. FDA와 호주의 국립건강의료연구위원회National Health and Medical는 모두 3 g (3,000 mg)의 ω-3 EFA을 하루 섭취량의 상한선으로 권장하였다.

11) 수술적 치료

MGD의 수술적 치료는 일반적으로 제한적이다. MGD 자체보다는 질병의 합병증 치료에 사용된다. 결막이완증, 눈꺼풀내반, 눈꺼풀외반, 수평 눈꺼풀 이완등이 수술로 교정되며 이런 치료는 MGD를 호전시킨다. 마이봄샘 분비는 눈꺼풀 움직임의 기계적 펌프 효과에 의해 촉진될 수 있다. 눈꺼풀의 수평 장력을 높이면 마이붐의 배출이 증가할 수 있다. 다래끼, 속눈썹증, 눈꺼풀가장자리의 각질화는 MGD와 연관될 수 있으며 이에 대한 수술적 치료는 증상을 개선시키나 MGD 자체에 대한 효과는 명확하지 않다.

마이봄샘 probing은 2010년에 MGD의 치료법으로 Dr. Maskin이 처음 소개하였다. 폐쇄마이봄샘기능장애 환자에서 국소마취로 1.0 mm 길이의 더듬자probe를 삽입하였을 때 대부분의 환자에서 즉각적인 증상완화를 보고하였으며 6개월까지 유지되었다는 연구도 있다.[19] 현재까지는 난치성 MGD 환자에서 효과가 보고되고 있으며 침습적인 시술의 특성, 분비관의 손상 가능성 등으로 추가적인 연구가 필요하나 기존 치료에 반응하지 않는 난치성 MGD 환자에게 사용될 수 있는 방법이다.

References

1. Geerling G, Tauber J, Baudouin C, Goto E, Matsumoto Y, O'Brien T, et al. The international workshop on meibomian gland dysfunction: report of the subcommittee on management and treatment of meibomian gland dysfunction. Invest Ophthalmol Vis Sci. 2011;52(4):2050-64.
2. Lee PK, Chung JL, Kim DR, Yoon YC, Yang S, Whang W-J, et al. Categorization of meibomian gland dysfunction using lipid layer thickness and meibomian gland dropout in dry eye patients: A retrospective study. Korean J Ophthalmol. 2024;38(1):64-70.
3. Arita R, Morishige N, Shirakawa R, Sato Y, Amano S. Effects of eyelid warming devices on tear film parameters in normal subjects and patients with meibomian gland dysfunction. Ocul Surf. 2015;13(4):321-30.
4. Olson MC, Korb DR, Greiner JV. Increase in tear film lipid layer thickness following treatment with warm compresses in patients with meibomian gland dysfunction. Eye Contact Lens. 2003;29:96-9.

5. Blackie CA, Solomon JD, Greiner JV, Holmes M, Korb DR. Inner eyelid surface temperature as a function of warm compress methodology. Optom Vis Sci. 2008;85(8):675-83.
6. Goto E, Monden Y, Takano Y, Mori A, Shimmura S, Shimazaki J, et al. Treatment of non-inflamed obstructive meibomian gland dysfunction by an infrared warm compression device. Br J Ophthalmol. 2002;86:1403-7.
7. Mitra M, Menon GJ, Casini A, Hamada S, Adams D, Ricketts C, et al. Tear film lipid layer thickness and ocular comfort after meibomian therapy via latent heat with a novel device in normal subjects. Eye (Lond). 2005;19:657-60.
8. Matsumoto Y, Dogru M, Goto E, Ishida R, Kojima T, Onguchi T, et al. Efficacy of a new warm moist air device on tear functions of patients with simple meibomian gland dysfunction. Cornea. 2006;25(6):644-50.
9. Lee J-E, Kim NM, Yang JW, Kim SJ, Lee JS, Lee JE. A randomised controlled trial comparing a thermal massager with artificial teardrops for the treatment of dry eye. Br J Ophthalmol. 2014;98(1):46-51.
10. Korb DR, Blackie CA. Debridement-scaling: a new procedure that increases Meibomian gland function and reduces dry eye symptoms. Cornea. 2013;32(12):1554-7.
11. Haque RM, Torkildsen GL, Brubaker K, Zink RC, Kowalski RP, Mah FS, et al. Multicenter open-label study evaluating the efficacy of azithromycin ophthalmic solution 1% on the signs and symptoms of subjects with blepharitis. Cornea. 2010;29(8):871-7.
12. Tanioka H, Kuriki Y, Sakamoto A, Katsuta O, Kawazu K, Nakamura M. Expression of the $P2Y_2$ receptor on the rat ocular surface during a 1-year rearing period. Jpn J Ophthalmol. 2014 Nov;58(6):515-21.
13. Arita R, Suehiro J, Haraguchi T, Maeda S, Maeda K, Tokoro H, et al. Topical diquafosol for patients with obstructive meibomian gland dysfunction. Br J Ophthalmol. 2013 Jun;97(6):725-9.
14. Aronowicz JD, Shine WE, Oral D, et al. Short term oral minocycline treatment of meibomianitis. Br J Ophthalmol. 2006;90:856-60.
15. Velicer CM, Heckbert SR, Lampe JW, Potter JD, Robertson CA, Taplin SH. Antibiotic use in relation to the risk of breast cancer. JAMA. 2004;291(7):827-35.
16. Macsai MS. The role of omega-3 dietary supplementation in blepharitis and meibomian gland dysfunction (an AOS thesis). Trans Am Ophthalmol Soc. 2008;106:336-56.
17. Zhu W, Wu Y, Li G, Wang J, Li X. Efficacy of polyunsaturated fatty acids for dry eye syndrome: a meta-analysis of randomized controlled trials. Nutr Rev. 2014;72:662-71.
18. Dry Eye A, Management Study Research G, Asbell PA. n-3 Fatty Acid Supplementation for the Treatment of Dry Eye Disease. N Engl J Med. 2018;378:1681-90.
19. Maskin SL. Intraductal meibomian gland probing relieves symptoms of obstructive meibomian gland dysfunction. Cornea. 2010;29(10):1145-52.

온열치료 및 리피플로우(Lipiflow®) 등의 자동 온열압박치료

Thermotherapy and automated thermodynamic treatment, such as Lipiflow®

Chapter 18

밝은누리안과병원 고 병 이

현재 사용되고 있는 마이봄샘기능장애Meibomian gland dysfunction의 치료법으로는 눈꺼풀 위생 관리, 온열압박치료, 안약 및 전신 항생제 치료, intense pulsed light (IPL), Meibomian gland probing 등이 있다.[1-6]

마이봄샘기능장애 환자에서는 마이봄Meibum의 지질 구성 변화가 마이봄의 녹는점 및 점도를 증가시켜 마이봄샘Meibomian gland 폐쇄 및 분비 장애를 만들게 되는데 온열압박치료thermodynamic treatment 시행 시 눈꺼풀에 열을 가해주어 마이봄샘 내 굳은 마이붐을 녹여 압출이 쉽게 만들어준다.[7,8] 온열압박치료의 장점은 많은 연구에서 밝혀져 있으며 효과가 빠르지만 현재 표준 치료 기준이 마련되지 않았으며, 적정 온열치료 온도를 유지하기 어렵고 번거로워 환자 순응도가 낮은 단점이 있다.[9,10]

온열압박치료는 마이봄샘기능장애의 보조적인 치료법으로 눈꺼풀을 통해서 마이봄샘에 섭씨 40–45도로 서서히 열을 가하여 정체된 마이붐을 녹이거나 연화시킨다. Bitton E 등[11]은 12명(21–30세)의 피험자를 대상으로 MGDRx Eyebag®, EyeDoctor®, Bruder, Tranquileyes XR™, Thera Pearl 5가지의 눈꺼풀 온열기구들(표 18-1)의 열 보존력을 12분 동안 1분 간격으로 측정하여 비교하였다. 각 기구들은 각기 다른 고유한 열 보존 성능을 보였지만, 모두 첫 1분 동안 섭씨 37도에 도달하였고, 12분 동안 안정적인 열 보존 성능을 보였다. 하지만, 대조군으로 사용한 따뜻한 온열타월은 2분 후에 다른 모든 온열기구에 비해 의미있게 온도가 낮았으며 ($p<0.05$), 최종적인 온도도 낮았다(표 18-2). 따라서, 눈꺼풀에 대한 온열치료 시 따뜻한 온열타월을 사용하는 방식은 온도를 안정적으로 유지하지 못하므로 대신에 건식 온열기구를 사용해야 한다.

또한, Arita 등[12]은 정상인과 마이봄샘기능장애 환자를 대상으로 눈꺼풀 온열치료를 각각 2주와 1달간 시행하고, 눈온도, 눈물막 기능, 마이봄샘 지표를 비교한 연구결과를 발표하였는데, 두 가지 건식 온열기Azuki no Chikara, Eye Hot R와 세 종류의 습식 온열기hot towel, Hot Eye Mask, Memoto Este를 사용하였다(표 18-3). 다섯 가지 장치에서 모두 한 번만 온열치료를 시행해도 Visual analog scale (VAS)로 표현한 안구 증상 점수가 호전되고, 눈물막파괴시간이 증가하고, 눈꺼풀 피부, 눈꺼풀판결막, 중심각막에서의 안구온도도 상승하였다. 건식 온열기인 Azuki no Chikara를 반복해서 사용하였을 때 정상인 대

표 18-1. Description of eyelid-warming masks

Mask	Content
MGDRX EyeBag®	Flax seeds
The EyeBag Company	
The Eye Doctor®	Mixed natural grains
The Body Doctor	
Bruder Eye Hydrating Compress	MediBeads®
Tranquileyes XR™ goggles	Thermoeyes Beads
Eyeeco	
Thera Pearl Eye-ssential mask	Pearl Technology®
Bausch & Lomb	
Warm face cloth	None

표 18-2. Peak and final temperature of eyelid-warming masks

Mask	Peak Temperature (°C)	Time to reach peak temp (minutes)	Final Temperature (°C)
MGDRX EyeBag®	37.6	2	36.8
The EyeBag			
Company			
The Eye Doctor®	38.4	4	37.8
The Body Doctor			
Bruder Eye	40.1	2	37.9
Hydrating			
Compress			
Bruder Healthcare			
Tranquileyes XR™	38.7	2	36.1
goggles			
Eyeeco			
Thera Pearl Eye-ssential mask	38.7	3	37.9
Bausch & Lomb			
Warm face cloth	39.2	0	29.2

조군과 마이봄샘기능장애 환자군 모두에서 안정적이고 의미 있게 눈물막파괴시간 증가와 눈꺼풀결막의 온도 상승, 마이봄샘 면적acinar area 증가 효과를 나타냈다(표 18-4). 결론적으로 건식 온열기를 반복해서 사용하여 눈꺼풀 찜질을 해주면 정상인에서 눈물막의 기능을 향상시키고, 마이봄샘기능장애 환자에서 눈물막 기능과 마이봄샘 기능에 유익한 효과를 줄 수 있다고 밝혔다. 우리나라에는 건식 찜질팩으로 미국 브루더사의 제품을 구할 수 있다.

최근에는 자동화 치료 기기들이 개발되어 연구가 이루어지고 있는데, 대표적인 것들이 KCL1100® (Korea KCL), Nurieye-5800® (Seodong Medical, Busan, Korea), Lipiflow® (TearScience Inc., Morrisville, NC, USA), Blephasteam® (Spectrum Thea Pharmaceuticals

표 18-3. Warming devices and their mechanisms

Type	Device	Subjective wetness	Moisture supply (g/5 min)	Temperature change (°C/min)	Warming mechanism
Wet warming	Hot towel	Most	1.57 ± 0.76	-4.1 ± 0.7	Microwave-warmed wet towel
	Hot Eye Mask	Yes	0.08 ± 0.02	-2.7 ± 0.3	Oxidation of iron
	Memoto Este	Yes	0.07 ± 0.03	-0.7 ± 0.2	Electrical massaging nd warming
Non-wet warming	Azuki no Chikara	No	0.00 ± 0.00	-1.2 ± 0.1	Microwave-warmed ed beans
	Eye Hot R	No	0.00 ± 0.00	2.2 ± 0.2	Near-visible red light

표 18-4. Comparison of tear film-related parameters and eye surface temperatures between before and after repeated non-wet warming with Azuki no Chikara for 1 month in patients with Meibomian gland dysfunction. MGD: Meimomian gland dysfunction, TFBUT: tearfilm break-up time, SPK: Superficial punctate keratitis

Parameter	Before	After	P
TFBUT (seconds)	2.3 ± 0.7	4.8 ± 2.4	0.014*
Meibum grade	2.2 ± 0.4	1.0 ± 0.7	<.001*
Eyelid skin temp (°C)	33.5 ± 0.5	33.5 ± 0.5	.833
Tarsal conjunctival temp (°C)	33.0 ± 0.8	33.6 ± 0.8	.004*
Central corneal temp (°C)	33.7 ± 0.6	33.7 ± 0.5	.874
Schirmer test value (mm)	11.1 ± 7.4	9.9 ± 6.3	.024*
Meibomian gland area (%)	54.5 ± 9.6	64.1 ± 9.3	<.001*
SPK score	1.3 ± 0.5	0.5 ± 0.7	.003*

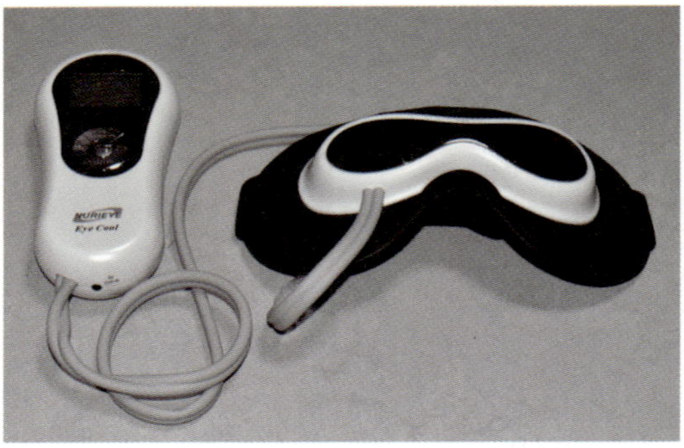

그림 18-1. Nurieye-5800® thermal massager

LTD, Macclesfield, UK)이다. Lipiflow®의 경우 activator가 눈꺼풀의 안팎에서 열과 압력을 가하며 장비가 비싸고 부피가 커 개인적인 사용은 불가능하다. Blephasteam®의 경우, 온열 치료만 가능하고, 압박 효과는 없다는 단점이 있다. 그에 비해 KCL1100® 및 Nurieye-5800®은 부피가 작고, 온열 및 압박 치료 기능이 함께 있어 환자가 자가로 마이봄샘기능장애 치료가 가능하다.

Lee JE 등[13]은 95명의 건성안 증상을 가진 환자들을 무작위 배정하여 Nurieye-5800® (Seodong Medical, Busan, Korea)(그림 18-1) 하루 2회 치료 또는 0.1% 히알루론산 인공눈물을 하루 5회 사용하고 4주 후에 두 군의 건성안 치료효과를 비교하였다. 안구표면질환지수Ocular Surface Disease Index, OSDI로 측정한 주관적 증상 점수는 두 군에서 모두 호전되었지만, Nurieye-5800®군에서 의미 있게 더 좋은 결과를 보였다(p = 0.032) 눈물막파괴시간tear film break up time, TBUT과 플루오레신 염색점수는 두 군에서 모두 호전되었고, 군 간의 차이는 없었다. 부작용은 경미하였으며 일시적이었다(표 18-5).

누리아이의 경우 비보험으로 청구가 가능하다. 대개 15분 정도 소용된다. IPL을 할 때 누리아이를 먼저 하여 열과 압력을 가하고 이후 IPL을 하는 방법도 많이 사용되고 있다. Lipiflow처럼 눈꺼풀의 안쪽과 바깥쪽에서 압력을 가하는 것은 아니고 눈꺼풀 바깥쪽에서 압력을 가하는 방식이다. 누리아이에는 진동마사지(진동모터)와 공기압마사지(에어펌프) 모드가 있는데 일부 망막의사들은 이러한 진동마사지로 인한 망막박리 등의 망막합병증 발생을 우려하기도 한다.

Nam SW 등[14]은 중등도 이하의 마이봄샘기능장애로 진단된 환자 24명 48안을 대상으로 자동 온열압박치료기기인 KCL 1100® (Korea KCL, Bucheon, Korea)(그림 18-2)로 매일 하루 2

표 18-5. Incidence of adverse events in thermal massager group and artificial tears group.

	Thermal massager group (n=41)	Artificial tears group(n=45)
Patients with any adverse event	6 (14.6)	2 (4.4)
Ocular events		
Conjunctivitis	0 (0.0)	2 (4.4)
Transient visual impairment	3 (7.3)	0 (0.0)
Non-ocular events		
Headaches	1 (2.4)	0 (0.0)
Contact surface abnormalities	2 (4.9)	NA

Results are shown as the number (%) of eyes.

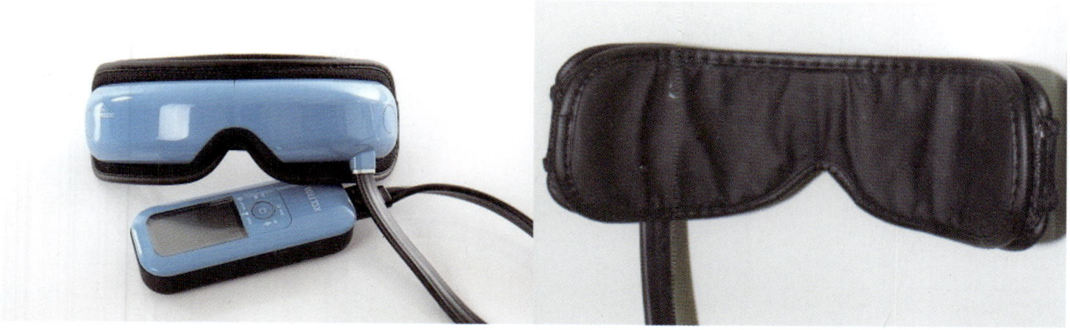

그림 18-2. KCL 1100® thermal massager

회, 15분씩 적용하여 1달간 치료한 결과를 보고하였다. KCL 1100® 사용 전 면섬유 안대에 물을 적셔서 착용한 뒤 기기를 사용하며 공기를 이용하여 패드를 수축, 이완시키면서 눈꺼풀을 마사지하며 42 kPa의 압력을 가할 수 있고, 전력에 의해 패드가 최고 섭씨 55도까지 가열되어 온열 효과를 얻을 수 있다. 자동 온열압박치료 이후 Standard Patient Evaluation for Eye Dryness (SPEED)와 OSDI로 표현된 건성안과 눈물막파괴시간, 플루오레신 각막염색점수oxford scale로 표현된 안구표면지표, Meibomian Gland Secretion score (MGS), Meibomian Gland Expressibility (MGE)로 표현된 마이봄샘 기능지표는 치료 2주 후와 1달 후, 치료 전에 비해 모두 유의한 호전이 있었다($p<0.05$). 또한 치료 전 증상이 심했던 군과 치료 전 마이봄샘기능장애 정도가 심했던 군에서 치료 후 개선 정도가 컸다($p<0.05$)(그림 18-3). 치료기간 동안 임상적으로 유의한 부작용은 관찰되지 않았다. 결론적으로 폐쇄성 마이봄샘기능장애 환자에서 자동 온열압박치료기기 KCL 1100®은 안전하게 마이봄샘기능장애 및 건성안을 호전시켰으며, 특히 중등도의 마이봄샘기능장애와 건성안을 가진 환자에서 더욱 효과적이었다.

리피플로우(LipiFlow®)

전통적으로 안과의사들은 마이봄샘기능장애 환자들에게 물리적으로 눈꺼풀을 짜주어서 마이봄샘 폐쇄를 해결하고자 했지만, 이는 통증을 유발하고 늘 효과적이지는 않다는 단점이 있었다. 리피플로우는 이러한 마이봄샘기능장애 환자 치료에 도움될 수 있다.

제조사에서 제공하는 설명문은 아래와 같다.

1. 먼저, 안과의사가 마이보그래피와 눈물 지질층에 대한 진단장비로 마이봄샘기능장애를 진단하고 평가한다.
2. 마이봄샘기능장애 환자로 진단되면, 12분간의 리피플로우 치료를 받는데, 치료시작 전에 점안 마취제로 눈을 마취한다.
3. 리피플로우 장비에서 환자의 눈에 닿는 부분인 activator를 개봉하여 환자 눈에 삽입한다. 돔 모양으로 생겼기 때문에 치료 중에 환자의 각막을 보호해주며 마이봄샘이 위치한 눈꺼풀의 안쪽을 효과적으로 가열할 수 있다.

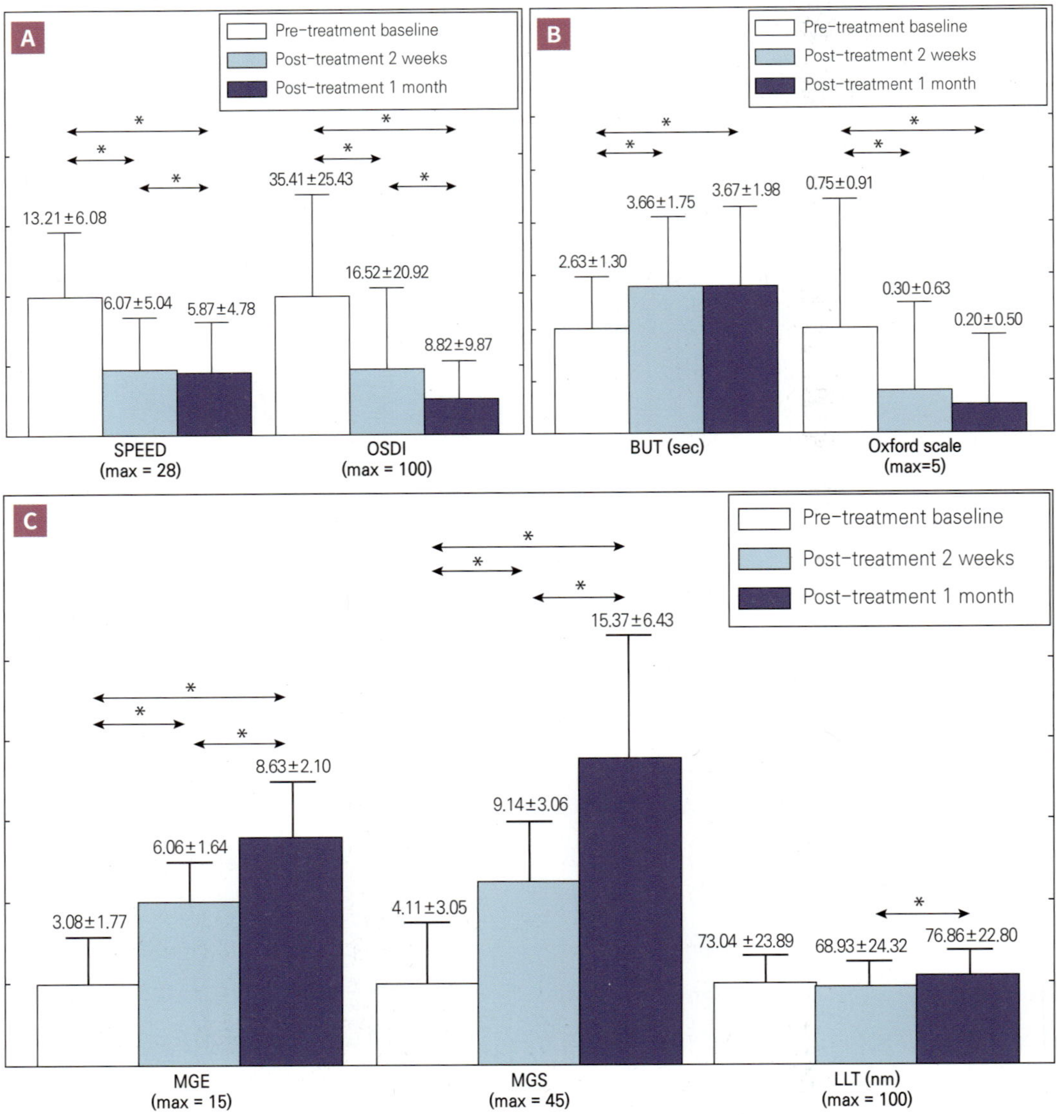

그림 18-3. Improvement of dry eye symptom, ocular surface and Meibomian gland index

4. Vector Thermal Pulsation technology가 적용되며, activator가 눈꺼풀 안쪽에서 마이봄샘에 열을 전달해준다. 동시에 눈꺼풀에 압력을 주면서 마사지를 해주므로 마이봄샘 내의 기름을 액화시키고 폐쇄를 해결하여 건성안 증상을 호전시킨다.

그림 18-4는 리피플로우 시스템을 적용하여 치료할 때 장비의 화면에 나타나는 모습이다. 리피플로우 치료 중 대부분의 환자들이 큰 불편을 호소하지 않지만, 일부는 약간의 통증 또는 불편감을 느낄 수 있다. 치료 후 운전이나 일상생활을 하는 데 문제가 없다. 치료 후 즉시 증

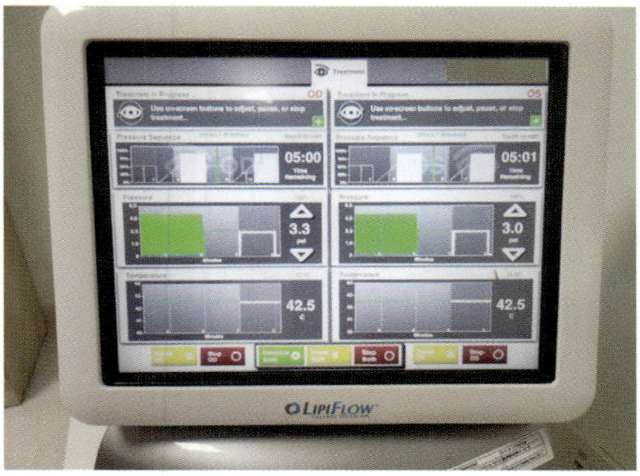

그림 18-4. The Lipiflow® display during treatment

상호전을 느낄 수도 있지만, 보통은 6–8주에 걸쳐서 효과가 나타난다.

다음은 리피플로우 치료의 효과에 대한 문헌 보고이다. Lane SS 등[15]은 139명의 성인 마이봄샘기능장애 환자를 대상으로 iHeat 온찜질과 리피플로우 치료효과를 비교하는 전향적, 무작위 배정, 다기관연구를 수행하였다. 리피플로우군은 12분간 치료하고, 대조군은 5분간의 iHeat 치료를 매일 2주간 시행한 후 2주째부터는 대조군도 리피플로우 치료를 받도록 하였다crossover. 리피플로우군은 대조군에 비해 2주와 4주째 마이봄샘 분비와 눈물막파괴시간에서 의미 있는 호전을 보였고, 리피플로우군에서 대조군에 비해 건성안 증상점수가 의미 있게 감소하였다. 리피플로우 crossover군에서는 리피플로우 치료 2주 후부터 호전을 보였다. 장비와 관련된 심각한 합병증은 관찰되지 않았다.

Finis D 등[16]은 26명의 마이봄샘기능장애 환자를 대상으로 리피플로우 1회 치료 후 6개월간의 치료효과에 대해 보고하였다. 리피플로우 치료 6개월 후 OSDI, 눈물의 지질층두께lipid layer thickness, 배출되는 마이봄샘 개수, 눈꺼풀 경계에 평행한 결막주름lid margin parallel conjunctival fold, LIPCOF, 안구충혈 점수R-Score가 모두 호전되었다(그림 18-5). 치료 시 마이봄샘소실dropout이 덜 심했던 환자에서 증상의 개선, 마이봄샘 압출 정도expressibility 증가의 호전 효과가 더 좋았다(그림 18-6, 7). 치료 6개월 후 마이봄샘소실 정도는 변화가 없었다. 결론적으로 한 번의 리피플로우 치료가 6개월의 치료효과를 가질 수 있고, 리피플로우 치료 효과를 예상하기 위해서는 치료 전 마이봄샘 형태검사(마이보그래피)가 필요하다.

Finis D 등[17]은 31명의 마이봄샘기능장애 환자를 대상으로 전향적, 무작위 배정 임상시험을 시행하였다. 리피플로우 12분간 1회 치료한 군과 눈꺼풀 온열치료와 마사지를 하루 2회씩 3개월간 시행한 대조군에서 치료효과를 비교했는데, 리피플루우군에서 대조군에 비해 OSDI 점수가 의미 있게 감소하였다(그림 18-8, 9). 두 군 모두에서 치료 전에 비해 배출되는 마이봄의 호전을 보였다. 다른 객관적인 건성안 지표에서는 두 군 간 차이를 보이지 않았다. 결론적으로 마이봄샘기능장애 환자에서 리피플로우 1회 치료는 눈꺼풀 온열치료와 마사지를 하루 2회씩 3개월간 시행하는 방법과 최소한 동등한 치료효과를 보였다.

Hu J 등[18]은 761명을 포함한 10개의 무작위 임상시험에 대한 체계적 문헌고찰 및 메타분석에서 마이봄샘기능장애로 인한 건성안 환자에서 리피플로우 치료는 눈꺼풀 위생관리군에 비해 OSDI로 표현되는 주관적 증상 및 마이봄샘 분비물점수Meibomian glands yielding secretion score, MGYSS, 각막염색점수, 눈물막파괴시간 등 객관적인 건성안 지표에서 상대적으로 약간 더 호전

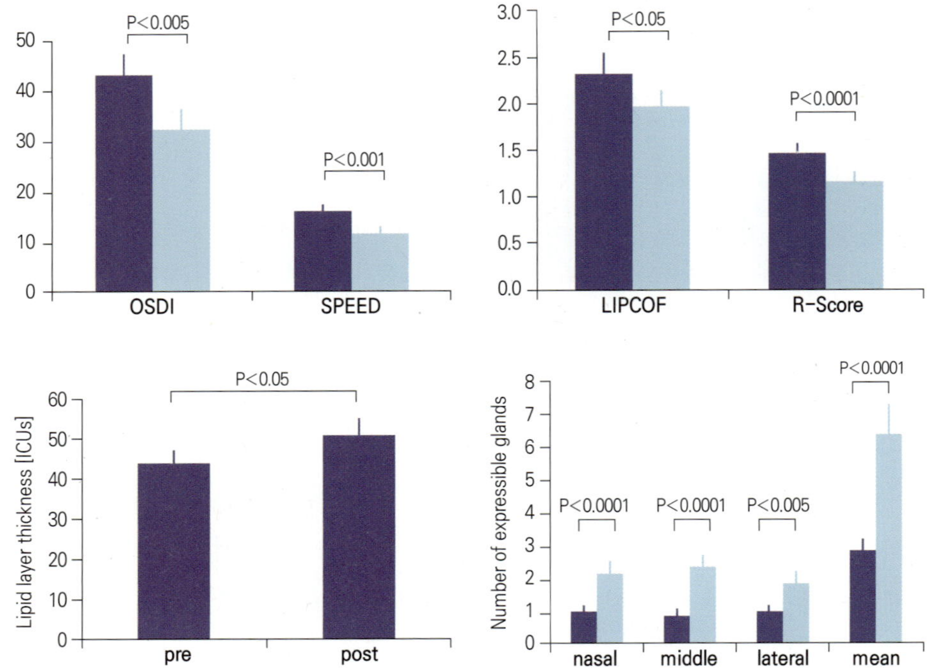

그림 18-5. Improvement of dry eye parameters

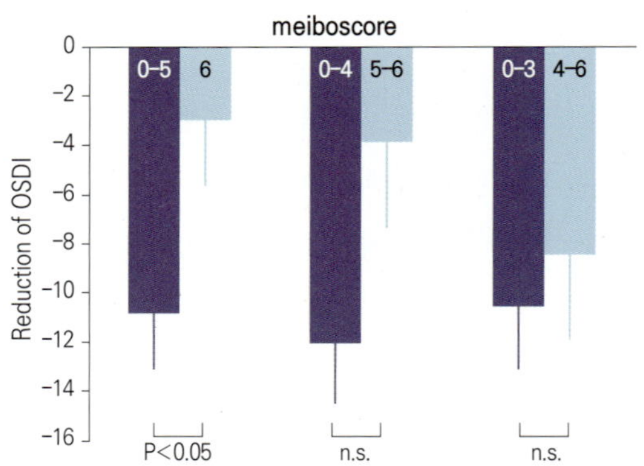

그림 18-6. Reduction of subjective symptoms in dependence of the meiboscore

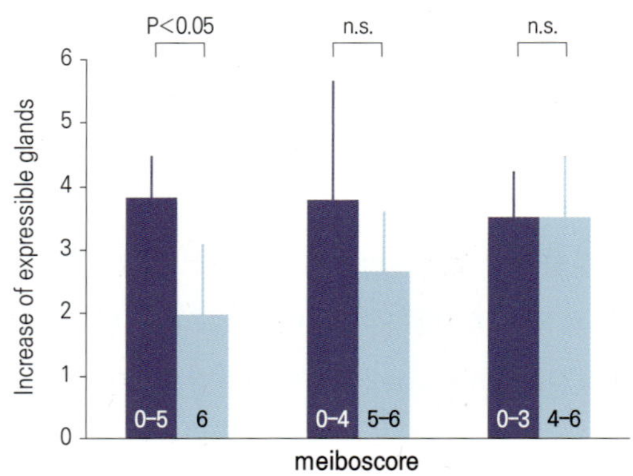

그림 18-7. Improvement of the number of expressible glands in dependence of the meiboscore

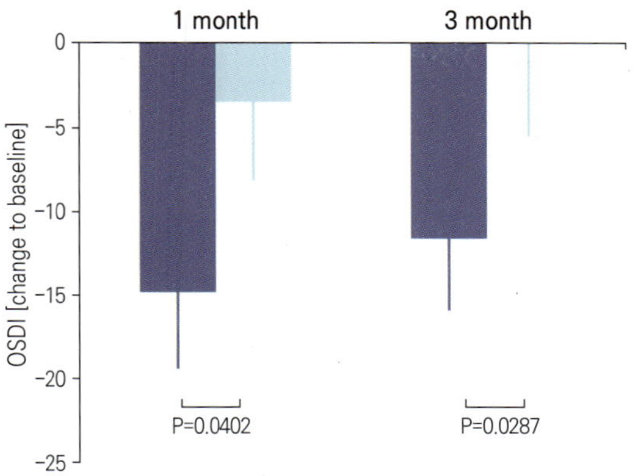

그림 18-8. Ocular surface disease index (OSDI) change to baseline after Lipiflow® treatment. OSDI: ocular surface disease index

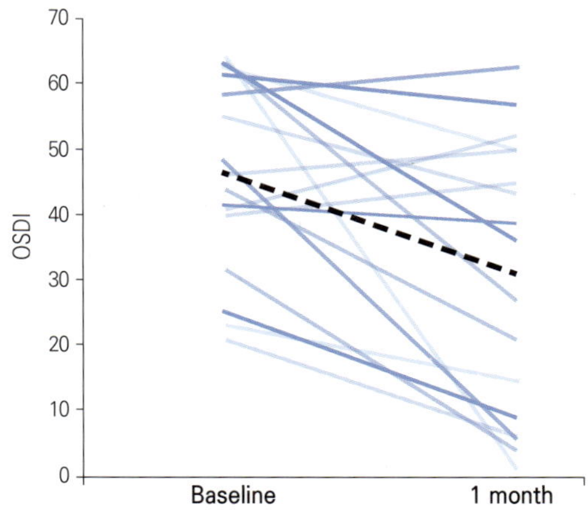

그림 18-9. Individual changes of the OSDI in the Lipiflow® group from baseline to the first (1 month) follow-up examination. OSDI: ocular surface disease index

을 보였지만, 치료를 하지 않는 군에 비해서는 의미있는 호전을 보였고, 부작용은 대조군과 차이 없었다고 보고하였다.

Li B 등[19]은 25명의 폐쇄성 마이봄샘기능장애 환자와 25명의 저분비성 마이봄샘기능장애 환자에서의 리피플로우 치료 효과를 3개월 동안 비교하였는데, 두 군에서 치료 전에 비해 Standard Patient Evaluation of Eye Dryness (SPEED), OSDI와 불완전한 눈깜박임partial blink rate, PBR이 감소하였고, 비침습적 눈물막파괴시간noninvasive keratographic breakup time, NIKBUT, 눈물띠높이tear meniscus height, TMH, 쉬르머 I 검사Schirmer I test, SIT와 지질층두께lipid layer thickness, LLT는 증가하였는데, 호전의 정도는 폐쇄성 마이봄샘기능장애 군에서 더 컸다($p < 0.001$). 두 군에서 치료 후 마이봄샘 형태는 변화가 없었지만, 폐쇄성 마이봄샘기능장애 군에서 마이봄샘 압출 정도와 분비물의 질 점수가 의미 있게 개선되었다($p<0.001$)(그림 18-10). 따라서, 리피플로우 치료는 폐쇄성 마이봄샘기능장애 환자에서 더 효과적임을 알 수 있다.

Park J 등[20]은 노인성 백내장 수술환자 124명의 124안을 대상으로 전향적, 무작위 배정 임상시험에서 백내장 수술 3주 전에 시행한 리피플로우 치료를 시행하여 백내장 수술로 유발되는 마이봄샘기능장애와 건성안에 대한 효과를 보고하였다. 대조군에서는 백내장 수술 후 마이봄샘 압출 정도가 감소하고 마이붐의 질이 악화되며 눈물막 지질층두께가 얇아지고, 각막염색점수가 의미 있게 증가되고, 건성안 증상이 심해졌다. 그러나 리피플로우 치료군에서는 마이봄샘 배출, 마이붐의 질, 눈물막파괴시간이 호전되고, 각막염색점수가 감소하며, 건성안 증상이 호전되었다. 리피플로우 군에서 치료 전 마이봄샘기능장애의 정도에 비례하여 각 지표가 호전되는 관련성을 보였으며, 백내장 수술 전 마이

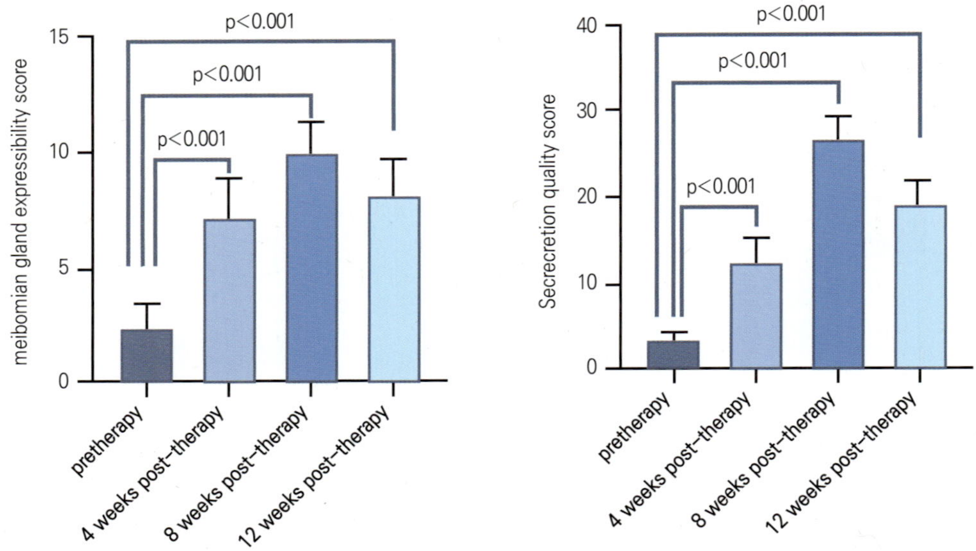

그림 18-10. Meibomian gland expressibility and secretion quality score in obstructive meibomian gland dysfunction patients before and after a single Lipiflow® treatment

봄샘기능장애가 없었던 경우에는 백내장 수술 후 마이봄샘기능장애와 건성안이 덜 악화되거나 호전되었다. 결론적으로 마이봄샘기능장애가 있는 환자뿐만 아니라 마이봄샘기능장애를 동반하지 않은 환자에서도 백내장 수술 전에 리피플로우 치료를 시행하면, 수술로 인한 마이봄샘기능장애와 건성안이 호전되며 안전하다고 하였다.

현재 리피플로우는 우리나라에서 비급여로 각 병원에서 자율적으로 수가를 책정할 수 있으며, 환자 눈에 삽입하는 일회용 activator의 공급가가 고가여서 IPL에 비해 우리나라에서 아직까지 많이 이용되고 있지는 않다.

결론적으로 리피플로우 치료는 폐쇄성 마이봄샘기능장애obstructive MGD가 있는 환자에서 증상과 징후를 개선시키는 안전한 방법이며 치료 전 마이보그래피와 지질층두께 검사(Lipiview 등)를 시행하여 적절한 환자를 선정하는 것이 치료 효과를 높이는 데 중요하다.

References

1. Korb DR, Greiner JV. Increase in tear film lipid layer thickness following treatment of meibomian gland dysfunction. Adv Exp Med Biol. 1994;350:293-8.
2. Key JE. A comparative study of eyelid cleaning regimens in chronic blepharitis. CLAO J 1996;22:209-12.
3. Smith RE, Flowers CW Jr. Chronic blepharitis: a review. CLAO J. 1995;21:200-7.
4. Driver PJ, Lemp MA. Meibomian gland dysfunction. Surv Ophthalmol. 1996;40:343-67.
5. Craig JP, Chen YH, Turnbull PR. Prospective trial of intense pulsed light for the treatment of meibomian gland dysfunction. Invest Ophthalmol Vis Sci. 2015 Feb 12;56(3):1965-70.
6. Maskin SL, Alluri S. Intraductal meibomian gland probing: background, patient selection, procedure, and perspectives. Clin Ophthalmol. 2019 Jul 10;13:1203-223.
7. Shine WE, McCulley JP. Meibomianitis: polar lipid abnormalities.Cornea. 2004;23:781-3.
8. Goto E, Monden Y, Takano Y, Mori A, Shimmura S, Shimazaki J, et al. Treatment of non-inflamed obstructive meibomian gland dysfunction by an infrared warm compression device. Br J Ophthalmol. 2002;86(12):1403-7.
9. Freedman HL, Preston KL. Heat retention in varieties of warm compresses: a comparison between warm soaks, hard-boiled eggs and the re-heater. Ophthalmic Surg. 1989;20:846-8.
10. Blackie CA, Solomon JD, Greiner JV, Holmes M, Korb DR. Inner eyelid surface temperature as a function of warm compress methodology. Optom Vis Sci. 2008;85(8):675-83.
11. Bitton E, Lacroix Z, Léger S. In-vivo heat retention comparison of eyelid warming masks. Cont Lens Anterior Eye. 2016 Aug;39(4):311-5.
12. Arita R, Morishige N, Shirakawa R, Sato Y, Amano S. Effects of Eyelid Warming Devices on Tear Film Parameters in Normal Subjects and Patients with Meibomian Gland Dysfunction.Ocul Surf. 2015;13:321-30.
13. Lee JE, Kim NM, Yang JW, Kim SJ, Lee JS, Lee JE. A randomised controlled trial comparing a thermal massager with artificial teardrops for the treatment of dry eye. Br J Ophthalmol. 2014 Jan;98(1):46-51.
14. Nam SW, Lim DH, Hyun J, Chung TY. Effects and Prognostic Factors of Automated Thermodynamic System Treatment for Meibomian Gland Dysfunction. J Korean Ophthalmol Soc. 2016;57(5):724-33.
15. Lane SS, DuBiner HB, Epstein RJ, Ernest PH, Greiner JV, Hardten DR, et al. A new system, the LipiFlow, for the treatment of meibomian gland dysfunction. Cornea. 2012;31(4):396-404.
16. Finis D, König C, Hayajneh J, Borrelli M, Schrader S, Geerling G. Six-month effects of a thermodynamic treatment for MGD and implications of meibomian gland atrophy. Cornea. 2014;33:1265-70.
17. Finis D, Hayajneh J, König C, Borrelli M, Schrader S, Geerling G. Evaluation of an automated thermodynamic treatment (LipiFlow®) system for meibomian gland dysfunction: a prospective, randomized, observer-masked trial. Ocul Surf. 2014;12(2):146-54.
18. Hu J, Zhu S, Liu X. Efficacy and safety of a vectored thermal pulsation system (Lipiflow®) in the treatment of meibomian gland dysfunction: a systematic review and meta-analysis. Graefes Arch Clin Exp Ophthalmol. 2022 260(1):25-39.
19. Li B, Fu H, Liu T, Xu M. Comparison of the therapeutic effect of Meibomian Thermal Pulsation LipiFlow_ on obstructive and hyposecretory meibomian gland dysfunction patients. Int Ophthalmol (2020) 40:3469-79.
20. Park J, Yoo YS, Shin K, Han G, Arita R, Lim DH, et al. Effects of Lipiflow Treatment Prior to Cataract Surgery: A Prospective, Randomized, Controlled Study. Am J Ophthalmol. 2021;230:264-75.

Chapter 19

Intense pulsed light, IPL

Intense pulsed light, IPL

GS안과 **김 진 형**

서론

Intense pulsed light (IPL) 치료를 하기 위해 내원했다는 건성안 환자들이 늘고 있다. 일반인들이 건성안을 질병이라고 인지하게 된 지도 그리 오래되지 않았는데, 마이봄샘이라는 단어를 아는 환자도 늘어나고 있고, 그 치료를 위해 IPL을 할 수 있는 병원을 찾아보고 내원하는 시대가 온 것이다. 그만큼 건성안 질환이 만성적이고 난치성인데다 인터넷, SNS 등을 통한 정보 접근이 용이하고 적극적인 치료에 대한 관심 또한 높아지고 있음을 의미하는 것이라고 생각된다. 마이봄샘기능장애의 물리적 치료에 대해서 앞 장에서 이미 자세히 언급되었지만, 이 중에서 IPL은 기존 피부과에서 사용하던 치료법을 안과적으로 적용한 것이기에 일반인들이 보다 쉽게 관심을 가질 수 있었던 것 같다. 이 장에서는 IPL의 기전과 효과, 알려진 임상결과를 살펴보고 국내에서 현재 많이 보급되어 있는 IPL 기계들과 그 사용법 등에 대해서 알아보고자 한다.

1 IPL이란?

광선을 이용한 피부과 치료의 역사는 1970년대부터 시작되었다. 1994년에 피부의 혈관이상을 치료하기 위하여 새로운 high-intensity flashlamp가 의료기기로 출시되었는데, 이것이 바로 이스라엘의 루메니스 사에서 개발한 IPL이다. 짚차나 봉고차, 스카치테이프처럼 IPL은 일종의 상품명이었던 것이 의료기기를 대표하는 제품명이 되어버린 것이다.[1] 피부과의 기본장비로 자리잡은 지 오래된 IPL이 안과 영역에서 사용되기 시작한 것은 Rolando Toyos의 2015년 보고가 나오고부터이다.[2] 2002년에 저자들이 얼굴딸기코facial rosacea의 치료에 IPL을 사용하면서 부가적으로 건성안과 마이봄샘염의 호전을 발견하였고, 이후 심한 건성안 환자 123명을 대상으로 IPL을 시행하고 30개월 이상의 경과관찰이 이루어진 91명 182안의 데이터를 분석한 결과에서 건성안 증상들이 호전되었음을 보고하였다. 이후 IPL은 안과영역에서 마이봄샘기능장애의 치료 방법 중 하나로 자리잡게 되었다.

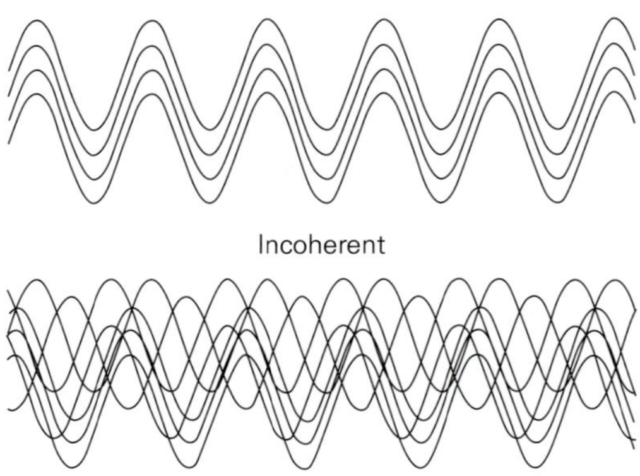

그림 19-1. coherent vs incoherent

보통 IPL을 레이저라고 알고 있는 일반인들이 많은데, IPL은 레이저가 아니다. IPL은 intense pulsed light의 약자로 글자 그대로 레이저가 아니라 광범위한 파장대broad bandwidth의 incoherent (비간섭성, 결 안 맞는) light이며 강한 펄스광이다. 이에 반해 레이저는 단일 파장의, 위상이 일치된 coherent (가간섭성, 결맞은) light이다(그림 19-1).

IPL은 다양한 필터를 사용하여 thermal effect가 특정 목표물에 작용할 수 있게 조절이 가능한 특징이 있다. IPL 기계에 전원을 공급하면 내장된 제논Xe 플래쉬램프가 500 nm(가시광선)-1,200 nm(적외선)까지의 빛을 한번에 방출하는데, 건성안을 치료할 때는 590 nm Cut-off Filter (long pass filter, 특정 파장보다 긴 빛만 통과시키는 필터)를 사용하여 590-1,200 nm의 빛을 방출하게 된다.

2 IPL의 원리

IPL의 광범위한 파장대는 멜라닌(400-750 nm), 헤모글로빈(578 nm) 같은 인체의 다양한 발색단chromophore에 흡수되어 열을 만들어낸다. 흡수되는 양상이나 투과되는 깊이들이 다양한 파장대마다 다르게 나타나는 것이 선택적인 목표물에만 작용할 수 있도록 하는 핵심적인 원리이다(그림 19-2). 환자의 피부색이나 상태에 따라 다양한 필터를 사용하여 조절하는 것도

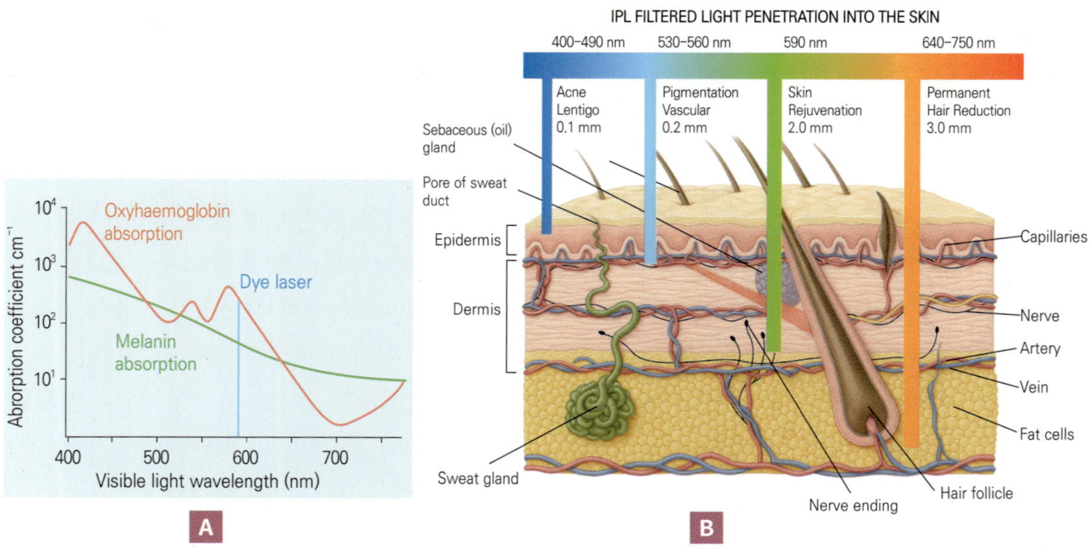

그림 19-2. 발색원의 흡수스펙트럼(A)과 파장에 따른 침투 깊이(B)

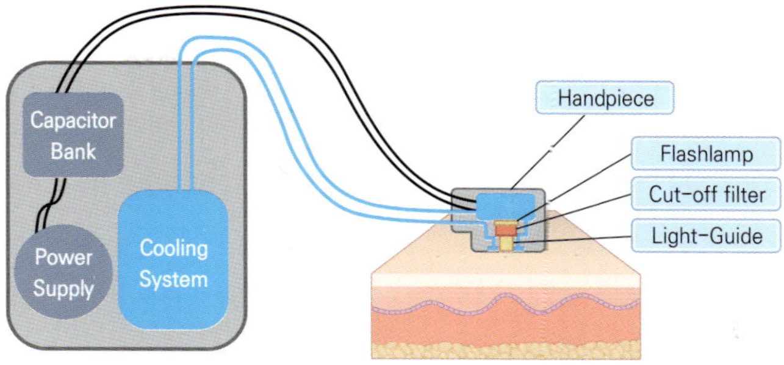

그림 19-3. 전형적인 Intense pulsed light (IPL) 시스템의 개요

바로 이런 이유 때문이다.[1] 올바른 파장을 선택하는 것과 더불어 펄스의 duration, intervals, 그리고 fluence (빛의 세기)같은 파라미터에 따라 치료효과가 결정되게 된다.

전형적인 IPL 시스템은 그림 19-3과 같다. Capacitor bank에 전류가 공급되면 전기에너지가 xenon gas-filled chamber에서 밝은 빛을 발생하면서 광학에너지로 전환되고 이것이 핸드피스의 사파이어나 수정블럭을 통해 피부로 전달되게 된다. 현재 사용되고 있는 IPL은 대부분 저강도에너지를 사용하고(8.5-20 J/cm^2) 컴퓨터화된 소프트웨어프로그램을 통해 치료의 여러 파라미터들을 조절할 수 있다. 따라서 의사가 선호하는 파라미터 값들을 세팅해서 환자의 상태에 따라 여러 모드를 설정하여 활용하게 된다. 여러 종류의 내장된 쿨링 시스템을 사용하고 시술 전에 차가운 초음파용 젤리를 바르는 등 피부화상을 막기 위한 조치가 중요하다.

3 안과 영역에서 IPL이 작용하는 기전

2015년 이후 많은 연구자들이 안과 영역에서 IPL치료를 도입하여 그 효과들을 보고하고 있고 연구의 수적 증가도 매우 가파르다.[3] 이런 보고들이 임상적인 결과를 통해 효용성을 주장하고 있으나, 아직 정확한 기전은 확인되지 않았다. 마이봄샘기능장애의 기전 또한 여전히 다양한 가설들이 제기되고 있는 상황이니 어쩌면 당연한 것인지도 모르겠다.

IPL의 작용기전 중 이론적인 주요 가설들로는 비정상 혈관의 파괴, 마이붐 액화, 상피세포 회전율 감소, 광조절photomodulation, 항미생물효과(Demodex 박멸), 항염작용, 항산화작용 등이 있다.[4]

1) 혈관의 파괴 (Destruction of superficial blood vessels)

얼굴딸기코 환자의 비정상 혈관들이 만들어 내는 염증매개물들은 안면동맥facial artery이나 안와혈관들을 통해서 눈꺼풀로 쉽게 퍼져 나갈 수 있다. 이런 염증매개물들이 마이봄샘 염증을 유발하고 기능장애를 일으킨다는 가설하에, IPL을 통해서 멜라닌, 헤모글로빈, 그리고 물에 흡수된 광에너지가 열을 발생시켜 국소적인 혈전증을 유발하고 이로 인해 표층혈관들이 파괴된다는 것이다. 이로써 눈꺼풀 가장자리의 혈관 확장증과 발적을 감소시키며, 염증의 원인을 제거한다는 이론이다.[2,5] 수학적모델을 이용한 연구에 따르면, 직경 150 μm 이상의 medium, large blood vessels에서 30 ms의 single IPL pulse로 혈관중심부의 온도를 80-90℃까지 올릴 수 있다고 하며 이는 혈액응고와 혈전을 유발하는 데 필요한 온도보다도 높다고 한다.[6]

2) 마이봄샘분비물의 유동화 (Fluidification of Meibum)

폐쇄성 마이봄샘기능장애Meibomian gland dysfunction, MGD 환자들은 마이봄샘분비물(이하 Meibum)의 hydrocarbon chain configuration과 lipid-lipid interaction strength의 변화로 인해 Meibum의 점성이 증가하고 따라서 Meibum의 용융온도melting temperature가 올라가게 된다.[7] 눈꺼풀의 온도는 실온에서 섭씨 33.1–33.4도라고 알려져 있는데, 이 온도는 마이봄샘 분비물의 물리적 성상에 영향을 준다. 눈꺼풀의 온도가 올라가면 Meibum의 점성이 감소하여 마이봄샘이 막히는 것을 예방하고 Meibum이 안표면으로 정상적으로 분비되고 분포되는 데 도움이 된다. Meibum의 물리적 성상에 대한 연구에 따르면, 온도상승에 의해 고체에서 액체로 상태가 완전히 변하는 것이 아니다. Meibomian lipid가 구조화된 gel–like phase에서 비구조화된 fluid–like phase로, 생화학적 phase transition이 되는 것이다. Phase–transition 온도는 건강한 눈꺼풀과 마이봄샘염이 있는 눈꺼풀에서 약 4도 정도 차이가 난다고 한다. 건강한 눈꺼풀에서는 phase–transition 온도가 섭씨 28도로 실온에서의 눈꺼풀 온도인 33도보다 낮고, 마이봄샘염이 있는 눈꺼풀의 경우는 phase–transition 온도가 섭씨 32.2도로 눈꺼풀의 온도와 유사하다고 한다.[8] Meibum이 분비되어 안표면에서 완전히 녹아서 액체 상태가 되는 용융온도는 35도라고 하니, 일단 분비되기 쉬운 비구조화 phase로 전이할 수 있는 온도를 공급해 주는 것이 마이봄샘염 환자의 경우에 도움이 될 것으로 보이며 이러한 근거로 온찜질 등의 치료를 권유하게 되는 것이다. 하지만, IPL을 시행하고 나서 피부온도를 바로 측정해보면 1도 이내의 미미한 상승만 있다는 보고도 있다.[4] 이 실험은 임상적 상황의 제한점으로 인해 직접체온을 잰 것이 아니고 적외선 영상 체온측정이라는 간접적인 방법으로 쿨링젤을 닦아내고 바로 측정한 것으로 실제로는 체온의 상승 정도가 더 클 것이라는 추정이 가능하며 실제로 피부의 표면이 아닌 심부의 혈관의 파괴를 위해 필요한 온도가 80도 이상이므로 마이봄샘 주변의 온도가 phase transition 온도보다는 충분히 높은 정도로 올라갈 것임을 예상할 수 있다.

3) 상피세포 회전율의 감소 (Down-regulation of epithelial turnover)

피부딸기코의 특징 중 하나는 피부 상피세포의 회전율이 증가하여 각질이 많이 생기는 것이다. 마찬가지로 마이봄샘관도 상피세포로 둘러싸여 있으므로 눈꺼풀 가장자리에 부스러기가 많이 생기게 되고 눈꺼풀 위생에 소홀하게 되면 이 분비물들로 인해서 마이봄샘의 입구가 막히게 된다. IPL 치료가 상피세포 회전율을 감소시켜서 이렇게 막히게 될 위험도를 낮출 수 있다.[9]

4) 광조절(Photomodulation)

광조절이란 가시광선과 적외선 부분의 다른 파장들의 빛이 치료적 효과를 얻기 위해 gene과 단백질 수준의 세포 내 변화를 유도하는 과정을 말한다. IPL은 광화학적 연쇄반응을 유발하여 미토콘드리아 막에 위치한 cytochrome C oxidase에 흡수되어 ATP를 증가시키거나 분자 회전과 진동 등을 유발시켜 결론적으로 세포내 칼슘농도를 높인다. 이것이 fibroblast 증식, collagen 합성증가, 국소적 혈류 상승 등의 생리적 반응을 증진시키게 된다.[10] IPL의 회춘효과를 설명할 때 주로 제시하는 기전이지만 이 또한 명확하게 밝혀진 것은 아니다.

5) 항미생물 효과(Antimicrobic effect)

눈꺼풀과 눈썹의 세균과 Demodex (모낭충)를 박멸하는 것도 IPL의 효과로 알려져 있다. Demodex folliculorum과 Bacillus olerinus는 공생적인 관계를 유지하며 피부에 존재하면서 눈꺼풀염이나 마이봄샘염을 유발한다. Demodex와 B. olerinus는 lipases와 같은 독성물질을 분비하는데, 이는 Meibum의 구성을 변화시키고 점성을 증가시킨다. 더구나, Meibum에 lipase가 작용하여 만들어내는 oleic acid는 눈꺼풀 가장자리의 각질화를 유발하는 역할을 하기 때문에 마이봄샘입구가 막히면서 염증이 더 심해지는 원인이 된다. 정상적인 피부라면 이들의 수는 어느 정도 조절되는 수준으로 유지되어 심각한 영향을 받지는 않지만, 딸기코 환자라고 하면 상황은 달라진다. Demodex folliculorum이 모근이나 피지샘에서 기생하면서 sebum, Meibum 등의 분비물을 먹이로 하기 때문이다. Demodex exoskeleton의 색소 덕분에 발색단chromophore이 존재하므로 IPL은 효과적으로 Demodex를 응고시키고 괴사시켜서 박멸할 수 있다.[11,12]

6) 항염효과

IPL은 anti-inflammatory cytokine의 upregulation이나 proinflammatory cytokine의 downregulation을 유도함으로써 염증의 악순환의 고리를 끊어내는 역할을 한다. 피부과적인 연구에서 IPL이 피부세포의 interleukin 10과 transforming growth factor-beta을 증가시키고, interleukin 6, tumor necrosis factor alpha, matrix metalloproteinases, proteolytic enzymes을 낮춘다고 보고한 바 있다.[13-15] 안과 영역에서도 IPL 치료 후에 눈물의 inflammatory marker들이 감소했다는 연구가 보고되어 IPL이 안표면 염증에도 효과적임을 직접적으로 보여주었다.[16]

7) 항산화효과

중성구나 염증성 세포들에서 분비되는 superoxide anions과 hydroxyl radicals 같은 reactive oxidative species들이 건성안의 병리적인 원인 중 하나로 종종 언급된다.[17] 산화스트레스에 대한 IPL의 효과는 biphasic dose response를 보인다. 즉 low dose에서는 항미생물효과와 더불어 reactive oxidative species 생성이 증가하고, higher doses에서는 생성이 감소하여 산화스트레스와 염증이 감소하는 효과를 보이는 패턴이다.[18]

4 IPL의 효과에 대한 임상결과들

앞서 기술한 대로 2002년 Toyos 등[2]의 보고 이후로, 여러 연구에서 IPL 시행 후 마이봄샘 지질 분비 향상, 눈물막파괴시간의 향상을 보고하였다.[19-21] IPL 치료는 마이봄샘기능장애가 있는 환자에서 주로 행해지고 있으나, 수분결핍형과 눈물증발형 건성안 모두에서 치료 효과가 있다고 알려져 있다. 건성안에 대한 IPL의 치료 효과에 대한 연구는 불응성 마이봄샘기능장애, 눈물증발형 건성안, 쇼그렌 증후군으로 인한 건성안 환자, 다른 기저질환이 없는 건성안 등 여러 환자군에 대하여 행해졌고, 대부분의 연구들에서 보조적인 건성안 치료 방법으로 사용 시 눈물막파괴시간, 쉬르머검사 및 주관적인 건성안 증상의 호전이 뚜렷했고, 마이봄샘 지표의 호전을 보이는 경우도 있었다.[19,22-25] 경도의 마이봄샘염이 동반된 눈물 부족형 건성안(Aqueous-deficient dry eye, ADDE)에서 마이봄샘 압출만 시행한 군, IPL과 압출을 함께 시행한 군을 치료 후 3개월에 비교해 보았을 때 후자의 경우에만 lipid layer thickness, plugging, vascularity, fluorescein tear break up time (FBUT), noninvasive tear break up time (NIBUT)이 호전되었다는 보고가 있다. IPL이 눈물의 수성층에 직접적인 영향을 주지는 않지만, 양적 또는 질적인 lipid layer의 호전이 눈물의 안정성을 증가시켜서 증상 또한 호전되었다는 보고이다. Bei Rong 등에 의하면 3회 연속 IPL 후 6개월 경과 시에도 마이봄샘 분비 기능과 tear break up time (TBUT) 향상이 유지가 되었으나 특히 위눈꺼풀보다 아래눈꺼풀에서 호전 정도가 두드러졌다고 하였다.[26,27]

한편, 이런 연구 보고에도 불구하고 randomized trial로 시행된 연구가 많지 않아 Cote 등은 TBUT, tear osmolarity의 호전을 제외한 나머지 변수들에 대한 호전에 대해서는 더 신뢰성이 높은 연구들이 필요할 것이라고 지적하였다.[28]

5 실전! IPL

1) 금기증

IPL이 적합할지 판단할 때 가장 먼저 확인해야 할 것은 피부 색소침착 수준이다. 보통 Fitzpatrick skin type을 확인하는데, grade가 올라갈수록 IPL power는 내리는 것이 좋다. Fitzpatrick skin type은 햇빛에 대한 피부의 관용, 색소침착이나 일광화상을 입는 경향성과 관련되어 있다(그림 19-4).[29] 6개의 type은 매우 하얗고 잘 타지 않는 type I부터 검고 쉽게 타는 검은 피부인 VI까지로 세분화되어 있고 우리나라 사람과 같은 동양인은 대체로 III, IV 정도에 해당한다.

Type V, VI부터는 탈색소나 흉터가 생길 가능성이 높아지므로 IPL은 피하는 것이 좋다. IPL할 부위에 점이나 진한 색소침착이 있다면 그 또한 가리고 하는 것이 좋다. 자가면역질환, 뇌전증, 켈로이드 과거력, 광민감성 약물복용, 피부암, 피부질환, 얼굴태닝, 문신, 광민감성 환자, 광시병 환자, 임산부 등은 IPL의 금기증이다. 안구의 감염이나 염증 질환 등이 있는 경우도 피해야 한다. 특히 우리나라 여성들의 경우, 아이라인 문신 등을 눈꺼풀 테에 시행한 경우가 많은데, 이 경우 눈꺼풀테에 너무 가깝게 시술하는 것은 피해야 한다. 잠재적 안구손상을

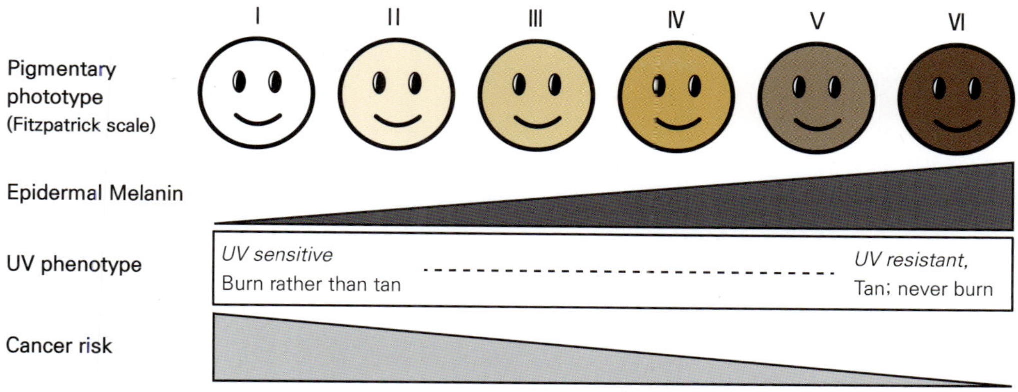

그림 19-4. **Fitzpatrick skin type**

예방하기 위해 IPL 파장의 침투를 완화시키는 eyeshield와 보안경을 환자와 시술자가 각각 착용하는 것을 권한다.

2) 일반적인 IPL 술기

치료 전 광선에 민감한 레티노익산 제제(미백/주름 화장품/약제)를 사용하지 않도록 하고, 레티놀 함유 화장품, 멜라논 같은 트레티노인 성분은 피부가 민감해져서 IPL을 약하게 쏘아도 강한 발적이 나올 수 있기 때문에 IPL 치료 전에는 화장을 깨끗하게 지운다. 눈썹을 종이테이프로 가려서 손상을 방지하고, 안내손상을 예방하기 위해 눈은 protective eye shields로 보호해야 한다. 초기에는 점안마취제를 넣고 18–22 mm 너비, 10 cm 길이의 curved wide blade인 Jaeger lid plate를 결막낭에 위치하는 방법을 썼다(그림 19-5A).

현재는 금속 또는 실리콘 재질의 corneal shield 내부에 윤활제를 바른 후 눈꺼풀을 벌리고 안구 내로 넣어주거나 disposable eyepatch를 눈꺼풀 위에 붙여주는 방법을 주로 사용하며 이후 레이저 시술할 부분에 충분히 초음파용 젤을 도포한다. 차가운 초음파용 젤을 바르는 처치와 핸드피스 내 내장된 cooling system은 IPL 시 피부표피 화상을 막기 위해 반드시 필요하다.

MGD 치료를 위한 IPL 시행 초기에는 아래 눈꺼풀에만 시행했고, 기존 피부과에서 쓰던 tip과 유사한 사이즈의 tip으로 눈꺼풀 아래에서 뺨과 광대뼈까지 포함하여 수직으로 시술하였다. 이후 위눈꺼풀에도 IPL을 시행한 연구들이 발표되면서 각 회사들이 좀 더 좁은 면적을 커버할 수 있는 tip들을 개발하였다. 또한 초기에는 위눈꺼풀 시행 시 눈물샘이 있는 부위를 피하는 것이 일반적이었으나, tip의 크기가 작아지면서 눈꺼풀 가장자리에 붙여서 시행하는 경우 눈물샘이 있는 부위를 굳이 건너뛰지 않고 시술하는 패턴으로 바뀌고 있다(그림 19-6).

빠진 부위가 없도록 light guide가 접촉되는 부분을 오버랩시켜 1회 시행 후 만약 초음파젤을 다시 도포할 필요가 있는 경우 재도포하고 다시 한번 시행하고 마무리한다. IPL치료 후 마이봄샘압출을 시행한다(그림 19-7).

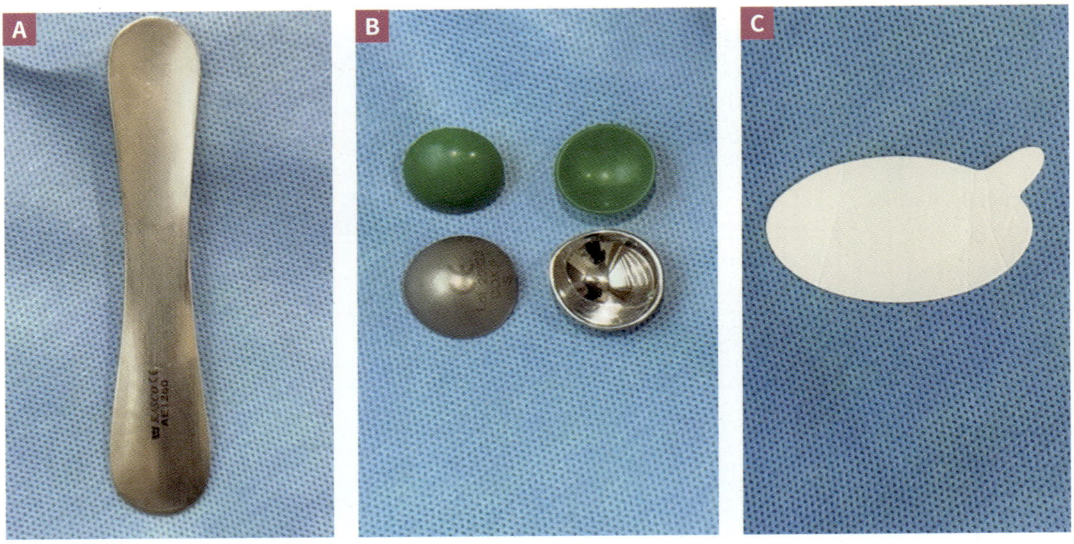

그림 19-5. **안구보호를 위한 도구들.** (A) Jaeger lid plate[24], (B) silicone corneal shield (위)와 metal corneal shield (아래), (C) disposable eyepatch

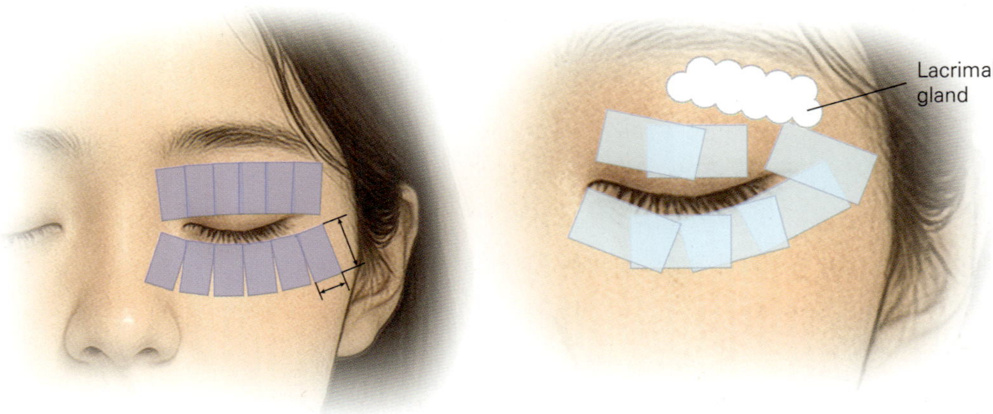

그림 19-6. **8 X 15 mm tip을 세로 방향으로 사용하여 시술하는 모식도(A)[24], 가로 방향으로 시행하면서 눈물샘을 피하는 방식으로 시술하는 모식도(B)**

3) 국내에 보급된 안과용 IPL devices

우리나라에서 주로 안과병의원에 보급되어 있는 IPL은 M22™ Optima™ IPL (Lumenis)과 AQUA CEL IPL (JEISYS), E>Eye IRPL® (E-SWIN)이 있다. 이 중 E>Eye IRPL®은 안과용으로 허가된 최초의 IPL로 국내에 보급되었고 부피가 크지 않으면서 효과적인 치료가 가능하여 관심을 모았으나 소모품 이슈로 국내에 활발하게 공급되지 않고 있다.

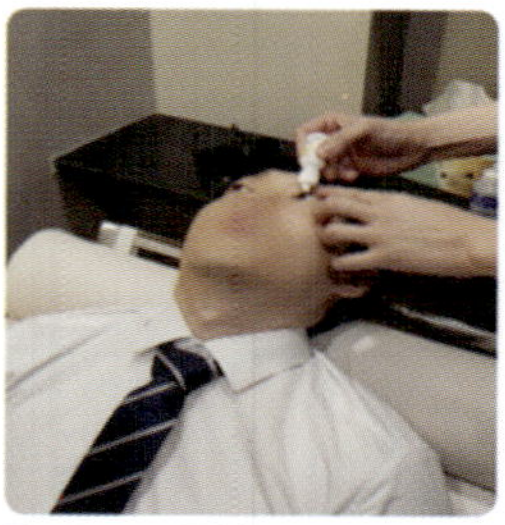
① Alcain 투여

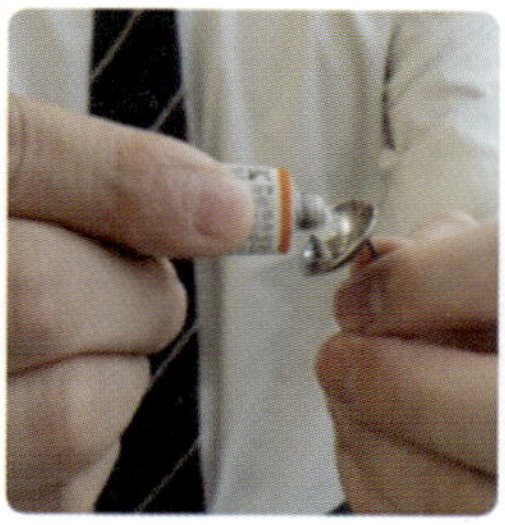
② 윤활제 도포

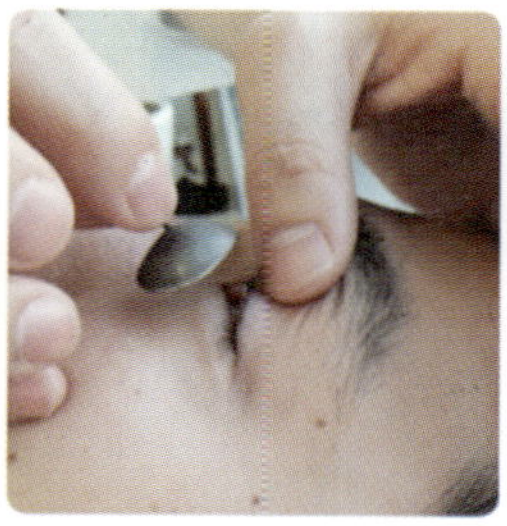
③ Corneal shield 삽입

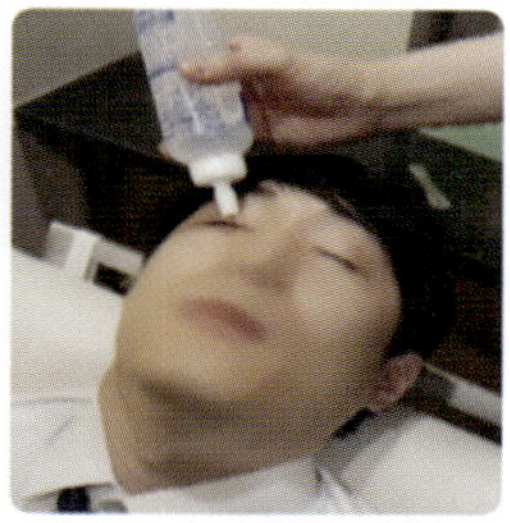
④ 상하안검에 젤 도포

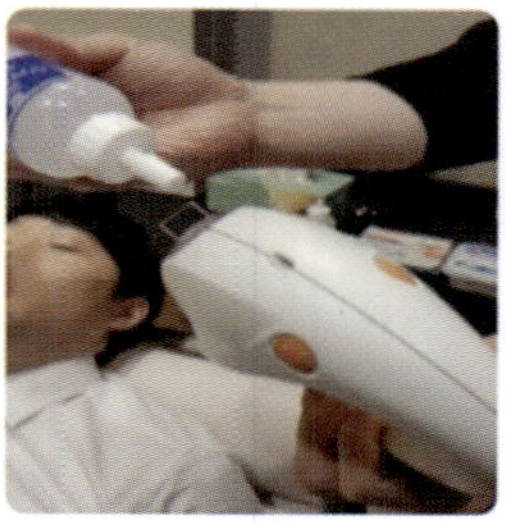
⑤ Tip에 젤도포(생략 가능)

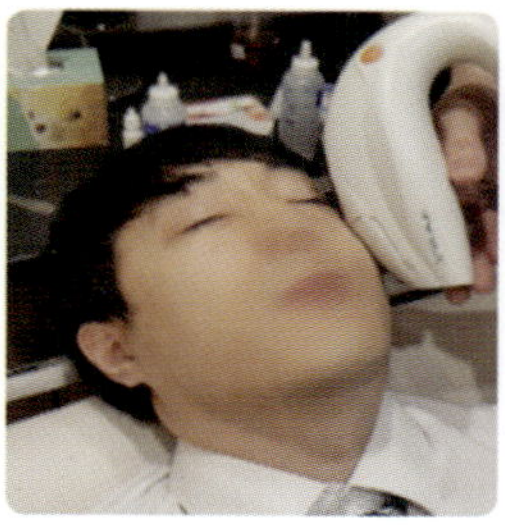
⑥ IPL 조사

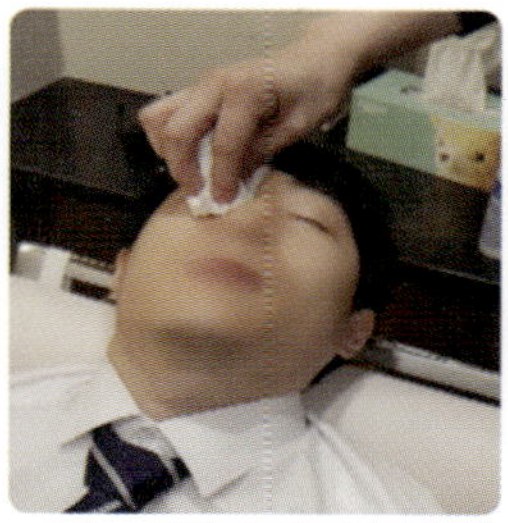
⑦ 젤제거

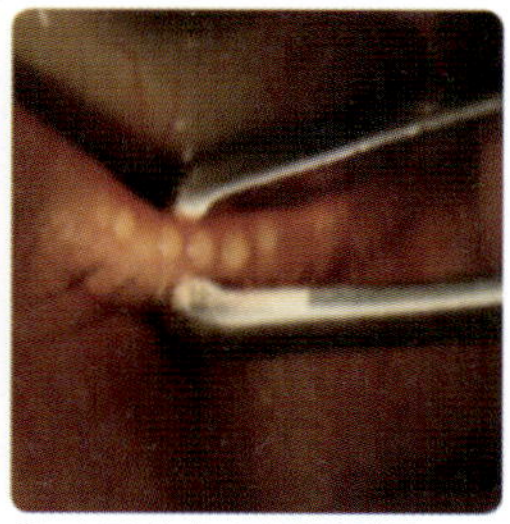
⑧ 스퀴징 후 적외선치료

그림 19-7. **일반적인 IPL 과정**(출처: 루메니스사 제공 가이드)

(1) M22™ Optima™ IPL (Lumenis)

피부과용으로 처음 개발된 IPL technology라는 브랜드명을 만들어 낸 회사로 유명한 루메니스의 제품이다. 본체, tip, filter로 이루어져 있다(그림 19-8). 제품의 사양은 표 19-1에 정리되어 있다.

필터는 치료 용도에 따라 다양하며, tip은 8 × 15 mm 또는 15 × 35 mm가 있는데, 일반적인 MGD 치료용 IPL에서 가장 많이 쓰이는 dry eye mode는 590 nm filter와 8 × 15 mm tip (Sapphire Cool™ tip for M22)으로 위눈꺼풀은 10 J/cm² 정도, 아래눈꺼풀은 12–13 J/cm² 정도의 fluence를 사용하고 환자의 반응을 보면서 fluence를 가감한다. 최소 에너지로 줄여도 환자가 불편을 호소하는 경우 pulse duration을 기본 세팅인 60 ms에서 최대 150 ms로 연장시키면 불편이 경감될 수 있다.

최근 루메니스 사에서는 중등도에서 중증에 해당하는 마이봄샘염의 경우 acne filter를 권장하고 있다. Acne filter는 이름 그대로 염증성 여드름 치료를 위해 디자인된 것으로 400-600 nm와 800-1,200 nm 파장의 빛을 선택적으로 방출하여 멜라닌에 의해 흡수되는 에너지양은 최소화하고, oxyhemoglobin에 흡수되는 양은 최대화하게 된다. 더 짧은 파장대(400-600 nm)는 표층부 혈관 내의 porphyrins과 hemoglobin이, 더 긴 파장대(800–1,200 nm)는 피지샘에 공급되는 심부 혈관 내의 hemoglobin이 타겟이다. 600-800 nm의 파장대 빛이 생략되므로 멜라닌세포어 흡수되는 것을 막고 Hemoglobin에 의해 흡수되는 양을 극대화시키므로 혈관확장증에 대한 치료효과가 향상된다는 것으로 눈꺼풀 모세혈관확장증의 치료에 효과적이라고 한다.[21] Han 등[30]은 중등도 이상의 눈꺼풀염 환자

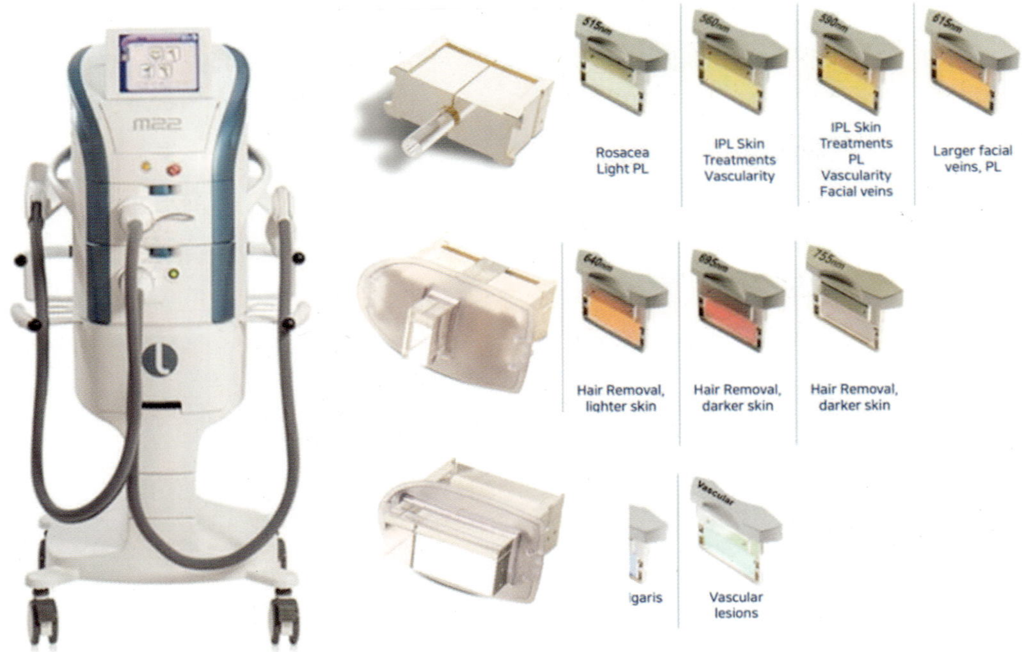

그림 19-8. M22 (Lumenis)의 본체, 팁, 필터

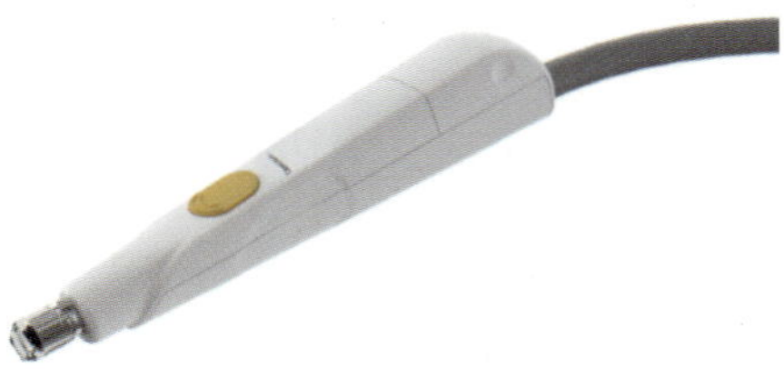

그림 19-9. Patented OPT™ handpiece (Lumenis)

에서 acne filter로 IPL을 시행 1달 경과 후, 여러 가지 건성안 지표들이 호전되고 특히 MMP-9과 이전에 590 nm filter IPL 치료 시에는 큰 호전이 없었던 눈꺼풀 모세혈관확장증의 호전이 두드러졌다고 보고하였다.

위눈꺼풀의 IPL 치료가 보편화됨에 따라 작은 면적을 커버하는 6 mm 원형 tip도 많이 사용되고 있다. 2024년 3월에 Lumenis사에서는 OptiLight라는 안과용으로 허가된 IPL 기구를 국내에 도입하였는데 Patented OPT™ handpiece라는 펜 모양의 기구를 소개하여 향후 사용이 기대된다(그림 19-9).

(2) AQUA CEL IPL (JEISYS)

루메니스와 마찬가지로 본체와 filter, tip으로 이루어져 있으며(그림 19-10) 회사에서 제공하는 제품의 사양은 표 19-1에 정리되어 있다.

AQUA CEL IPL에서 일반적인 마이봄샘 기능장애 치료용으로 가장 많이 쓰이는 MGD filter는 590 nm filter이다. 이를 장착하고, 위눈꺼풀은 15 × 8 mm lightguide (Treatment Long Type: tall-tip cover)으로 15 J/cm² 정도

로, 아래눈꺼풀은 40 × 10 mm lightguide (기본 type: IPL sapphire with sideshield)로 20 J/cm² 정도 fluence로 술기를 시행한다. 만약 가장 낮은 fluence로 낮추었는데도 환자가 불편감을 호소하는 경우 냉각온도를 더 낮게 재설정하는 것을 회사에서는 권하고 있다.

그림 19-11처럼 기본 type tip을 아래눈꺼풀에 vertical하게 사용한 후 horizontal하게 오버랩해주고 위눈꺼풀은 Treatment Long Type으로 시행해 주는 것이 일반적이다.

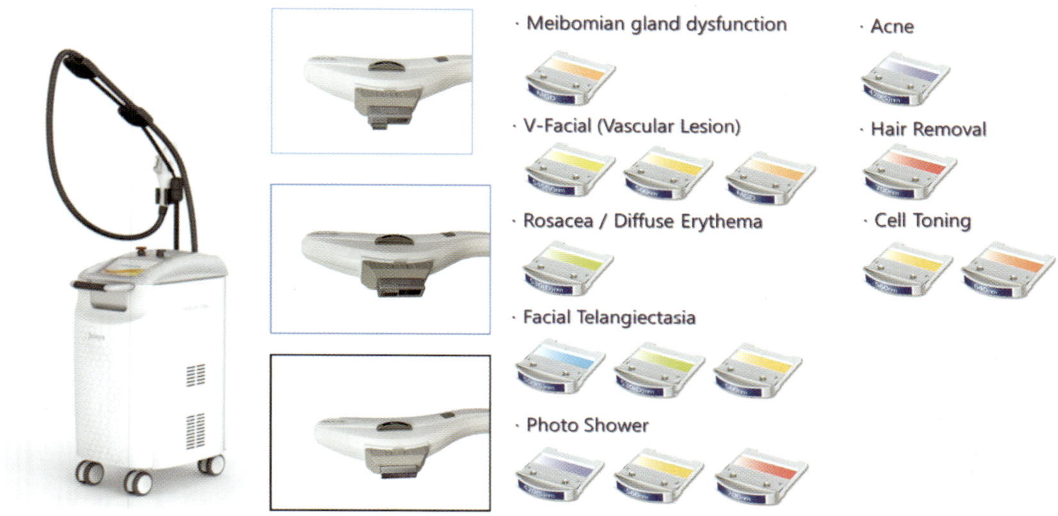

그림 19-10. **아쿠아셀(JEISYS)**

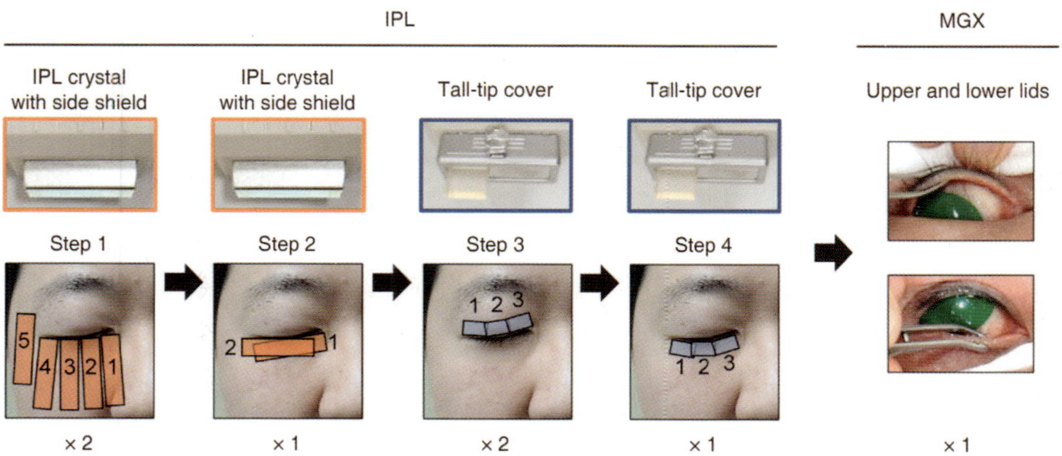

그림 19-11. **아쿠아셀 IPL의 일반적인 방법 모식도**[31]

(3) M22와 AQUA CEL 장비 스펙 정리

표 19-1. **해당 회사에서 제공한 정보에 의한 장비 스펙**

	M22™ Optima™ IPL	AQUA CEL IPL
Spectrum	515-1,200 nm	420-1,200 nm
Expert Filters	515,560,590,615,640,695,755 nm	MGD, 420(S), 500(S), 530(S), 530(D), 545V, 560, 640, 700 nm
Fluence	10-35 J/cm^2	1-60 J/cm^2
Pulse Duration	4-20 ms	1-60 ms
Pulse Delay	5-150 ms	1-60 ms
Pulse Characteristic	Multiple sequencing pulsing	Multiple Pulsing
Tip Size	35 mm X 15 mm, 15 mm X 8 mm	40 mm X 10 mm, 15 mm X 8 mm
Cooling	Continuous Contact Cooling	Continuous Contact Cooling Equipped with an Automatic thermostat

4) IPL 후 약물처방 및 조치

IPL 치료 후 마이봄샘 압출을 시행한다. 이후 일반적인 마이봄샘염 환자에게 처방하는 안약이나 미노신 같은 경구약제를 환자 상태에 따라 처방하여 병행하는 경우가 많다. 또한 IPL 효과 지속을 위해 온찜질과 눈꺼풀 위생관리 등에 대하여 교육하는 것이 중요하다. 일반적으로 임상에서 2주 간격으로 4회 치료하는 방법이 많이 사용되고 필요한 경우 6개월마다 반복 치료하는 경우도 있다.

5) IPL 부작용과 조치

IPL 치료대상환자에게 술기 시행 전에, 발생 가능한 부작용에 대해 반드시 설명하고 시술 동의서를 받은 후 시행하는 것이 원칙이다. IPL은 발적, 부종, 흉터, 색소 침착의 변화, 물집 등의 피부표피 변화를 유발할 수 있다. 표피 손상의 위험성은 IPL의 Fluence가 클수록, delay가 짧을수록 pulse duration이 짧을수록 높고, 어두운 피부, 얇은 피부, 치료 후 한달 내에 햇빛에 노출 등이 위험요소에 해당한다. IPL 치료 시에는 술기편에서 기술된 대로 안구를 보호하여야 하며, 만약 안구가 제대로 보호되지 않는 경우 홍채염이나 홍채위축, 동공 결손 등이 생길 수 있고 이러한 합병증은 시력손상 등의 영구적 손상을 남길 수 있다. 속눈썹에 너무 가깝게 IPL을 하는 경우에는 속눈썹이 타는 경우도 있다.

6 마무리

안구건조증의 치료에 IPL이 도입된 것은 안과 의사나 환자 입장에서 볼 때 치료 선택의 폭이 늘어났다는 면에서 반가운 일이다. 하지만, 환자들이 IPL에 대해 건성안을 완치할 수 있는 최종적인 치료가 될 거라는 과도한 기대를 갖는 것을 막기 위해 시술 전 충분한 설명과 동의서 작성은 반드시 필요하다. 또한, IPL의 이론적인 원리와 사용법에 대해서 충분히 이해하고 환자에게 적용하는 것 역시 치료의 효과와 안전성을 확보하는 데에 꼭 필요하다.

References

1. Weijie G, Hongmei L, Wei L. Intense pulsed light therapy. Photomedicine: Adv Clin Pract. 2017;177.
2. Toyos R, McGill W, Briscoe D. Intense pulsed light treatment for dry eye disease due to meibomian gland dysfunction: a 3-year retrospective study. Photomed Laser Surg. 2015;33:41-6.
3. Tashbayev B, Yazdani M, Arita R, Fineide F, Utheim TP. Intense pulsed light treatment in meibomian gland dysfunction: a concise review. Ocul Surf. 2020;18:583-94.
4. Dell SJ. Intense pulsed light for evaporative dry eye disease. Clin Ophthalmol. 2017;11:1167-73.
5. Piccolo D, Di Marcantonio D, Crisman G, Cannarozzo G, Sannino M, Chiricozzi A, et al. Unconventional use of intense pulsed light. Biomed Res Int. 2014;2014:618206.
6. Bäumler W, Völkner E, Landthaler M, Muzzi F, Shafirstein G. The effects of intense pulsed light (IPL) on blood vessels investigated by mathematical modeling. Lasers Surg Med. 2007;39:132-9.
7. Nagymihályi A, Tiffany J. The influence of eyelid temperature on the delivery of meibomian oil. Exp Eye Res. 2004;78:367-70.
8. Borchman D, Foulks GN, Yappert MC, Bell J, Wells E, Neravetla S, et al. Human meibum lipid conformation and thermodynamic changes with meibomian-gland dysfunction. Invest Ophthalmol Vis Sci. 2011;52(6):3805-17.
9. Giannaccare G, Taroni L, Senni C, Scorcia V. Intense pulsed light therapy in the treatment of meibomian gland dysfunction: current perspectives. Clin Optom (Auckl). 2019;11:113-26.
10. Takezaki S, Otsuka S, Kawana S. Ultrastructural observations of human skin following irradiation with visible red light-emitting diodes (LEDs): a preliminary in vivo report. Laser Ther. 2005;14:153-60.
11. Prieto V, Sanchez-Munoz J, Lloreta J, Nicholson J, Shea C. Effects of intense pulsed light on sun-damaged human skin, routine, and ultrastructural analysis. Lasers Surg Med. 2002;30:82-5.
12. T. K. Intense pulsed light eradicates Demodex mites. Skin Allergy News. 2002;33:37.
13. Byun J, Chung H, Myung K, Choi YW. Expression of IL-10, TGF-β1 and TNF-α in cultured keratinocytes (HaCaT cells) after IPL treatment or ALA-IPL photodynamic treatment. Ann Dermatol. 2009;21:12-7.
14. Wong WR, Su WY, Tsai JW, Hsu KH, Lee HY, Pang JH. Intense pulsed light modulates the expressions of MMP-2, MMP-14, and TIMP2 in skin dermal fibroblasts cultured within contracted collagen lattices. J Dermatol Sci. 2008;51:70-3.
15. Taylor M, Gonzalez M. Intense pulsed light may improve inflammatory acne through TNF-α down-regulation. J Cosmet Laser Ther. 2014;16:96-103.
16. Liu R, Rong B, Tu P, Tang Y, Song W, Toyos R, et al. Analysis of cytokine levels in tears and clinical correlations after intense pulsed light treating meibomian gland dysfunction. Am J Ophthalmol. 2017;183:81-90.
17. Jones D. Reactive oxygen species and rosacea. Cutis. 2004 Sep;74(3 Suppl):17-20, 32-4.
18. Huang YY, Chen AC, Carroll J, Hamblin MR. Biphasic dose response in low level light therapy. Dose Response. 2009;7:358-83.
19. Gupta PK, Vora GK, Matossian C, Kim M, Stinnett S. Outcomes of intense pulsed light therapy for treatment of evaporative dry eye disease. Can J Ophthalmol. 2016;51:249-53.

20. Craig JP, Chen C, Turnbull PR. Prospective trial of intense pulsed light for the treatment of meibomian gland dysfunction. Invest Ophthalmol Vis Sci. 2015;56:1965-70.
21. Vora GK, Gupta PK. Intense pulsed light therapy for the treatment of evaporative dry eye disease. Curr Opin Ophthalmol. 2015;26:314-8.
22. Epitropoulos AT, Gupta PK, Bedi R, Blackie CA. Meibomian gland dysfunction patients with novel Sjögren's syndrome biomarkers benefit significantly from a single vectored thermal pulsation procedure: a retrospective analysis. Clin Ophthalmol. 2017;11:701-6.
23. Arita R, Fukuoka S, Morishige N. Therapeutic efficacy of intense pulsed light in patients with refractory meibomian gland dysfunction. Ocul Surf. 2019;17:104-10.
24. Rong B, Tang Y, Tu P, Liu R, Qiao J, Song W, et al. Intense pulsed light applied directly on eyelids combined with meibomian gland expression to treat meibomian gland dysfunction. Photomed Laser Surg. 2018;36:326-32.
25. Moon JY, Yoon KC. Efficacy of intense pulsed light treatment in patients with Sjögren's syndrome associated with meibomian gland dysfunction. J Korean Ophthalmol Soc. 2021;62(12):1581-91.
26. Rong B, Tu Y, Liu R, Qiao J, Song W, Yan X. Long-term effects of intense pulsed light combined with meibomian gland expression in the treatment of meibomian gland dysfunction. Photomed Laser Surg. 2018;36(10):562-7.
27. Arita R, Fukuoka S, Mizoguchi T, Morishige N. Multicenter study of intense pulsed light for patients with refractory aqueous-deficient dry eye accompanied by mild meibomian gland dysfunction. J Clin Med. 2020;9(11):3467.
28. Cote S, Ahmadzai V, Maleken A, Li C, Oppedisano J, Nair K, et al. Intense pulsed light (IPL) therapy for the treatment of meibomian gland dysfunction. Cochrane Database Syst Rev. 2020;3:CD013612.
29. Fitzpatrick TB. Soleil et peau [Sun and skin]. J Med Esthet. 1975;2:33-4.
30. Han JY, Lee Y, Nam S, Moon SY, Lee H, Kim JY, et al. Effect of intense pulsed light using acne filter on eyelid margin telangiectasia in moderate-to-severe meibomian gland dysfunction. Lasers Med Sci. 2022;37(4):2185-92.
31. Lee SH, Kim M, Lee WJ, Chun YS, Kim KW. Different number of sessions of intense pulsed light and meibomian gland expression combination therapy for meibomian gland dysfunction. Photomed Laser Surg. 2022;40(6):527-42.

모낭충 눈꺼풀염 치료

Treatment of demodex blepharitis

Chapter 20

고려의대 **엄 영 섭**

모낭충demodex은 사람의 모낭 내부 또는 근처에 서식하는 가장 흔한 체외 기생충으로 피부 세포와 모낭에 축적된 피지를 먹고 산다.[1,2] 모낭충 눈꺼풀염 치료에서 모낭충을 완전히 제거하는 것은 불가능하기 때문에, 모낭충 치료의 일차목표는 속눈썹과 눈꺼풀에 감염되어 있는 모낭충의 개체 수를 줄이고, 눈꺼풀의 염증을 감소시켜 안구 표면에 건강한 환경을 제공하는 것이다.[3,4] 모낭충을 치료하지 않고 방치하거나, 적절한 관리를 하지 않는 경우 눈꺼풀의 발적 및 염증, 마이봄샘기능장애, 알레르기눈꺼풀염 및 안구 불편감이 지속될 수 있다.

모낭충을 치료하기에 앞서 모낭충은 장기적인 눈꺼풀 위생 관리와 치료가 필요한 만성 질환이라는 것을 환자에게 이해시켜야 한다. 또한, 모낭충 치료를 위해 적용되는 눈꺼풀 세정이 안구 불편감을 유발하여 치료 중도 탈락을 초래할 수 있으므로, 환자의 순응도를 높이는 것 또한 필요하다.[5] 속눈썹을 뽑아 현미경으로 감염된 모낭충을 직접 환자에게 보여주거나, 치료 전 속눈썹의 위생 상태를 보여주는 경우 환자의 순응도를 높일 수 있다(그림 20-1). 모낭충 눈꺼풀염에 의한 알레르기 또는 안구표면 불편감에 대한 설문조사를 시행하고, 치료에 따른 설문조사 점수의 변화와 속눈썹 위생 상태의 변화를 보여주는 것 또한 치료 순응도를 높일 수 있는 방법이다.[6]

모낭충 관리에는 기본적으로 여러가지 연고를 눈꺼풀에 도포하거나 눈세정제를 이용한 눈꺼풀 세정이 포함된다. 이전 여러 연구에서 모낭충 눈꺼풀염의 치료방법으로 제시된 1% 유황 연고, 1% 산화수은 연고, 필로카르핀 젤 및 요오드화 용액을 포함하는 여러 치료법은 효과가 없음이 보고되고 있다.[7-9] 또한, 모낭충은 50% 유아용 샴푸, 75% 알코올 및 10% 포비돈 요오드에도 내성이 있으며,[5,9] 전통적으로 눈꺼풀염 치료를 위해 시행되는 온찜질, 항생제 및 스테로이드 안약만으로는 모낭충을 제거하는 데 어려움이 있다.[10] 하지만, 모낭충 박멸에 효과가 없는 눈꺼풀 세정제라도 환자의 증상과 일부 징후를 개선할 수 있으며, 모낭충 치료에 효과적인 여러 가지 눈꺼풀 세정제와 다른 효과적인

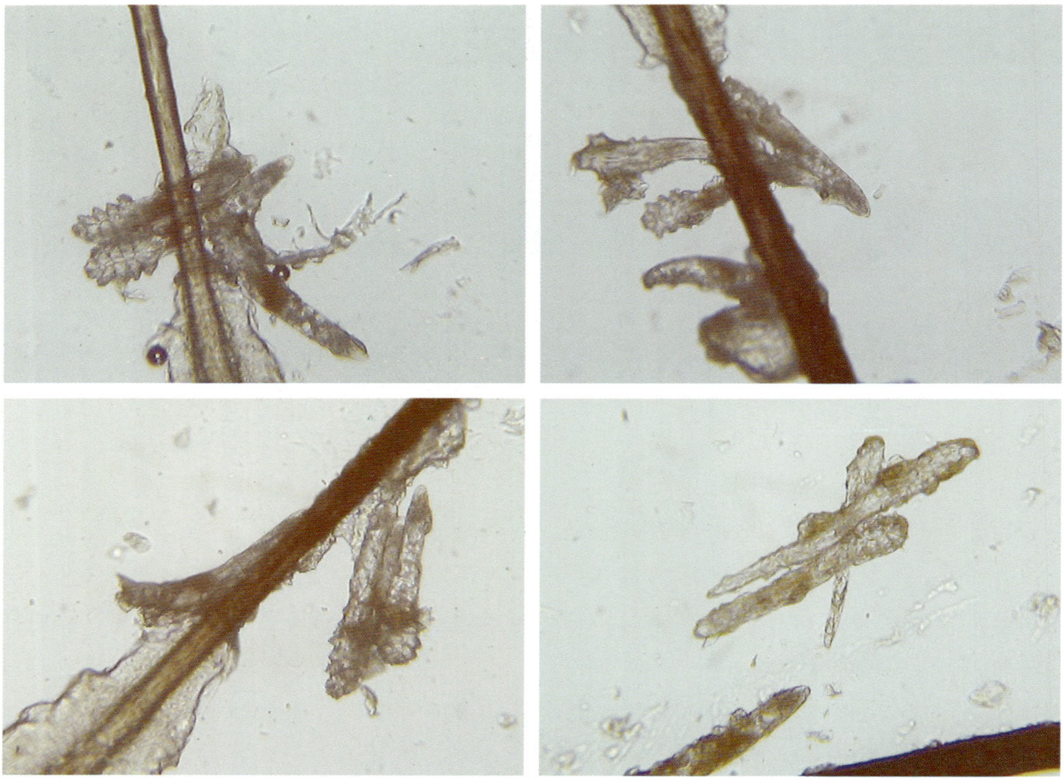

그림 20-1. 속눈썹을 뽑아 현미경으로 확인한 모낭충

치료 방법들이 있으므로, 모낭충 눈꺼풀염의 중증도에 따라 치료 방법을 정할 수 있겠다.

2017 Dry Eye WorkShop (DEWS) II에서는 마이봄샘기능장애 동반 건성안에서 모낭충 감염이 있는 경우 50% 티트리 오일tea tree oil을 이용한 눈꺼풀 세정과 경구 Ivermectin 복용을 권하고 있다. DEWS II의 단계별 치료 가이드라인에서는 1단계 치료로 눈꺼풀 세정을 시행하고, 2단계에서는 티트리 오일을 이용한 눈꺼풀 세정을 권하고 있다.[11] 2019년에 발표된 메타분석연구에서는 티트리 오일, 눈꺼풀 세정, 눈꺼풀각질제거blepharoexfoliation 및 여러 가지 구충제가 모낭충 눈꺼풀염 치료에 효과가 있다고 보고되었다.[12] 이번 장에서는 다양한 모낭충 눈꺼풀염 치료에 대해서 정리하고자 한다(그림 20-2).

1 눈꺼풀 세정

일상적인 눈꺼풀 세정은 감염된 모낭충의 개체 수를 유의하게 감소시키거나 박멸하는 데는 효과가 없지만, 모낭충 눈꺼풀염에 의한 증상을 개선시키는 효과가 있다.[12] 눈꺼풀 세정은 보통 하루 1–2회 시행하는 것이 권장되며, 온찜질을 같이 시행할 수도 있다. 일상에서 시행할 수 있는 눈꺼풀 세정에는 생리식염수를 이용하여 눈꺼풀을 닦는 방법이 있으며, 상용화된 여러 눈

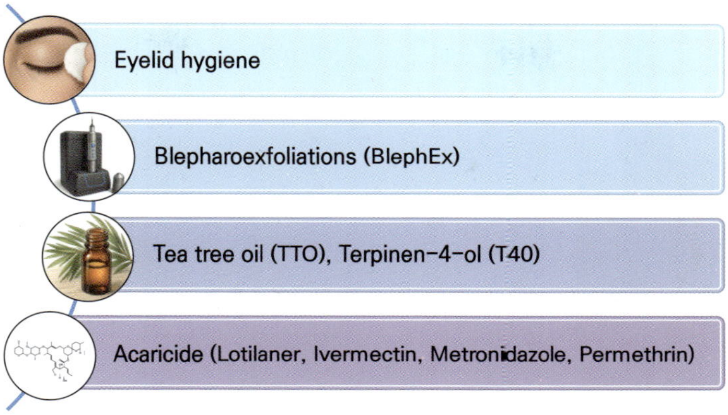

그림 20-2. **모낭충 눈꺼풀염 치료제**

꺼풀 세정제를 이용할 수도 있다.

눈꺼풀 세정을 시행하기에 앞서 눈꺼풀 세정제로 사용되는 여러 성분들이 실제 모낭충 박멸에 효과가 있는지 확인하는 것이 필요하다. 여러 눈꺼풀 세정제 성분에 모낭충을 노출한 후 모낭충의 생존 여부를 비교한 In Vitro 실험 결과에 따르면, 50% 유아용 샴푸, 75% 알코올, 10% 포비돈요오드povidone-iodine, 100% 미네랄 오일mineral oil에 모낭충을 150분 동안 노출시켜도 모낭충이 죽지 않았다. 반면, 100% 알코올과 100% 티트리 오일에 노출된 모낭충은 4분 이내로 모두 죽었다. 50% 티트리 오일에 모낭충이 노출되었을 때에는 15분 경과 후 죽었으며, 25% 티트리 오일에서는 35분 경과 시 모낭충이 죽었다. 하지만, 10% 농도의 티트리 오일을 150분 동안 모낭충에 노출하여도 모낭충은 죽지 않았다.[9]

국내에서 사용가능한 눈꺼풀 세정제 중 티트리 오일 성분이 포함되어 있는 제품으로는 오큐소프트 오스트 데모덱스, 아이소프 플러스 등이 있으며, 티트리 오일 성분은 없지만 계면활성제 성분들이 미셀 구조를 형성하여 눈꺼풀 주변의 기름과 이물질을 제거할 수 있는 블레파졸, 블레파크린 등이 있다.

2 눈꺼풀각질제거 (Blepharoexfoliation)

최근에는 외래 진료현장에서 기계적으로 눈꺼풀 각질을 제거할 수 있는 방법인 BlephEx® (Franklin, TN) 제품이 상용화되었다(그림 20-3). BlephEx는 고속회전 브러시가 장착되어 있는 손에 쥐고 사용할 수 있는 기기이다. 회전 브러시를 이용하여 직접 눈꺼풀을 닦아낼 수 있어 눈꺼풀에서 기름과 먼지를 제거하는 데 도움이 될 뿐만 아니라, 눈꺼풀의 염증을 줄이는 데 도움이 된다.

BlephEx를 이용한 눈꺼풀각질제거의 효과를 알아본 이전 연구에서, 처음 한 달 동안 시험군은 Terpinen-4-ol을 바르고 BlephEx로 눈꺼풀 각질제거를 하루 2번 시행하였으며, 대조군에서는 위약 세정제를 바르고 BlephEx로 눈꺼풀각

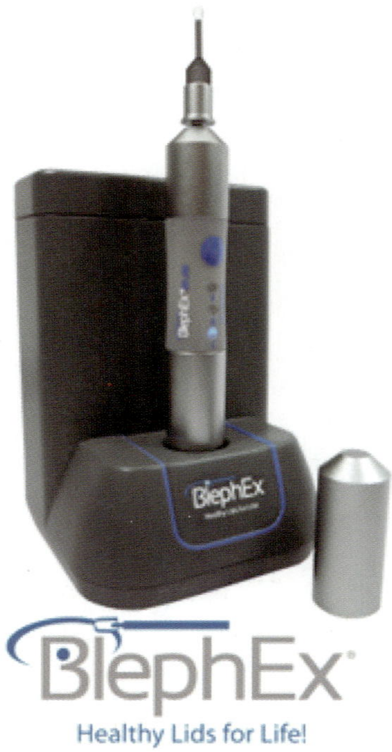

그림 20-3. 눈꺼풀각질제거에 사용되는 BlephEx

질제거를 하루 2번 시행하였다. 이후, 한 달 뒤에는 두 군 모두 Terpinen-4-ol을 바르고 눈꺼풀각질제거를 시행하였다. Terpinen-4-ol을 사용한 시험군과 모조 세정제를 사용한 대조군에서 모두 감염된 모낭충의 개체수가 유의하게 감소되는 결과를 보여, BlephEx를 이용하여 눈꺼풀각질제거를 시행하는 것 자체가 같이 사용한 세정제의 종류와 상관없이 모낭충 눈꺼풀염 치료에 효과적임을 시사한다.[13]

모낭충 치료 중 BlephEx의 효과를 알아보기 위한 다른 연구에서는, 시험군은 BlephEx와 2% 티트리 오일을 이용하여 진료실에서 눈꺼풀각질제거를 1회 시행 받은 후 8주 동안 동일한 2% 티트리 오일로 매일 2회 눈꺼풀 세정을 시행 받았고, 대조군은 눈꺼풀각질제거 없이 매일 2회 눈꺼풀 세정만 시행하였다. 이 연구 결과 BlephEx를 이용한 눈꺼풀각질제거를 같이 시행받은 시험군에서 2% 티트리 오일로 눈꺼풀 세정만 시행한 대조군에 비해 주관적 증상을 개선시키고, 감염된 모낭충 수를 줄이는 효과가 더 우수하였다.[14]

35세 이하의 모낭충 눈꺼풀염 환자에서 마이봄샘기능장애의 빈도를 확인한 전향적 연구에서 모낭충 감염이 있는 경우 90%에서 증상이 있는 마이봄샘기능장애가 동반된다고 보고된다.[15] 따라서, BlephEx를 이용한 눈꺼풀각질제거는 눈꺼풀 위생과 모낭충 감염의 개선을 통하여 마이봄샘기능장애의 증상과 징후도 개선할 수 있을 것으로 보인다. 실제로 마이봄샘기능장애 환자를 대상으로 BlephEx를 이용하여 눈꺼풀각질제거를 시행한 국내 연구에서, 눈꺼풀각질제거는 마이봄샘기능장애 환자의 주관적 증상과 눈물막파괴시간, 눈꺼풀 가장자리 이상, 마이봄샘기능장애 정도를 모두 호전시키는 효과를 보였다.[16]

3 티트리 오일(Tea tree oil)

모낭충 치료에 가장 효과적으로 알려져 있으며, 임상에서 많이 사용되고 있는 치료제는 티트리 오일이다.[5,9] 티트리 오일은 멜라루카Melaleuca alternifolia의 잎에서 추출된 모노터펜monoterpene으로 구성된 에센셜 오일이다.[17] 티트리 오일의 성분 중 terpinen-4-ol과 1,8-cineole은 아세틸콜린에스테라아제acetylcholinesterase, 지질다당질 유도 염증성 사이토카인 및 미토겐활성화단백질키나아제경로mitoge-activated protein kinase pathway 억제를 통하여 항염증 및 항균 작용을 가진다.[18,19] 따라서, 이러한 성분을 눈꺼풀에 바르면 항염증 및 항균 효과를 통해 모낭충이 짝짓기를 하기 전에 모낭에서 피부 밖으로 이동하여 박멸되는 것으로 생각된다.[20,21] 이전 연구에서 티트리 오일에 포함된 여러 성분들의 모낭충 박멸 효과를 비교하기 위해, 각 성분들의 50% 용액에 모낭충을 노출하여 생존 시간을 비교하였다. 이 연구 결과 티트리 오일 성분 중 Terpinen-4-ol 성분이 모낭충을 죽이는 데 가장 효과적인 성분으로 나타났다.[22]

Terpinen-4-ol 성분 제품과 50% 티트리 오일은 모두 감염된 모낭충의 개체 수를 감소시키고, 모낭충을 박멸하는 데 효과가 있으며, 모낭충 눈꺼풀염에 의한 증상을 유의하게 개선시키는 것으로 보고된다.[12] 질량분석법을 이용한 실험에 따르면, 50% 티트리 오일에 들어있는 Terpinen-4-ol의 농도가 337.36 mg/mL인 것으로 나타났다.[23] 이를 퍼센트 농도로 환산하면, 50% 티트리 오일에는 약 33.7% Terpinen-4-ol이 포함되어 있다. 38% Terpinen-4-ol 성분이 포함된 눈꺼풀 세정제(Dr Organic Tea Tree Face Wash™; 그림 20-4)의 효과를 평가한 연구에서, 38% Terpinen-4-ol 눈꺼풀 세정제를 이용하여 매일 밤 눈꺼풀 세정을 시행하였을 때 치료 전 감염된 모낭충 개체수가 평균 4.9마리에서 치료 4주 후 1.9마리로 유의하게 감소했다.[24]

비록, In Vitro 연구에서 낮은 농도의 티트리 오일은 모낭충을 죽이는 데 효과적이지 않다고 보고되지만,[9] 여러 임상 연구에서 낮은 농도의 티트리 오일을 이용한 눈꺼풀 세정도 모낭충 치료에 효과가 있음이 보고되었다. 50% 농도의 티트리 오일을 주 1회 눈꺼풀과 속눈썹 기저부에 바르는 것과 5% 농도의 티트리 오일을 1일 2회

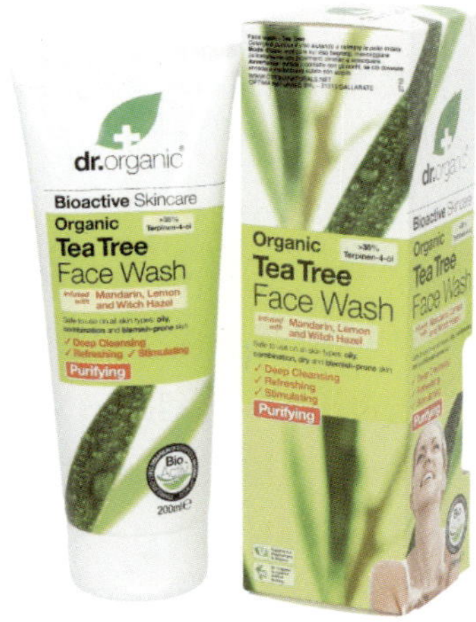

그림 20-4. 38% Terpinen-4-ol 제품

바르는 방법 모두 모낭충 감염을 줄이는 데 효과적이었다.[5] 7.5% 티트리 오일 속눈썹 샴푸를 이용하여 하루 2회 4주간 눈꺼풀 세정을 시행하였을 때 감염된 모낭충 개체 수는 유의하게 감소되었으며, 가려움, 자극감, 이물감, 충혈, 속눈썹 비듬이 유의하게 개선되었다.[25] 다른 연구에서 3% 티트리 오일이 함유된 눈꺼풀 세정제를 하루 2회 한 달간 사용하였을 때에 감염된 모낭충 개체 수와 주관적 증상이 유의하게 감소하였으며, TNF-α, IL-6와 같은 염증 싸이토카인 역시 감소하였다.[26]

티트리 오일을 이용한 눈꺼풀 세정에 있어서 티트리 오일의 독성을 간과할 수 없다. 피부가 민감한 환자에서는 티트리 오일의 농도가 높아질수록 피부염, 알레르기, 안구 자극을 유발할 수 있고, 고농도의 티트리 오일이 안구표면에 닿는 경우 각막 상피결손을 발생시킬 위험이 있다.[27] 사람의 마이봄샘 상피세포를 배양하여 1% Terpinen-4-ol에 15분간 노출하였을 때 독성이 관찰되었으며, 90분 뒤에는 대부분의 세포

가 사멸하였다. Terpinen-4-ol의 농도를 0.001%로 낮추어도 상피세포의 생존은 현저하게 감소되었다.[28] 이에 따라, 고농도 티트리 오일로 모낭충을 치료하는 것에는 주의가 필요하며, 진료실에서 시행하는 것이 권장된다.[24] 예를 들어, 50% 티트리 오일을 이용하여 1주일에 한 번씩 진료실에서 눈꺼풀 세정을 시행하여 모낭충 개체 수를 감소시키고, 집에서는 10% 내지 5% 티트리 오일로 환자가 직접 하루 1-2회 눈꺼풀 세정을 시행하여 모낭충의 재발을 방지할 수 있다.[9,29,30] 실제, 국내에서 발표한 연구에서는 100% 티트리 오일을 미네랄 오일에 희석하여 만든 50% 티트리 오일로 1주일에 한 번씩 진료실에서 눈꺼풀 세정을 시행하고, 집에서는 환자가 직접 10% 티트리 오일로 매일 눈꺼풀 세정하는 치료방법의 효과를 평가하였다. 이 방법으로 한 달간 모낭충 눈꺼풀염 치료를 시행하였을 때 감염된 모낭충의 개체 수와 주관적 증상 점수가 유의하게 감소되었으며, 전체 환자의 23.6%에서 모낭충이 완전히 박멸되었다.[29]

국내에서는 다양한 농도의 티트리 오일 성분을 포함한 다양한 눈꺼풀 세정제가 판매되고 있어, 이를 구매하여 모낭충 치료에 사용할 수 있다. 일반적으로 2.5% 내지 4% Terpinen-4-ol 성분이 포함된 눈꺼풀 세정제(오큐소프트 오스트 데모덱스, 아이소프 플러스)가 상용화되어 판매되고 있으며, 온라인 쇼핑몰에서는 38% Terpinen-4-ol 성분이 포함된 얼굴 세정제도 구매할 수 있다. 다양한 티트리 오일 성분 세정제를 사용할 수 있는 상황에서 모낭충 눈꺼풀염의 중증도와 환자의 치료에 대한 협조 정도에 따라 치료 방향을 정할 수 있겠다. 모낭충 눈꺼풀염이 경미한 경우에는 저농도 티트리 오일을 이용하여 하루 한 번 스스로 눈꺼풀 세정을 시행하도록 안내할 수 있으나, 중등도 이상의 눈꺼풀염 환자에서는 매일 집에서 자가 눈꺼풀 세정을 하면서 동시에 1주일에 한 번씩 내원하여 고농도 티트리 오일로 관리 받는 것을 3-4주 연속 시행해볼 수 있다.

4 구충제

티트리 오일 치료에 내성이 있는 모낭충 눈꺼풀염을 치료하기 위해 독립적으로 사용하거나 티트리 오일과의 병용 요법으로 사용될 수 있는 구충제의 효과에 대해 광범위한 연구가 진행되었다. 여러 연구에서 다양한 구충제 연고와 경구 구충제가 모낭충 눈꺼풀염 치료에 효과가 있다고 보고된다.[12] 하지만, 다수의 연구들에서 전신 구충제 복용이 다양한 부작용을 발생시키면서, 재발률이 높기 때문에 모낭충 눈꺼풀염의 치료제로 선호되지 않다는 결론을 제시하고 있다.[12,31] 반면, 국소 구충제의 사용은 전신 복용에 의한 부작용은 피하면서 구충제 성분에 의한 치료 효과를 볼 수 있다는 장점이 있으며, 최근에는 모낭충 눈꺼풀염 치료제로 FDA 승인을 받은 국소 구충제도 있다.

1) Lotilaner

Lotilaner는 애완 동물에서 벼룩과 진드기 감염 치료용으로 승인된 Isoxazoline 계열의 경구용 구충제다.[32,33] Isoxazoline은 모낭충의 감마-아미노부티르산gamma-aminobutyric acid, GABA 수용체에 선택적 길항제로 작용하여 모낭충을 죽이는 효과가 있지만, 사람을 포함한 포유류에

표 20-1. **모낭충 눈꺼풀염 치료제로 FDA 승인을 받은 0.25% Lotilaner 점안액**

Product Form	Multi-dose eye drop solution bottle, preserved
Targeted Use	Treatment of Demodex blepharitis
MOA	Paralysis and death of Demodex mites
Diagnosis	Collarettes identified in standard eye examination
Dosing	BID* for 6 weeks
Efficacy Goal	1° collarette cure rate, 2° mite eradication, 2° redness + collarette cure rate
Safety Goal	Well-tolerated safety profile

서는 비경쟁적 길항작용으로 안전하다.

국소 0.25% Lotilaner 점안액(TP-03, Tarsus Pharmaceuticals, Inc.)은 모낭충 눈꺼풀염 치료제로 2022년 FDA 승인을 받은 제품이다(표 20-1). 모낭충 눈꺼풀염 환자를 대상으로 한 예비 연구에서 국소 0.25% Lotilaner 점안액의 안전성과 효능을 평가하였다. 이 연구에서 모낭충 눈꺼풀염 환자를 28일 동안 치료하고, 치료 후 2개월 동안 추적관찰 하였을 때, 0.25% Lotilaner 점안액은 속눈썹 비듬과 감염된 모낭충 수를 유의하게 개선시키는 효과를 보였다.[34]

모낭충 눈꺼풀염 치료에 대한 0.25% Lotilaner 점안액의 안전성과 유효성을 평가한 2상 임상연구에서는 모낭충 눈꺼풀염 환자 60명을 대상으로 무작위대조군연구를 시행하였다. 시험군은 28일 동안 하루 두 번 0.25% Lotilaner 점안액을 사용하고, 대조군은 유효성분이 없는 대조약을 사용하였다. 0.25% Lotilaner 점안액을 사용한 시험군에서 윗눈꺼풀의 경우 14일째, 아랫눈꺼풀의 경우 28일째부터 대조군에 비해 속눈썹 비듬 등급이 유의하게 개선되었으며, 이러한 개선 효과는 90일까지 유지되었다. 치료 28일째에 시험군의 66.7%, 대조군의 25.9%에서 모낭충의 박멸이 이루어졌으며, 90일째는 이 비율이 각각 68.2% 및 18.5%였다.[35] 이러한 모낭충 눈꺼풀염 치료에서 0.25% Lotilaner 점안액의 안전성과 유효성은 2b/3상 임상연구에서도 확인되었다.[36] 그러나 아직 우리나라에는 수입되지 않아 사용할 수 없으며 가격이 비싸다는 단점이 있다.

2) Ivermectin

Ivermectin은 1970년대 Satoshi Omura와 William C. Campbell에 의해 Streptomyces avermitilis로부터 분리된 구충제로 B1a와 B1b 구조가 80:20의 비율로 섞여 있다.[37,38] Ivermectin은 모낭충의 말초 신경 시냅스에 있는 Glutamate-gated Cl ion channels에 높은 친화성을 가지고 있으며, 말초 뉴런의 감마-아미노부티르산GABA 수용체에 길항제로 작용한다.[39] Ivermectin이 모낭충 체내로 흡수되면 시냅스 후 뉴런에서 과분극화를 유발하게 되고, 결과적으로 신경마비로 인해 모낭충이 죽게 된다.[40]

모낭충 눈꺼풀염 치료를 위해 경구 Ivermectin을 복용하였을 때, 모낭충 감염을 효과적으로 감소시키고 증상을 개선하는 데 효과가 있다.[26] 또한, 경구 Ivermectin은 감염된 모낭충의

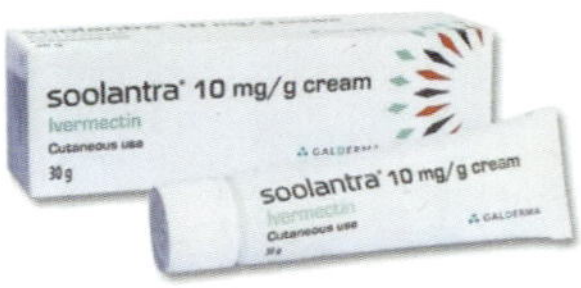

1% Ivermectin

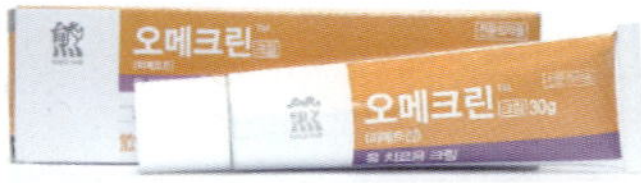

5% Permethrin

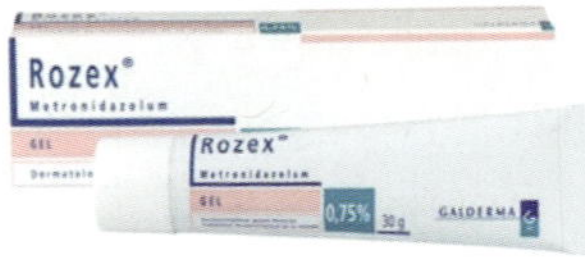

0.75% Metronidazole

그림 20-5. **국내에서 처방 가능한 구충제 연고**

개체 수를 감소시킬 뿐만 아니라 눈물막파괴시간과 눈물 띠 높이, 및 Schirmer 1 검사도 개선하는 것으로 보고된다.[41] 경구 Ivermectin 복용 방법에는 Kg당 200 μg을 1주 간격으로 복용하거나, 6 mg Ivermectin을 2주 간격으로 복용할 수도 있다. 하지만, 경구 Ivermectin으로 모낭충 치료를 받은 환자에서 치료 36주 이내에 62.7%에서 재발이 보고되어 효과가 제한적인 것으로 보인다.[31] 또한, 국내에서는 경구 Ivermectin을 해외유입 기생충감염병 치료를 위한 희귀의약품으로 관리하고 있어 모낭충 눈꺼풀염 치료에 경구 Ivermectin을 처방하여 사용하기에는 어려움이 있다.

피부과에서는 Papulopustular Rosacea와 모낭충 감염증을 치료하기 위해 1% Ivermectin 연고를 처방하고 있는데, 이전 연구에서 피부 병변에 하루 1회 4, 12, 16주 도포하였을 때 감염된 모낭충의 개체 수를 감소시키고 피부병변의 염증을 개선시킨다고 보고되었다.[26] 모낭충 눈꺼풀염 치료를 위해서도 1% Ivermectin 연고를 국소 도포하여 사용할 수 있는데, 국소 Ivermectin 연고는 염증 싸이토카인을 감소시켜 모낭충 감염에 의한 염증과 통증을 감소시킨다고 보고된다.

모낭충 눈꺼풀염 환자를 대상으로 1% Ivermectin 연고를 눈꺼풀에 주 1회 도포하고 매일 상용화된 눈꺼풀 세정제를 사용하는 환자와 상용화된 눈꺼풀 세정제만 사용한 환자를 비교한 연구에 따르면, 상용화된 눈꺼풀 세정제만 사용하는 경우 속눈썹 비듬이 없어지지 않았지만, 1% Ivermectin 연고를 주 1회 사용한 군에서는 속눈썹 비듬이 매우 효과적으로 제거되었다. 또한, 1% Ivermectin 연고를 주 1회 사용한 시험군에서만 치료 후 눈꺼풀 부종과 눈꺼풀 모세혈관확장이 모두 유의하게 개선되는 효과를 보였다.[42] 우리나라에서는 Galderm 사의 수란트라크림 1% (10 mg/g) 크림이 수입되어 처방이 가능하다(그림 20-5). 황호식 등이 38명의 모낭충 눈꺼풀염 환자에서 수란트라 1% 크림을 1주일에 1회 8주간 치료 후 모낭충 충체를 거의 100% 감소시키며, 눈꺼풀 비듬 및 모세혈관확장증도 유의하게 감소시켰다고 보고하였다(대한안과학회 출판 예정).

3) Metronidazole

Metronidazole은 Nitroimidazole 유도체에서 합성되어 항균, 항원생동물 효과가 있는 수용성 물질이다. Metronidazole의 모낭충 살충 효과에 대한 정확한 기전은 알려져 있지 않지만, polar reduction products와 같은 하나 이상의 활성 대사산물이 DNA의 합성과 증식을 억제하

여 모낭충 살충에 효과가 있는 것으로 보고된다.[43,44]

경구 Metronidazole을 피부 질환 치료를 위해 사용하였을 때, 대조군과 비교하여 피부 증상과 감염된 모낭충 수를 유의하게 감소시키는 효과를 보였다.[45] 피부과에서 Rosacea와 모낭충 감염증 치료를 위해 0.75% Metronidazole 연고를 두 달간 매일 피부 병변에 도포하였을 때 감염된 모낭충의 개체 수를 유의하게 감소시키고, 피부 병변과 증상이 개선되었다.

Metronidazole을 모낭충 눈꺼풀염 치료에 적용한 이전 연구에서, 2% Metronidazole 연고를 자기 전에 바른 경우와 500 mg Metronidazole을 하루 2번 10일간 복용한 경우에서 모두 모낭충이 완전히 박멸되지는 않았으며, 환자의 20%에서만 증상이 개선되는 제한적인 결과를 보였다.[26] 반면, 96명의 모낭충 눈꺼풀염 환자를 대상으로 5%, 0.02% 티트리 오일을 이용한 눈꺼풀 세정, 2% Metronidazole 연고 눈꺼풀 도포, 경구 Metronidazole 500 mg 하루 2회 10일간 복용을 비교한 연구에 따르면, 5%와 0.02% 티트리 오일을 이용한 눈꺼풀 세정에 비해 2% Metronidazole 연고를 눈꺼풀에 매일 바르는 것이 감염된 모낭충의 개체 수를 줄이는 데 더 효과적이었다. 하지만, 하루 2회 500 mg Metronidazole을 경구 복용하는 것은 5%와 0.02% 티트리 오일을 이용한 눈꺼풀 세정보다 효과가 더 적었다.[46] 또한, 경구 Metronidazole로 모낭충 치료를 받은 환자에서 치료 36주 이내에 68.4%에서 재발을 보였다.[31]

경구 Ivermectin과 Metronidazole을 동시에 복용하는 방법의 효과에 대한 답변은 120명의 모낭충 눈꺼풀염 환자를 대상으로 두 가지 구충제를 복용하는 것을 비교한 연구에서 제시하고 있다. 이 연구에서 경구 200 μg/kg Ivermectin을 1주 간격으로 단독 복용하는 것과 Ivermectin에 추가로 Metronidazole 250 mg 하루 세 번 복용하는 것을 비교하였을 때 경구 Ivermectin에 경구 Metronidazole을 추가로 복용하는 것이 Ivermectin 단독 복용에 비해 모낭충 감염을 줄이는 효과가 더 우수하였다.[47] 이러한 효과에도 불구하고, 구충제인 Ivermectin과 Metronidazole의 경구 복용은 Mazzotti 반응, 뇌병증, 출혈 증가와 같은 심각한 부작용을 일으킬 수 있다.[12]

4) Permethrin

Permethrin은 1973년에 합성된 pyrethroid 계열의 살충제로 주로 옴과 이를 치료하는 데 사용된다. Permethrin은 사람과 개에서는 안전한 것으로 고려되지만 고양이에서는 독성이 있어 고양이가 Permethrin에 과량 접촉하는 경우 죽을 수 있다.

피부과에서는 Rosacea와 모낭충 감염증 치료를 위해 1–5% Permethrin 연고를 사용하고 있으며, 하루 1회 또는 2회 Permethrin 연고를 피부 병변에 도포하였을 때 감염된 모낭충의 개체 수를 유의하게 줄이고 피부 병변을 개선시키는 효과가 있었다.

모낭충 눈꺼풀염에서 5% Permethrin 연고의 효과를 평가하기 위해 23명의 모낭충 눈꺼풀염 환자를 대상으로 5% Permethrin 연고를 눈꺼풀에 매일 6개월간 발랐을 때, 감염된 모낭충의 수와 속눈썹의 비듬이 유의하게 감소되었으며, 모낭충 눈꺼풀염에 의한 증상은 치료 1개월째부

터 개선되었다.[26]

국내에서는 Ivermectin, Metronidazole, Permethrin 3가지 구충제 모두 국소 연고제로 사용이 가능하다(그림 20-6). 국내에서 처방가능한 1% Ivermectin 연고, 0.75% Metronidazole 연고, 5% Permethrin 연고 중 모낭충 눈꺼풀염 치료에 보다 적합한 구충제 연고를 확인해 보는 것이 필요하다.

우선 Metronidazole 연고의 경우, 이전 연구에서 2% Metronidazole 연고를 눈꺼풀에 도포하는 것이 0.02–5% 티트리 오일을 이용한 눈꺼풀 세정보다는 효과가 있지만, 모낭충 박멸과 증상 개선에 효과가 제한적이라고 보고되기 때문에, 이보다 낮은 농도인 0.75% Metronidazole 연고를 모낭충 눈꺼풀염 치료에 사용하는 것의 효과를 장담하기 어렵게 만든다.[26,46]

다음으로 세 가지 구충제 연고 모두 피부과 연고로 개발된 제품이므로, 안구 점막과 인접해 있는 눈꺼풀에 도포해야 하는 모낭충 눈꺼풀염 치료에서는 주의가 필요하다. 구충제 연고를 눈꺼풀과 속눈썹 기저부에 바른 후 안구 점막으로 들어가지 않기 위해서는 높은 점성을 가진 연고가 적합하다. 1% Ivermectin 연고는 눈꺼풀에 도포하였을 때, 높은 점성으로 인해 눈꺼풀과 속눈썹에만 잔류하고, 안구표면으로 들어가는 경우가 거의 없다. 반면, 5% Permethrin 연고는 낮은 점성으로 인해 눈꺼풀과 속눈썹 기저부에 발랐을 때 안구 점막으로 쉽게 흘러 들어가, 안구 자극감을 심하게 유발할 수 있어 모낭충 눈꺼풀염 치료에 제한적이다.

5 결론

모낭충 눈꺼풀염은 장기적으로 눈꺼풀 위생관리와 치료가 필요한 만성 질환으로, 이에 대한 환자 교육과 함께 환자의 순응도를 높이는 것이 필요하다. 모낭충 치료를 위한 다양한 눈꺼풀 세정제가 상용화되어 사용할 수 있으며, 특히, 티트리 오일 성분 중 모낭충 박멸에 가장 효과적인 성분인 Terpinen-4-ol 성분을 고농도로 포함한 세정제는 치료 효과가 우수하다. 50% 티트리 오일을 이용한 눈꺼풀 세정은 모낭충 박멸 효과가 우수하지만, 안구 자극과 각막상피결손을 일으킬 수 있으므로 진료실에서 시행하는 것이 안전하다. 진료실에서 시행할 수 있는 또 다른 치료법에는 BlephEx를 이용한 눈꺼풀각질제거로 티트리 오일이나 Terpinen-4-ol 성분 세정제와 함께 사용할 수 있다. 모낭충 눈꺼풀염에 구충제를 사용해 볼 수 있으나, 경구 구충제의 경우 전신 부작용으로 인하여 사용이 제한된다. 국내에서 사용이 가능한 1% Ivermectin 연고는 모낭충 눈꺼풀염의 주관적 증상과 징후 개선에 모두 효과적이며, 최근에 모낭충 눈꺼풀염 치료제로 FDA 승인을 받은 국소 0.25% Lotilaner 점안액도 향후 국내에서 사용될 수 있을 것으로 기대된다.

References

1. Basta-Juzbasić A, Subić JS, Ljubojević S. Demodex folliculorum in development of dermatitis rosaceiformis steroidica and rosacea-related diseases. Clin Dermatol. 2002;20(2):135-40.
2. Karincaoglu Y, Bayram N, Aycan O, Esrefoglu M. The clinical importance of demodex folliculorum presenting with nonspecific facial signs and symptoms. J Dermatol. 2004;31(8):618-26.
3. Fromstein SR, Harthan JS, Patel J, Opitz DL. Demodex blepharitis: clinical perspectives. Clin Optom (Auckl). 2018;10:57-63.
4. Jacobi C, Doan S, Pavel V, Chiambaretta F, Kärcher T. Different Approach to Manage Demodex Blepharitis - Initial and Maintenance Treatment. Curr Eye Res. 2022;47(3):352-60.
5. Gao YY, Di Pascuale MA, Elizondo A, Tseng SC. Clinical treatment of ocular demodecosis by lid scrub with tea tree oil. Cornea. 2007;26(2):136-43.
6. Bielory L, Katelaris CH, Lightman S, Naclerio RM. Treating the ocular component of allergic rhinoconjunctivitis and related eye disorders. MedGenMed. 2007;9(3):35.
7. Rusiecka-Ziółkowska J, Nokiel M, Fleischer M. Demodex-an old pathogen or a new one? Advances in Clinical and Experimental Medicine: Official Organ Wroclaw Medical University. 2014;23(2):295-8.
8. Rodriguez A, Ferrer C, Alio J. Chronic blepharitis and Demodex. Archivos de la Sociedad Española de Oftalmología. 2005;80(11):635-42.
9. Gao YY, Di Pascuale MA, Li W, Baradaran-Rafii A, Elizondo A, Kuo CL, et al. In vitro and in vivo killing of ocular Demodex by tea tree oil. Br J Ophthalmol. 2005;89(11):1468-73.
10. Leibowitz HM, Capino D. Treatment of chronic blepharitis. Arch Ophthalmol. 1988;106(6):720.
11. Jones L, Downie LE, Korb D, Benitez-Del-Castillo JM, Dana R, Deng SX, et al. TFOS DEWS II Management and Therapy Report. Ocul Surf. 2017;15(3):575-628.
12. Navel V, Mulliez A, Benoist d'Azy C, Baker JS, Malecaze J, Chiambaretta F, et al. Efficacy of treatments for Demodex blepharitis: A systematic review and meta-analysis. Ocul Surf. 2019;17(4):655-69.
13. Epstein IJ, Rosenberg E, Stuber R, Choi MB, Donnenfeld ED, Perry HD. Double-Masked and Unmasked Prospective Study of Terpinen-4-ol Lid Scrubs With Microblepharoexfoliation for the Treatment of Demodex Blepharitis. Cornea. 2020;39(4):408-16.
14. Mohammad-Rabei H, Arabi A, Shahraki T, Rezaee-Alam Z, Baradaran-Rafii A. Role of Blepharoexfoliation in Demodex Blepharitis: A Randomized Comparative Study. Cornea. 2023;42(1):44-51.
15. Luo X, Li J, Chen C, Tseng S, Liang L. Ocular demodicosis as a potential cause of ocular surface inflammation. Cornea. 2017;36(Suppl 1):S9.
16. Byeon HJ, Jun I, Seo KY, Kim EK, Im Kim T. Clinical efficacy of microblepharoexfoliation in meibomian gland dysfunction patients. Journal of the Korean Ophthalmological Society. 2020;61(6):603-9.
17. Huynh Q, Phan T, Thieu V, Tran S, Do S, editors. Extraction and refining of essential oil from Australian tea tree, Melaleuca alterfornia, and the antimicrobial activity in cosmetic products. Journal of Physics: Conference Series; 2012: IOP Publishing.
18. Nogueira M, Aquino S, Rossa Junior C, Spolidório DMP. Terpinen-4-ol and alpha-terpineol (tea tree oil components) inhibit the production of IL-1β, IL-6 and IL-10 on human macrophages. Inflammation research. 2014;63:769-78.
19. Mills C, Cleary BV, Walsh JJ, Gilmer JF. Inhibition of acetylcholinesterase by tea tree oil. Journal of Pharmacy and Pharmacology. 2004;56(3):375-9.
20. Savla K, Le JT, Pucker AD. Tea tree oil for Demodex blepharitis. Cochrane Database of Systematic Reviews. 2020(6).
21. Tighe S, Gao Y-Y, Tseng SC. Terpinen-4-ol is the most active ingredient of tea tree oil to kill Demodex mites. Translational Vision Science & Technology. 2013;2(7):2.
22. Tighe S, Gao YY, Tseng SC. Terpinen-4-ol is the Most Active Ingredient of Tea Tree Oil to Kill Demodex Mites. Transl Vis Sci Technol. 2013;2(7):2.
23. Cheung IM, Xue AL, Kim A, Ammundsen K, Wang MT, Craig JP. In vitro anti-demodectic effects and terpinen-4-ol content of commercial eyelid cleansers. Contact Lens and Anterior Eye. 2018;41(6):513-7.
24. Murphy O, O'Dwyer V, Lloyd-McKernan A. The efficacy of tea tree face wash, 1, 2-Octanediol and microblepharoexfoliation in treating Demodex folliculorum blepharitis. Cont Lens Anterior Eye. 2018;41(1):77-82.
25. Karakurt Y, Zeytun E. Evaluation of the Efficacy of Tea Tree Oil On the Density of Demodex Mites (Acari:

Demodicidae) and Ocular Symptoms In Patients With Demodectic Blepharitis. J Parasitol. 2018;104(5):473-8.
26. Lam NSK, Long XX, Li X, Yang L, Griffin RC, Doery JC. Comparison of the efficacy of tea tree (Melaleuca alternifolia) oil with other current pharmacological management in human demodicosis: A Systematic Review. Parasitology. 2020;147(14):1587-613.
27. Koo H, Kim TH, Kim KW, Wee SW, Chun YS, Kim JC. Ocular surface discomfort and Demodex: effect of tea tree oil eyelid scrub in Demodex blepharitis. Journal of Korean medical science. 2012;27(12):1574-9.
28. Chen D, Wang J, Sullivan DA, Kam WR, Liu Y. Effects of terpinen-4-ol on meibomian gland epithelial cells in vitro. Cornea. 2020;39(12):1541.
29. Koo H, Kim TH, Kim KW, Wee SW, Chun YS, Kim JC. Ocular surface discomfort and Demodex: effect of tea tree oil eyelid scrub in Demodex blepharitis. J Korean Med Sci. 2012;27(12):1574-9.
30. Gao Y-Y, Xu D-l, Wang R, Tseng SC. Treatment of ocular itching associated with ocular demodicosis by 5% tea tree oil ointment. Cornea. 2012;31(1):14-7.
31. Ebbelaar CCF, Venema AW, Van Dijk MR. Topical ivermectin in the treatment of papulopustular rosacea: a systematic review of evidence and clinical guideline recommendations. Dermatology and Therapy. 2018;8:379-87.
32. Young L, Karadzovska D, Wiseman S, Helbig R. Efficacy of lotilaner (CredelioTM) against the adult cat flea, Ctenocephalides felis and flea eggs following oral administration to dogs. Parasites & vectors. 2020;13:1-6.
33. Kuntz EA, Kammanadiminti S. Safety of lotilaner flavoured chewable tablets (Credelio TM) after oral administration in cats. Parasites & vectors. 2018;11:1-8.
34. Quiroz-Mercado H, Ramos-Betancourt N, Corredor-Ortega C, Ceballos JC, Massaro-Corredor MG, Baba SN, et al. Pilot study to evaluate the safety and efficacy of TP-03 for the treatment of blepharitis due to Demodex infestation (Mars study). Investigative Ophthalmology & Visual Science. 2020;61(7):2984.
35. Gonzalez-Salinas R, Karpecki P, Yeu E, Holdbrook M, Baba SN, Ceballos JC, et al. Safety and efficacy of lotilaner ophthalmic solution, 0.25% for the treatment of blepharitis due to demodex infestation: A randomized, controlled, double-masked clinical trial. Contact Lens and Anterior Eye. 2022;45(4):101492.
36. Yeu E, Wirta DL, Karpecki P, Baba SN, Holdbrook M. Lotilaner Ophthalmic Solution, 0.25%, for the Treatment of Demodex Blepharitis: Results of a Prospective, Randomized, Vehicle-Controlled, Double-Masked, Pivotal Trial (Saturn-1). Cornea. 2023;42(4):435-43.
37. Chen IS, Kubo Y. Ivermectin and its target molecules: shared and unique modulation mechanisms of ion channels and receptors by ivermectin. J Physiol. 2018;596(10):1833-45.
38. Dent JA, Smith MM, Vassilatis DK, Avery L. The genetics of ivermectin resistance in Caenorhabditis elegans. Proc Natl Acad Sci U S A. 2000;97(6):2674-9.
39. Dourmishev AL, Dourmishev LA, Schwartz RA. Ivermectin: pharmacology and application in dermatology. International journal of dermatology. 2005;44(12):981-8.
40. Hecht I, Melzer-Golik A, Sadi Szyper N, Kaiserman I. Permethrin Cream for the Treatment of Demodex Blepharitis. Cornea. 2019;38(12):1513-8.
41. Holzchuh F, Hida R, Albers M, Barbosa D, Moscovici B, Chiacchio B, et al. Oral ivermectin in patients with refractory chronic Blepharitis associated with Demodex folliculorum. Investigative Ophthalmology & Visual Science. 2010;51(13):2388.
42. Choi Y, Eom Y, Yoon EG, Song JS, Kim I-H, Kim HM. Efficacy of Topical Ivermectin 1% in the Treatment of Demodex Blepharitis. Cornea. 2022;41(4):427-34.
43. Schmadel LK, McEvoy GK. Topical metronidazole: a new therapy for rosacea. Clin Pharm. 1990;9(2):94-101.
44. Zahoor A, Lafleur M, Knight R, Loman H, Edwards D. DNA damage induced by reduced nitroimidazole drugs. Biochemical pharmacology. 1987;36(19):3299-304.
45. Hsu C-K, Hsu MM-L, Lee JY-Y. Demodicosis: a clinicopathological study. Journal of the American Academy of Dermatology. 2009;60(3):453-62.
46. Hirsch-Hoffmann S, Kaufmann C, Bänninger PB, Thiel MA. Treatment options for demodex blepharitis: patient choice and efficacy. Klin Monbl Augenheilkd. 2015;232(4):384-7.
47. Salem DA, El-Shazly A, Nabih N, El-Bayoumy Y, Saleh S. Evaluation of the efficacy of oral ivermectin in comparison with ivermectin-metronidazole combined therapy in the treatment of ocular and skin lesions of Demodex folliculorum. Int J Infect Dis. 2013;17(5):e343-7.

Index

한글

ㄱ

ㄴ

ㄷ

N

O

P

R

S

T

V

W

번호

KMOS 회원

회원

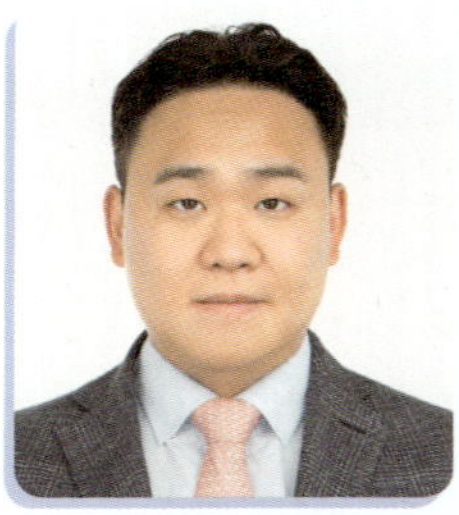

고경민
건양의대

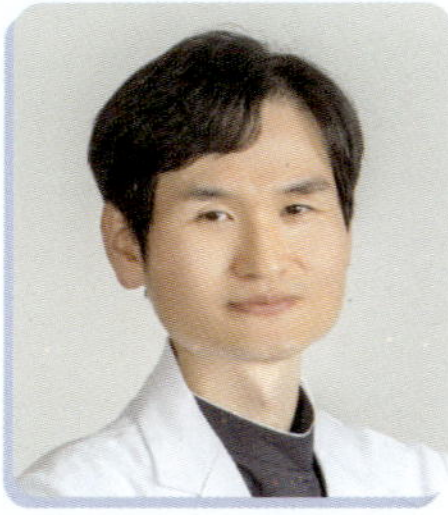

고병이
밝은누리안과병원

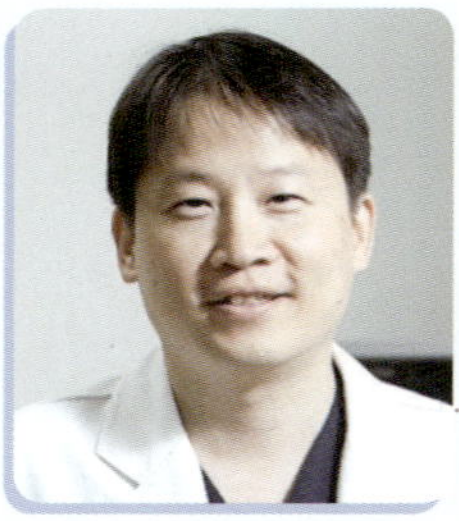

김선웅
연세원주의대

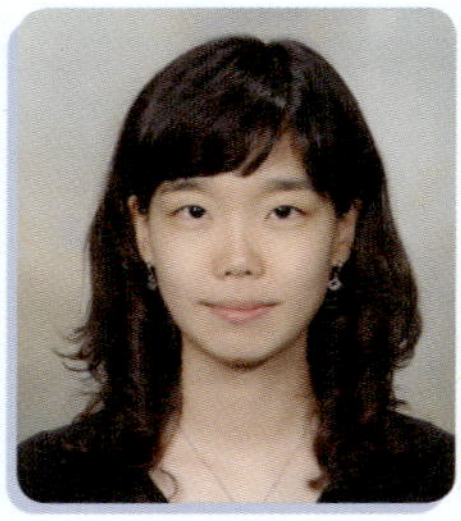

김재영
충남의대

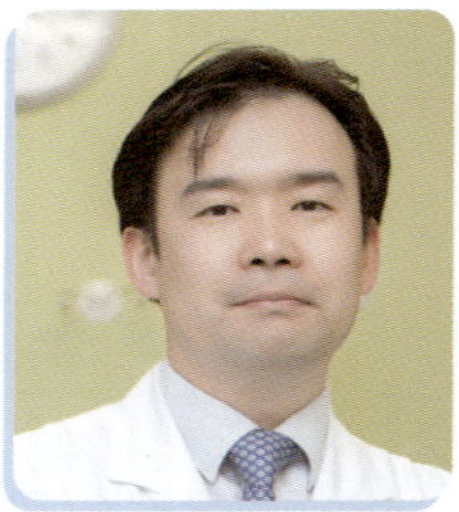

김재용
울산의대

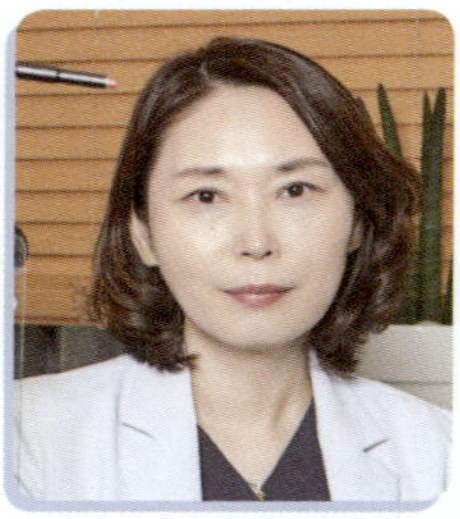

김진형
GS안과

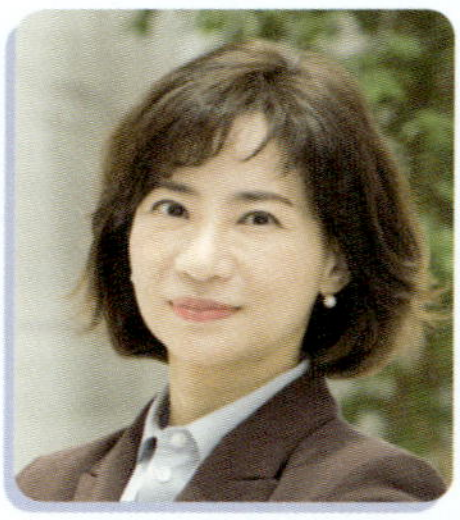

김태임
연세의대

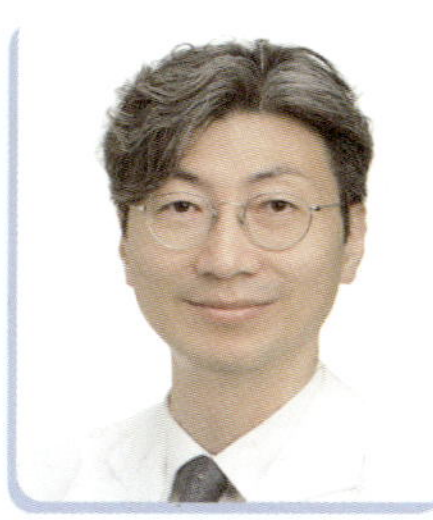

김홍균
경북의대

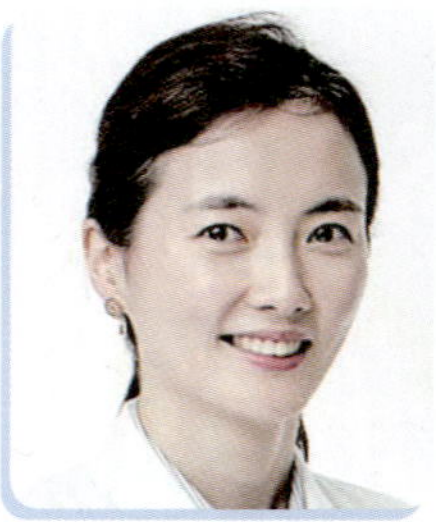

나경선
가톨릭의대

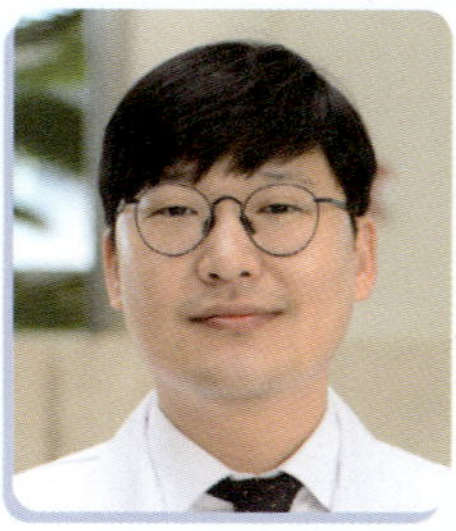

민지상
연세의대

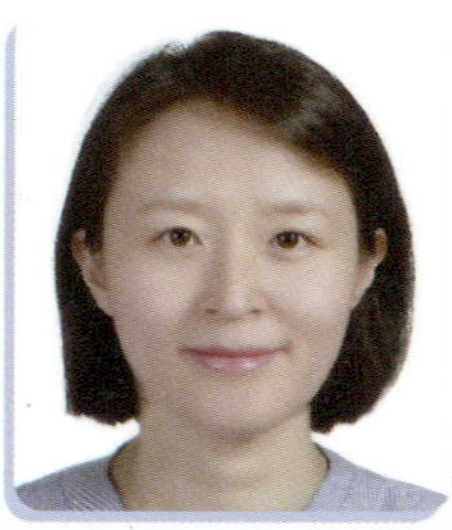

서정원
한림의대

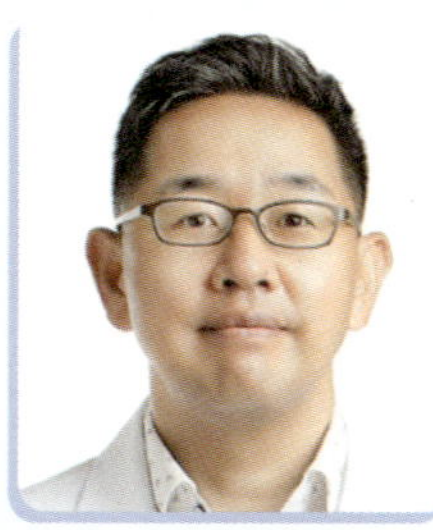

송종석
고려의대

회원

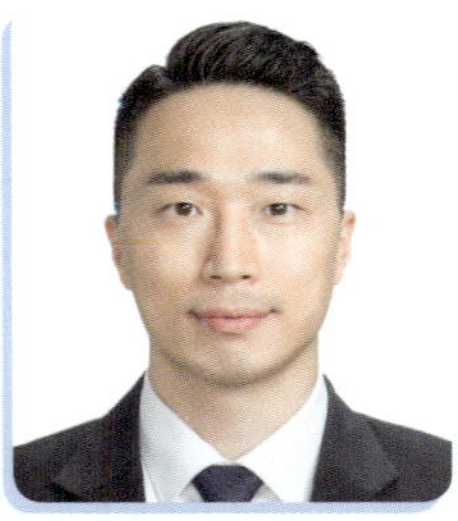

엄 영 섭

고려의대

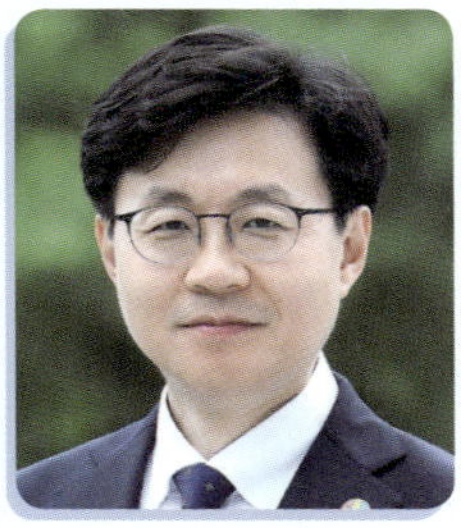

윤 경 철

전남의대

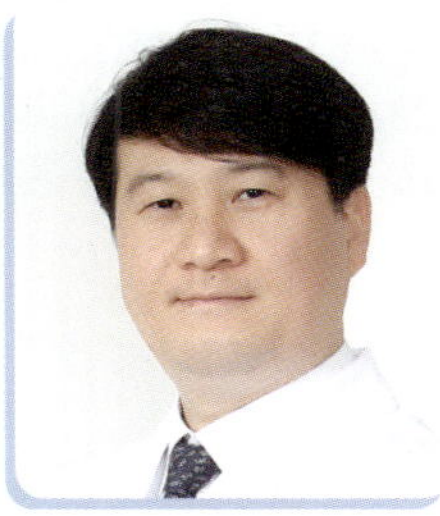

이 상 목

가톨릭관동의대/한길안과병원

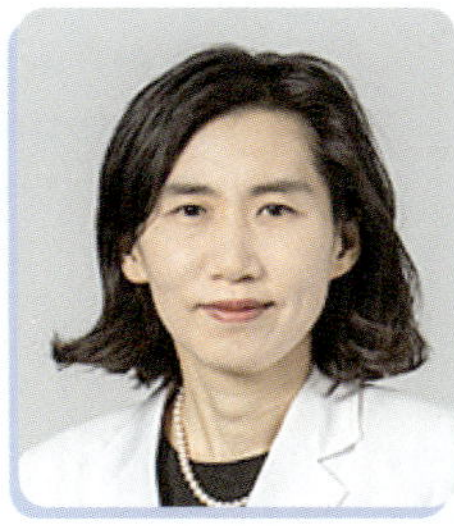

전 루 민

이화의대

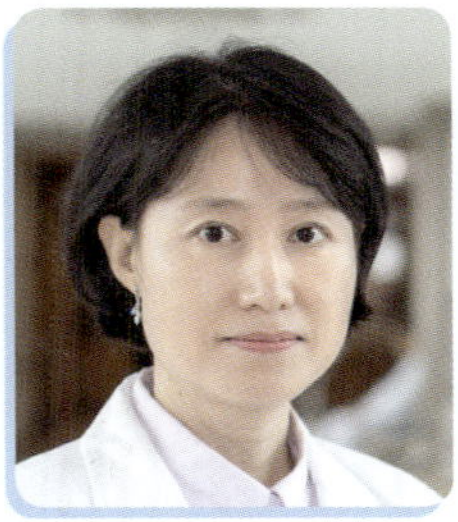

전 연 숙

중앙의대

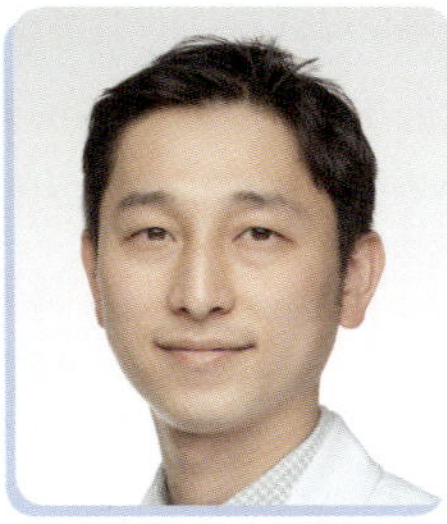

전 익 현

연세의대

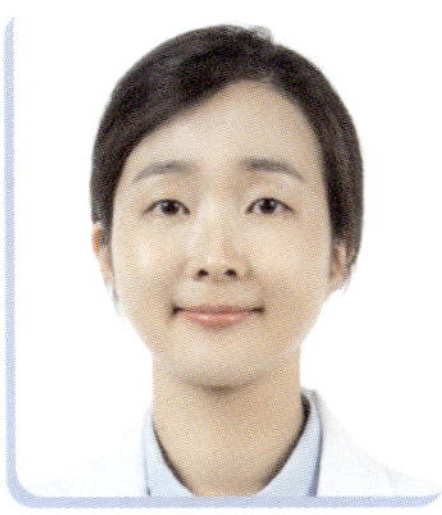

전 현 선

서울의대

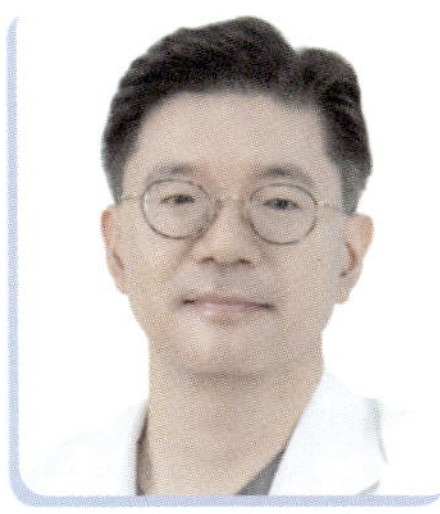

정 태 영

혜안서울안과

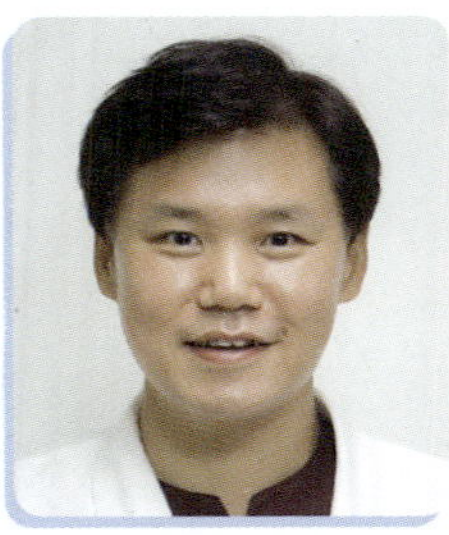

조 경 진

단국의대

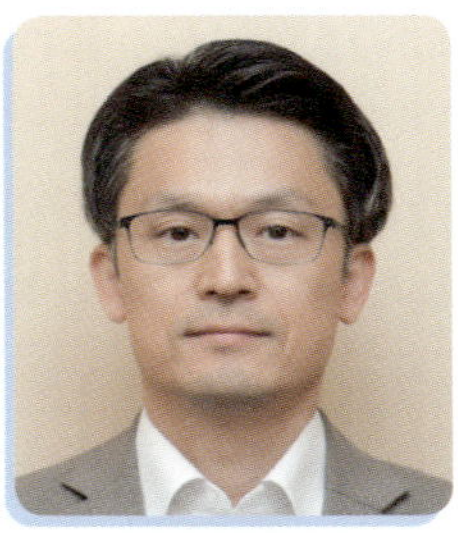

황 호 식

가톨릭의대

KMOS 회원의 연도별 논문

2025년

- **The effects of lower eyelid epiblepharon surgery on the meibomian glands.** Kim S, Yoon DE, **Jeon HS,** Kim N. *BMC Ophthalmol.* 2025;25:114.
- **A Multicenter, Randomized, Clinical Trial Assessing the Effect of rTG-Omega 3 Supplementation on Meibomian Gland Dysfunction Patients after Cataract Surgery rTG-Omega 3 for Meibomian Gland Dysfunction.** Hong S, Woo M, **Eom Y**, **Kim HK, Yoon KC, Na KS, Cho KJ**, Lee HK, **Song JS.** *J Ocul Pharmacol Ther.* 2025;41:65-74.

2024년

- **Activation of the mTOR pathway enhances PPARγ/SREBP-mediated lipid synthesis in human meibomian gland epithelial cells.** Jun I, Choi YJ, Kim BR, Lee HK, Seo KY, **Kim TI.** *Sci Rep.* 2024;14:28118.
- **Efficacy of combined doxycycline and intense pulsed light therapy for the management of intractable recurrent chalazion.** Yoon HJ, Moon JY, **Yoon KC.** *Front Med (Lausanne).* 2024;11:1454049.
- **Effects of combined intense pulsed light and cyclosporine 0.05% eyedrops in ocular surface matrix metalloproteinase-9 levels in patients with moderate-to-severe MGD.** Jeon YY, Bae S, Chung HS, **Kim JY,** Lee H. *Lasers Med Sci.* 2024;39:203.
- **Re-Esterified Triglyceride w-3 Fatty acids in Dry eye disease with Meibomian gland dysfunction. A Randomized Clinical Trial. Eom Y,** Jun I, **Jeon HS,** Lim DH, Lee H, **Hwang HS,** Chung SH, **Chung TY, Kim JY, Kim SW**, Choi CY, **Song JS,** Kim MK, **Seo KY,** Hyon JY. *JAMA Ophthalmol.* 2024;142:617-624.
- **Effect of cosmetics on the measurement of the tear lipid layer thickness by LipiView®.** Yoon YC, Park SK, Sung YS, Park JY, Whang WJ, **Na KS,** Kim EC, Kim HS, **Hwang HS.** *Ocul Surf.* 2024;33:31–33.
- **Comparison of Intense Pulsed Light Treatments including Upper Lid or Lateral Canthus in Patients of Meibomian Gland Dysfunction. Min JS,** Jun I, **Kim TI,** Arita R, Seo KY. *J Clin Med.* 2024;13:3581.
- **Categorization of Meibomian Gland Dysfunction Using Lipid Layer Thickness and Meibomian Gland Dropout in Dry Eye Patients: A Retrospective Study.** Lee PK, Chung JL, Kim DR, Yoon YC, Yang S, Whang WJ, Byun YS, Hwang H, **Na KS**, Lee H, Chung SH, Kim EC, Cho Y, Kim HS, **Hwang HS.** *Korean J Ophthalmol.* 2024;38:64–70.

2023년

- **Risk factors of meibomian gland loss in dry eye disease.** Jin Y, Lee JH, **Kim SW**. *J Korean Ophthalmol Soc.* 2023;64:1152-1157.
- **The varied influence of ocular Demodex infestation on dry eye disease and meibomian gland dysfunction across different age groups.** Lee WJ, Kim M, Lee SH, **Chun YS,** Kim KW. *Sci Rep.* 2023;13:16324.
- **Intense pulsed-light treatment improves objective optical quality in patients with meibomian gland dysfunction.** Whang WJ, Yun J, **Koh K.** *BMC Ophthalmol.* 2023;23:191.
- **Comparison of clinical outcomes between intense pulsed light therapy using two different filters in meibomian gland dysfunction: prospective randomized study.** Jang JH, Lee K, Nam SH, Kim J, **Kim JY,** Tchah H, Lee H. *Sci Rep.* 2023;13:6700.
- **TFOS Lifestyle: Impact of lifestyle challenges on the ocular surface.** Galor A, Britten-Jones AC, Feng Y, Ferrari G, Goldblum D, Gupta PK, Merayo-Lloves J, **Na KS,** Naroo SA, Nichols KK, Rocha EM, Tong L, Wang MTM, Craig JP. *Ocul Surf.* 2023;28:262-303.
- **Intense pulsed light treatment of the upper and lower eyelids in patients with moderate-to-severe meibomian gland dysfunction.** Chung HS, Han YE, Lee H, **Kim JY,** Tchah H. *Int Ophthalmol.* 2023;43:73-82.

2022년

- **Different Number of Sessions of Intense Pulsed Light and Meibomian Gland Expression Combination Therapy for Meibomian Gland Dysfunction.** Lee SH, Kim M, Lee WJ, **Chun YS,** Kim KW. *Korean J Ophthalmol.* 2022;36:527-542.
- **Automated quantification of meibomian gland dropout in infrared meibography using deep learning.** Saha RK, Chowdhury AMM, **Na KS,** Hwang GD, **Eom Y, Kim J,** Jeon HG, **Hwang HS,** Chung E. *Ocul Surf.* 2022;26:283–294.
- **Induction of meibocyte differentiation by three-dimensional, Matrigel culture of immortalized human meibomian gland epithelial cells to form acinar organoids.** Nuwormegbe S, Park NY, Park HJ, Jin Y, **Kim SW,** Jester JV. *Ocul Surf.* 2022;26:271-282.
- **Change in rat meibomian gland structure with external pressure on the eyelid. Eom Y**, Kang B, Li X, **Hwang HS**, Lee HK, Kim HM, **Song JS.** *Cont Lens Anterior Eye.* 2022;45:101523.
- **Evaluation of meibum lipid composition according to tear interferometric patterns: RRH: Meibum Composition According to Interferometric Patterns.** Jun I, Kim S, Kim H, **Kim SW**, Ji YW, Kim KP, Lee TG, Seo KY. *Am J Ophthalmol.* 2022;240:37-50.

- **Activation of ADRB2/PKA Signaling Pathway Facilitates Lipid Synthesis in Meibocytes, and Beta-Blocker Glaucoma Drug Impedes PKA-Induced Lipid Synthesis by Inhibiting ADRB2.** Jun I, Choi YJ, Kim BR, Seo KY, **Kim TI.** *Int J Mol Sci.* 2022;23:9478.
- **Association of Meibomian Gland Dysfunction with Oral Statin Use.** Park SK, Lee JH, **Hwang HS,** Kim HS, Han KD, **Na KS.** *J Clin Med.* 2022;11:4632.
- **Skin temperature change in patients with meibomian gland dysfunction following intense pulsed light treatment.** Yun J, **Min JS.** *Front Med (Lausanne).* 2022;9:893940.
- **Relationship between meibomian gland loss in infrared meibography and meibum quality in dry eye patients.** Ha M, Oh SE, Whang WJ, **Na KS,** Kim EC, Kim HS, Kim JS, **Hwang HS.** *BMC Ophthalmol.* 2022;22:292.
- **Association of Serum Lipid Level with Meibum Biosynthesis and Meibomian Gland Dysfunction: A Review.** Yoo YS, Park SK, **Hwang HS,** Kim HS, Arita R, **Na KS.** *J Clin Med.* 2022;11:4010.
- **Effect of intense pulsed light using acne filter on eyelid margin telangiectasia in moderate-to-severe meibomian gland dysfunction.** Han JY, Lee Y, Nam S, Moon SY, Lee H, **Kim JY,** Tchah H. *Lasers Med Sci.* 2022;37:2185-2192.
- **Effect of Intense Pulsed-Light Treatment Using a Novel Dual-Band Filter in Patients with Meibomian Gland Dysfunction.** Kim M, **Min J.** *J Clin Med.* 2022;11:3607.
- **Efficacy of a 0.05% cyclosporine a topical nanoemulsion in dry eyes with obstructive meibomian gland dysfunction.** Rhim JW, **Eom Y**, Yoon EG, Park SY, Choi Y, **Song JS,** Kim HM. *Jpn J Ophthalmol.* 2022;66:254-63.
- **Quantitative analysis of morphological and functional alterations of the meibomian glands in eyes with marginal entropion.** Yang MK, Sa HS, Kim N, **Jeon HS,** Hyon JY, Choung H, Khwarg SI. *PLoS One.* 2022;17:e0267118.
- **Efficacy of Topical Ivermectin 1% in the Treatment of Demodex Blepharitis.** Choi Y, **Eom Y,** Yoon EG, **Song JS**, Kim IH, Kim HM. *Cornea.* 2022;41:427-434.
- **Evaluation of the meibomian glands using the tear interferometer wearing orthokeratology lenses.** Lee J, Hwang G, Ha M, Kim HS, Han K, **Na KS.** *BMC Ophthalmol.* 2022;22:133.
- **Treatment Effect and Pain During Treatment With Intense Pulsed-Light Therapy According to the Light Guide in Patients With Meibomian Gland Dysfunction. Min JS,** Yoon SH, Kim KY, Jun I, Kim EK, **Kim TI,** Seo KY. *Cornea.* 2022;41:177-182.
- **Expression of Acyl-CoA wax-alcohol acyltransferase 2 (Awat 2) by human and rabbit meibomian glands and meibocytes.** Rho CR, **Kim SW,** Lane S, Gao F, Kim J, Xie Y, Brown DJ, Skowronska-Krawczyk D, Jester JV. *Ocul Surf.* 2022;23:60-70.
- **Meibomian gland atrophy with duration of Sjogren's syndrome in adult females.** Noh SR, Chung JL, Lee JM, Seo KY, **Koh K.** *Int Ophthalmol.* 2022;42:191-200.

2021년

- **Ocular surface analysis: A comparison between the LipiView® II and IDRA®.** Lee JM, Jeon YJ, Kim KY, Hwang KY, Kwon YA, **Koh K.** *Eur J Ophthalmol.* 2021;31:2300-2306.
- **Relationship between serum lipid level and meibomian gland dysfunction subtype in Korea using propensity score matching.** Ha M, Song J, Park S, Han K, **Hwang HS,** Kim HS, Arita R, **Na KS.** *Sci Rep.* 2021;11:16102.
- **Relationship between the partial blink rate and ocular surface parameters.** Jeon YJ, Song MY, Kim KY, Hwang KY, Kwon YA, **Koh K.** *Int Ophthalmol.* 2021;41:2601-2608.
- **Changes in the expression of matrix metalloproteinase-9 after intense pulsed light therapy combined with meibomian gland expression in moderate and severe meibomian gland dysfunction.** Lee H, Han YE, Park SY, Lee JH, Chung HS, Moon SY, **Kim JY,** Tchah H. *Cont Lens Anterior Eye.* 2021;44:101339.
- **Characteristics of dry eye patients with thick tear film lipid layers evaluated by a LipiView II interferometer.** Lee Y, Hyon JY, **Jeon HS.** *Graefes Arch Clin Exp Ophthalmol.* 2021;259:1235-1241.
- **Changes in ocular surface and Meibomian gland after penetrating Keratoplasty.** Kim KY, Chung B, Kim EK, Seo KY, Jun I, **Kim TI.** *BMC Ophthalmol.* 2021;21:85.
- **Relationship between eyelid margin irregularity and meibomian gland dropout** Ha M, Kim JS, Hong SY, Chang DJ, Whang WJ, **Na KS,** Kim EC, Kim HS, **Hwang HS.** *Ocul Surf.* 2021;19:31–37.
- **A novel transillumination meibography device for in vivo imaging of mouse meibomian glands Hwang HS,** Mikula E, Xie Y, Brown DJ, Jester JV *Ocul Surf.* 2021;19:201–209.

2020년

- **Clinical characteristics of dry eye with ocular neuropathic pain features: comparison according to the types of sensitization based on the Ocular Pain Assessment Survey.** Kim J, Yoon HJ, You IC, **Ko BY, Yoon KC.** *BMC Ophthalmol.* 2020;20:455.
- **Interleukin-4 stimulates lipogenesis in meibocytes by activating the STAT6/PPARγ signaling pathway.** Jun I, Kim BR, Park SY, Lee H, Kim J, Kim EK, Seo KY, **Kim TI.** *Ocul Surf.* 2020;18:575-582.
- **Eicosapentaenoic acid (EPA) activates PPARγ signaling leading to cell cycle exit, lipid accumulation, and autophagy in human meibomian gland epithelial cells (hMGEC). Kim SW,** Rho CR, Kim J, Xie Y, Prince RC, Mustafa K, Potma EO, Brown DJ, Jester JV. *Ocul Surf.* 2020;18:427-437.
- **Clinical efficacy of eyelid hygiene in blepharitis and meibomian gland dysfunction after cataract surgery: a randomized controlled pilot trial. Eom Y, Na KS, Hwang HS, Cho KJ, Chung TY, Jun RM, Ko BY, Chun YS,** Kim HS, **Song JS.** *Sci Rep.* 2020;10:11796.

- **Comparing Dry Eye Disease After Small Incision Lenticule Extraction and Laser Subepithelial Keratomileusis.** Chung B, Choi M, Lee KY, Kim EK, Seo KY, Jun I, Kim KY, **Kim TI.** *Cornea.* 2020;39:501-507.
- **Clinical Accuracy of an Advanced Corneal Topographer with Tear-Film Analysis in Functional and Structural Evaluation of Dry Eye Disease.** Lee JS, Jun I, Kim EK, Seo KY, **Kim TI.** *Semin Ophthalmol.* 2020;35:134-140.
- **Association Between Dyslipidemia and Dry Eye Syndrome Among the Korean Middle-Aged Population.** Choi HR, Lee JH, Lee HK, **Song JS,** Kim HC. *Cornea.* 2020;39:161-167.

2109년

- **Transcriptome analysis after PPARγ activation in human meibomian gland epithelial cells (hMGEC). Kim SW,** Brown DJ, Jester JV. *Ocul Surf.* 2019;17:809-816.
- **Direct Visualization of Continuous Meibum Secretion From the Orifices of Meibomian Glands to the Tear Film.** Cho BJ, Jee DH, Kim WJ, Shin MC, Kim EC, Kim MS, **Hwang HS.** *Cornea.* 2019;38:1245-1252.
- **Effects of Preservative-free 3% Diquafosol in Patients with Pre-existing Dry Eye Disease after Cataract Surgery: A Randomized Clinical Trial.** Jun I, Choi S, Lee GY, Choi YJ, Lee HK, Kim EK, Seo KY, **Kim TI.** *Sci Rep.* 2019;9:12659.
- **Longitudinal analysis of meibomian gland dropout in patients with ocular graft-versus-host disease. Hwang HS,** Ha M, Kim HS, **Na KS.** *Ocul Surf.* 2019;17:464-469.
- **Distribution and Characteristics of Meibomian Gland Dysfunction Subtypes: A Multicenter Study in South Korea. Eom Y, Na KS, Cho KJ, Hwang H, Kim SW, Chung TY, Jun RM, Song JS,** Kim HS; KMOS *Korean J Ophthalmol.* 2019;33:205-13.
- **Characteristics of meibomian gland dysfunction in patients with Stevens-Johnson syndrome.** Shrestha T, Moon HS, Choi W, Yoon HJ, Ji YS, Ueta M, **Yoon KC.** *Medicine (Baltimore).* 2019;98:e16155.
- **Meibum Expressibility Improvement as a Therapeutic Target of Intense Pulsed Light Treatment in Meibomian Gland Dysfunction and Its Association with Tear Inflammatory Cytokines.** Choi M, Han SJ, Ji YW, Choi YJ, Jun I, Alotaibi MH, **Ko BY**, Kim EK, **Kim TI,** Nam SM, **Seo KY.** *Sci Rep.* 2019;9:7648.
- **Validation of Alternative Methods for Detecting Meibomian Gland Dropout Without an Infrared Light System: Red Filter for Simple and Effective Meibography. Lee SM,** Park I, Goo YH, Choi D, Shin MC, Kim EC, Alkwikbi HF, Kim MS, **Hwang HS.** *Cornea.* 2019;38:574-580.
- **Comparison of the meibomian gland dysfunction in patients with chronic ocular graft-versus-host disease and Sjogren's syndrome.** Choi W, Ha JY, Li Y, Choi JH, Ji YS, **Yoon KC.** *Int J Ophthalmol.* 2019;12:393-400.

2018년

- **PPARγ regulates meibocyte differentiation and lipid synthesis of cultured human meibomian gland epithelial cells (hMGEC). Kim SW,** Xie Y, Nguyen PQ, Bui VT, Huynh K, Kang JS, Brown DJ, Jester JV. *Ocul Surf.* 2018;16:463-469.
- **Light transmission/absorption characteristics of the meibomian gland. Hwang HS,** Xie Y, Koudouna E, **Na KS,** Yoo YS, Yang SW, Brown DJ, Jester JV. *Ocul Surf.* 2018;16:448–453.
- **Perioperative Ocular Parameters Associated With Persistent Dry Eye Symptoms After Cataract Surgery.** Choi YJ, Park SY, Jun I, Choi M, Seo KY, Kim EK, **Kim TI.** *Cornea.* 2018;37:734-739.
- **Manifestation of meibomian gland dysfunction in patients with Sjogren's syndrome, non-Sjogren's dry eye, and non-dry eye controls.** Kang YS, Lee HS, Li Y, Choi W, **Yoon KC.** *Int Ophthalmol.* 2018;38:1161-1167.
- **Meibomian Glands and Ocular Surface Changes After Closure of Meibomian Gland Orifices in Rabbits. Eom Y**, Han JY, Kang B, **Hwang HS**, Lee HK, Kim HM, **Song JS.** *Cornea.* 2018;37:218-26.
- **The Relationship Between Morphology and Function of the Meibomian Glands.** Kim HM, **Eom Y, Song JS.** *Eye Contact Lens.* 2018;44:1-5.
- **Assessment of the Tear Film Lipid Layer Thickness after Cataract Surgery.** Kim JS, Lee H, Choi S, Kim EK, Seo KY, **Kim TI.** *Semin Ophthalmol.* 2018;33:231-236.

2017년

- **Image-based quantitative analysis of tear film lipid layer thickness for meibomian gland evaluation.** Hwang H, Jeon HJ, Yow KC, **Hwang HS,** Chung E. *Biomed Eng Online.* 2017;16:135.
- **Mechanical meibomian gland squeezing combined with eyelid scrubs and warm compresses for the treatment of meibomian gland dysfunction.** Lee H, Kim M, Park SY, Kim EK, Seo KY, **Kim TI.** *Clin Exp Optom.* 2017;100:598-602.
- **Changes of meibomian glands in the early stage of post hematopoietic stem cell transplantation.** Kim S, Yoo YS, Kim HS, Joo CK, **Na KS.** *Exp Eye Res.* 2017;163:85-90.
- **Morphological evaluation for diagnosis of dry eye related to meibomian gland dysfunction.** Yoo YS, **Na KS,** Kim DY, Yang SW, Joo CK. *Exp Eye Res.* 2017;163:72-77.
- **Meibocyte differentiation and renewal: Insights into novel mechanisms of meibomian gland dysfunction (MGD) Hwang HS,** Parfitt GJ, Brown DJ, Jester JV**.** *Exp Eye Res.* 2017;163:37–45.

- **Meibomian Gland Dysfunction in Patients With Chemotherapy-Induced Lacrimal Drainage Obstruction. Eom Y**, Baek S, Kim HM, **Song JS.** *Cornea.* 2017;36:572-7.
- **Automated Measurement of Tear Film Dynamics and Lipid Layer Thickness for Assessment of Non-Sjögren Dry Eye Syndrome With Meibomian Gland Dysfunction.** Ji YW, Lee J, Lee H, Seo KY, Kim EK, **Kim TI.** *Cornea.* 2017;36:176-182.
- **In vivo three-dimensional imaging of human corneal nerves using Fourier-domain optical coherence tomography.** Shin JG, **Hwang HS,** Eom TJ, Lee BH. *J Biomed Opt.* 2017;22:10501.

2016년

- **Analysis of Factors Associated With the Tear Film Lipid Layer Thickness in Normal Eyes and Patients With Dry Eye Syndrome.** Jung JW, Park SY, Kim JS, Kim EK, Seo KY, **Kim TI.** *Invest Ophthalmol Vis Sci.* 2016;57:4076-83.
- **The Influence of Overnight Orthokeratology on Ocular Surface and Meibomian Glands in Children and Adolescents. Na KS,** Yoo YS, **Hwang HS,** Mok JW, Kim HS, Joo CK. *Eye Contact Lens.* 2016;42:68-73.

2015년 이전

- **Effects of topical loteprednol etabonate on tear cytokines and clinical outcomes in moderate and severe meibomian gland dysfunction: randomized clinical trial.** Lee H, Chung B, Kim KS, Seo KY, Choi BJ, **Kim TI.** *Am J Ophthalmol.* 2014;158:1172-1183.e1.
- **Novel tear interferometer made of paper for lipid layer evaluation. Hwang HS**, Kim EC, Kim MS. *Cornea.* 2014;33:826–831.
- **Comparison of meibomian gland loss and expressed meibum grade between the upper and lower eyelids in patients with obstructive meibomian gland dysfunction. Eom Y**, Choi KE, Kang SY, Lee HK, Kim HM, **Song JS.** *Cornea.* 2014;33:448-52.
- **In Vivo 3D Meibography of the Human Eyelid Using Real Time Imaging Fourier-Domain OCT. Hwang HS,** Shin JG, Lee BH, Eom TJ, Joo CK. *PLoS One.* 2013;8:e67143.
- **Correlation between quantitative measurements of tear film lipid layer thickness and meibomian gland loss in patients with obstructive meibomian gland dysfunction and normal controls. Eom Y**, Lee JS, Kang SY, Kim HM, **Song JS.** *Am J Ophthalmol.* 2013;155:1104-10.e2.
- **Novel noncontact meibography with anterior segment optical coherence tomography: Hosik meibography. Hwang HS,** Park CW, Joo CK. *Cornea.* 2013;32:40–43.

- **Minocycline controls clinical outcomes and inflammatory cytokines in moderate and severe meibomian gland dysfunction.** Lee H, Min K, Kim EK, **Kim TI.** *Am J Ophthalmol.* 2012;154:949-957.e1.
- **Ocular surface discomfort and Demodex: effect of tea tree oil eyelid scrub in Demodex blepharitis.** Koo H, Kim TH, Kim KW, Wee SW, **Chun YS,** Kim JC. *J Korean Med Sci.* 2012;27:1574-1579.
- **Clinical and immunological responses in ocular demodecosis.** Kim JH, **Chun YS,** Kim JC. *J Korean Med Sci.* 2011;26:1231-1237.
- **Tear cytokines and chemokines in patients with Demodex blepharitis.** Kim JT, Lee SH, **Chun YS,** Kim JC. *Cytokine.* 2011;53:94-99.
- **The relationship between demodex and ocular discomfort.** Lee SH, **Chun YS,** Kim JH, Kim ES, Kim JC. *Invest Ophthalmol Vis Sci.* 2010;51:2906-2911.

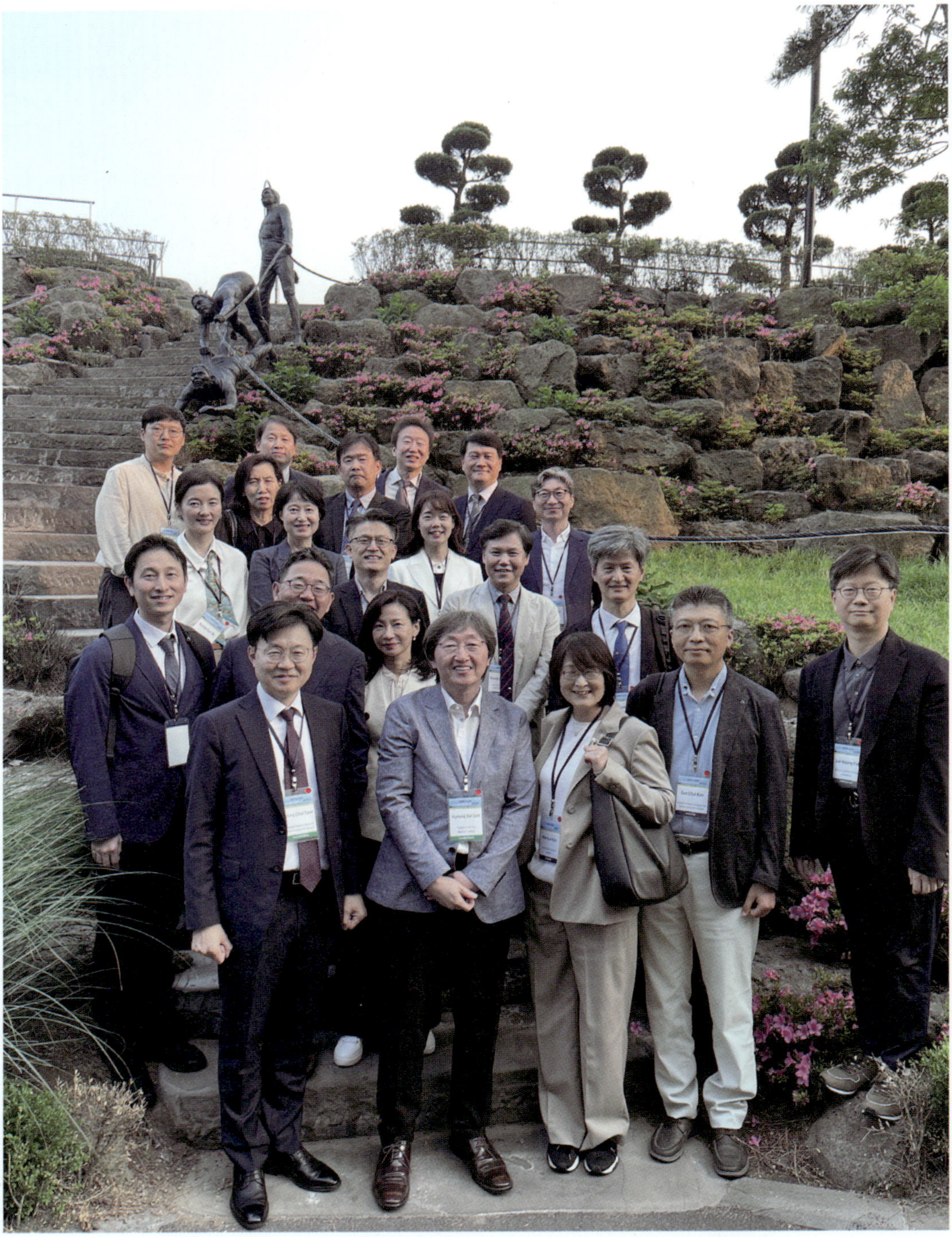

제주에서 열린 Asia Dry Eye Summit 2025에서 Korean Meibomian gland and Ocular Surface group (KMOS) 회원과 한국건성안학회 회원들의 단체사진